U0227776

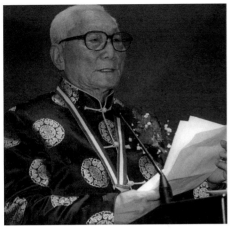

▲国医大师颜正华

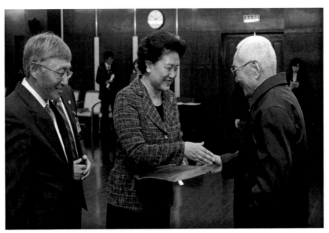

▲ 2012 年 10 月颜正华教授于北京中医药大学向刘延东赠书

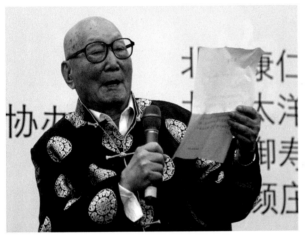

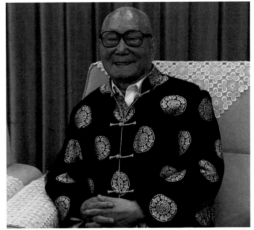

▲ 2015 年 9 月颜正华教授于政协礼堂

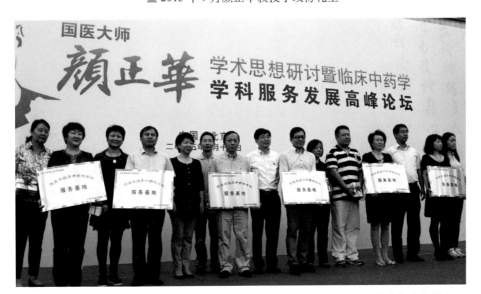

▲ 2015 年 9 月国家中医药管理局人事教育司卢国慧司长、北京中医药大学徐安龙校长、北京市中医管理局禹震副局长为北京市颜正华临床中药学科服务基地颁牌,并赠送《临床中药学科服务手册》系列数口袋书

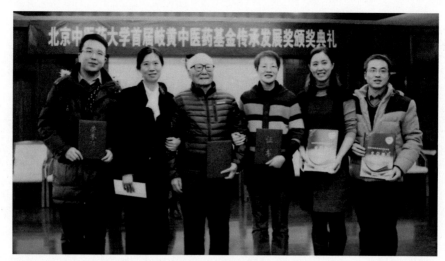

▲ 2013 年颜正华教授于首届岐黄传承奖颁奖现场与工作室负责人张冰教授、秘书吴嘉瑞副教授与林志建博士、医疗处处长丁霞教授、国医堂石林主任。颜正华教授获优秀传承导师称号，张冰教授获优秀传承人称号

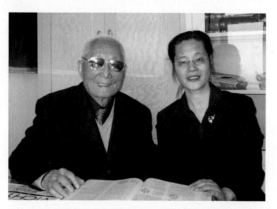

▲ 2007 年颜正华教授指导学术继承人张冰教授学习古本草

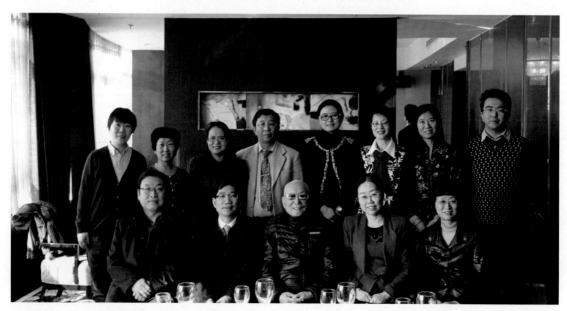

▲ 2014 年颜正华教授于学术研讨会上与徐安龙校长、谷晓红副校长、医疗处及中药学院领导、工作室成员合影。后排左一是外孙女高琰

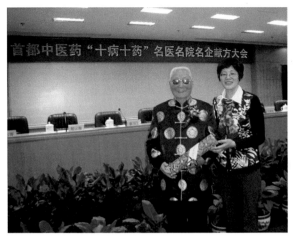

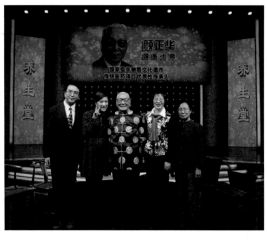

▲ 2010 年颜正华教授携弟子张冰教授于"首都名医十药十方献方"会场

▲ 2012 年颜正华教授率工作室负责人张冰教授、秘书吴嘉瑞副教授及女儿颜彩云于养生堂

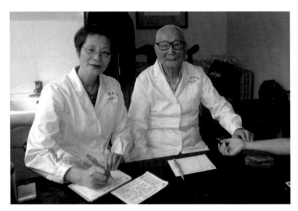

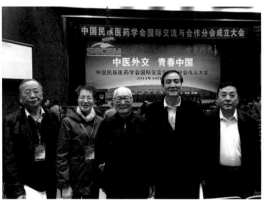

▲ 2014 年颜正华教授于诊室指导学术继承人、工作室负责人张冰教授

▲ 2014 年颜正华教授受聘中国民族医药学会国际交流与合作分会名誉主席，并题字"中医外交"

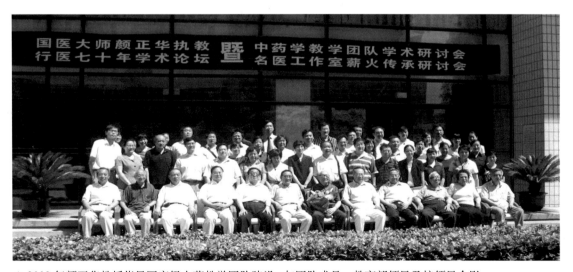

▲ 2009 年颜正华教授指导国家级中药教学团队建设，与团队成员、教育部领导及校领导合影

经验方　填精补血化瘀方

药物组成　熟地黄　制首乌　黄精
枸杞子　当归　川芎　丹参　　蜂蜜

颜正华

▲颜正华教授手书自创方

▲颜正华教授教学用卡片资料

北京中医药大学国医堂中医门诊部处方笺

（北京市公费医疗专用）　　　　　　　　科

姓名　████　性别 男　年龄 84　单位　　　病案号

病情及诊断：

微咳多痰，口干
大便干二~三天/次，
纳眠可，

R:

南北沙参12g 玉竹12g 麦冬10g 大川贝10g 炙苡仁30
金莲花30g 杏仁10g 鱼腥草30g 紫菀12g 百部10g
白前10g 桑枝15g 浙贝七12g 川贝15g 枇杷叶10g
芦根30g
生甘草6g 生麦芽15g 陈皮6g　　14剂

医师： 郭□华　09年9月15日

药费　　　计价员　　　调配　　　核对　　　发药

▲颜正华教授处方手迹

专用处方一式两份，双划价

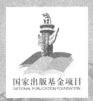

国家出版基金项目
NATIONAL PUBLICATION FOUNDATION

"十二五"国家重点图书出版规划项目

国医大师临床研究

中华中医药学会 组织编写

颜正华

中药学思想与临床用药研究全集

张冰 主编

科学出版社
北京

内 容 简 介

本书是首届国医大师颜正华中药学思想与临床用药研究全集，共分为药学思想渊源、药学研究思想、药学教育思想、临床用药规律研究、常用中药临床特点辑要、临床用药验案精选和学术思想集要七个部分。其中，药学思想渊源部分介绍了颜正华教授的习医、工作经历和孟河医派的基本学术思想特点；药学研究思想部分介绍了颜正华教授的中药学研究理念和代表性研究成果；药学教育思想部分介绍了颜正华教授的治学思想、教学方法与改革思想；临床用药规律研究部分详细阐释了基于数据挖掘方法开展颜正华教授用药规律研究的主要成果；常用中药临床特点辑要部分全面编辑集录了颜正华教授对常用中药药性、功效、适应证的理解与认识；临床用药验案精选部分着重论述了颜正华教授治疗胃痛、胃下垂、反酸、泄泻、痞满、便秘、感冒等多种临床常见病证的治疗思想和典型医案；学术思想集要部分摘录了最能体现颜正华教授学术思想和临床经验的文稿数十篇，涉及临床、科研、养生等多个方面。

本书可供中医、中药、中西医结合临床与教学工作者及中医爱好者参考使用。

图书在版编目（CIP）数据

颜正华中药学思想与临床用药研究全集/张冰主编．—北京：科学出版社，2015.10

（国医大师临床研究）

国家出版基金项目·"十二五"国家重点图书出版规划项目

ISBN 978-7-03-046048-6

Ⅰ.颜… Ⅱ.张… Ⅲ.中药学–临床药学–研究–中国–现代 Ⅳ.R285.6

中国版本图书馆 CIP 数据核字（2015）第 247895 号

责任编辑：丁 毅 曹丽英/责任校对：李 影
责任印制：徐晓晨/封面设计：黄华斌 陈 敬

版权所有，违者必究。未经本社许可，数字图书馆不得使用

科 学 出 版 社 出版
北京东黄城根北街 16 号
邮政编码：100717
http://www.sciencep.com

北京虎彩文化传播有限公司 印刷
科学出版社发行 各地新华书店经销
*
2016 年 1 月第 一 版 开本：787×1092 1/16
2021 年 1 月第三次印刷 印张：30 插页：2
字数：685 000

定价：148.00 元
（如有印装质量问题，我社负责调换）

《国医大师临床研究》丛书编辑委员会

顾　问	王玉川	王永炎	邓铁涛	石学敏
	朱良春	苏荣扎布	李大鹏	李连达
	李济仁	李振华	李辅仁	吴以岭
	吴咸中	张琪	张伯礼	张灿玾
	张学文	陆广莘	陈可冀	陈凯先
	周仲瑛	胡之璧	贺普仁	班秀文
	徐景藩	郭子光	唐由之	程莘农
	路志正	颜正华	颜德馨	

主　编　王国强

副主编	马建中	王新陆	吕玉波	孙树椿
	严世芸	李俊德	李清杰	杨明会
	吴　浈	张大宁	陈传宏	林　鹏
	徐镜人	高思华	曹洪欣	谢阳谷

编　委	王　健	王之虹	王垂杰	王麟鹏
	布仁达来	权　红	朱婉华	刘小斌
	次旦久美	李　军	李　艳	李炜弘
	李郑生	杨金生	吴　坚	张　冰
	张佩青	张增敏	陆为民	阿古拉
	范永升	范春琦	周海哲	洪　净
	徐丹华	徐光星	郭淑云	黄　辉
	曹正逵	巢国俊	彭　斌	韩天雄
	程海英	谢　钟	谢新才	颜乾麟
	戴　铭			

学术秘书　庄乾竹　曹丽英
（以上名单均按姓氏笔画排序）

《颜正华中药学思想与临床用药研究全集》编委会

主　　编　张　冰

副 主 编　吴嘉瑞

学科秘书　邓　娟

主　　审　颜正华

编　　委　（按姓氏笔画排序）

王志斌	邓　娟	刘玉德	刘树民
邱　浩	沈惠军	张济中	张晓朦
吴雪梅	苗明三	林志健	赵晓霞
郑虎占	孟　杰	袁秀荣	徐　刚
徐晓玉	高承琪	高　琰	郭金龙
黄　星	黄　晖	崔　瑛	彭　康

《国医大师临床研究》丛书序

2009年6月19日，人力资源和社会保障部、卫生部和国家中医药管理局在京联合举办了首届"国医大师"表彰暨座谈会。30位从事中医临床工作（包括民族医药）的老专家获得了"国医大师"荣誉称号。这是新中国成立以来，中国政府部门第一次在全国范围内评选国家级中医大师。"国医大师"是我国中医药事业发展宝贵的智力资源和知识财富，在中医药的继承创新中发挥着不可替代的重要作用。将他们的学术思想、临床经验、医德医风传承下来，并不断加以发展创新，发扬光大，是继承发展中医药学，培养造就高层次中医药人才，提升中医药软实力与核心竞争力的重要途径。

为了弘扬中华民族文化，广泛传播和充分利用中医药文化资源，满足中医药人才队伍建设的需要；进一步完善中医药传承制度，将国医大师的学术思想、经验、技能更好地发扬光人，科学出版社精心组织策划了"国医大师临床研究丛书"的选题项目。这个选题首先被新闻出版总署批准为"十二五"国家重点图书出版规划项目，后经科学出版社遴选后申报国家出版基金项目，并在2012年获得了基金的支持。这是国家重视中医药事业发展的重要体现，同时也为中医药学术传承提供良好契机。国家出版基金是国家重大常设基金，是继国家自然科学基金、国家社会科学基金之后的第三大基金，旨在资助"突出体现国家意志，着力打造传世精品"的重大出版工程，在"弘扬中华文化，建设中华民族共有精神家园"方面与中医药事业有着本质和天然的相通性。国家出版基金设立6年来，对中医药事业给予了持续的关注和支持。

作为我国成立最早、规模最大的中医药学术团体，中华中医药学会长期以来为弘扬优秀民族医药文化，促进中医药科学技术的繁荣、发展、普及、推广发挥了重要作用。本丛书的编辑出版工作得到了中华中医药学会的大力支持。国家卫生和计划生育委员会副主任、国家中医药管理局局长、中华中医药学会会长王国强亲自出任丛书主编。

作为中国最大的综合性科技出版机构，60年来科学出版社为中国科技优秀成果的传播发挥了重要作用。科学出版社为本丛书的策划立项、稿件组织、编辑出版倾注了大量心血，为丛书的高水平出版起到了重要保障作用。

本丛书同时还得到了各位"国医大师"及"国医大师传承工作室"和所在单位的大力支持，并得到了各位中医药界院士的支持。在此，一并表示感谢！

本丛书从重要论著、临床经验等方面对"国医大师"临床经验进行发掘整理，涵盖了中医原创思维与个性诊疗经验两个方面。并专设《国医大师临床研究概览》分册，总括"国医大师"临床研究成果，从成才之路、治学方法、学术思想、技术经验、科研成果、学术传承等方面疏理"国医大师"临床经验和传承研究情况。这既是对"国医大师"临床研究成果的概览，又是研究"国医大师"临床经验的文献通鉴，具有永久的收藏和使用价值。

文以载道，以道育人。丛书将带您走进"国医大师"的学术殿堂，领略他们深邃的理论造诣、卓越的学术成就、精湛的临床经验；丛书愿带您开启中医药文化传承创新的智慧之门。

《国医大师临床研究》丛书编辑委员会

2013 年 5 月

序 一

颜正华教授是我国当代著名中医临床大家，作为新中国高等中医药教育的先行者之一，颜正华教授为北京中医药大学乃至祖国中医药教育做出了卓越贡献。1957 年颜正华教授奉调至北京中医学院（现北京中医药大学）任教，在实践中总结摸索出一套适合中药学教学的思路与方法。1959~1963 年颜正华教授先后编修或审定了第 1 版、第 2 版《中药学》教材。1983 年颜正华教授与成都中医药大学凌一揆教授共同编写了《中药学》第 5 版教材。1987~1990 年颜正华教授主持编写了高等中医药院校教学参考丛书《中药学》，全书 150 余万字，具有很高的学术价值。颜正华教授先后培养硕士研究生 5 个年级 19 名，博士研究生 9 个年级 13 名，指导学术经验继承人 5 名，为中医药学教育和科研，特别是临床中药学科的创建与发展做出了卓越贡献，与成都中医药大学凌一揆教授并称为我国中药学界"南凌北颜"，享有崇高威望。

颜正华教授不仅是吾辈后学之良师，也是苍生之大医。他行医 70 余载，一直以大医精诚标准要求自己，他认为一个称职的医生既要有精湛的医技，更要有良好的品德。修仁德，精医术，服务社会，普救苍生，是颜正华教授一生追求的理想与信念。

颜正华教授的弟子张冰教授主编的这部《颜正华中药学思想与临床用药研究全集》包括颜正华教授药学思想渊源、药学研究思想、药学教育思想、临床用药规律研究、常用中药临床特点辑要、临床用药验案精选和学术思想集要七个部分，全面反映了国医大师颜正华教授的学术思想，具有重要的理论意义与实用价值。

著作付梓恰逢颜正华教授 95 岁华诞，值此机会，恭祝国医大师颜正华教授健康长寿！祝愿颜教授学术思想和临床经验发扬光大！

中国工程院院士 王永炎

2015 年 5 月

序 二

颜正华教授是首届国医大师、首都国医名师、国家级非物质文化遗产代表性传承人、著名中医药学家、北京中医药大学终身教授、中华中医药学会终生理事、全国首批名老中医经验继承指导老师，曾担任国务院学位评定委员会委员、国家教委科技委员会医药组成员、中国药典委员会委员、全国药品评审委员会委员、卫生部医学科学委员会委员等职。

近年来，颜正华教授的学术继承人和学生张冰教授依托北京市中医管理局薪火传承"3+3"工程——颜正华名医工作室建设，系统深入地挖掘研究了颜正华教授的学术思想，包括临床经验、学术渊源、成才之路、治学思想、科研思路和养生经验，主持完成了国家科技支撑计划课题、北京市自然科学基金课题、北京市中医药科技发展基金项目等多项科研课题，建立了颜正华教授处方数据库平台，收集、储存、整理了颜正华教授数十年的处方数千份、典型医案近千例，并应用多种数据挖掘方法，深入挖掘研究了颜正华教授的用药规律，取得了突破性的进展。同时，工作室全面系统地整理呈现了颜正华教授师承脉络和学术思想源流，出版专著9部，撰写发表研究论文60余篇、优势病种诊疗方案4份，以优异的成绩通过了北京市名医工作室验收，并荣获中华中医药学会科学技术二等奖。

基于工作室的研究成果，颜老的学术继承人、工作室负责人张冰教授主编《颜正华中药学思想与临床用药研究全集》。该书包括药学思想渊源、药学研究思想、药学教育思想、临床用药规律研究、常用中药临床特点辑要、临床用药验案精选和学术思想集要七个部分，全面反映了国医大师颜正华教授的学术思想和临床经验，具有较高的学术水平和临床价值。这部著作的出版将会对繁荣中医药学术，推进我市名医工作室建设，发挥良好的示范作用。

衷心祝愿国医大师颜正华教授健康长寿！祝愿颜教授的学术思想发扬光大！

北京市中医管理局局长

2015 年 6 月

自　序

我年逾九旬，行医七十余载，往事回首，感慨万千，1937 年我拜孟河名医马培之再传弟子杨博良为师，学习中医，白天随师侍诊，勤习临床技艺，晚间秉灯研读医经、方书与本草，侍诊三年，得杨师真传。1940 年我出师回到丹阳，独立悬壶行医。新中国成立后，在党和人民政府的关心下，我从一个生活在社会底层的普通医生，成长为大学教授、博士研究生导师、政府特贴专家，还被授予"国医大师"和"首都国医名师"等荣誉称号。我一直敬业勤奋，努力工作，刻苦钻研，救治疾患，为祖国医药健康事业努力工作，以回报党和国家的厚爱与培养。

如何将我的学术思想和临床经验整理凝练，著书立传，为世人所共享是我近年来的心愿。张冰教授跟随我学习已有二十余年，是我的博士生、学术继承人、工作室负责人。2012 年由她申报的本部专著，在中华中医药学会和科学出版社的大力支持下，列入国家出版基金，我甚欣慰，即嘱张冰教授作为主编具体负责编写工作，名医工作室秘书吴嘉瑞等予以协助。他们悉心整理我的医案、教学论著，体悟我的临床思想并应用数据挖掘等科学方法对我的处方用药进行了深入挖掘，并整理撰写成文，我逐句审定，历时两年，著作完稿。

稿成之际，承蒙中国工程院院士王永炎教授与北京市中医管理局屠志涛局长分别作序，深表感谢！

本部著作以我的药学思想为核心内容，共设药学思想渊源、药学研究思想、药学教育思想、临床用药规律研究、常用中药临床特点辑要、临床用药验案精选和学术思想精要七个部分。书中所整理的中药学研究理念、治学思想、教学方法与改革思路、常见病用药规律、常用中药临床特点、临床用药验案精选等均系我学术思想和临床经验之体会，所选医案均为我临床医治的病例，且本书将信息学研究成果与传统医案分析有机结合，将药学思想与临床经验有机结合，融实用性、科学性、创新性于一体，是一部全面反映我学术思想和临床用药经验的专著，故欣然为序。

颜正华

2015 年 6 月

前　言

　　颜正华教授是我国著名中医药学家，北京中医药大学终身教授、博士研究生导师，中华中医药学会终生理事，全国第一批和第三批名老中医经验继承指导老师，在我国中医药界享有崇高的威望。2009 年被授予"国医大师"和"首都国医名师"荣誉称号。如今，年逾九旬的颜正华教授是目前为数不多仍坚持临证的中医学泰斗之一。他行医 70 余载，医术精湛，医德高尚，深受患者赞誉。他临证强调四诊合参，证症结合，顾护脾胃；用药平和，善于灵活使用药对配伍与古方化裁，尤擅长呼吸系统、消化系统等内科病证的诊疗，治验甚众。同时，颜正华教授也是新中国中药学科的主要创建人，为现代中药学学术理论，特别是临床中药学学术思想的奠基与发展做出了卓越的贡献，是现代中药学科的开拓者与主要奠基人。

　　本书主编和参编人员均系颜正华教授的学术继承人、学生、弟子或再传弟子，同时也是"颜正华名医工作室"的负责人、骨干成员和相关课题的主要参研人员，跟随颜正华教授应诊多年，深谙颜正华教授的学术精髓。本书是第一部全面反映颜正华教授药学学术思想和临床用药经验的学术专著，集中体现了工作室负责主持的国家"十一五"科技支撑计划课题、北京市自然科学基金课题、北京市中医药科技发展基金课题、北京市中医管理局"颜正华临床中药学教学体系构建与推广"课题、北京市中医药薪火传承"3+3"工程颜正华名医工作室、国家中医药管理局"全国名老中医药专家颜正华传承工作室"、全国先进名医工作室（站）颜正华名医工作室、"颜正华学术优秀传承团队"等的最新研究成果，也集成了既往颜正华教授的弟子和学生研究颜正华教授学术思想的精华。

　　本书共分为颜正华教授药学思想渊源、药学研究思想、药学教育思想、临床用药规律研究、常用中药临床特点辑要、临床用药验案精选和学术思想集要七个部分。其中，药学思想渊源部分介绍了颜正华教授的习医、工作经历和孟河医派的基本学术思想特点；药学研究思想部分介绍了颜正华教授的中药学研究理念和代表性研究成果；药学教育思想部分介绍了颜正华教授的治学思想、教学方法与改革思想；临床用药规律研究部分详细阐释了基于数据挖掘方法开展颜正华教授用药规律研究的主要成果，涉及多种病证；常用中药临床特点辑要部分全面编辑集录了颜正华教授对 200 余种常用中药药性、功效、适应证的理解与认识；临床用药验案精选部分着重论述了颜正华教授治疗消化、呼吸、泌尿、心血管等多系统病证的用药思想和典型医案；学术思想集要部分摘录了最能体现颜正华教授学术思想和临床经验的文稿，涉及临床、科研、养生等多个方面。

本书将信息学研究成果与传统医案分析有机结合、将药学思想与临床经验有机结合、将颜正华教授的个人学术思想与学生弟子的跟师感悟有机结合，融实用性、科学性、创新性于一体，是一部全面反映颜正华教授药学学术思想和临床经验的专著。

在本书的编写过程中得到了王永炎院士和北京市中医管理局屠志涛局长的关心。书成，幸得王永炎院士和屠志涛局长作序，在此深表感谢与崇高敬意。

同时，感谢颜正华教授学术继承人常章富教授在本书编写过程中给予的指导和帮助。

书稿付梓之际，时逢颜正华教授九十五华诞，谨以此书献上我们最真挚的祝福，祝愿我们敬爱的导师福如东海、健康长寿。

编 者

2015 年 9 月

目　录

第一章 药学思想渊源

颜正华教授是孟河医派的第四代传人,与马培之、邓星伯、杨博良一脉相承,其用药思想具有鲜明的孟河特点,深探孟河学术的思想渊源对于明晰颜正华教授药学思想传承的脉络具有重要意义。本章主要介绍了颜正华教授习医与工作经历和孟河先贤马培之、邓星伯、杨博良的学术思想及用药特点分析等。

第一节 习医与工作经历

一、少志鸿鹄,献身岐黄

1920年2月27日,颜正华出生于江苏省丹阳县一个普通的农民家庭。他的祖父曾参加太平天国起义,后定居于江苏省丹阳县,因豪侠仗义,乐善好施,深得当地人的尊敬,被称为"颜客人"。颜正华教授的父亲原做桑蚕生产工作,日寇侵华时,房屋连同家产被全部烧毁,遂改做农民。颜正华教授乃家中长子,自幼具长者风范,又受家庭环境的熏陶,聪颖过人,敏而好学,知书达理。幼年的颜正华已十分懂事,他下定决心,不辜负父母的期望,将来要成为国之栋梁。新中国成立前,颜正华所处的江苏农村惨淡可泣,哀鸿遍野。面对封建统治的黑暗、帝国主义的入侵,国人奋斗自强的呼声极高。此时的颜正华正值风华少年,耳濡目染,感触颇深。他亲眼目睹了人民的疾苦,面对父母的期望,他立下鸿鹄之志,一定要发奋学习,为中华民族的崛起而奋斗。1934年6月,14周岁的他第一次走出家门,跟随同邑儒医戴雨三学习,步入岐黄。戴先生时年70上下,是当地名儒,有深厚的中国传统文化功底。他既教书又行医,在当地很有名望。颜家与戴家相距近20里,颜正华食宿都在戴家,上午听课,下午自读。戴先生见颜正华聪颖好学,年少有志,很是器重,颜正华也与戴先生朝暮相随,聆听教诲。戴先生每以亲身经历启发教导颜正华,告诉他"不为良相,便为良医",要为民献心尽力,解除疾苦。这些观点对年少的颜正华影响很大。期间,他研读了《黄帝内经》、《神农本草经》(简称《本经》)、《伤寒论》、《金匮要略》、《本草纲目》(简称《纲目》)、《温病条辨》等典籍。凡所读之书,颜正华均逐字推敲,仔细琢磨,重点之处均圈点批注,且力求抄录背诵。因敏而好学,博闻强记,颇得戴先生的赏识。目睹戴先生的临床治验,颜正华不但从内心深处由衷地敬佩医术高超的老师,而且也真实地感受到了"做医生能解病人之难,确确实实是很不错的",遂学习中医的兴趣日加浓厚。1936年12月,颜正华在跟随戴先生学习两年半之后,结束学业回到家中。

1937年1月,颜正华来到毗邻的武进县城,拜孟河医派第三代传人、清末名医马培之再传弟子杨博良为师,继续学习中医。杨先生家学深厚,精通内外科,名震江、浙、皖,求诊者甚众。颜正华借住在老师家中,珍惜难得的机会,白天随师侍诊,勤习临床技艺,晚间秉灯研读医经、方书与本草。他悟性较高,侍诊3年,颇得杨先生真传。此后,每当谈及自己的人生经历,颜正华教授总是深情地说:"杨博良老师对我人生影响最大,如果我没有跟随杨先生学习,在临床经验的积累方面可能还要摸索更长时间,随名师习医是学习中医的最好途径。"

1940年6月,颜正华出师回到丹阳,独立悬壶行医,工内、外科。日间接诊,至夜仍专心苦读。他以"善良、诚信、尽责、求精"为座右铭,对患者一视同仁,誉满乡里。1947年秋,颜正华参加全县中医统考,名列榜首,声噪丹阳。1949年,中华人民共和国成立后,颜正华切身感受到了新社会制度的优越和国家的进步,更加努力为群众的健康事业服务。他积极响应政府号召,与其他医生一道成立了丹阳县导墅区联合诊所,并担任导墅区联合诊所所长与卫生工作者协会主任。

二、创建学科,誉满杏林

颜正华教授不仅是我国当代著名的中医临床大家,也是中医药教育家。他参与创建了新中国高等教育中药学科,主持并参与编写了新中国第1版至第5版中药学教材,培养了数以万计的中医药高等人才,为我国中医药教育事业做出了突出贡献。

(一) 建业京华,创立学科

新中国成立后,党和政府高度重视中医药事业的发展,先后成立了多所中医药高等院校,以培养高级中医药人才。南京中医进修学校即是早期试点之一。颜正华教授于1955年进入江苏省中医进修学校(现南京中医药大学的前身)学习。次年,从师资进修班毕业后,受命担任中药教研组组长,为南京中医学院(现南京中医药大学的前身)创建和开设中医本科中药学课程进行筹备。当时,中药教研组只有几名教师,既无教材,更无讲授经验,一切须从头摸索,而建院招生任务又迫在眉睫。颜正华教授带领全组教师,昼夜工作,数月内编写完成了适合中医本科学习所用的中药学讲义,并积极组织备课和试讲,为讲好中药学课程摸索经验。此外,颜正华教授还收集了多种中药药材标本,以备直观教学之用。这些均为南京中医学院的创建及中医本科中药学课程的开设奠定了基础。1957年,颜正华教授奉调至北京中医学院(现北京中医药大学)任教,9月报到,10月上台主讲中药学。面对师资力量不足、教材不完备、实验设施条件差等诸多困难,担任教研组组长的颜正华教授迎难而上,在实践中总结摸索出一套适合中药学教学的思路与方法,即课题讲授与生产实践相结合的教学方法。颜正华教授认为,中药学讲授应当以中医理论为指导,紧密结合临床,这样才能做到学以致用。在讲授方法上,应当以药物的功效、主治为核心,用性味、归经等药性理论加以阐明,并进一步结合临床说明药物的配伍应用、用量、用法及禁忌等。对于药物的来源、形态、产地、采制可仅作简单介绍,通过穿插看标本、参观药厂实际操作等,使学生加深对药物性能的了解。他带领全组教师认真编讲义、备课、讲课,同时,收集标本,联系安排临床见习,参观药厂及上山采药等,使学生通过实践加深了对药物的了解。实践证明,颜正华教授创立的课堂讲授与生产实践相结合的教学方法完全适合中药学的教学,且效果良好。时至今日,这套教学方法仍然在教学中发挥着重要作用。

（二）呕心沥血，创编教材

颜正华教授深知，编写好中药学教材是建立中药学学科、提高中药学教学质量的基础。故此，在 50 余年的教学工作中，他始终将编写、修改、充实、提高中药学教材放在首位。每讲一轮课，他都要对自己的讲稿进行修改，不断补充完善。1964 年，颜正华教授在历版讲义的基础上，正式筹划编写了中药学教材。该教材介绍了中药学的发展概况和药性理论，各论中的每味药，从《本经》到《纲目》，从古代各家论述到现代临床应用进行了系统总结，将药物的性味、归经、功效、主治等紧密联系，进行阐述。该项工作量大、难度高，没有可供借鉴的成熟经验，但他凭着对中药学的挚爱和对中医药事业的一颗赤诚之心，一个人夜以继日，呕心沥血，至 1966 年用了两年多的时间基本完成了中药学教材的初稿。遗憾的是，因"文化大革命"，这部教材未能及时问世。至 1976 年高考恢复招生以后，这本教材才得以正式使用。此后，颜正华教授又对教材进行了多次修改，增加了许多现代研究内容。20 世纪 70 年代末，在学校的大力支持和其他教师的通力协助下，颜正华教授这本自编教材作为本科教材正式出版。该教材内容丰富，被历版中药学教材视为圭臬，为中药学教材从无到有、不断发展奠定了基础，标志着中药学学科地位的确立。1984 年，这本教材以《临床实用中药学》之名，由人民卫生出版社出版，现已多次再版，成为全国医药人员学习中药的重要参考书，取得了良好的社会效益。此外，为了帮助学生更好地学习记忆单味中药的性能主治，颜正华教授又编写了内容与教材相匹配的"中药药性歌诀"，对中药学教学质量的提高和中药学人才的培养起到了积极的作用。颜正华教授除自编中药学教材外，还参加了全国高等医药院校统编教材——中药学的编写。1959～1963 年，颜正华教授先后编修或审定了第 1 版、第 2 版中药学教材。1983 年，颜正华教授与成都凌一揆教授共同编写了中药学第 5 版教材。1987～1990 年，颜正华教授又主持编写了高等中医药院校教学参考丛书——中药学，全书 150 余万字，是中医药人员学习研究中药学难得的参考书，具有很高的学术价值。

（三）殚精竭虑，创组科室

颜正华教授注重中药直观教学，认为这是提高教学质量的重要一环。到京任教伊始，即着手组织筹建中药标本室。在不到 3 年的时间内，共收集到标本 1000 余种，并仿中药学讲义，按药物功效将其分类陈列，以便于教学使用。他组织制作或与兄弟院校交换蜡叶标本，并配以文字说明，装入镜框内，陈列于教室和教学楼走廊，以便供学生熟悉药物的形态、产地及功效。颜正华教授还与校内外美工合作，绘制了常用中药的彩色标准图，供课堂教学使用，使北京中医药大学在 20 世纪 60 年代便具备了国内一流的中药标本室和较完备的中药直观教具。颜正华教授常说："中药文献资料甚为丰富，古本卷帙浩繁，现代实验研究及临床报道更是层出不穷，这些都是研究教学、编写教材、更新讲稿所必需的资料。"他常教导后学要广泛地积累资料，并将摘录的资料做成卡片，凡涉及药性理论、药物采制、临床经验及实验研究的新内容都加以收录。在他的带领下，教研室的全体成员在教学之余均主动查阅文献资料，摘录成卡片，作为教研室的共同财富，供大家使用。颜正华教授认为，合理的学科梯队是学科存在与发展的根本。为此，他非常注重中药学科的梯队建设，对中青年教师精心培养，言传身教，诲人不倦。每以"业精于勤荒于嬉"之古训告诫后学，要求青年教师广读书，多思考，勤动手，特别提倡在实践中学习理论，增长才干。在教学实践中，他要求青年教师通过随班辅导、备课试讲、研集文献、编修讲义、撰文著书、临床治疗及实验研究等,进一步钻研中医药理论,学会讲授、研究中药学的方法,提高业务水平与工作能力。在颜正华教授数十年的潜心培育下,北京中医药大学中药学学科已成为国家级重点学科,中药学教学团队成为教育部首批国家级教学团队。

(四)辛勤耕耘,誉满杏林

颜正华教授热爱中医药教育事业,执教 50 余年,为培养中医药人才辛勤耕耘。他先后为中医药专科、本科、中药研究班、西学中班、新医学习班、赤脚医生培训班等数十个班次和数以千计的各类学生主讲中药学、方剂学、中医基础理论、中医临床课及临床见习。1979年,颜正华教授被聘为硕士研究生导师,1986 年被聘为博士研究生导师,先后培养硕士研究生 5 个年级 19 名,博士研究生 9 个年级 13 名(包括 1 名肄业生),指导学术经验继承人 7名。20 世纪 80 年代以来,他又积极支持社会办学,主持北京市高等自学中药学考试,参与光明中医、中药函授学院等民办中医药学校的教学工作,与其他同道一起,又为国家培养了数以千计的中医药专科人才。20 世纪 90 年代中期,国家决定在药品生产、经营、使用单位实行执业药师资格制度,颜正华教授又积极参加了国家执业药师资格考试及应试指南的审定工作,为国家选拔数以万计的执业药师做出了应有的贡献。在教学中,他对学生严格要求,并毫无保留地将自己数十年积累的中医药知识与临床经验传授给学生。他讲课简明生动,深入浅出,重点明确,具有长者风度,待学生如子弟,宽厚仁爱。他处处为人师表,使学生既学到了渊博的知识,又学到了良好的品质,深受学生爱戴。如今他所培养的学生遍布神州大地,大多数已成为业务骨干或专业领导,有的甚至已成为国家药典委员会委员和国家级重点学科带头人、博士研究生导师。部分弟子涉洋过海,或行医办学,或合作研究,或继续深造,为中医药事业的发展贡献力量。

三、精诚济世,誉享大师

颜正华教授常说:"诊病疗疾是医生的工作,救死扶伤是医生的天职。"他一直以"大医精诚"标准要求自己,想患者之所想,急患者之所急。他认为,临床实践是中医的根本,中医离开了临床实践就失去了根基。他还认为,一个称职的医生要德高技精,既要有精湛的医技,更要有良好的品德。修仁德,精医技,服务社会,普助苍生,是医生的信念。他不但是这样说的,也是这样做的,在 70 余年的岐黄生涯中,始终将临床医疗作为自己工作的主旋律。

早年在家乡开业时,他专于临床医疗。无论是诊所应诊,还是到病家出诊,从不懈怠。他对患者的社会地位不分贵贱,一视同仁。对于病家要求出诊的请求,无论白昼还是黑夜,无论晴天还是雨天,总是有求必应。对疾病的诊治,不论是病情较缓的常见病,还是病情较重乃至极重的传染病,从不推托。在无数次的诊病疗疾过程中,颜正华教授十分注意以中医药理论为指导,分析、体悟方药的治疗机制,总结、提高自己的临床经验,使医疗技术日加精湛,医疗水平迅速提高,不但治愈了不少常见病、多发病,而且对许多疑难病也是药到病除,受到了患者的信赖与赞誉。20 世纪 50 年代中期,颜正华教授开始从事中医教学工作。他在认真搞好中药教学工作的同时,仍然重视临床实践,将临证诊病作为自己工作的重点之一,总是在繁忙的教学工作中抽出时间为患者诊病疗疾,或定期去医院出门诊,或带本科生、研究生、进修生临床实习，或利用休息时间为上门求医者诊治，或与同事一起到基层巡回医疗，处处都可以见到他为患者把脉诊病的身影。20世纪90年代，当颜正华教授被确定为全国老中医药专家学术经验继承工作指导老师后，更是注重临床，全身心地投入到临床带教与指导徒弟诊治疾病的工作中，每周数次，按时出诊，从不耽误。即便是在2003年严重急性呼吸综合征(又称非典型肺炎，简称非典)流行的日子里，他也毫不退缩，依然坚守岗位，带着徒弟出诊。当时有的徒弟曾劝他停诊，他却说："'非典'属瘟疫类疾病，不必惧怕，日本侵华时期曾有瘟疫流行，那时我在家乡行医，还不是照样应约出诊，只要自己注意预防就行了。"直至21世纪的今天，颜正华教授虽已年过九旬，但仍然坚守自己的信念，不顾年迈，坚持每周出半天门诊，一面为患者诊治疑难杂病，一面指导徒弟及学生。在悬壶应诊的伊始，颜正华教授专工内、外科，兼及儿科。近30年来，他独重内科、儿科，兼及妇科，尤擅治中医内科杂病及疑难病证。他遣药组方，知常达变，平和轻灵，在平淡中见奇效。他主张在药治的同时，要调饮食，畅情志，慎起居，以巩固或增强疗效。他推崇未病先防，已病防变，并把它贯穿于诊病疗疾的各个环节。漫长的临床实践，铸就了他辨证细腻、用药精当、综合调治的独特风格，展现了一个又一个治验案例与验方，留下了十分宝贵的临床经验。颜正华教授这种注重临床实践的牢固信念和从不脱离临床实践的执著坚守，为后学树立了热爱本职工作、无怨无悔地为传承岐黄之术而努力奋斗的光辉典范。

　　2009年1月6日，在北京市政府召开的首都中医药发展大会上，颜正华教授被北京市卫生局、北京市人事局、北京市中医管理局联合授予"首都国医名师"称号，并作为代表讲话。同年6月16日，又参加了由人力资源和社会保障部、卫生部、国家中医药管理局举办的《国务院关于扶持和促进中医药事业发展的若干意见》座谈会，并接受"国医大师"荣誉称号证书和奖章。

第二节　药学思想溯源

一、孟河医派溯源

　　作为我国著名的医学流派之一，孟河医派源远流长，其形成可追溯至魏晋南北朝时期，葛洪、陶弘景是其中的杰出代表。明末至近代，孟河医派名医辈出，逐渐形成了以费、马、巢、丁四大医家为代表的孟河医派。费家最具代表性的是费伯雄(1800～1879年)，以归醇纠偏、平淡中出神奇盛名于晚清，是孟河医派的奠基人之一。马家以疡科闻名于世，其中以马培之(1820～1903年)的呼声最高，影响最大。1880年，马培之(字文植)晋京为慈禧太后治病，名声大振。宫廷里传出"外来医生以马文植最著"的声誉。此后，马培之被称为"以外科见长而以内科成名"。巢家最著名者为巢崇山(1843～1909年)、巢渭芳(1869～1927年)，巢崇山在上海行医近50年，家学渊源，学验俱富。巢渭芳系马培之的学生，精内科，尤长于时病。丁家医学造诣最深者是丁甘仁(1865～1926年)，他师从马培之学医，因首创中医专门学校，有"医誉满海上，桃李遍天下"之称颂。孟河四大家以其高深的学术造诣，丰富的临床经验，对祖国近现代医学的发展做出了卓越的功绩，后继者遍及天下，承前启后，垂范百年。当今"国医大师"、"国家级名老中医"中，师承孟河医派者众多。"国医大师"颜正华教授即是孟河医派马家传人，具体传承关系见图1-1。

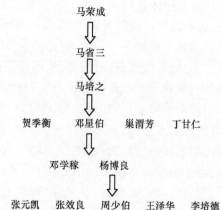

图 1-1　孟河医派马家传人具体传承关系示意图

二、马培之基本用药特点探析

马培之(1820~1903 年),字文植,常州孟河镇人,孟河医派的杰出代表。马培之先生强调诊病讲究眼力和药力,他常说:"看病辨证,全凭眼力;而内服外敷,又有药力。讲究眼力,就是要能深入剖析病情,抓住疾病症结所在;讲究药力,则是注重药物的性能、配伍、炮制等,以利药效充分发挥。"马培之主张辨证时要考虑到天时、年运、方土、禀赋、嗜好、性情等因素,细审病在气在血、入经入络、属脏属腑。马培之自幼师从祖习医 16 年,尽得家传,又旁收费伯雄等名家之经验,医技精湛。马培之对中医各科都有高深的造诣和成就,尤以外科见长。他的外科著作《外科传薪集》等共载有内服、外用之丸、散、膏、丹 1000 余方,并详细记载了各方的主治、组成、剂量、炮制、配制和用法。此外,马培之的主要医著还有《纪恩录》、《马培之外科医案》、《医略存真》、《外科集腋》、《青囊秘传》、《伤寒观舌心法》、《药性歌诀》、《马培之医案》、《马评外科证治全生集》、《马评急救百病回生良方》等。光绪六年(公元 1880 年),慈禧太后身染疾病,诏征天下精医术者,经江苏巡抚推荐,马培之应诏入京为慈禧太后诊病。慈禧太后看了马培之所用药方后说:"马文植脉理精细,所拟药方甚佳。"慈禧太后服药后,病势有所好转。马培之进京为慈禧太后治病后,宫廷里传出"外来医生以马文植最著"的声誉,从此其名声大振。马培之博览群书、务实求学、勤采众长的治学精神,丰富的临床经验,高超的医疗技术均值得后辈敬仰与学习。

笔者应用数据挖掘方法对马培之 745 首处方中的药物使用规律进行了系统分析,详细结果如下。

(一) 用药频次分析

对名医马培之 745 首处方中的药物频次进行统计,使用频次前 15 位的药物分别是茯苓,当归,白芍,陈皮,山药,丹参,炙甘草,杏仁,法半夏,黑料豆,生地,半夏,红枣,丹皮,枳壳,使用频次前 50 位的药见表 1-1。

表 1-1　方剂中使用频次 55 及以上的药物

序号	中药名称	频次	序号	中药名称	频次
1	茯苓	401	26	女贞子	79
2	当归	379	27	郁金	78
3	白芍	212	28	木香	76
4	陈皮	189	29	石斛	74
5	山药	185	30	竹茹	74
6	丹参	183	31	甘草	71
7	炙甘草	174	32	枇杷叶	71
8	杏仁	166	33	远志	66
9	法半夏	154	34	青皮	66
10	黑料豆	151	35	白术	65
11	生地	145	36	川贝母	65
12	半夏	141	37	蒺藜	64
13	红枣	137	38	贝母	64
14	丹皮	127	39	炮姜	64
15	枳壳	120	40	合欢皮	63
16	北沙参	119	41	泽泻	63
17	生姜	114	42	乌药	62
18	牛膝	112	43	沙苑子	61
19	橘红	111	44	桂枝	60
20	茯神	104	45	瓜蒌皮	60
21	麦冬	102	46	续断	60
22	薏苡仁	98	47	南沙参	57
23	党参	97	48	酸枣仁	57
24	牡蛎	95	49	黄柏	55
25	白术	80	50	秦艽	55

（二）基于关联规则的组方规律分析

按照药物组合的出现频次由高到低排序，前 10 位分别是当归,茯苓;白芍,当归;丹参,当归;陈皮,茯苓;当归,陈皮;当归,红枣;茯苓,杏仁;法半夏,茯苓;炙甘草,当归;炙甘草、茯苓,具体见表 1-2。

表 1-2　方剂中药物组合的出现频次

序号	药物组合	频次	序号	药物组合	频次
1	当归,茯苓	172	4	陈皮,茯苓	123
2	白芍,当归	165	5	当归,陈皮	111
3	丹参,当归	124	6	当归,红枣	111

续表

序号	药物组合	频次	序号	药物组合	频次
7	茯苓,杏仁	107	19	生姜,茯苓	84
8	法半夏,茯苓	107	20	白芍,茯苓	82
9	炙甘草,当归	105	21	茯苓,橘红	80
10	炙甘草,茯苓	104	22	丹参,茯苓	80
11	半夏,茯苓	101	23	牛膝,当归	78
12	山药,当归	98	24	白芍,红枣	73
13	山药,黑料豆	97	25	法半夏,当归	73
14	当归,黑料豆	92	26	茯苓,黑料豆	71
15	茯苓,枳壳	88	27	当归,茯神	70
16	炙甘草,白芍	88	28	橘红,杏仁	69
17	山药,茯苓	87	29	炙甘草,陈皮	69
18	当归,生地	87	30	当归,党参	68

(三) 基于熵聚类的组方规律分析

1. 基于改进的互信息法的药物间关联度分析

依据方剂数量,结合经验判断和不同参数提取数据的预读,设置相关度为8,惩罚度为2,进行聚类分析,得到方剂中两两药物间的关联度,结果见表1-3。

表 1-3　基于改进的互信息法的药物间关联度分析

序号	药对	关联系数	序号	药对	关联系数
1	生地,黑料豆	0.024	16	黑料豆,生姜	0.018
2	南沙参,百部	0.023	17	北沙参,麦冬	0.018
3	黑料豆,芡实	0.023	18	党参,菟丝子	0.018
4	枇杷叶,橘红	0.022	19	丹皮,生姜	0.018
5	杏仁,马兜铃	0.020	20	黑料豆,南沙参	0.018
6	生地,龟板	0.020	21	小茴香,生姜	0.018
7	生地,炙甘草	0.020	22	北沙参,杏仁	0.017
8	生地,炮姜	0.020	23	丹皮,蛤粉	0.017
9	黑料豆,莲子	0.019	24	丹皮,瓜蒌皮	0.017
10	党参,北沙参	0.019	25	丹皮,炮姜	0.017
11	杏仁,白芍	0.019	26	枳壳,生姜	0.017
12	枳壳,山药	0.019	27	红枣,酸枣仁	0.017
13	女贞子,生姜	0.019	28	当归,贝母	0.017
14	丹皮,炙甘草	0.019	29	枳壳,木香	0.017
15	桑枝,防己	0.019	30	北沙参,生姜	0.016

序号	药对	关联系数	序号	药对	关联系数
31	麦冬,当归	0.016	38	小茴香,乌药	0.016
32	生地,山药	0.016	39	瓜蒌皮,当归	0.016
33	桑枝,草薢	0.016	40	小茴香,炙甘草	0.016
34	红枣,白术	0.016	41	白术,补骨脂	0.016
35	黑料豆,茯神	0.016	42	杏仁,蛤粉	0.016
36	生地,小茴香	0.016	43	北沙参,炮姜	0.016
37	党参,白术	0.016	44	白术,生地	0.016

2. 基于复杂系统熵聚类的药物核心组合分析

以改进的互信息法的药物间关联度分析结果为基础,按照相关度与惩罚度约束,基于复杂系统熵聚类,演化出3~4味药的核心组合,具体见表1-4。

表1-4　基于复杂系统熵聚类的核心组合

序号	核心组合	序号	核心组合
1	豆卷,麦芽,制半夏	22	猪苓,麦芽,大豆
2	白术,炮姜,小茴香	23	吴茱萸,小茴香,青皮
3	枳壳,红枣,白芍	24	党参,红枣,炙甘草,白芍
4	竹沥,黄芩,鲜姜汁	25	竹沥,黄芩,龙胆草
5	竹沥,青黛,朱砂	26	竹沥,青黛,龙胆草
6	竹沥,青黛,天南星	27	紫河车,降香,天南星
7	生地,丹皮,麦冬	28	生地,麦冬,生姜
8	玄精石,胡麻,红豆	29	豨莶草,胡麻,紫草
9	川朴,神曲,山楂	30	砂仁,神曲,鸡内金
10	玄参,菊花炭,天冬	31	知母,天冬,天花粉
11	桑叶,蔓荆子,僵蚕	32	桑叶,蝉衣,桔梗
12	桑叶,菊花,僵蚕	33	天麻,菊花,白蒺藜
13	续断,桑寄生,牛膝	34	桑枝,续断,五加皮,牛膝
14	防己,独活,秦艽	35	蚕沙,丝瓜络,秦艽
15	冬瓜皮,川椒,赤豆	36	泽泻,冬瓜皮,川椒,大腹皮
16	天麻,菊花,僵蚕	37	炒白芍,菊花,黑芝麻
17	郁金,香附,橘叶	38	蒺藜,郁金,香附,佛手
18	神曲,车前子,鸡内金	39	鸡内金,冬瓜子,五谷虫
19	金樱子,莲子,百合	40	金樱子,莲子,芡实
20	於术,沙苑子,山药	41	女贞子,莲子,牡蛎,山药
21	当归,橘红,杏仁	42	南沙参,枇杷叶,当归,杏仁

3. 基于无监督熵层次聚类的新处方分析

在以上核心组合提取的基础上,运用无监督熵层次聚类算法,得到 21 个新处方,见表 1-5。

表 1-5 基于熵层次聚类的新处方

序号	候选新处方	序号	候选新处方
1	豆卷,麦芽,制半夏,猪苓,大豆	12	桑叶,菊花,僵蚕,天麻,白蒺藜
2	白术,炮姜,小茴香,吴茱萸,青皮	13	续断,桑寄生,牛膝,桑枝,五加皮
3	枳壳,红枣,白芍,党参,炙甘草	14	防己,独活,秦艽,蚕沙,丝瓜络
4	竹沥,黄芩,鲜姜汁,龙胆草	15	冬瓜皮,川椒,赤豆,泽泻,大腹皮
5	竹沥,青黛,朱砂,龙胆草	16	天麻,菊花,僵蚕,炒白芍,黑芝麻
6	竹沥,青黛,天南星,紫河车,降香	17	郁金,香附,橘叶,蒺藜,佛手
7	生地,丹皮,麦冬,生姜	18	神曲,车前子,鸡内金,冬瓜子,五谷虫
8	玄精石,胡麻,红豆,豨莶草,紫草	19	金樱子,莲子,百合,芡实
9	川朴,神曲,山楂,砂仁,鸡内金	20	於术,沙苑子,山药,女贞子,莲子,牡蛎
10	玄参,菊花炭,天冬,知母,天花粉	21	当归,橘红,杏仁,南沙参,枇杷叶
11	桑叶,蔓荆子,僵蚕,蝉衣,桔梗		

4. 讨论

本研究应用关联规则和聚类算法对名医马培之的用药经验进行了系统研究。结果显示,处方中的高频次药物多药性平和,无毒烈性。如茯苓为使用频次最高的药物,味甘、淡,性平,归心、脾、肾经,功效利水消肿、渗湿、健脾、宁心、利水而不伤正气,为利水消肿之要药;当归味甘、辛,性温,归肝、心、脾三经,功效补血调经、活血止痛、润肠通便,用于血虚诸证;白芍味苦、酸,归肝、脾经,功效养血敛阴、柔肝止痛、平抑肝阳,主治肝阴不足、血虚肝旺所致的胁肋疼痛;陈皮味辛、苦,性温,归脾、肺经,功效理气健脾、燥湿化痰,最宜治寒湿阻中之气滞;山药味甘,性平,归脾、肺、肾三经,功效益气养阴、补脾肺肾,多用于脾气虚弱或气阴两虚,消瘦乏力、食少、便溏;炙甘草味甘,性平,归心、肺、脾、胃经,功效补脾益气、祛痰止咳、缓急止痛、清热解毒、调和诸药。本研究收集的马培之医案涉及病证包括咯血 65 首、痹证 61 首、臌胀 37 首、咳嗽 57 首、痰饮 34 首、虚劳 37 首。其中,咯血最常用杏仁、丹皮、白芍 3 味药,痹证最常用当归、秦艽、牛膝 3 味药,臌胀最常用茯苓、青皮、泽泻 3 味药,咳嗽最常用杏仁、茯苓、橘红 3 味药,痰饮最常用茯苓、当归、炙甘草 3 味药,虚劳最常用山药、茯苓、当归 3 味药。本研究所得新处方多配伍得当,理法兼具。如新处方"桑叶,蔓荆子,僵蚕,蝉衣,桔梗"中,桑叶、蔓荆子、僵蚕、蝉衣均可散风热,解表邪,治疗风热上攻之咽喉疼痛、头目眩晕等;桔梗性平,善宣肺、祛痰、利咽,诸药配合,长于祛风利咽,适宜于风热咽喉疼痛兼表证者。又如新处方"续断,桑寄生,牛膝,桑枝,五加皮"中,续断、桑寄生、牛膝、五加皮四药均具有补肝肾、强筋骨作用;桑寄生、五加皮、桑枝均具有祛风湿之效,诸药合用主治风湿痹痛兼肝肾亏虚者。

三、邓星伯基本用药特点探析

邓星伯师承马培之。从师期间，他认真临证，学有所成，曾进京治愈摄政王载沣重疾，从而名声大振。邓星伯临证重视醇正和缓，辨证准确，用药得当，马培之曾赞曰："弟子首推星伯。"

邓星伯非常重视经典著作及历代医家名著，他崇古而不泥于古，善吸取历代医家之长。如对时病，除历代温热病诸家专著外，邓星伯更推崇马培之《务存精要》一书，认为该书既集诸家学说之大成，又有理法方药，是不可多得的重要研习著作。治时病，邓星伯喜按三焦辨证，尤喜参考刘河间之三焦同治法，医案简洁，每例必书治则，药物轻清流畅，常收事半功倍之效。对咳嗽，邓星伯用药尤注意宣肃两法，宣有温清之别，肃又温清之异，邪未尽者，于肃肺药中酌加宣肺药物。清宣如马兜铃、牛蒡子、桔梗、前胡，温宣有苏叶、紫菀、麻黄、香薷，清肃有桑白皮、枇杷叶，温肃有款冬花、旋覆花，泾渭分明。邓星伯非常重视《内经》"有胃气则生，无胃气则死"之说，强调五脏中不论何脏，其虚凡与胃有关者，必先治胃。邓星伯治病，既遵经旨，又别出机杼，看似平淡，实臻化境。他的早年医案，辨证精当，理法方药具备，不尚浮论。晚年限于精力，医案简朴，每例必书治则，用以启发后学，邓星伯强调用药如用兵，用之得当，药虽少性味平和，辄能中病，喜以和、缓、平三法治病，为其学术思想之重要体现。

笔者应用数据挖掘方法对邓星伯先生治疗肺系病证的用药规律开展了系统研究，具体研究结果如下。

（一）用药频次分析

统计结果显示，出现频次最高的 5 味中药依次为：甜杏仁（66），茯苓（57），炒竹茹（44），海浮石（41），石斛（39），出现频率超过 15 次的中药详见表 1-6。

表 1-6 药物频次统计

序号	中药名称	频次	序号	中药名称	频次
1	甜杏仁	66	12	蛤壳	28
2	茯苓	57	13	川贝母	28
3	炒竹茹	44	14	天花粉	24
4	海浮石	41	15	冬瓜子	22
5	石斛	39	16	南沙参	21
6	浙贝母	38	17	陈皮	20
7	栀子	36	18	郁金	19
8	白前	35	19	枇杷叶（去毛）	18
9	茯神	32	20	炙款冬花	16
10	白芍	30	21	茜草炭	16
11	旋覆花	29			

（二）基于关联规则的组方规律分析

研究显示,出现频次最高的 5 个药对依次为:茯苓,甜杏仁(45);甜杏仁,炒竹茹(40);海浮石,甜杏仁(39);浙贝母,甜杏仁(35);白前,甜杏仁(33)。出现频次 25 及以上的药对详见表 1-7。基于关联规则,对处方中药物的关联度进行分析,取置信度大于 0.9 的药物关联详见表 1-8,其关联规则的网络图见图 1-2。

表 1-7　药物组合频次统计

序号	药物模式	频次	序号	药物模式	频次
1	茯苓,甜杏仁	45	14	茯苓,海浮石	28
2	甜杏仁,炒竹茹	40	15	浙贝母,炒竹茹	27
3	海浮石,甜杏仁	39	16	浙贝母,海浮石,甜杏仁	27
4	浙贝母,甜杏仁	35	17	茯苓,海浮石,甜杏仁	27
5	白前,甜杏仁	33	18	石斛,茯苓,甜杏仁	27
6	石斛,甜杏仁	33	19	蛤壳,海浮石	26
7	茯苓,炒竹茹	33	20	海浮石,炒竹茹	26
8	茯苓,茯神	31	21	茯苓,栀子	26
9	石斛,茯苓	31	22	浙贝母,甜杏仁,炒竹茹	26
10	栀子,甜杏仁	30	23	蛤壳,海浮石,甜杏仁	26
11	茯苓,甜杏仁,炒竹茹	30	24	甜杏仁,茯神	25
12	浙贝母,海浮石	28	25	海浮石,甜杏仁,炒竹茹	25
13	蛤壳,甜杏仁	28			

表 1-8　药物关联规则情况(置信度大于 0.9)

序号	规则	置信度	序号	规则	置信度
1	蛤壳→甜杏仁	1	9	白前→甜杏仁	0.9428
2	蛤壳,海浮石→甜杏仁	1	10	蛤壳→海浮石	0.9285
3	茯神→茯苓	0.9687	11	蛤壳,甜杏仁→海浮石	0.9285
4	浙贝母,海浮石→甜杏仁	0.9642	12	蛤壳→海浮石,甜杏仁	0.9285
5	茯苓,海浮石→甜杏仁	0.9642	13	浙贝母→甜杏仁	0.9210
6	浙贝母,炒竹茹→甜杏仁	0.9629	14	炒竹茹→甜杏仁	0.9090
7	海浮石,炒竹茹→甜杏仁	0.9615	15	茯苓,炒竹茹→甜杏仁	0.9090
8	海浮石→甜杏仁	0.9512			

（三）基于熵聚类的组方规律分析

1. 基于改进的互信息法的药物间关联度分析

根据方剂数量及对于各个提取参数值的预读,设置提取的相关度为 10,惩罚度为 4,进行聚类分析,得到所有方剂中两种药物组合的关联度,将关联系数大于 0.035 的药对关联列表,见表 1-9。

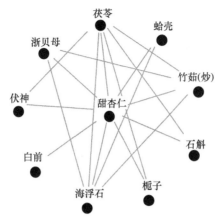

图 1-2 关联规则图

表 1-9 基于改进的互信息法的药物间关联度分析

序号	药物组合	关联系数	序号	药物组合	关联系数
1	青铅,旱莲草	0.052 212 61	21	旋覆花,白芥子	0.039 311 30
2	白芍,旱莲草	0.051 247 31	22	旋覆花,化橘红	0.039 311 30
3	白芍,西洋参	0.051 247 31	23	浙贝母,大腹皮	0.038 971 68
4	青铅,太子参	0.051 061 23	24	浙贝母,枇杷叶	0.038 603 48
5	青铅,菊花	0.051 061 23	25	旋覆花,藕节炭	0.038 454 89
6	白芍,郁金	0.050 955 89	26	青铅,郁金	0.038 388 91
7	白芍,白蒺藜	0.048 345 92	27	川贝母,冬瓜子	0.038 167 72
8	白芍,宋半夏	0.047 436 98	28	白芍,金樱子	0.038 003 34
9	白芍,马兜铃	0.047 436 98	29	白芍,牡蛎	0.038 003 34
10	白芍,蝉蜕	0.047 436 98	30	白芍,浮小麦	0.038 003 34
11	白芍,桔梗	0.046 974 18	31	白芍,枣仁炭	0.038 003 34
12	青铅,冬瓜子	0.045 600 35	32	白芍,橘白	0.038 003 34
13	青铅,白前	0.042 144 06	33	白芍,山药	0.038 003 34
14	白芍,紫苏子	0.041 199 15	34	石斛,地骨皮	0.037 633 79
15	石斛,紫苏梗	0.041 154 06	35	石斛,法半夏	0.037 352 44
16	白前,郁金	0.040 845 33	36	白芍,陈皮	0.035 837 23
17	川贝母,橘白	0.040 667 85	37	浙贝母,冬瓜子	0.035 575 69
18	川贝母,山药	0.040 667 85	38	旋覆花,宋半夏	0.035 535 48
19	石斛,白前	0.039 543 39	39	白前,紫菀炭	0.035 404 18
20	旋覆花,金樱子	0.039 311 30			

2. 基于复杂系统熵聚类的药物核心组合分析

以改进的互信息法的药物间关联度分析结果为基础,按照相关度与惩罚度约束,基于复杂系统熵聚类,演化出 3~4 味药的核心组合,具体见表 1-10。

表 1-10 基于复杂系统熵聚类的核心组合

序号	核心组合	序号	核心组合
1	白芍,川贝母,浙贝母,白前	10	茜草炭,玄参,瓜蒌,陈皮
2	白芍,石斛,浙贝母,白前	11	青铅,白果,炒竹茹
3	白芍,青铅,海浮石,浙贝母	12	青铅,石斛,牡蛎
4	白芍,青铅,石斛,浙贝母	13	青铅,石斛,西洋参
5	川贝母,桔梗,北沙参	14	青铅,炒竹茹,西洋参
6	川贝母,桔梗,蝉蜕	15	玄参,白前,陈皮
7	瓜蒌,陈皮,牡丹皮	16	玄参,石决明,白前
8	前胡,桔梗,北沙参	17	旋覆花,陈胆星,紫苏子,天花粉,栀子
9	前胡,桔梗,蝉蜕	18	旋覆花,炙款冬花,紫苏子,天花粉,栀子

3. 基于无监督熵层次聚类的新处方分析

在核心组合提取的基础上,运用无监督熵层次聚类算法,得到 9 个新处方,具体见表 1-11。

表 1-11 基于熵层次聚类的新处方

序号	新方组合	序号	新方组合
1	青铅,石斛,牡蛎,西洋参	6	瓜蒌,陈皮,牡丹皮,茜草炭,玄参
2	青铅,白果,炒竹茹,西洋参	7	白芍,青铅,石斛,浙贝母,海浮石
3	玄参,石决明,白前,陈皮	8	白芍,石斛,浙贝母,白前,川贝母
4	前胡,桔梗,蝉蜕,北沙参	9	旋覆花,陈胆星,紫苏子,天花粉,栀子,款冬花
5	川贝母,桔梗,蝉蜕,北沙参		

4. 讨论

本研究采用关联规则 Apriori 算法和复杂系统熵聚类方法系统分析了邓星伯治疗肺系病证的规律。研究结果显示,处方中使用频次较高的药物包括甜杏仁、茯苓、炒竹茹、海浮石、石斛、浙贝母、栀子、白前等。这些药物性多平和,多具有清热、化痰的作用,如甜杏仁味甘,性平,能润肺平喘;炒竹茹味甘,性微寒,入肺、胃、胆经,能清热止呕,涤痰开郁;海浮石性平,入肺、肾经,能清肺火,化老痰,利水通淋,软坚散结。除此之外,尚有栀子、天花粉等泻火清热之药,有旋覆花、白前等降气止咳之药,兼有沙参、石斛等补阴之药,可根据不同病因,合理搭配,收效甚佳。

从药物组合来看,常用甜杏仁润肺宽胃,祛痰止咳,再针对不同病因,配合其他药物。《素问》有言:"五藏六府皆令人咳,非独肺也。"肺系病证或由外感,或由内伤,或二者并存,邓星伯辨证精当,或与茯苓共用,健脾益气,利水渗湿,共奏化痰之效;或与贝母同用,既能养阴润肺,又可增加其化痰止咳之功效;或与石斛共用,补益肺胃,对虚热不退等证有良效。处方中蛤壳味苦、咸,性寒,有清热化痰、软坚散结之效;海浮石味咸,性寒,主清肺火,化老痰,利水通淋,二药同用,组成海蛤散,主顺气化痰,清肺平肝,再加甜杏仁,共奏清肺化痰、平喘止咳之效。在此基础上进行加减,根据不同的治疗目的,或去掉某味药物,或辅以其他药物,常获良效。诸如此类,用药丝丝入扣,看似平淡,实则稳中求胜,有条不紊。邓星伯师从孟河马培之,马家的脾胃学术思想之一便是将调补脾胃之法广泛地应用于多种疾病的治疗中,尤其是慢性虚弱性疾病,其证候错综复杂,气血阴阳都有亏损,单纯补气、补血、补阴、补阳等补偏救弊方法很难奏效,唯有从调补脾胃,重建中气入手,方能缓缓见效。故在肺系病证的治疗中,常常伴以调理脾胃之药,以助君药清肃下降的功效。

四、杨博良基本用药特点探析

杨博良师从邓星伯,善治内科六淫时病,曾手录邓氏亲手整理之《务存精要》,并题记曰:“是书为马、汪两先生视暑湿证之医案。其中论五行之生克,辨六淫之气化,脏腑传变,生死立判;视症之明了,方法之灵动,均从经验中得来。宗此立法,无不应手而奏效……为暑湿门中之准绳,不可轻视。”杨博良的大量脉案,多为当年日夜接诊不暇的六淫时病。如温热危急重症,患者壮热神昏,危在旦夕,先生单刀直入,或辛凉达表,或清透阳明,或清营凉血,或甘寒救阴,或佐以化痰开窍,或佐以通腑泄浊,往往汤下则热退神清。暑湿缠绵之证,杨博良多用上下分消、和中宣化之法,或香以开之、苦以泄之,亦有立竿见影之效;若遇暑湿夹滞、气损营伤,则巧用化痰、淡渗之品督健脾运,中州“大气一转”,四旁“其气乃散”,滞下,湿去,暑清,正复。“久痢”姚右案曰:“此乃虚中夹实,攻补两难;姑以和中气,运脾胃,化邪滞,为王道之治。”

杨博良治内伤杂病善于继承先人经验,同时根据自己的体会发挥,如“治风当先治血,养血必先理气”,“壮水可以涵木,养血可以祛风”,“外风引动内风,法宜泻南补北”,“欲运其脾,必疏其肝;欲疏其肝,必先理气”,“上下俱病,宜从中治”,“九窍不和,皆属胃病”等。杨博良医理精熟,处方用药每出新意。如临证所见脾失健运,神倦乏力者,戒一味蛮补,或考虑南方多湿,患系湿困引起者,遂用佩兰、豆卷、薏苡仁、六一散、荷叶等化湿以助脾运,湿去,气畅,脾醒;或考虑肝木克土,肝气纵,脾不运,以致湿郁成痰,滞碍中州者,即予青陈皮、炒枳壳、郁金、瓜蒌、苏梗、半夏等行气化痰;若脾气、脾阳损而难复者,再予健脾、温脾膏方、丸药缓图之。

杨博良与马培之、邓星伯一脉相承,精通外科,曾手录其师邓星伯等所辑马培之《外科集腋》,平日喜读马培之评点之清代王洪绪《外科证治全生集》。杨博良外科所治范围极广,凡痈、疽、疔、疹、疖、疱、丹毒、痰疬、痰块、痰注、流注、乳癖、乳风、横痃、肾岩、疝、痔、湿热毒发等,无论发于何部,屡用内服汤液治愈外疡重症,细思其要,一在审证精准,一在应变施药耳,此等功力,非天资颖悟,好学深思,名师点拨,且临证日久,深入感悟,厚积薄发,实难企及也。

杨博良的妇科、幼科治验遵邓星伯家传。妇科善于调经及治产后疾病,立法多为疏肝运脾,调和木土,处处兼顾冲任;孕期辨证处方的同时,刻刻留意护养胎元,从不用破血、峻猛之剂;考虑妇人体质,用药尤为注重气分药与血分药的协调配伍。幼科善治厥证、咳嗽、积滞等,立法重在肃肺运脾、化痰导滞;处方与内科大致相同,唯用药剂量缩至1/2或1/3;对小儿热证,特别关注顾护阴液,避免刚燥之品,常用鲜金斛、鲜芦尖、鲜菖蒲等,不用苦寒克伐伤阳之剂。

笔者参考《杨博良医案》(2009,学苑出版社)一书,将杨博良治疗外感病证的处方录入数据库,应用数据挖掘方法进行了系统分析,具体结果如下。

(一)用药频次分析

对杨博良301首治疗外感病证处方中的药物频次进行统计,使用频次在50以上的有24味药,使用频次前3位的分别是茯苓,栀子,法半夏,具体见表1-12。

表1-12 处方中使用频次50以上的药物

序号	中药名称	频次	序号	中药名称	频次
1	茯苓	131	13	陈皮	64
2	栀子	127	14	炒枳壳	63
3	法半夏	122	15	泽泻	62
4	郁金	111	16	豆卷	61
5	黄芩	107	17	青蒿	60
6	通草	106	18	枳壳	59
7	赤茯苓	101	19	薏苡仁	57
8	竹茹	80	20	紫苏梗	57
9	豆豉	78	21	滑石	57
10	苦杏仁	67	22	甘草	57
11	茯神	66	23	厚朴	54
12	连翘	65	24	化橘红	51

(二)基于关联规则的组方规律分析

按照药物组合的出现频次由高到低排序,前3位分别是通草,栀子;郁金,栀子;茯苓,赤茯苓。出现频次50及以上的共9个组合,具体见表1-13。分析所得药对的用药规则,见表1-14。

表1-13 处方中高频次药物组合

序号	药物组合	频次	序号	药物组合	频次
1	通草,栀子	72	6	郁金,豆豉	55
2	郁金,栀子	69	7	郁金,通草	52
3	茯苓,赤茯苓	69	8	连翘,栀子	51
4	法半夏,茯苓	66	9	竹茹,栀子	50
5	栀子,豆豉	58			

表 1-14   处方中药物组合关联规则（置信度大于 0.6）

序号	规则	置信度	序号	规则	置信度
1	郁金,豆豉→栀子	0.818 181 818	9	赤茯苓→茯苓	0.683 168 317
2	郁金,通草→栀子	0.807 692 308	10	通草→栀子	0.679 245 283
3	薏苡仁→苦杏仁	0.789 473 684	11	苦杏仁→薏苡仁	0.671 641 791
4	连翘→栀子	0.784 615 385	12	郁金,栀子→豆豉	0.652 173 913
5	栀子,豆豉→郁金	0.775 862 069	13	竹茹→栀子	0.625 000 000
6	豆豉→栀子	0.743 589 744	14	郁金→栀子	0.621 621 622
7	豆豉→郁金	0.705 128 205	15	郁金,栀子→通草	0.608 695 652
8	陈皮→法半夏	0.687 500 000			

（三）基于熵聚类的组方规律分析

1. 基于改进的互信息法的药物间关联度分析

依据处方数量,结合经验判断和不同参数提取数据的预读,设置相关度为 8,惩罚度为 8,进行聚类分析,得到处方中两两药物间的关联度,将关联系数 0.02 以上的药对列表,结果见表 1-15。

表 1-15   基于改进的互信息法的药物间关联度分析

序号	药对	关联度系数	序号	药对	关联度系数
1	豆豉,陈皮	0.040 465 77	19	紫苏梗,茯神	0.023 932 99
2	栀子,陈皮	0.027 606 43	20	连翘,柴胡	0.023 913 62
3	豆豉,白芍	0.027 308 85	21	鲜生地,紫苏梗	0.023 754 39
4	牛蒡子,通草	0.027 145 18	22	鲜生地,滑石	0.023 754 39
5	鲜生地,陈皮	0.027 075 14	23	陈皮,六神曲	0.023 240 20
6	豆豉,紫苏梗	0.026 617 35	24	连翘,紫苏梗	0.023 223 50
7	鲜生地,茯神	0.026 586 82	25	豆卷,谷芽	0.023 014 80
8	豆豉,石斛	0.026 192 34	26	玉泉散,茯苓	0.022 532 30
9	通草,大枣	0.025 428 74	27	草果,栀子	0.022 468 40
10	鲜生地,竹沥	0.025 189 12	28	栀子,制半夏	0.022 468 40
11	豆豉,荷叶	0.025 101 96	29	紫苏梗,栀子	0.022 235 80
12	豆豉,苏叶	0.024 979 08	30	栀子,牡蛎	0.022 214 70
13	法半夏,天花粉	0.024 942 67	31	豆豉,薄荷	0.022 143 20
14	草果,竹茹	0.024 732 38	32	连翘,白芍	0.022 114 30
15	玉泉散,薏苡仁	0.024 547 22	33	豆豉,竹叶	0.022 005 50
16	玉泉散,紫苏梗	0.024 547 22	34	连翘,法半夏	0.021 953 60
17	玉泉散,滑石	0.024 547 22	35	厚朴,砂仁	0.021 881 20
18	栀子,炙鳖甲	0.024 121 69	36	豆豉,生薏苡仁	0.021 751 80

序号	药对	关联度系数	序号	药对	关联度系数
37	牛蒡子,浙贝母	0.021 569 10	41	法半夏,海浮石	0.021 281 70
38	厚朴,茯神	0.021 531 30	42	竹茹,赤茯苓	0.021 245 60
39	法半夏,青蒿	0.021 409 90	43	竹茹,藿梗	0.021 099 90
40	豆卷,荷梗	0.021 398 30	44	厚朴,荷梗	0.021 086 70

2. 基于复杂系统熵聚类的药物核心组合分析

以改进的互信息法的药物间关联度分析结果为基础,按照相关度与惩罚度约束,基于复杂系统熵聚类,演化出 3~4 味药的核心组合,具体见表 1-16。

表 1-16　基于复杂系统熵聚类的核心组合

序号	核心组合	序号	核心组合
1	连翘,牛蒡子,豆豉	10	连翘,牛蒡子,陈皮
2	豆卷,甘草,滑石,茯神	11	苏叶,甘草,滑石
3	葛根,天花粉,豆豉,法半夏	12	葛根,天花粉,陈皮,法半夏
4	木通,鲜生地,茯苓	13	木通,茯苓,朱茯神
5	生地,天花粉,贝母	14	生地,天花粉,鲜芦尖
6	薏苡仁,苦杏仁,砂壳	15	苦杏仁,桔梗,桑叶
7	桂枝,郁金,白芍	16	连翘,栀子,郁金,竹茹
8	郁金,生石膏,牛黄	17	郁金,生石膏,赤茯苓
9	草果,生姜,通草	18	草果,生姜,牡蛎

3. 基于无监督熵层次聚类的新处方分析

在以上核心组合提取的基础上,运用无监督熵层次聚类算法,得到 9 个新处方,具体见表 1-17。

表 1-17　基于熵层次聚类的新处方

序号	候选新处方	序号	候选新处方
1	连翘,牛蒡子,豆豉,陈皮	6	薏苡仁,苦杏仁,砂壳,桔梗,桑叶
2	豆卷,苏叶,滑石,茯神,滑石	7	桂枝,郁金,白芍,连翘,栀子,竹茹
3	葛根,天花粉,豆豉,法半夏,陈皮	8	郁金(冲),生石膏,牛黄,赤茯苓
4	木通,鲜生地,茯苓,茯神	9	草果,生姜,通草,牡蛎
5	生地,天花粉,贝母,鲜芦尖		

4. 讨论

本研究应用关联规则和聚类算法对杨博良治疗外感病证的用药经验进行了较为深入的

分析。研究结果显示,杨博良治疗外感病证处方中出现频次较高的药物和药物组合多具有清热泻火、利水渗湿功效。如茯苓为杨博良治疗外感病证处方中使用频次最高的药物,其味甘、淡,性平,归心、脾、肾经,功能利水渗湿,健脾安神,甘补淡渗,作用平和,无寒热之偏,利水而不伤正气,善治各种水肿,为利水渗湿之要药;栀子的使用频次仅次于茯苓,其味苦,性寒,归心、肝、肺、胃、三焦经,功能泻火除烦,清热利湿,凉血解毒,善清三焦之火,尤善清心,为治热病烦闷之要药;法半夏亦为杨博良治疗外感病证的常用药物,其味辛,性温,归脾、胃、肺经,功能燥湿化痰,降逆止呕,消痞散结,长于燥湿且温性较弱。再如郁金,味辛、苦,性寒,归肝、心、胆经,功能活血止痛,行气解郁,凉血清心,利胆退黄,既入血分,又入气分。又如黄芩,味苦,性寒,归肺、胃、胆、大肠经,功能清热燥湿,泻火解毒,止血,安胎,善清泄中上焦湿热及肺火,为治湿温暑湿、胸脘痞闷及肺热咳嗽之要药。

本研究运用无监督熵层次聚类算法得到的新处方,大多是在经方的基础之上加减重组而成的。如"连翘,牛蒡子,豆豉,陈皮"一方中,连翘既能清热解毒,又能疏散风热,豆豉可疏散退热而除烦,以上两药均为《温病条辨》名方银翘散中的药物,与疏散风热的牛蒡子和燥湿理气的陈皮同用,适用于外感风热兼有内热的病证。又如"生地,天花粉,贝母,鲜芦尖"一方中,生地清热凉血养阴,天花粉清热泻火、生津止渴,以上两药为名方玉泉散中的药物,与清热化痰的贝母和清热泻火的鲜芦尖配伍,适用于热毒内入已伤阴津的病证。再如"桂枝,郁金,白芍,连翘,栀子,竹茹"一方中,桂枝发汗解表,白芍养血滋阴,以上两药均为《伤寒论》小建中汤中的药物,与清热的连翘、栀子、竹茹、郁金同用,适用于寒热互结,营卫失和之病证。

第二章　药学研究思想

颜正华教授在中药学研究领域取得了突出成果，为现代中药学，特别是临床中药学研究领域的奠基与开拓做出了卓越贡献。颜正华教授的主要科学研究内容与成果包括：①中药药性理论研究，如通过文献和实验研究等方法，探讨四气五味，炮制与药性、采集与药效的关系；②常用单味中药研究，如地黄、首乌治疗痴呆、健忘、抗衰老的作用机制研究；③中药自拟复方研究，如填精补血化瘀方、黄栀花口服液等的研究。同时，颜正华教授结合数十年的临床经验与用药心得，总结研究出抗炎组方（黄栀花方、灭炎灵方）、抗衰老组方（填精补血化瘀方）、抗眩晕方（潜降汤），研制成功了中成药黄栀花口服液、填精补血化瘀口服液与潜降合剂等，并进行了相关临床试验与药理实验，发表论文及论著数十篇。本章集中介绍了颜正华教授中药学研究理念和熟地黄、填精补血化瘀口服液、小儿热咳平、黄栀花口服液的科学研究成果。

第一节　药学研究理念

颜正华教授常对学生说，理、法、方、药是中医治病的四个环节，环环重要，缺一不可。一个医生虽精通医理，熟悉治则，能正确辨证立法，但若不能全面掌握中药药性理论和常用中药的性能，不能恰当合理地用药，就不是一个好医生。颜老自从步入岐黄，不但勤求医理，而且认真研药，特别是从事中医药教学与中医药研究工作以来，更是如此。他造诣颇深，积累了丰富的经验。

一、高瞻远瞩，视野宽阔

在50余年的中药教学与研究中，颜正华教授对研究中药学、促进中药学学科发展，颇有体会和见地。他倡导多科合作。颜正华教授指出，中药学古称本草学，从汉代《本经》问世形成一个学科以来，至今已有2000余年，已形成一个内容十分丰富的学术体系。其以临床中药学为主，还涉及中医基础与临床各学科、植物学、动物学、矿物学、化学、生物学等。要研究和发展它，单凭某一学科的知识是不能解决问题的。如欲知植物类药、矿物类药的基源，就必须分别应用现代植物学、动物学、矿物学知识进行研究；欲知药物的效能，就必须应用中医基础理论及临床各科知识对其进行观察研究；欲知药物效能的物质基础，就必须应用化学手段对其进行分析；欲知某药的药用历史及性能变迁，就必须应用文献学和本草史学等知识对其进行研究；欲改革某传统名牌中成药的剂型，就必须用药剂学和药效学等对其进行研究等。再说，随着科学研究的不断发展，各学科之间常常是相互渗透、相互促进的，单靠某一学科，很难将研究深入进去。有鉴于此，他积极倡导开阔眼界，多学科联合研究中药，实际微观与临证宏观相结合,并认为只有这样,才能将中药研究,提高到新的水平。颜正华教授指出,自古以来,人们研究中药的性能,基本采用的是宏观手法,在中医理论的指导下,一方面观察用药后患者临床症状的变化,以推测其性能效用;一方面观察其形态、颜色、生长环境,了解其采集时间、药用部位,嗅尝其气味等,再运用五行、阴阳学说等进行分析演绎,进而推测导致药效的依据。前者是知其然,后者是知其所以然。随着科学的发展,人们发现采用这种宏观的方法研究中药的效能很不完善,不能完全揭示药物之所以具有某种或多种效能的真谛。欲彻底了解其真谛,知其所以然,就必须打破这种研究模式,用新的思路进行研究。近百年来,随着现代医药学的传入,我国医药学家逐渐发现,现代医药学重视应用现代科学技术,从微观角度入手研究药物的成分及药理的方法值得借鉴。随即,其中的有识之士,即开始学习国外的先进经验,在中医药理论的指导下,运用现代化学、药理学手段,从微观角度对单味中药进行成分与药理研究,从此开创了宏观结合微观研究中药的新途径。经过几代人、数十年的反复实践与认识,证明这种方法是促进中药研究和早日实现中药现代化的好方法。今之医药界在继续对常用中药及复方进行宏观研究的同时,又普遍采用各种现代科学技术与实验手段,对常用中药及复方的成分与效用进行微观研究,并取得了一个又一个成果。如麻黄平喘,是因其主含能松弛支气管平滑肌的麻黄碱等;黄连清热燥湿解毒而治痢,是因其主含具有广谱抗菌作用的小檗碱等;附子有毒,是因其含乌头碱,能回阳救逆,是因其含有能强心的 dl-去甲基衡州乌药碱和棍掌碱;马钱子有毒而能通络止痛,是因其主含兴奋脊髓和神经中枢的士的宁等。从而使我们不但知其然,又知其所以然。据此,颜正华教授认为,在中医药理论的指导下,宏观与微观相结合,运用现代科学技术研究中药是一条成功的经验,是继续深入研究中药的必经之路。

二、谙熟本草,通晓古今

颜正华教授指出,中药学经过 2000 余年的发展,取得了巨大的成就。这些巨大的成就主要记载于历代本草之中,要想研究好中药学,就必须研读历代本草著作,特别是具有代表性的历代本草著作。这是研究中药学的根基。如果不研读这些本草著作,不了解历代中药学的发展概况与内涵,那就失去了研究中药学的根基,深入系统地研究中药学就成了一句空话。为此,他十分重视研读历代本草著作,特别是有代表性的本草著作,力争做到博古通今。本草学文献丰富繁多,就古代的本草文献而言,亡佚的不算,仅现存的,据不完全统计就有400 余种。这 400 余种古本草文献分藏于全国各地各级图书馆或私人手中,有的甚至流传于海外。一个人要想从头到尾地将其阅读一遍,实难做到。关于如何才能将历代本草文献研读好?这是每一个研究中药学的工作者必须面对与认真解决的问题。对此,颜正华教授认为,首先,要研读历代有代表性的综合性本草著作。所谓历代有代表性的综合性本草著作,一般是指汉代的《本经》、魏晋南北朝时期的《本草经集注》、唐代的《新修本草》、宋代的《经史证类备急本草》、明代的《纲目》、清代的《本草纲目拾遗》、当代的《中华本草》等。然而,由于历史的原因,前 3 部已经亡佚。其中,《经史证类备急本草》集宋代及以前本草之大成,保存了宋以前许多散佚的本草文献;《纲目》集 16 世纪及以前我国本草学研究之大成,保存了明以前的许多本草文献;《中华本草》集 21 世纪及以前我国本草学研究之大成,收载了大量古今中药学文献资料;而《本草纲目拾遗》则只是清代学者对《纲目》的补充。故此,颜正华教授又认为,需要重点研读的有代表性的综合本草著作实际上只有3部,即《经史证类备急本草》、《纲目》和《中华本草》。事实也是如此,这三部本草著作基本上反映了中药学2000多年的发展概况与研究成果,将其研究透彻,对开展中药研究工作大有裨益。其次,要研读专科类本草著作。众所周知,在本草著作中,除了综合性本草著作外,还有大量的专科类本草著作。在这些著作中,所记载的大量文献资料,是对综合本草的补充和扩展,对中药学研究具有极高的参考价值。有鉴于此,颜正华教授主张在进行中药研究时,除重点研读综合性本草著作外,还必须根据需要认真研读这些专科类本草著作。这些专科类本草著作涉及许多分支学科,如炮制类本草专著,主要有南北朝的《雷公炮炙论》、明代缪希雍的《炮制大法》等;食疗类本草专著,主要有唐代孟诜的《食疗本草》,元代忽思慧的《饮膳正要》、吴瑞的《日用本草》,明代朱橚的《救荒本草》等;中药鉴定类本草专著,主要有宋代寇宗奭的《本草衍义》、明代李中立的《本草原始》等;注疏《本经》类本草专著,主要有明代缪希雍的《本草经疏》、清代张志聪的《本草崇原》、《本经逢原》、《本经疏证》等;临床应用类本草专著,主要有明代陈嘉谟的《本草蒙筌》、张介宾的《本草正》、倪朱谟的《本草汇言》、贾所学的《药品化义》,清代汪昂的《本草备要》、吴仪洛的《本草从新》、黄宫绣的《本草求真》等;探讨药物作用机制、论述药性理论类本草专著,主要有金元时期张元素的《珍珠囊》、李杲的《用药法象》,明代的《珍珠囊药性赋》,清代沈金鳌的《要药分剂》等;论述药物配伍的本草专著,主要有清代王子接的《得宜本草》,严洁、施雯、洪炜的《得配本草》等;论述药用植物形态或图谱类本草专著,主要有宋代的《图经本草》,明代的《救荒本草》、《本草品汇精要》,清代吴其浚的《植物名实图考》等。另外,还有专属性本草著作、外来药类本草专著,主要有唐代的《海药本草》等;地区性本草专著,主要有五代时期的《日华子本草》,宋代王介绘的《履巉岩本草》、明代的《滇南本草》等。颜正华教授在进行研究工作时,常根据研究的需要,选择与研究内容相关的专科性或专属性本草进行研读,以补充综合性本草之不足,每能收到预期效果,如前述罗布麻的始见本草,就是靠考证《救荒本草》而得到了圆满解决。再次,要研读方书医籍等文献中有关本草的内容。古之本草文献资料,除了记载于综合性本草或专科性本草著作中外,还有不少散载于古之历代方书医籍之中。这些文献资料,可补充上述两类本草之不足,是研究中药不可缺少的十分珍贵的文献资料。如汉代《金匮要略》中的"禽兽鱼虫禁忌并治"篇就涉及中药学的饮食禁忌、妊娠禁忌等。唐代《备急千金要方》(简称《千金方》)的"食治"篇就是食疗类本草文献,"养性"篇中有中药栽培与炮制类本草文献;《千金翼方》中的"采药时节"、"药名"、"药出州土"、"用药处方",分别是中药的采集、品种、产地及认证选药类本草文献,至于书中的"本草"卷则是综合性本草的精编。此后,在宋、元、明、清各代的方书医籍中,涉及本草文献的资料也是不胜枚举的。有鉴于此,颜正华教授主张在进行中药研究时,认真研读记载于历代方书医籍中的本草文献资料。在这一思路的指导下,无论是进行科研课题研究,还是编研教材或教参;无论是自己撰写论文,还是指导研究生撰写论文,他都是亲自动手或要求研究生,除检阅各类本草外,还要认真查阅研读方书医籍中相关的古本草文献资料。此外,在研读古之本草著作时,还要着重注意以下两点:一是要弄懂各类古本草著作的编写体例。如《重修证和经史证类备用本草》就是一例,此书的编写体例比较复杂,要想读懂它,还得下一番工夫。欲明白其编写体例,尚需从读其卷第一序例上开始,只有将序例上中所列的各家序读懂后,才能弄懂它的编写体例,弄明白书中黑色大字与白色大字的区别,小字注文前冠词的所指,唐本附、唐本先附的含义,今附、今按、今补的含义,新定、新补的含义,陶隐居云、雷公云、衍义云、别说云的含义,图经余、唐本余、食疗余、海药余的含义,以及唐慎微使用墨盖子的用意等。二是要注意版本的选择。颜正华教授指出,古之本草著作,由于历史上的多次刻板翻印,致使一书多版,各版本的质量差异较大。如果研读时没有采用最佳版本,势必会给研究带来诸多不便,甚至导致错误的结果,这样的例子也不少见。故颜正华教授主张,在研读前一定要对所研读的本草著作进行必要的版本考证,要从众多版本中选出首刊或最佳版本。

三、三法并重,相得益彰

颜正华教授主张,研究中药应"三法并重"。颜正华教授解释说,研究中药的方法概之主要有三种:即文献研究、实验研究和临床研究。所谓"三法",就是指这三种研究方法;所谓"并重",是指从总体角度来说,这三种方法对中药研究同等重要,没有孰重孰轻之分。所谓"三法并重",是指在研究中药时,要应用文献研究、实验研究与临床研究三种方法结合。中药文献研究的内容非常广泛,它载述了历代中医药工作者研究中药的思路、方法、手段及成果。在这些既往的成果中,既有文献研究成果,又有实验研究成果,还有临床研究成果,具有极高的实用价值,对深入开展中药研究是必不可少的参考。文献研究的内容主要是指前述古今本草文献,涉及古代本草文献和今之临床中药学、方剂学、炮制学、中药鉴定学、药用植物学、药用动物学、药用矿物学、中药药剂学等分支学科的文献,有时还涉及中医学各分支学科的古今文献,乃至西医药学某些分支学科的古今文献等。实验研究以中医药理论为指导,应用现代科学技术方法和手段,分析研究中药及其制剂的功效或临床疗效的物质基础,或中药及其制剂、有效部位等疗效的作用机制,或稳定中药及其制剂的质量,保证其功效或临床疗效的制取方法、工艺流程等,主要包括中药化学实验研究、中药药理实验研究、中药药剂实验研究,涉及无机化学、有机化学、分析化学、物理化学、仪器分析、中药药理学、中药药剂学、中药鉴定学、中药炮制学和实验动物学等。临床研究,主要是指临床治疗与临床观察,即以中医药理论为指导,通过临床观察,分析总结中药在治疗疾病中所显示的功效或临床疗效,主要涉及临床中药学、中医基础理论、中医诊断学、方剂学、中医临床各分支学科,有时也涉及西医的诊断学及临床各分支学科等。三种研究方法既各自独立,自成一体,又相辅相成,紧密相连。其中,文献研究是实验研究与临床研究的基础与源泉,只有认真开展好文献研究,分析掌握前人的研究思路、研究方法、研究手段和已经取得的成果,以及在研究中的各种经验等,才能开展好后续的研究,使研究的目标更加明确、研究的内容更加切合实际、研究的成果更加有意义、研究的成功更加有把握。而中药的实验研究和临床研究,既是对中药文献研究结果的验证,又是对中药文献研究内容的充实。故而在进行某项中药研究时,只有在深入研究其文献的基础上,才能了解前人做过哪些工作,使用了哪些方法和手段,取得了哪些成果,哪些工作尚没有完成或尚未涉及,还需我们继续开展研究工作和怎样开展研究工作,从而找准研究方向,确定研究路线和方法,并开展相应的实验研究和临床研究。再者,实验研究是对临床研究的进一步验证与深化,没有实验研究就不能认识中药及其制剂的物质基础、作用机制及稳定其效能的各种药剂学条件;而临床研究,也是实验研究的前提与基础,没有临床研究就会使实验研究失去了根基与灵魂。总之,颜正华教授认为,中药的文献研究、实验研究、临床研究,各有自身的科学价值,均占有重要地位,均是中药研究过程中不能缺少的重要环节。三种研究虽涉及的范围和运用的手段各不相同，但却是相辅相成、同等重要的。只有将三者结合起来，才能说中药的研究是完整的、圆满的。所谓将三种研究方法有机地结合在一起研究中药，这只是从研究工作的整体而言的，而在具体应用时，可根据研究工作的需要或不同的情况灵活掌握。若研究工作的整体或在某一阶段选用其中的某一种或两种方法即可完成的，那就按需选配其中的某一种或两种，不必三法俱用，也不必在意孰重孰轻、孰前孰后。颜正华教授在主持科研课题时，每能灵活掌握，将三种研究方法合理配用。如他在研究编撰教材与教学参考书时，就以文献研究为主，并结合临床研究；在主持部级课题"黄栀花口服液"的研究时，就以临床研究与实验研究为主，辅以文献研究。颜正华教授在指导硕士、博士研究生进行研究工作时，也同样是灵活掌握，合理配用三种研究方法。有的只进行文献研究，如对黄芪、大黄、桂枝等单味药分别进行系统的文献研究；或对中药药性理论进行系统的文献研究；或对某个历史时期的药性理论成果进行系统的文献研究；或对《本经》的注疏进行系统的文献研究；或对美容中药进行系统的文献研究等。有的则将文献研究与实验研究相结合，如对益智中药进行文献研究和初步的实验观察；或在对芳香药的药性理论进行文献研究的同时，又对其芳香化湿醒脾的作用进行了实验研究；或在对补肾助阳药进行文献整理的同时，又对补肾助阳复方对下丘脑-垂体-肾上腺轴功能的影响进行了实验研究；或对怀牛膝抗衰老作用、怀庆熟地黄的益智作用分别进行了文献研究与实验研究等。有的则将文献研究、实验研究和临床研究相结合，如对"乌龙丹"防治局灶性脑缺血进行理论研究、实验研究及临床研究；对"小儿热咳平"治疗小儿呼吸道感染的理论、实验研究及其解热作用机制的研究。又如在对"填精补血化瘀方延寿缓衰"进行研究时，也曾采用三种结合的方法，而且是历时7年，分段完成的。颜正华教授深知人各有专长，自己的专长是中医药文献研究与临床研究，而实验研究则是自己所欠缺的。为顺利开展研究工作，取得圆满完整的研究结果，他常聘请长于中药药理学、中药化学、中药药剂学、中西医结合生化学实验研究的专家、教授加盟自己的研究课题，或聘请他们与自己共同担任研究生指导老师，负责指导研究课题的实验研究部分，以取他人之长，补自己之短，每能收到良好的效果。

四、强调性效，整体研究

中药学是一个大学科，包含多门分支学科。随着科学的发展，其分支学科日趋增多。一个人的精力有限，不可能在有生之年门门精通。从事中药研究的每个具体个人，可根据自己的专业，选择主攻方向。如前所述，颜正华教授主攻中药药性理论和常用中药的性能主治与配伍应用等，也就是常说的临床中药学，并旁及其他相关分支学科。颜正华教授认为，中药中绝大多数源于自然界的植物、动物、矿物等天然物品，人们在未发现它们能补虚扶正和祛邪疗疾之前，与自然界其他天然物品并无两样。之所以称其为药，就是因为它们对人体分别具有某种特殊的效用，这就是药效。研究中药必须紧紧抓住这一点，突出药效，开展研究。离开了这一点，研究就失去了灵魂和方向。颜正华教授又认为，中药对人体的作用具有两面性，即对人体的治疗作用与不良作用。学习研究药物的效用，不能只知其一，不知其二。必须既知道其在合理应用条件下对人体产生的治疗作用，又要了解其在不合理应用时对人体产生的不良作用。研究中药必须认识这一点，否则就会使研究失去了完整，甚或不能取得成功。有鉴于此，他主张围绕药物的效能，对临床中药学进行系统全面、深入细致的研究。在药性理论方面,他不但深入研究中医如何用气、味、升降浮沉、归经、有毒无毒、补泄、刚柔等学说概括解释药物的效能,而且全面深入研究中药的产地、采集、贮藏、炮制、配伍、宜忌、用法、用量及人体体质等对药物性能的影响。在常用的单味药方面,他除全面深入研究各药的性味功能、临床应用、用法用量、使用宜忌、药用历史及不同时期对其性效的不同认识等外,还十分注意借鉴药用植物学、中药鉴定学、品种考证学、中药炮制学、中药药理学及中药化学等对各药的研究成果,了解单味中药的品种来源、成分、实验和临床药理等。经过数十年的潜心研究,颜正华教授精通临床中药学,既熟悉中药药性理论及复杂的应用法则,又熟悉每味常用中药的性能主治、具体用法用量及使用宜忌;既熟悉每类相似药物的共性与个性,又熟悉每味常用中药炮制配伍后的性能变化;既熟悉每味常用中药的传统主治,又了解其现代研究及临床新用;既熟悉每味常用中药对人体的治疗作用,又了解应用不当会对人体产生何种不良反应等。

第二节　药学研究成果

一、单味药研究成果

颜正华教授在数十年的科研工作中,对熟地黄、大枣等单味中药进行了大量的科学研究。

(一) 熟地黄相关研究

熟地黄为玄参科植物地黄的干燥块根经炮制而成。功能补血滋阴,益精填髓,是优良的滋阴补血药,广泛用于阴虚、血虚所致的各种病证。颜正华教授善用熟地黄,临床常常运用其益智作用治疗健忘、痴呆等病证,并就其作用机制进行了深入的研究。

1. 熟地黄对动物学习记忆障碍及中枢氨基酸递质、受体的影响

(1) 熟地黄显著改善氯化铝拟痴呆小鼠的学习记忆能力

本实验选取昆明种小鼠,采用氯化铝($AlCl_3$)灌胃诱导小鼠痴呆模型,通过跳台试验观察模型组、熟地黄大小剂量组及阳性药脑复康组错误反应次数,评价小鼠学习记忆能力的变化。

结果显示,实验测试时,$AlCl_3$模型组错误反应次数为(2.8 ± 0.8)次,正常组为(0.8 ± 0.7)次,$AlCl_3$模型组较正常组的错误反应次数明显增多($P<0.05$)。给予熟地黄大小剂量或脑复康的$AlCl_3$小鼠错误反应次数分别为(1.1 ± 0.6)次、(1.3 ± 0.7)次和(1.2 ± 0.8)次,与模型组比较显著减少($P<0.01$)。

(2) 熟地黄显著改善$AlCl_3$拟痴呆小鼠中枢氨基酸递质紊乱

本实验选取昆明种小鼠,采用$AlCl_3$灌胃诱导小鼠痴呆模型,观察模型组、熟地黄大小剂量组及阳性药脑复康组小鼠脑组织中谷氨酸(Glu)和γ-氨基丁酸(GABA)的含量。

结果显示,模型组小鼠 Glu 的含量为$(2104.19\pm186.9)\mu g/g$湿重组织,正常组小鼠为$(1431.75\pm140.06)\mu g/g$湿重组织。与正常组比较,模型组小鼠脑组织 Glu 的含量明显升高($P<0.05$);给予熟地黄大小剂量和脑复康的小鼠 Glu 的含量分别为$(1398.18\pm119.95)\mu g/g$湿

重组织、(1668.18±210.83)μg/g 湿重组织和(1774.38±203.91)μg/g 湿重组织,较模型组明显降低($P<0.05$)。同时,GABA 的含量检测结果显示,模型组小鼠 GABA 的含量为(403.04±58.41)μg/g 湿重组织,正常组小鼠为(503.68±61.04)μg/g 湿重组织。与正常组比较,模型组小鼠脑组织 GABA 的含量明显降低($P<0.05$);给予熟地黄大小剂量和脑复康的小鼠GABA 的含量分别为(490.04±50.75)μg/g 湿重组织、(510.73±51.26)μg/g 湿重组织和(487.95±61.76)μg/g 湿重组织,较模型组明显升高($P<0.05$)。

（3）熟地黄显著改善谷氨酸单钠诱导学习障碍大鼠的学习记忆能力

本实验选取 SD 雄性大鼠,采用谷氨酸单钠(MSG)损毁下丘脑弓状核塑造学习障碍模型,通过跳台试验和空间记忆实验观察模型组、熟地黄大小剂量组及阳性药六味地黄方组错误反应次数和寻台潜伏期(SPL)。

结果显示,实验测试时,MSG 模型组错误反应次数为(2.31±1.0)次,正常组为(0.3±0.7)次,MSG 模型组较正常组的错误反应次数明显增多($P<0.05$)。给予熟地黄大小剂量或脑复康的 MSG 小鼠的错误反应次数分别为(0.92±0.7)次、(0.62±0.9)次和(0.42±0.5)次,与模型组比较显著减少($P<0.01$)。

空间记忆实验观察到,MSG 大鼠的 SPL 明显延长($P<0.01$),给予熟地黄后,从训练的第5天开始,SPL 明显缩短($P<0.05$),但未恢复到正常水平。

（4）熟地黄显著改善 MSG 诱导学习障碍大鼠中枢氨基酸递质紊乱

本实验选取 SD 雄性大鼠,采用 MSG 诱导学习障碍大鼠模型,观察模型组、熟地黄大小剂量组及阳性药六味地黄方组大鼠脑组织中 Glu 和 GABA 的含量。

结果显示,模型组大鼠 Glu 的含量为(2459.67±763.19)μg/g 湿重组织,正常组大鼠为(3995.437±711.12)μg/g 湿重组织。与正常组比较,模型组大鼠脑组织 Glu 的含量明显降低($P<0.05$);给予熟地黄大小剂量和六味地黄方的大鼠 Glu 的含量分别为(3842.66±525.2)μg/g 湿重组织、(4154.75±1179.29)μg/g 湿重组织和(4686.64±1787.51)μg/g 湿重组织,较模型组明显升高($P<0.05$)。同时,MSG 模型组大鼠 GABA 的含量与正常组比较有降低趋势,给予熟地黄大小剂量和六味地黄方的大鼠有升高趋势,但均无显著差异($P>0.05$)。

（5）熟地黄对 MSG 诱导学习障碍大鼠海马组织 N-甲基-D-门冬氨酸受体 1 和 GABA 受体表达的研究

本实验选取 SD 雄性大鼠,采用 MSG 诱导学习障碍大鼠模型,免疫组化染色观察模型组、熟地黄大小剂量组及阳性药六味地黄方组大鼠海马组织 N-甲基-D-门冬氨酸受体 1(NMDAR1)和 GABA 受体(GABAR)的表达。

结果显示,染色结果的半定量分析发现,MSG 模型组与正常组比较,MSG 组海马NMDAR1 免疫反应物质数密度(0.088±0.012,$n=5$)较正常组(0.117±0.027,$n=5$)有明显降低($P<0.05$),而给予熟地黄的 MSG 大鼠,其海马 NMDAR1 免疫反应物质数密度(0.197±0.021,$n=5$)较 MSG 组显著升高($P<0.01$),甚至超过了正常组的水平($P<0.01$)。同时,与正常组(0.079±0.008,$n=5$)相比,MSG 组海马 GABAR 免疫反应物质数密度(0.050±0.027)明显降低($P<0.05$),而给予熟地黄的 MSG 大鼠,其海马 GABAR 免疫反应物质数密度(0.102±0.016,$n=5$)较 MSG 组显著升高($P<0.01$)。表明熟地黄能增加 NMDAR1 和 GABAR 在海马组织中的表达。

（6）熟地黄对 MSG 诱导学习障碍大鼠海马组织 c-fos、神经生长因子表达的影响

本实验选取 SD 雄性大鼠，采用 MSG 诱导学习障碍大鼠模型，免疫组化染色观察模型组、熟地黄大小剂量组及阳性药六味地黄方组大鼠海马组织 c-fos、神经生长因子（NGF）的表达。

结果显示，实验大鼠海马 c-fos 和 NGF 免疫组化染色的半定量分析显示，MSG 模型组大鼠 c-fos 和 NGF 的表达较正常大鼠有轻度升高（$P > 0.05$），给予熟地黄的 MSG 大鼠 c-fos 和 NGF 较 MSG 模型组有显著升高（$P < 0.01$）。

（7）小结

熟地黄有改善 $AlCl_3$ 小鼠和 MSG 大鼠学习记忆的作用，其机制与调节 Glu 和 GABA 的含量，提高 MSG 大鼠 NMDAR1、GABAR、c-fos 和 NGF 在海马组织中的表达有关。

2. 熟地黄对学习记忆障碍大鼠下丘脑-垂体-肾上腺-海马轴的影响

（1）熟地黄显著降低 MSG 诱导学习障碍大鼠血浆皮质醇的水平

本实验选取 SD 雄性大鼠，采用 MSG 诱导学习障碍大鼠模型，放射免疫法检测模型组、熟地黄大小剂量组及阳性药六味地黄方组大鼠血浆皮质醇（CORT）的水平。

结果显示，MSG 模型组大鼠血浆 CORT 水平为（91.37 ± 46.21）ng/ml，正常组为（41.70 ± 30.19）ng/ml，模型组较正常组显著升高（$P < 0.01$）；给予熟地黄大小剂量和六味地黄方的 MSG 大鼠，血浆 CORT 含量分别为（43.36 ± 16.31）ng/ml、（44.94 ± 18.33）ng/ml 和（38.65 ± 10.62）ng/ml，与模型组比较显著降低（分别为 $P < 0.05$、$P < 0.05$ 和 $P < 0.01$）。

（2）熟地黄对 MSG 诱导学习障碍大鼠海马糖皮质激素受体表达的影响

本实验选取 SD 雄性大鼠，采用 MSG 诱导学习障碍大鼠模型，采用原位杂交技术观察模型组、熟地黄大小剂量组及阳性药六味地黄方组大鼠海马组织糖皮质激素受体（GR）mRNA 表达的水平。

结果显示，镜下观察，正常组大鼠海马可见 GRmRNA 染色细胞，处于 ±~+ 范围；MSG 组大鼠海马可见多量 GRmRNA 阳性染色细胞，处于 ++ ~ +++ 范围；给予熟地黄的 MSG 大鼠，其海马 GRmRNA 阳性染色细胞个数为中等量范围（++），较模型组有很大改善。

（3）熟地黄对 MSG 诱导学习障碍大鼠海马尼氏体的影响

本实验选取 SD 雄性大鼠，采用 MSG 诱导学习障碍大鼠模型，组织形态学观察模型组、熟地黄大剂量组及阳性药六味地黄方组大鼠海马尼氏体和肾上腺形成的影响。

结果显示，海马甲苯胺蓝染色，MSG 组细胞稀疏，个数减少，有空泡出现，胞质着色较浅，细胞轮廓不规整。尼氏体染色半定量分析观察，MSG 大鼠光密度（$0.351 \pm 0.031, n = 5$）较正常组（$0.415 \pm 0.055, n = 5$）有降低的趋势，给予熟地黄大剂量后，光密度（$0.415 \pm 0.058, n = 5$）有升高的趋势，但无显著差异（$P > 0.05$）。

（4）小结

熟地黄具有改善学习记忆的作用，其机制与抑制血浆 CORT 的含量和海马 GRmRNA 的表达有关。

（二）大枣相关实验研究

1. 大枣多糖对免疫抑制模型的影响

采用环磷酰胺（CY）腹腔注射复制出免疫低下模型，通过腹腔巨噬细胞的吞噬功能，溶

血素、溶血空斑的形成,提高淋巴细胞转化及外周血 T 淋巴细胞的百分率,腹腔巨噬细胞产生白细胞介素 1α(IL-1α),脾细胞产生 IL-2,血清白细胞介素 2 受体(IL-2R)水平和刀豆蛋白(ConA)及脂多糖(LPS)体外刺激脾细胞增殖等指标,观察大枣多糖对免疫抑制动物模型免疫功能的影响。选择各实验指标的基本思路如下。

（1）腹腔巨噬细胞吞噬实验

一些颗粒状异物静脉注射进入血循环后,迅速为单核吞噬细胞所清除,其中主要被定居在肝脏和脾脏的巨噬细胞所吞噬,肝脏巨噬细胞摄取约 90%,脾脏巨噬细胞摄取约 10%,鸡红细胞作为抗原进入腹腔后,被腹腔巨噬细胞所吞噬,用吞噬百分率和吞噬指数可反映腹腔巨噬细胞的吞噬功能。该项指标反映的是机体非特异性免疫功能。

（2）血清溶血素实验

经鸡红细胞致敏过的动物血清中的另一循环抗体——溶血素与鸡红细胞一起体外温育,在补体参与下可产生溶血反应。致敏动物血清中溶血素的含量可通过溶血过程中释放的血红蛋白(Hb)量来检测。该项指标反映机体体液免疫功能。

（3）溶血空斑实验

经鸡红细胞免疫后,动物的 B 淋巴细胞将合成和分泌抗鸡红细胞抗体。将致敏动物的脾淋巴细胞与鸡红细胞和补体一起放入半固体介质内,37℃温育,该淋巴细胞释放溶血素,并在补体参与下,溶解其周围的鸡红细胞,致使在每一个淋巴细胞周围形成一圈溶血空斑,故溶血空斑数大体可反映抗体形成的细胞数。而分光光度法则用液相介质代替固体介质作为反应条件,可完全测定抗体形成细胞所分泌的抗鸡红细胞抗体,不仅反映抗体形成细胞的数量,而且也提示其合成抗体的能力,故更精确。该项指标反映的是机体体液免疫功能。

（4）淋巴细胞转化实验

T 淋巴细胞与植物血凝素(PHA)和 ConA 等有丝分裂原或特异性抗原一起体外培养时,可转换成淋巴母细胞,并出现旺盛的分裂现象。淋巴母细胞不仅在形态上幼稚化,而且蛋白质和核酸的合成增加。以淋巴母细胞比例的增减为指标,可定量表示淋巴细胞增大 3~4 倍或更大;核大呈蓝色,核质疏松或呈网状,有 1~3 个红色核仁;胞质丰富呈红色(淋巴母细胞愈幼稚,其色愈红),有时有伪足样突起。转化不完全的"过渡型"细胞,往往只具有以上 1~2 个特点。该项指标反映的是机体细胞免疫功能。

（5）外周 T 细胞的百分率

外周 T 细胞的百分率升高,说明成熟 T 细胞增多,T 细胞增多提示机体细胞免疫功能增强。

（6）腹腔巨噬细胞分泌产生 IL-1α

巨噬细胞是机体免疫系统一种主要的免疫细胞,不仅具有很强的吞噬功能,而且是主要的呈递细胞,在特异性免疫应答的诱导和调节中起关键作用,活化的巨噬细胞可分泌多种生物活性物质,如 IL-1α、一氧化氮(NO)、肿瘤坏死因子 α(TNF-α)等,这些均是重要的免疫调节因子,还具有抗菌、抗病毒和抗肿瘤等活性。从巨噬细胞分泌产生 IL-1α 的情况,可观察免疫系统及细胞因子的功能状态和作用特点。

（7）脾细胞分泌产生 IL-2

IL-2 是由 T 细胞、NK 细胞产生的分子质量为 15.5kDa 的糖蛋白,在机体的免疫应答中起重要作用,是机体内最主要、最强有力的 T 细胞生长因子,IL-2 是与 T 淋巴细胞从细胞周期 G1 到 S 期进展有关的主要细胞因子,IL-2 作用于产生它的同一细胞,也作用于附近的 T 淋巴细胞,因此 IL-2 是一种自分泌生长因子,也是一种旁分泌生长因子。IL-2 可刺激 NK 细胞生长并增强它的溶细胞作用,产生所谓的淋巴因子激活的杀伤细胞(LAK)。IL-2 还可作用于人类 B 细胞,既可作为生长因子,又是抗体合成的刺激剂。因此,IL-2 的含量与机体的免疫功能,尤其是细胞免疫功能密切相关。

(8)可溶性 IL-2R

IL-2 在 Th 受到抗原刺激或在对 PHA 的反应中产生,通过与淋巴细胞表面的 IL-2R 结合而刺激淋巴细胞活化,IL-2R 的 α 链,主要在激活的 T 细胞表达,另外激活的 B 细胞、NK 细胞、单核细胞和一些肿瘤细胞也能少量表达。IL-2R 的细胞膜链经常从细胞表面脱落,以可溶性受体 SIL-2R 的形式释放,血清中的 SIL-2R 是从激活的淋巴细胞表面 Tac 抗原上脱落的分子质量为 42kDa 的片段,是 IL-2 的游离形式,血清中高浓度的 SIL-2R 与淋巴细胞膜上的 IL-2R 呈竞争结合,IL-2R 产生类封闭因子效应,对循环中的 IL-2 起到抑制和灭活作用。SIL-2 只属免疫抑制物,高水平的 SIL-2R 与机体免疫功能低下密切相关,是机体免疫功能受损的指标之一。

本实验研究结果表明,大枣多糖能显著提高 CY 致免疫抑制小鼠的特异性和非特异性免疫功能,可使腹腔巨噬细胞的吞噬功能显著提高,可促进溶血素、溶血空斑的形成,促进淋巴细胞的转化,提高外周血 T 淋巴细胞的百分率,促进腹腔巨噬细胞分泌产生 IL-1、脾脏细胞分泌产生 IL-2,降低血清可溶性 IL-2R 的水平,促进体外 ConA 及 LPS 诱导的脾细胞增殖。这些免疫指标的改善和提高是大枣多糖兴奋免疫系统的具体体现和作用机制。中医的气虚主要与现代医学的免疫功能和能量代谢密切相关,兴奋机体免疫功能是其补气作用的重要指标和体现。从本实验也可看出,大枣多糖对免疫功能的影响并不呈明显的剂量关系,有时剂量小反而免疫兴奋作用强,如在溶血素形成、淋巴细胞转化、外周血 T 细胞百分率等实验中,均是小剂量大枣多糖作用为最好。其原因可能为免疫功能在许多情况下需要的是一种刺激,与剂量并不一定呈明显量效关系;此外,不同剂量的作用还与动物的机体功能状态和所选择的免疫指标有很大的关系,不同的功能状态和不同的指标,也会影响量效关系。

2. 对小鼠气血双虚模型的影响

本实验研究表明,大枣多糖对放血与 CY 并用所致小鼠气血双虚模型有很好的改善作用。可显著升高模型小鼠的血象水平,使 Hb、白细胞(WBC)、红细胞(RBC)、血小板(PLT)显著升高($P<0.01$);以对血 WBC、PLT 的改善作用为好,给药后数据基本接近正常;使模型组小鼠胸腺、脾脏的病理变化显著减轻,模型组小鼠胸腺显著萎缩,皮质、髓质分界不清,脾小节明显缩小,胸腺皮质及脾淋巴细胞明显减少;大枣多糖可使胸腺皮质显著增厚,脾小节显著增大,胸腺皮质淋巴细胞数和脾淋巴细胞数显著增加。提示大枣多糖可显著改善模型组小鼠的造血功能,同时对免疫系统也有较好的改善和刺激作用。正是大枣多糖的促进造血和兴奋免疫作用,显示出了对气血双虚模型有很好的改善效果。粒-巨噬细胞集落刺激因子(GM-CSF)主要由 T 细胞和巨噬细胞产生,许多因素能诱导细胞产生 GM-CSF,如 IL-2、IL-1 等,IL-1 能诱导 *GM-CSF* 基因转录,前列腺素 E2(PGE2)与 IL-2 协同诱导 T 细胞产生 GM-CSF。GM-CSF 的主要作用是对粒细胞系和单核细胞系细胞的维持存活、促进生长、诱导分化和增强功能等,GM-CSF 可维持造血前体细胞和成熟血细胞(中性粒细胞、嗜酸粒细

胞和单核巨噬细胞)的存活、能促进造血前体细胞(粒细胞、单核细胞和巨核细胞等)的增殖分化,GM-CSF还能增强中性粒细胞和巨噬细胞的吞噬功能,即有一定促进免疫的作用。放血与CY并用后可使小鼠血清GM-CSF明显降低,应用大枣多糖后,可明显提高小鼠血清GM-CSF的水平,其作用可能系直接刺激相应靶细胞分泌GM-CSF,也可能通过促进IL-1分泌后诱导GM-CSF的转录和促进IL-2分泌后诱导的T细胞产生GM-CSF。大枣多糖通过升高GM-CSF而对气血双虚小鼠模型呈现出促进骨髓造血和兴奋免疫的作用。

3. 对大鼠气血双虚模型血象的影响

大枣多糖可显著改善放血与CY并用所致大鼠气血双虚模型的血象。为了观察造模过程中血象的变化情况及模型复制过程中的特点,特别观察了大鼠在造模的第5天、第9天的血象水平。结果显示,第5天模型组血RBC、WBC、Hb、PLT与空白对照组比均显著降低,大枣多糖可使相应血象显著或明显提高,以对RBC和Hb的提高为更好。第9天模型组血RBC、WBC、Hb、PLT值与空白对照组比均显著降低,且比第5天降得更低,说明模型组更严重,用大枣多糖后,血RBC、WBC、Hb、PLT值均显著提高,但相应数值均比第5天低,可能系模型组加重或多糖的作用尚未充分发挥所致。第14天模型组血RBC、WBC、Hb、PLT与空白对照组比均显著降低,第14天模型组血象值比第5天为低,比第9天RBC值降得更多,但WBC、Hb、PLT值则略有升高,应用大枣多糖后,血RBC、WBC、Hb、PLT均显著提高,比用大枣多糖第5天、第9天后的相应血象值升得更高,尤以PLT值提高更多,Hb和RBC也基本接近正常。这是大枣多糖补血作用最直接、最能说明问题的指标。这既是补血作用的结果,也是其补血作用机制的一个方面。

4. 对大鼠气血双虚模型血清细胞因子的影响

近年来,对细胞因子IL-2、IL-6和促红细胞生长素(erythropoietin,EPO)的研究颇多,它们对免疫系统和造血系统均有重要的作用。

(1)IL-2

在体内IL-2有抗肿瘤、抗微生物感染、引起移植排斥和自身免疫及免疫调节等作用。IL-2最重要的作用是诱导T淋巴细胞增殖(从G0期进入S期)和分化。T细胞受多种刺激以后能产生IL-2,产生的IL-2又作用于T细胞自身,诱导自身增殖、分化和发挥功能。高剂量IL-2能引起单核巨噬细胞增殖和分化,并增强单核巨噬细胞杀灭肿瘤细胞的作用。还能刺激已活化的B细胞增殖,活化B细胞表达高亲和力的IL-2R。IL-2除了支持B细胞生长外,还能促进免疫球蛋白(IgM、IgG)分泌,诱导J链合成,从而加速IgM的装配和分泌,IL-2是一种广谱的免疫增强剂。IL-2的水平可反映机体免疫功能的情况。

(2)IL-6

IL-6是由184个氨基酸残基组成的糖蛋白,可由多种细胞产生,与IL-6受体系统结合后,对免疫应答、急性期反应、造血和神经系统有多方面作用。主要诱导活化后期的B细胞大量合成分泌型Ig的mRNA,从而增加Ig(IgM、IgG、IgA)的分泌,也与T细胞的活化、增殖和分化有关。IL-6可诱导小鼠多种造血前体细胞从休眠状态进入细胞周期,由IL-6刺激产生的骨髓细胞集落容易在致死性放射线照射小鼠中重建骨髓。Fanconi贫血中出现的造血细胞分化缺陷与机体不能产生IL-6有关。IL-6也能协同IL-3诱导巨核细胞成熟,显著增加巨核细胞的体积和细胞内乙酰胆碱酯酶的活性。IL-6 既可反映机体的免疫功能,也可反映机体的造血情况。

（3）EPO

EPO 是由肾皮质内的毛细管内皮细胞合成分泌的一种多肽激素,作用于骨髓红系祖细胞上的受体,促进骨髓造血干细胞分化为原红细胞,加速幼红细胞分裂并促进 Hb 的合成。可维持 RBC 造血前体细胞的存活并促进其分裂,诱导晚期爆式红系祖细胞(BFU-E)和红系祖细胞(CFU-E)生长成为成熟 RBC,EPO 对 RBC 的血红素化很重要,输入 EPO 可增加正常小鼠、贫血小鼠和 RBC 增多症小鼠的血细胞比容,EPO 能使未成熟骨髓网织红细胞在成熟前释放,进一步增加血液中的 RBC。由于 RBC 没有细胞核、核糖体及线粒体等重要细胞成分,不能通过自身的分裂、分化,获得数量上的增加,因此促进 RBC 生成是机体产生新 RBC 的唯一途径。而 EPO 作为促进造血干细胞分化的重要成分,对于 RBC 的生成有着决定性的作用。应用 EPO 治疗慢性肾衰竭贫血的疗效肯定,对改善 AIDS 患者的贫血状态有明显作用,还可用于治疗肿瘤引起的贫血和肿瘤化疗引起的贫血等。改善失血性贫血最好的方法除输血外,就是靠自身骨髓造血干细胞尽快增殖和分化,以便形成新生 RBC,提高 EPO 水平具有非常重要的作用。EPO 水平可反映机体的造血功能。

造气血双虚模型后大鼠血清 IL-2、IL-6、EPO 水平均明显或显著降低,给大鼠大枣多糖后,相应细胞因子的水平均明显或显著提高。大枣多糖可升高 IL-2 水平,IL-2 则可诱导 T 淋巴细胞增殖(可能是促进淋巴细胞转化和提高外周血 T 细胞百分率的原因),引起单核巨噬细胞增殖和分化等,而兴奋机体免疫系统,特别是提高细胞免疫功能;可提高 IL-6 水平,IL-6 可诱导活化后的 B 细胞对 Ig 的分泌,同时促进 T 细胞的活化增殖、分化,尚能与 IL-3 协同诱导多种造血前体细胞的增殖,而兴奋体液免疫系统,同时对细胞免疫和造血功能也有促进作用;可显著升高 EPO 水平,EPO 可维持 RBC 造血前体细胞的存活并促进其分裂,诱导晚期 BFU-E 和 CFU-E 生长和分化成为成熟的 RBC,促进 RBC 的血红素化,而呈现很好的升 RBC 作用,即促进了机体的造血功能。

5. 对大鼠气血双虚模型能量代谢的影响

ATP 酶是能量的基本来源,对维持细胞电活动、细胞膜的完整、组织代谢等具有重要意义,可作为损伤组织恢复能力及代谢紊乱的可靠指标。ATP 酶即逆离子梯度进行细胞膜内外转运的离子泵,在这个过程中需要能量。Na^+-K^+-ATP 酶的作用是将细胞膜内的 Na^+ 移出细胞外,同时将细胞外的 K^+ 移入膜内,从而保持了膜内高 K^+ 和膜外高 Na^+ 的不均衡分布;Mg^{2+}-ATP 酶的作用是将 Mg^{2+} 移入细胞内,而 Ca^{2+}-ATP 酶的作用是将 Ca^{2+} 移出细胞外,维持细胞内 Ca^{2+} 稳态。造气血双虚模型后能量代谢和离子平衡被破坏,膜离子泵功能障碍,ATP 减少,出现细胞内外离子分布异常,细胞内 Na^+、Ca^{2+} 堆积,促进了 Na^+、Ca^{2+} 的反转运机制,细胞内 Ca^{2+} 超载,使自由基产生增多,损害线粒体的结构、功能,导致组织和细胞损伤。通过增加相应 ATP 酶的活性,可调节失常的离子分布,改善能量代谢,保护组织及减少细胞损伤。造气血双虚模型后 RBC Na^+-K^+-ATP 酶、Ca^{2+}-ATP 酶、Mg^{2+}-ATP 酶、Ca^{2+}-Mg^{2+}-ATP 酶的活性明显或显著降低,给予大枣多糖后,相应酶的活性均明显或显著提高,尤以对 Na^+-K^+-ATP 酶、Mg^{2+}-ATP 酶活性的提高更显著,提示大枣多糖有较好的改善能量代谢、调整细胞内外离子分布、维持细胞正常功能的作用。气虚主要与现代医学的能量代谢及免疫功能密切相关,大枣多糖升高 RBC 相应代谢酶的作用,是其补气作用的机制之一。

6. 对大鼠气血双虚模型胸腺、脾脏组织切片和超微结构的影响

（1）免疫器官的组织形态

胸腺是机体内很重要的免疫器官,脾脏既是很重要的免疫器官,又与造血有一定的联系,当骨髓造血功能受损时,脾脏可代偿性地造血,致使脾脏体积扩大,质量增加。观察动物免疫器官的变化常选胸腺、脾脏,一般观察胸腺皮质的厚度,通过测量皮质的最宽处和最窄处,求其平均值为其厚度,然后计算压在测微尺标线上的淋巴细胞计数。脾脏常观察脾小节的大小,并用目镜测微尺为标线,以脾中央小动脉为中点,分别计算压在标线上两边的淋巴细胞计数,均数为一个中央小动脉周围淋巴鞘的淋巴细胞计数;按同样的方法计算 3 个脾中央小动脉周围淋巴鞘的淋巴细胞计数,取均数即为脾中央小动脉周围淋巴鞘的淋巴细胞计数。胸腺皮质增厚、脾小节增大、皮质淋巴细胞和脾淋巴细胞增多,提示机体免疫功能的提高。骨髓抑制,脾脏增大,也提示造血功能有一定的增强。造气血双虚模型后胸腺、脾脏明显萎缩,分叶不清,皮质变薄,脾小节变小,细胞密度显著降低。应用大枣多糖后胸腺皮质增厚,脾小节变大,胸腺皮质淋巴细胞及脾淋巴细胞密集。胸腺、脾脏是机体的主要免疫器官,脾脏尚与造血系统有一定联系。大枣多糖可改善胸腺、脾脏的萎缩,这是其补气生血作用的机制之一。

（2）细胞超微结构

从组织超微结构、线粒体等的改变,可以推断细胞的能量代谢情况,细胞能量代谢的旺盛与细胞的新陈代谢、修复、增生、分裂密切相关。为了观察气血双虚动物模型免疫器官的代谢情况,对胸腺、脾脏的超微结构进行了研究,以期揭示大枣多糖对细胞能量代谢和超微结构的影响。造气血双虚模型后,电镜下可见胸腺、脾脏的淋巴细胞明显缩小,细胞膜呈屈曲状,细胞核出现固缩,染色质密度增高,核膜出现皱折,胞质中线粒体减少,线粒体内嵴缩短或消失,嵴间腔扩张。大枣多糖则可使淋巴细胞的体积明显增大,细胞核增大,常染色质增多,异染色质减小,胞质内线粒体明显增大、增多,线粒体嵴基本恢复正常;可使淋巴细胞的线粒体密度、比膜面、常染色质体密度显著提高,使异染色质体密度、比表面及核比表面显著或明显降低。大枣多糖正是通过对细胞能量代谢的促进作用而起到补气的作用。线粒体密度的增加表示线粒体在胞质中所占的体积增加,即线粒体增大;比膜面增加则提示线粒体膜与线粒体体积之比增加,即线粒体内膜和嵴增加,能量代谢增强;常染色质体密度增高,提示细胞代谢活跃,核酸代谢旺盛;异染色质体密度降低,说明处于静止状态的细胞减少,从另一个方面说明细胞代谢旺盛;比表面降低表示外膜与体积之比减少,越大表示细胞越小,减少表示细胞增大;核比表面提示的是体积之比,越大表示越固缩,核比表面降低则证明核固缩减小;异染色质体密度、比表面、核比表面均从另一方面说明细胞能量代谢增强、核酸代谢增强。

7. 对大鼠气血双虚模型胸腺、脾脏、骨髓中相关细胞因子基因差异表达的影响

（1）细胞因子相关基因差异表达的检测

细胞因子是生物体内一类重要的第一信使因子,是细胞内基因表达的产物,体内各种细胞因子之间并不是孤立存在的,而是有着复杂的相互作用。他们之间可通过合成和分泌的

相互调节、受体表达的相互调节、生物效应的相互影响等,组成一个复杂的细胞因子网络(cytokine network)。细胞因子不仅在生物学效应方面存在相互作用,而且在基因表达调控之间也存在复杂的相互影响。一种细胞因子产生后,不仅可以诱生一些细胞因子及其受体基因的表达,也可以抑制一些细胞因子及其受体基因的表达,而这些细胞因子基因表达的变化又可级联影响其他细胞因子的基因表达,细胞因子存在着错综复杂的级联网络调节方式。因此,研究细胞因子(基因表达)时最好能较全面地观察比较对各种、各类、各级细胞因子的影响。但实现全面了解对所有(多数)细胞因子影响的目的,应用一般的基因表达研究手段难以实现。基因芯片技术是随着后基因组时代的到来而产生的一项应用技术,相关研究及应用首启于美国。基因芯片技术系指将大量(正常每平方厘米点阵密度高于 400 个)探针分子固定于支持物上,与标记的样品分子进行杂交,通过检测每个探针分子的杂交信号强度,获得样品分子的数量和序列信息。基因芯片技术由于同时将大量探针固定于支持物上,所以可以一次性地对样品中大量序列进行检测和分析,从而解决了传统核酸印迹杂交(southern blotting 和 northern blotting 等)技术操作繁杂、自动化程度低、分析序列数量少、检测效率低等不足。而且通过设计不同的探针阵列,使用特定的分析方法,可使该技术具有多种不同的应用价值,如基因表达谱分析、突变检测等。正是由于基因芯片拥有用于生物活性的高通量筛选特点,才使应用细胞因子芯片研究多种细胞因子相关基因的表达谱成为现实。目前,基因芯片显色和分析的测定方法主要为荧光法,检测采用的是激光共聚焦显微扫描技术,可对高密度探针阵列每个位点的荧光强度进行定量分析;探针与样品完全正常配对产生的荧光信号强度,是具有单个或两个错配碱基探针的 5～35 倍,所以对荧光信号强度的精确测定是实现检测特异性的基础(本方法不能提供足够的信息进行分辨是否为正常配对或正常配对错配兼而有之)。由于基因芯片上反映的信息量大,且需从图像分析提取转换成数据,对得到的芯片数据信息也需用工业标准的关系型数据库进行数据信息管理,基因芯片能够同时平行分析大量信息,属海量数据,一般人工操作无法完成,多需专门的软件系统来处理芯片上的数据,并根据视图分析和统计分析结果,结合生物学知识等做出相关判断,进行相应生物学分析。常规的基因芯片检测对象多为细胞,药物与细胞共培养后,提取细胞 mRNA,观察对细胞内相关基因表达谱的影响,其结果稳定,也是目前常用的方法。但对相对为粗制剂的中药并不太适合,再者体外细胞培养的结果与临床实际差距也较大。为探讨中药对相关基因表达谱的影响,我们经多次摸索后,采用给动物灌服中药,然后提取相关脏器的 mRNA,观察在相关脏器中基因表达谱的变化,结果较为理想。在动物脏器中胸腺、脾脏、骨髓是细胞因子相对集中的主要脏器和部位,因此我们主要观察了动物造模和给药后以上三个脏器和部位中细胞因子基因表达谱的变化。

(2) 相关细胞因子对免疫系统和造血系统的生物活性

IL-1 能协同有丝分裂原激活胸腺细胞和 T 细胞,促进胸腺细胞和 T 细胞增殖,表达 IL-2R,分泌 IL-2、IL-4、IL-6、IFN-γ 等,可增强细胞毒性 T 细胞(CTL)的杀肿瘤细胞活性;能促进 B 细胞增殖分化,表达 SmIgM 和 C3b 受体;诱导 B 细胞产生对 IL-2、IL-4、IL-5 和 IL-6 反应的能力;尚能增强 NK 细胞杀肿瘤细胞活性,增强巨噬细胞抗肿瘤作用等。IL-1R 是 IL-1 的受体,IL-1 通过与其受体相结合而呈现相应的作用。

IL-2 仅作用于有限免疫细胞,包括 T 细胞、大颗粒淋巴细胞、单核细胞、B 细胞等,可促进细胞增殖和分泌细胞因子。

IL-3 是多克隆造血生长因子,是免疫系统调节造血系统的主要成分,IL-3 可刺激多种骨髓细胞生长和分化,包括多能干细胞和淋巴细胞以外的几乎所有前体细胞系,如中性粒细胞、单核巨噬细胞、巨噬细胞、RBC、嗜酸粒细胞、嗜碱粒细胞和肥大细胞;能刺激骨髓中前体细胞的早期发育和增殖,对成熟细胞的后期分化和增殖则有赖于其他细胞因子的协同作用。

IL-4 可促进体液免疫(特别是 IgE 反应),增强特异性(体液免疫)和非特性免疫功能、免疫杀伤功能;对细胞免疫有抑制作用,但 IL-4 能在一定条件下维持胸腺细胞和活化 T 细胞生长,诱导活化 T 细胞表达 CD23;能诱导 NK 细胞增殖;可增加粒细胞集落刺激因子(G-CSF)诱导的粒细胞集落,增加 EPO 诱导的 RBC 集落,增加 IL-6 诱导的 RBC 和粒/单核细胞集落,增加呼吸暴发,增强中性粒细胞的吞噬功能等,主要表现出兴奋体液免疫,调节细胞免疫,增进造血功能的作用。

IL-5 主要作用于 B 细胞和嗜酸粒细胞,作用于已分化增殖的后期 B 细胞 G1 期,诱导细胞分泌 Ig(特别是 IgA),选择性刺激人骨髓中嗜酸粒细胞等的增殖分化,维持其存在和功能;也诱导造血前体细胞分化,诱导胸腺细胞发育为 CTL,表达 IL-2R,增强 NK 细胞和 CTL 的杀伤活性;对嗜碱粒细胞也有促进增殖和增强功能的作用。

IL-10 主要针对 T 细胞、NK 细胞、B 细胞、单核巨噬细胞和肥大细胞起抑制作用;可抑制 CD4$^+$T 细胞合成和产生 IL-2、IL-5、TNF-α 和 IFN-γ,这种作用可能与 1L-10 抑制抗原提呈细胞(APC)有关。IL-10 能抑制 CTL 释放 IFN-γ,也能抑制 NK 细胞产生 IFN-γ(IL-10 通过抑制巨噬细胞产生 IL-12,阻断了 IL-12 启动 NK 细胞合成 IFN-γ 的作用);但 IL-10 也可作为 T 细胞发育的辅动生长因子,刺激抗 CD40 抗体(或抗原)激活的人 B 细胞快速生长和分化,但主要作用是抑制免疫功能。

IL-11 能与多种其他细胞因子协同支持造血前体细胞长期生长,对淋巴样细胞系、髓样细胞系、RBC 系和巨核细胞系都有促进生长的作用;与 IL-3 对造血功能的刺激有协同作用。

IL-12 能诱导 PHA 刺激的 T 细胞增殖,与 IL-2 有协同作用,能增加 CD56$^+$、NK 细胞活性;与 IL-4 有协同诱导作用,可直接促进骨髓干细胞增殖和形成集落,与其他造血生长因子(IL-3、IL-11)等协同诱导髓样前体、淋巴样前体、RBC 样前体和巨核细胞形成集落,IL-12 作用的发挥有赖于与其相应受体的结合。

IL-13 与 IL-4 有许多共同之处,能诱导单核巨噬细胞分化并延长其生存期,促进单核细胞表达 MHC Ⅱ类分子和 CD23;能诱导人 B 细胞增殖活化,与 CD40 抗体一起刺激 IgM 和 IgG 的产生。

IL-15 能促进 PHA 激活的外周血 CD4$^+$T 细胞和 CD8$^+$T 细胞增殖,促进小鼠 Th 和 CTL 细胞株增殖;增加抗原特异性 T 细胞和 LAK 细胞的杀伤活性,诱导人外周血 T 细胞趋化;对活性 B 细胞的促增殖作用与 IL-2 相似,还能和 CD40 配体一起刺激 B 细胞分泌免疫球蛋白(IgM、IgG、IgA),能诱导 CD34$^+$的造血前体细胞分为 CD3$^-$、CD56$^+$的 NK 细胞,产生 IFN-γ 和 GM-CSF 等。

IL-17 能诱导上皮细胞等分泌 IL-6、IL-8 和 CSF,与成纤维细胞一起支持 CD34$^+$造血前体细胞增殖和分化成熟为中性粒细胞,是联结免疫系统和造血系统的细胞因子网络的重要成分之一。

IL-18 能诱导 Th 细胞产生 IFN-γ,诱导 T 细胞产生 GM-CSF,促进 T 细胞增殖和增强 NK 活性。G-CSF 的主要作用是促进骨髓造血细胞增殖分化,形成粒细胞集落,诱导中性粒细胞的终末分化,增强中性粒细胞的功能。

CSF1(M-CSF)的主要作用是诱导巨噬细胞的前体细胞增殖分化为巨噬细胞,其靶细胞是一些具有营养和清道夫作用的细胞,在器官发生和组织重建方面起重要作用。

EPO的作用是维持RBC造血前体细胞的存活并促进其分裂,诱导晚期BFU-E和CFU-E生长和分化成为成熟的RBC;EPO对RBC的血红素化也很重要。

IFN-α的免疫调节作用不如IFN-γ,主要表现为对淋巴细胞和巨噬细胞的调节及诱导MHC分子表达,能诱导淋巴细胞释放TNF,启动CTL细胞和NK细胞的分化,能诱导巨噬细胞表达Fc受体,增加巨噬细胞吞噬抗原的能力;增强巨噬细胞吞噬和杀伤肿瘤细胞的功能。

IFN-γR是IFN-γ的受体,IFN-γ有明显的免疫兴奋作用,其作用的发挥有赖于与其相应受体的结合。

TNF-α与IL-1一样能诱导T细胞表达MHC Ⅱ类分子和高亲和力的IL-2R,能与IL-2协同促进T细胞产生IFN-γ和增强LAK的活性,增强巨噬细胞的活性和杀伤功能,增强巨噬细胞促进免疫应答的能力;但TNF-α能抑制造血,可引起RBC减少。

CD8b是体内重要的免疫因素,介导细胞黏附作用;与CD4一起常作为判断和鉴定T细胞亚群及其成熟的标志,与免疫兴奋有关。CD40由B细胞生长和记忆细胞产生,配体为CD40L,可促进T-B细胞相互作用,与免疫兴奋有关。

CD27是CD70的配体,可促进T细胞活性增生。IGF-Ⅱ可维持机体正常的免疫功能。

iNOS是免疫刺激的标志之一。

jun、*c-fos*为原癌基因,与癌症发生有一定关系。

onco为原癌基因抑制蛋白。

C-kit是干细胞因子(SCF)的受体,SCF是诱导最早期造血干细胞生长的因子,还能协同其他细胞因子促进造血功能,刺激造血干细胞、淋巴干细胞增殖。与各种SCF或IL-1α协同促进造血集落的形成,与IL-2、IL-7一起协同刺激胸腺细胞增殖和诱导CD4或CD8胸腺细胞形成集落等,SCF的作用则有待与受体结合后才能发挥。

转化生长因子α(TGF-α)刺激多种细胞合成DNA,但与造血和免疫的关系不太大。

TGF-β是免疫抑制因子,可抑制各类淋巴细胞的增殖而发挥作用,抑制T细胞、B细胞、胸腺细胞、NK细胞等的增殖;抑制免疫细胞分泌细胞因子(IFN、TNF、IL-1、IL-2、IL-3、IL-2R);抑制B细胞分泌IgG、IgM;抑制细胞表达MHC Ⅱ类抗原;抑制T细胞、NK细胞等的杀伤活性。使抑制免疫的*IL-10*、TGF-β基因表达下调,*IL-4*基因表达上调,有利于兴奋免疫刺激造血作用的发挥,但使CD27、CD30下调与其作用不太一致。

NGF有免疫调节作用,人脾脏、淋巴结、T细胞和B细胞都表达NGF受体,NGF呈剂量依赖方式诱导B细胞合成DNA、促进T细胞和B细胞增殖分化成为致敏淋巴细胞和抗体形成细胞,启动IgM分泌。

HGF对造血有协同作用。

(3)对胸腺中相关细胞因子基因差异表达的影响

气血双虚大鼠模型可使胸腺中IL-4、IL-5、IL-11、IL-15、IFN-γR、EGF、TNF-α、CD27、IGF-Ⅱ、MIP共10个细胞因子的基因表达下调,使IL-10、c-fos共2个细胞因子的基因表达上调。IL-4、IL-5、IL-11、IFN-γR、TNF-α、CD27、IGF-Ⅱ的基因表达下调,说明造成气血双虚模型后,胸腺中与免疫和造血密切相关的细胞因子如IL-4、IL-5、IL-11等的基因表达均减少;IL-

10 上调则提示抑制免疫的细胞因子基因表达增多，即呈现抑制免疫功能的作用，c-fos 的基因上调可能与免疫功能的降低有一定联系，从基因水平也说明了气血双虚模型复制成功。

模型应用补气生血代表方——当归补血口服液后 IL-10、c-fos 的基因表达下调，EGF 的基因表达上调。主要抑制免疫的 IL-10 表达减少，有利于免疫功能的提高，免疫增强可使癌症的发生减少，原癌基因表达减少。EGF 则与造血免疫的关系不大。

模型应用大剂量大枣多糖后，IL-2、IL-3、IL-4、IL-13、IL-17、IL-18、G-CSF、IFN-α、MHC、CSF1、EGF、EGF-R、HGF、PDGE-R、PDGF-α、CD8b、CD27、CD30、CD40、IGF-1、iNOS、jun、LiF-R、onco、C-kit 共 25 个细胞因子的基因表达上调。大剂量大枣多糖通过提高兴奋免疫、促进造血相关细胞因子的表达，如 IL-2、IL-3、IL-4、IL-13、IL-17、G-CSF、CSF1 等而呈现出好的刺激免疫和造血功能作用；中剂量大枣多糖可使胸腺中 IL-1、IL-4、IL-5、IL-11、IL-15、EGF、NGF 7 种细胞因子的基因表达上调，使 IL-10、c-fos 的基因表达下调；小剂量大枣多糖可使胸腺中 IL-1、IL-2、IL-4、IL-5、IL-11、IL-13、IL-15、IL-1R1、G-CSF、IFN-α、IFN-γR、EPO、NGF、TNF-α、CD27、CD40、IGF-Ⅱ、MLP 细胞因子的基因表达上调。

（4）对脾脏中相关细胞因子基因差异表达的影响

气血双虚模型可使脾脏中 IL-4、IL-5、IL-11、IL-13、IL-2R、CD27、CD40、G-CSF、HGF、IFN-α、TNF-β 细胞因子的基因表达下调，使 c-fos、C-kit、IL-4R、IL-6R、IL-7R2\TGF-α 细胞因子的基因表达上调，多数细胞因子的基因表达与其作用和特点一致，但 IL-4R、IL-6R、7L-PR 的基因表达上调还无合适的解释。当归补血口服液对气血双虚模型脾脏中相关细胞因子基因表达的影响与其作用一致。大、中、小剂量大枣多糖对脾脏中相关细胞因子基因表达的影响与其作用基本一致，大剂量大枣多糖对 IL-4、IL-5、IL-11、IL-13、IL-5R2 细胞因子的基因表达上调作用明显，与其较强的促进造血和兴奋免疫作用一致。小剂量大枣多糖下调 IL-9、IL-12b 的基因表达，还无更合理的解释。

（5）对骨髓中相关细胞因子基因差异表达的影响

气血双虚模型可使骨髓中 IL-2R、IL-4R 细胞因子的基因表达上调，使 IL-17、IL-18、GM-CSF、HGF、IGF-1、CD30、CD40、MIP 的基因表达下调。但对上调的两个细胞因子的基因表达无合适解释。当归补血口服液可使气血双虚模型骨髓中 TL-10、TGF-β、CD27、CD30、PDGF-β 的基因表达下调，IL-4 的基因表达上调。大、中、小剂量大枣多糖的作用与其上调和下调相关细胞因子的基因表达基本一致。

8. 应用细胞因子芯片开展相关中药研究的思考

利用细胞因子芯片对相关基因的表达进行检测，虽然检测范围广，灵敏度比较高，但影响因素也多，加上本实验是观察动物脏器中细胞因子相关基因的表达，方法学本身也在进一步的探索和完善之中。动物因素、脏器因素、mRNA 的提取、反转录、杂交、信号检测等，任何一个环节都会对实验结果造成较大的影响。但总起来看，胸腺、脾脏、骨髓中细胞因子相关基因的表达检测比较理想，方法稳定，结果可靠。为了建立稳定的检测方法，先后进行了长达 1 年多的预试验临床及研究，所有实验的研究工作则是建立在生物芯片几年来相关研究的基础上。虽然在个别脏器中细胞因子相关基因的表达还不太好解释，如应用当归补血口服液后骨髓中 CD17、CD30、TGF-β 的基因表达降低，有些与免疫和造血无太大关系的基因表达也出现了变化等。但细胞因子是一个网络，虽然本身的作用是一方面，但细胞因子又可通过诱导或刺激其他细胞因子的分泌释放,或与其他细胞因子的作用有协同或拮抗等,而发挥范围更广、作用更复杂的机体效应,更多的工作及机制还有待进一步深入研究和揭示。本实验所开展的中药对动物模型脏器中细胞因子基因表达的研究是创新性的工作,其复杂程度高、技术参数要求高、条件要求高、费用较大,其建立方法和技术平台的意义远大于实验结果本身。本实验所得结果,也只是提示有关细胞因子的基因在相应脏器中表达的变化情况,为了避免有可能细胞因子的基因表达上调或下调遗漏,在两个平行实验中,只要有一个明显上调或下调,另一个有上调或下调趋势者均按上调或下调列出。具体某个脏器中细胞因子的基因表达情况,还需进行深入研究。

二、复方研究成果

颜正华教授将数十年来的临床治疗经验与用药心得结合,总结出抗炎组方(黄栀花方)和抗衰老组方(填精补血化瘀方),制成中成药黄栀花口服液及填精补血化瘀口服液,并就其药效基础进行了深入的探讨。

(一)填精补血化瘀口服液相关研究

1. 临床试验药效研究

填精补血化瘀口服液系颜正华教授防治老年人精亏血瘀诸证的经验方制剂。多年来临床证实该口服液具有缓解老年冠心病(CHD)患者心前区憋闷刺痛、降低血脂等疗效。为系统研究该口服液对于 CHD 的治疗作用,我们从 1994 年 2 月至同年 7 月,于北京鼓楼中医院对该口服液治疗、缓解 CHD 的药效与药理作用进行了系统观察。

(1)填精补血化瘀口服液显著改善 CHD 患者的临床症状

本临床实验纳入 31 例 62~74 岁的老年 CHD 患者,男 16 例,女 15 例。运用症状积分进行疗效评定。31 例 CHD 患者给予填精补血化瘀口服液 3 个月(1 个疗程)后,显效 19 例,改善 8 例,无效 4 例,总有效率 87%。

症状积分显示,四诊症状总积分女性由治疗前的 69.45 ± 7.49 降至治疗后的 37.80 ± 8.66,经统计学处理 $P<0.05$;男性由治疗前的 72.25 ± 6.89 降至治疗后的 40.18 ± 6.47,差异非常显著,$P<0.01$。其中,各症状积分显示患者心前区憋闷刺痛发作减少,疼痛程度减轻,精神状态转佳,心悸及神疲、健忘、眠差多梦等亦有不同程度好转,用药前后积分差异显著($P<0.05$)。腰酸腿软、视物昏花等精血亏虚症状,治疗前后临床症状积分差异非常显著($P<0.01$)。患者舌淡暗,亦有明显改善,治疗前后差异显著($P<0.05$)。其他症状如耳聋耳鸣、尿后余沥、皮肤粗糙、性功能减退等治疗前后积分虽有减小趋势,但经统计学处理,无显著差异(均为 $P>0.05$)。同时,临床观察还发现,该口服液对属精血亏、瘀血阻络所致的心悸、怔忡、心律失常亦有较好的治疗效果,体现出中医药异病同治的辨证思想。

(2)填精补血化瘀口服液具有抗脂质过氧化作用

本临床实验纳入 31 例 62~74 岁的老年 CHD 患者,男 16 例,女 15 例。观察填精补血化瘀口服液对 CHD 患者血清脂质过氧化(LPO)水平的影响,检测其终产物丙二醛(MDA)的含量。

结果显示,治疗后患者 MDA 水平,男性由(5.37±1.69)nmol/L 降至(4.16±0.98)nmol/L,前后差异显著($P<0.05$);女性由(5.62±2.17)nmol/L 降至(4.05±1.68)nmol/L,差异显著($P<0.05$)。填精补血化瘀口服液通过调整血脂,降低血清 LPO 水平,减轻对血管壁的损伤作用,其方中首乌、枸杞子、丹参等亦有直接降低 LPO 的药效。因而可以有效保护动脉壁的生理功能,改善 CHD 患者的临床症状。

(3)小结

填精补血化瘀口服液可显著改善老年 CHD 患者肾精,阴血亏虚的症状,缓解血虚、血瘀导致的心痛、心悸、怔忡等症状。其疗效的基础是该方药调节血脂、改善血液流变性的综合作用。

2. 动物实验药效研究

(1)填精补血化瘀口服液对实验性动脉粥样硬化治疗作用的研究

动脉粥样硬化(AS)是 CHD 的基础,分析填精补血化瘀口服液抗 AS 的效应机制,有助于阐明该方防治老年 CHD 的作用特点。因此,我们根据临床观察,围绕其药效学检测结果,又设计了该口服液对 AS 模型动物影响的相关实验。结合 AS 动物的病理改变,深入探讨填精补血化瘀口服液防治 CHD 的作用机制。

1)填精补血化瘀口服液显著改善实验性 AS 鹌鹑动脉壁脂质沉积

本实验选取雌雄各半迪法克纯种鹌鹑,运用高脂饲料饮食诱发鹌鹑 AS,采用油红"O"及改良的 Pollark 染色方法,分析模型组及给予填精补血化瘀口服液大剂量(12g/kg)、小剂量(6g/kg)和阳性对照药脂可清后鹌鹑的动脉壁脂质及胶原纤维染色图片。

结果显示,模型组鹌鹑 AS 病变的出现率高达 82%,其动脉硬化板块的平均面积约占动脉内膜总面积的 50%。脂质含量(以光密度值表示)亦显著高于正常组,差异非常显著($P<0.01$)。说明模型动物动脉脂质沉积明显,AS 模型塑造成功。填精补血化瘀口服液可减小动脉病变的面积,大、小剂量组与模型组比较,差异显著(均为 $P<0.05$)。大、小剂量组动脉壁脂质沉积亦明显减少,差异显著(分别为 $P<0.01$ 和 $P<0.05$)。大剂量组作用优于阳性对照药。

HE 及 Pollark 染色片显微镜观察可见:正常组动物,动脉壁内膜结构完好,内皮细胞排列整齐,平滑肌细胞形态正常。模型组动物,内膜可见明显的脂纹、斑块,内膜增厚,局部平滑肌细胞增生、聚积,细胞体积增大,胞质内出现空泡,形成泡沫细胞。部分切片上可见明显的附壁血栓形成。填精补血化瘀口服液大、小剂量组的病变程度不一,大剂量组内膜病变较轻,结构基本正常,未见有血栓附着。

2)填精补血化瘀口服液显著降低实验性 AS 鹌鹑血清总胆固醇、三酰甘油、高密度脂蛋白及低密度脂蛋白水平

本实验选取雌雄各半迪法克纯种鹌鹑,运用高脂饲料饮食诱发鹌鹑 AS,观察模型组及给予填精补血化瘀口服液大剂量(12g/kg)、小剂量(6g/kg)和阳性对照药脂可清后鹌鹑血清总胆固醇(TC)、三酰甘油(TG)、高密度脂蛋白(HDL-C)及低密度脂蛋白(LDL-C)水平的变化。

结果显示,造模 4 周时,模型组 TC 的含量为(6.91±1.31)mmol/L,正常组 TC 的含量为(4.53±0.98)mmol/L,模型组 TC 较正常组显著升高($P<0.05$);造模 8 周时,模型组 TC 为

(9.42±1.16)mmol/L,正常组为(4.98±1.07)mmol/L,升高更加显著($P<0.01$)。填精补血化瘀口服液大、小剂量组可降低 TC 水平,8 周时,大、小剂量组 TC 的含量分别为(7.27±2.31)mmol/L 和(7.46±1.02)mmol/L,与模型组比较差异显著(分别为 $P<0.01$ 和 $P<0.05$)。同时,填精补血化瘀口服液大、小剂量组还可以显著降低 LDL-C 的水平(均为 $P<0.05$);而该口服液对 TG 的影响不明显。

此外,该口服液大剂量有升高 HDL-C/LDL-C 比值、HDL-C/TC 比值,与造模组比较,差异显著($P<0.05$);该口服液大、小剂量亦可降低 AI 值,差异显著(分别为 $P<0.01$ 和 $P<0.05$)。填精补血化瘀口服液大、小剂量与阳性药间的差异无统计学意义。

3)填精补血化瘀口服液具有抗 LPO 作用

本实验选取雌雄各半迪法克纯种鹌鹑,运用高脂饲料饮食诱发鹌鹑 AS,观察模型组及给予填精补血化瘀口服液大剂量(12g/kg)、小剂量(6g/kg)和阳性对照药脂可清后鹌鹑血清 MDA 水平的变化。

结果显示,造模 4 周时,模型组 MDA 的含量为(3.92±1.11)nmol/L,正常组 MDA 的含量为(2.73±0.69)nmol/L;造模 8 周时,模型组 MDA 的含量为(6.16±2.31)nmol/L,正常组 MDA 的含量为(2.97±1.00)nmol/L,模型组 MDA 的含量较正常组显著升高($P<0.01$),且随造模时间的延长,MDA 的含量持续升高,提示其 LPO 水平持续升高。尤其在实验 8 周时 MDA 的含量已达正常动物的 3 倍之多。造模 4 周时,填精补血化瘀口服液大剂量组已初步显示降 MDA 作用,与模型组相比差异显著($P<0.05$);8 周时,大、小剂量组 MDA 均显著降低,与模型组相比差异显著($P<0.05$),提示填精补血化瘀口服液能够显著降低鹌鹑 AS 模型 LPO 的水平。

4)填精补血化瘀口服液显著降低实验性 AS 鹌鹑血液黏度,改善血液流变学

本实验选取雌雄各半迪法克纯种鹌鹑,运用高脂饲料饮食诱发鹌鹑 AS,观察模型组及给予填精补血化瘀口服液大剂量(12g/kg)、小剂量(6g/kg)和阳性对照药脂可清后鹌鹑血液黏度,血细胞比容及 RBC 刚性指数、集聚指数的变化。

结果显示,正常组全血低切黏度为(5.31±2.09)mpa.s,模型组为(7.86±1.62)mpa.s,比正常组显著升高($P<0.05$),模型组给予填精补血化瘀口服液大、小剂量后全血低切黏度分别为(5.78±1.67)mpa.s 和(5.72±1.11)mpa.s,显著低于模型组($P<0.05$)。同时,正常组和模型组血浆黏度为(1.35±0.58)mpa.s 和(2.44±0.03)mpa.s,模型组增高显著($P<0.05$),填精补血化瘀口服液大、小剂量组分别为(1.32±0.23)mpa.s、(1.34±0.27)mpa.s,显著降低($P<0.05$);正常组和模型组全血还原黏度为(12.23±8.79)mpa.s 和(17.97±4.49)mpa.s,模型组增高显著($P<0.05$),填精补血化瘀口服液大、小剂量组分别为(8.64±1.92)mpa.s、(11.11±4.37)mpa.s,亦显著降低($P<0.05$)。

此外,RBC 刚性指数方面,正常组为 3.89±2.34,模型组为 5.53±2.42,填精补血化瘀口服液大剂量组为 4.20±1.62,显著低于模型组($P<0.05$)。RBC 集聚指数方面,正常组为 1.76±0.13,模型组为 1.98±0.61,填精补血化瘀口服液大剂量组为 1.51±0.42,亦显著低于模型组。该口服液小剂量组 RBC 刚性指数及集聚指数分别为 4.79±1.55 及 1.70±0.56,虽然有降低趋势但是无统计学意义。同时,该口服液对血细胞比容似无明显影响。

5)填精补血化瘀口服液改善实验性 AS 鹌鹑纤溶活性

本实验选取雌雄各半迪法克纯种鹌鹑,运用高脂饲料饮食诱发鹌鹑 AS,观察模型组及

给予填精补血化瘀口服液大剂量（12g/kg）、小剂量（6g/kg）和阳性对照药脂可清后鹌鹑组织型纤溶酶原激活物（t-PA）、纤溶酶原激活物抑制物（PAI）水平的变化。

结果显示，正常组 t-PA 的含量为（0.452±0.241）IU/ml，模型组为（0.283±0.073）IU/ml；正常组 PAI-1 的含量为（15.300±2.690）AU/ml，模型组为（17.390±0.960）AU/ml；二者比值 t-PA/PAI-1，正常组为 0.033±0.010，模型组为 0.011±0.005。即模型组动物较正常组动物 t-PA 活性下降，PAI-1 活性升高，差异显著（均为 $P<0.05$），t-PA/PAI-1 比值降低非常显著（$P<0.01$），表明模型组动物纤溶活性严重受损。填精补血化瘀口服液大剂量组 t-PA 的含量、PAI-1 的含量及二者比值 t-PA/PAI-1 分别为（0.409±0.101）IU/ml、（14.780±2.030）AU/ml 和 0.039±0.001，与模型组相比，可显著升高 t-PA 的活性，同时降低 PAI-1 的活性，差异显著（均为 $P<0.05$）；大剂量组还可以显著升高 t-PA/PAI-1 比值（$P<0.05$），与降脂阳性药比较亦有统计学意义（$P<0.05$）。

（2）填精补血化瘀口服液对小鼠学习记忆的改善作用研究

填精补血化瘀口服液通过补肾填精以充脑髓、养血通脉以益心神，达到健脑益智、抗老缓衰的目的，符合中医"积精以全神"的养生防衰理论。本研究从智能实验观察了该口服液对学习记忆能力的影响。

1）填精补血化瘀口服液显著改善东莨菪碱所致小鼠记忆获得障碍

本实验选取昆明种小鼠，运用东莨菪碱塑造小鼠记忆获得障碍模型，采用一次性被动回避反应——跳台法进行评价（5 分钟内的错误次数），观察填精补血化瘀口服液大剂量（20g/kg）、中剂量（10g/kg）、小剂量（5g/kg）与脑复康的改善作用。

结果显示，模型组测试时间内的错误次数为（5.87±0.81）次，空白组为（0.13±0.34）次，模型组的错误次数增加，差异极显著（$P<0.01$）；与模型组比较，填精补血化瘀口服液大、中、小剂量组和脑复康组的错误次数分别为（1.47±0.49）次、（1.53±0.62）次、（2.60±0.71）次和（1.33±0.47）次，有非常显著的降低，差异有统计学意义（$P<0.01$）。

2）填精补血化瘀口服液显著改善环己酰亚胺所致小鼠记忆巩固不良

本实验选取昆明种小鼠，运用环己酰亚胺诱导小鼠记忆巩固不良，采用一次性被动回避反应——跳台法进行评价（5 分钟内的错误次数），观察填精补血化瘀口服液大剂量（20g/kg）、中剂量（10g/kg）、小剂量（5g/kg）与脑复康的改善作用。

结果显示，模型组测试时间内的错误次数为（5.87±0.68）次，空白组为（0.5±0.5）次，模型组的错误次数增加，差异极显著（$P<0.01$）；而填精补血化瘀口服液大、中、小剂量组和脑复康组的错误次数分别为（3.35±0.65）次、（2.3±0.71）次、（3.9±0.77）次和（2.55±0.67）次，错误次数显著减少，其中填精补血化瘀口服液中剂量组和脑复康组与模型组比较，有非常显著的差异（$P<0.01$）。

3）填精补血化瘀口服液显著改善乙醇所致小鼠记忆再现障碍

本实验选取昆明种小鼠，运用 40% 的乙醇诱导小鼠记忆再现障碍，采用一次性被动回避反应——避暗法进行评价（5 分钟内的错误次数），观察填精补血化瘀口服液大剂量（20g/kg）、中剂量（10g/kg）、小剂量（5g/kg）与脑复康的改善作用。

结果显示，模型组测试时间内的错误次数为（3.40±0.61）次，空白组为（0.40±0.89）次，模型组的错误次数增加，差异显著（$P<0.05$）；给药组除了填精补血化瘀口服液小剂量组外，其余各组与模型组比较，错误次数显著减少（$P<0.01$），其错误次数分别为（1.73±0.77）次、

（1.07±0.25）次和（2.07±0.68）次。

4）填精补血化瘀口服液显著改善戊巴比妥钠所致小鼠方向辨别学习记忆的障碍

本实验选取昆明种小鼠，运用戊巴比妥钠诱导小鼠方向辨别学习记忆障碍，采用一次性被动回避反应——水迷宫法进行评价（3分钟内的错误次数及到岸正确反应百分率），观察填精补血化瘀口服液大剂量（20g/kg）、中剂量（10g/kg）、小剂量（5g/kg）与脑复康的改善作用。

结果显示，连续实验5天，模型组在训练的过程中，第2天错误次数明显多于空白组，第3、4、5天其差异非常显著；而填精补血化瘀口服液中剂量组和脑复康组前3天错误次数较模型组减少，第4、5天包括填精补血化瘀口服液大剂量组错误次数与模型组比较，差异有非常显著的意义；而小剂量组也较模型组有显著性减少。

模型组小鼠5次训练到岸百分率无明显改变，其余组均呈明显递增趋势。与模型组比较，填精补血化瘀口服液大、中剂量组和脑复康组第2天达岸后正确百分率增高，有非常显著的意义（$P<0.01$），填精补血化瘀口服液小剂量组第4、5天与模型组比较也有非常显著的差异（$P<0.01$）。

5）小结

填精补血化瘀口服液具有确切的益智作用，且其可能具有多方面的作用机理。

（3）填精补血化瘀口服液对老龄大鼠单胺能神经活动和胆碱能神经活动调节作用的研究

前期实验证明，填精补血化瘀口服液能明显改善中枢抑制剂所致小鼠学习记忆障碍，推测该口服液有改善老年脑老化而出现的中枢神经系统功能减退的功效。本实验观察了填精补血化瘀口服液对老龄大鼠中枢单胺类递质及其代谢产物的影响，以期从中枢神经递质代谢及中枢受体水平了解该口服液抗老化、提高智能的机制。

1）填精补血化瘀口服液降低老龄大鼠脑皮层单胺类递质去甲肾上腺素、多巴胺及5-羟色胺的水平

本实验选取24个月龄的Wistar老年大鼠和3个月龄的青年大鼠，采用高效液相色谱-电化学检测法，观察给予填精补血化瘀口服液后中枢单胺类神经递质去甲肾上腺素（NE）、多巴胺（DA）及5-羟色胺（5-HT）的水平。

结果显示，老龄组大鼠NE的含量为（3.14±0.15）ng/g湿重组织、DA的含量为（8.62±1.00）ng/g湿重组织、5-HT的含量为（2.76±0.49）ng/g湿重组织，而青年组大鼠NE、DA及5-HT的含量分别为（1.33±0.17）ng/g湿重组织、（5.25±0.93）ng/g湿重组织及（1.64±0.38）ng/g湿重组织，老年组含量高于青年组，差异显著（$P<0.01$）。填精补血化瘀口服液组NE的含量为（2.47±0.30）ng/g湿重组织，较老年组显著降低（$P<0.01$），而DA、5-HT的含量分别为（7.85±1.38）ng/g湿重组织、（2.37±0.68）ng/g湿重组织，较老年组有降低趋势，但仅统计学处理无差异（$P>0.05$）。说明填精补血化瘀口服液能够加强中枢单胺神经元的功能，填精补血化瘀口服液组单胺递质水平趋势与青年组相近。

2）填精补血化瘀口服液对老龄大鼠脑皮层单胺类递质代谢产物3-甲氧基-4-羟基苯乙二醇、3,4-二羟基苯乙酸、5-羟吲哚乙酸及高香草酸水平的影响

本实验选取24个月龄的Wistar老年大鼠和3个月龄的青年大鼠，采用高效液相色谱-电化学检测法，观察给予填精补血化瘀口服液后中枢单胺类神经递质代谢产物3-甲氧基-4-

羟基苯乙二醇(MHPG)、3,4-二羟基苯乙酸(DOPAC)、5-羟吲哚乙酸(5-HIAA)及高香草酸(HVA)的水平。

结果显示,正常组大鼠 DOPAC 的水平为 0.92±0.26,老龄组大鼠为 1.34±0.53,高于正常组,给予填精补血化瘀口服液后降低,差异显著($P<0.05$);同时,老龄组大鼠升高的 5-HIAA 和 HVA 含量在给予该口服液后均有所降低,但经统计学处理无显著差异($P>0.05$);老龄组、老龄给药组与青年组之间的 MHPG 含量没有显著的变化($P>0.05$)。

3)填精补血化瘀口服液对老龄大鼠大脑皮层 M-胆碱受体结合参数 Bmax 及 K_D 值的影响

本实验选取 24 个月龄的 Wistar 老年大鼠和 3 个月龄的青年大鼠,采用放射配基受体结合分析法,观察老龄大鼠及给予填精补血化瘀口服液后 M-胆碱受体(M-R)结合的能力,以 Scatchard 分析法作图,评价参数为 Bmax 及 K_D 值。

结果显示,青年组大鼠大脑皮层 M-R 的 Bmax 为(356±59)fmol/mg 蛋白,老龄组大鼠大脑皮层 M-R 的 Bmax 为(190±52)fmol/mg 蛋白,与青年组相比显著降低($P<0.05$);而填精补血化瘀口服液组(10g/kg)M-R 的 Bmax 明显高于老龄组,两组间有显著性差异($P<0.05$)。三组 K_D 值无显著性差异。此外,填精补血化瘀口服液组对老龄大鼠大脑皮层 M-R 有上调作用,比老龄对照组约升高 78%。

4)小结

填精补血化瘀口服液的益智作用与提高中枢单胺递质的代谢活动、增加 M-R 的数量密切相关。

(4)填精补血化瘀口服液对小鼠脑内蛋白质、RNA 合成的影响

前期实验证实,填精补血化瘀口服液对学习记忆障碍具有明显的改善作用,由于学习、记忆的形成和储存与脑内蛋白质、RNA 的合成速率密切相关。故本实验探讨该口服液对脑内蛋白质、RNA 更新速率的影响,深入分析其健脑益智作用与脑组织蛋白质合成的关系。

1)填精补血化瘀口服液显著增加脑组织[³H]-亮氨酸的摄取量

本实验选取昆明种小鼠,运用环己酰亚胺诱导小鼠记忆巩固不良病理模型,观察正常组与病理组分别给予填精补血化瘀口服液后脑组织[³H]-亮氨酸的摄取量,并以阳性药脑复康作为对照。

结果显示,正常组[³H]-亮氨酸的摄取量为(347.51±140.99)DPM,环己酰亚胺病理组为(236.6±97.0)DPM,病理组明显低于正常组,有显著差异($P<0.05$);病理组给予填精补血化瘀口服液后[³H]-亮氨酸的摄取量较病理组显著升高,有显著差异($P<0.05$);同时,正常组给予填精补血化瘀口服液和脑复康后[³H]-亮氨酸的摄取量均有所升高,其中填精补血化瘀口服液组为(412±21.00)DPM,与正常组相比,差异较显著(P 值接近 0.05)。

2)小结

本实验观察到环己酰亚胺能非常明显地抑制脑组织[³H]-亮氨酸的摄取,而填精补血化瘀口服液可消除这种作用,作用较脑复康强,对于正常小鼠也可增强脑组织对[³H]-亮氨酸的摄取量。提示该口服液改善记忆障碍的作用与其通过某种途径保证或促进脑组织蛋白质合成的正常进行有关。

(5)填精补血化瘀口服液对局灶性脑缺血保护作用的研究

填精补血化瘀口服液是抗衰老、益智的有效方剂,对缺血性脑血管病、冠心病的治疗效

果显著。本实验从血管通透性、琥珀酸脱氢酶及脑组织形态学等方面观察了该口服液对光化学诱导大鼠局灶性脑缺血的脑保护作用。

1）填精补血化瘀口服液显著改善局灶性脑缺血大鼠脑血管的通透性

本实验选取 Wistar 雄性大鼠，运用光敏性染料（玫瑰红 B）尾静脉注射加特定头颅光线下照射制造局灶性脑缺血模型，观察填精补血化瘀口服液及尼莫地平对大鼠脑组织水分含量及脑血管通透性的影响。

结果显示，模型组大鼠梗死侧大脑半球含水量为 79.21% ±0.81%，正常对照组为 73.58% ±0.38%，模型组含水量显著增加，提示脑缺血组织有明显水肿；尼莫地平组含水量为 77.03% ±0.58%，显著低于模型组；填精补血化瘀口服液组含水量为 76.23% ±0.59%，显著低于对照组，且低于尼莫地平组。同时，模型组大鼠梗死侧脑半球血管通透性值为 1.97± 0.81，正常对照组为 0.92±0.26，模型组值显著升高，有非常显著差异，提示模型组光照射侧大脑血管的通透性发生明显梗死；尼莫地平组和填精补血化瘀口服液组通透性值分别为 1.41±0.73 和 1.43±0.64，均低于模型对照组，有显著性差异，说明尼莫地平和填精补血化瘀口服液均有改善大脑血管通透性的作用。

2）填精补血化瘀口服液显著提高脑琥珀酸脱氢酶的活性

本实验选取 Wistar 雄性大鼠，运用光敏性染料（玫瑰红 B）尾静脉注射加特定头颅光线下照射制造局灶性脑缺血模型，光镜下观察脑组织琥珀酸脱氢酶（SDH）组化染色。

结果显示，脑缺血模型组出现神经细胞大片溶化，SDH 染色较正常组浅，细胞周围染色颗粒不清楚，且数量较少；而填精补血化瘀口服液组酶染色颗粒清晰，并较尼莫地平组染色深而数量多，表示填精补血化瘀口服液可提高 SDH 的活性，加强神经细胞的有氧氧化。

3）填精补血化瘀口服液具有减轻脑不可逆损害的作用

本实验选取 Wistar 雄性大鼠，运用光敏性染料（玫瑰红 B）尾静脉注射加特定头颅光线下照射制造局灶性脑缺血模型，光镜下观察模型组及给予填精补血化瘀口服液和尼莫地平后的脑组织变化。

结果显示，正常对照组脑组织细胞结构清楚，核仁存在，无病理学改变。脑缺血模型光镜下显示有明显的缺血性变，表现为神经元核质固缩、核仁消失、胞质疏松、染色变浅，胞质及血管周围空化，毛细血管损伤渗漏，血栓物质形成，坏死灶周围有急性炎症，细胞浸润；填精补血化瘀口服液组脑皮质有浅表的局灶坏死，周围可见到正常的神经元区，脑皮质中、深层神经元无明显坏死表现；尼莫地平组脑皮质有浅表性局灶坏死，周围也可见正常神经元，皮质坏死区可见到扩张的毛细血管，无血管渗漏。

4）小结

填精补血化瘀口服液可明显抑制脑缺血后脑水肿的发生发展，改善血管通透性，提高 SDH 活性，减轻脑损害，其效果优于尼莫地平。

（6）填精补血化瘀口服液显著延长果蝇的寿命、增强其性活力

药理实验表明，填精补血化瘀口服液能显著延长果蝇的寿命，差异非常显著（$P<0.01$）；能增强果蝇的性活力，使其交配时间显著延长。说明填精补血化瘀口服液具有良好的抗衰老作用。

（7）填精补血化瘀口服液显著延长蓖麻蚕的寿命、增强其耐疲劳能力

药理实验表明，填精补血化瘀口服液能显著延长蓖麻蚕的寿命，差异非常显著（$P<$

0.01）；能增强蓖麻蚕的耐疲劳能力，使其体质强壮。说明填精补血化瘀口服液具有良好的强壮、抗衰老作用。

（二）黄栀花口服液的相关研究

黄栀花口服液是根据颜正华教授40余年的经验方，经计算机中药筛选及优化组合系统确认，由中国中医研究院、中国医学科学院、北京中医药大学等科研单位，历经10年研制完成的中成药。该口服液为棕褐色液体，味酸、微甜、微苦，是治疗小儿外感发热（急性上呼吸道感染）的三类新药，是中医治疗急症的部级科研课题成果。

1. 临床试验药效研究

临床疗效观察本品具有清热解毒、清肺泻火的功能。主治小儿外感风热，温病初起发热不退，咽喉肿痛，心烦不安，大便秘结，小便短赤。适用于普通感冒、流行性感冒（简称流感）、急性咽喉炎、急性扁桃体炎、急性喉炎、急性支气管炎。

临床观察治疗小儿外感热病402例，按随机分配原则分为黄栀花口服液组（302例）与清热解毒口服液组（100例），其中黄栀花口服液组总有效率为91.7%，对照组为74%，明显优于对照组。退热起效时间与完全退热时间也明显优于对照组（$P < 0.01$）；对症状的总有效率分别为：发热91.7%，鼻塞流涕86.7%，咳嗽78.92%，咽喉肿痛89.67%，口渴90.2%，烦躁93.26%，其疗效也明显优于对照组（$P < 0.01$）。

北京红十字朝阳医院儿科于1991年11月至1992年5月对黄栀花口服液治疗小儿急性呼吸道感染进行了初步疗效观察。以美欧卡干糖浆为对照药。结果48小时内退热例数，治疗组占83.3%，对照组占66.7%，平均退热时间治疗组为43.7小时，对照组为47.1小时，治疗组均优于对照组，总有效率为93.3%。显示了本品治疗小儿呼吸道感染有良好的疗效，尤其对上呼吸道感染的效果更显著。

2. 动物实验药效研究

（1）动物体内外抑菌试验

体内40.0g/kg·d（生药）对临床分离菌株金葡菌（26002）感染小鼠的存活率具有明显的保护作用（$P < 0.05$）；体外平皿二倍稀释法试验表明，在中药抗菌作用中属具较强活性者。通过14种阴阳致病菌（共121株）试验，对肺炎链球菌、乙型链球菌、肠球菌的 MIC_{90} 和 MIC_{50} 均为（12~48）mg/ml，对产酶金葡菌和不产酶金葡菌、产酶表葡菌和不产酶表葡菌 MIC50 和 MIC90 均为（8.0~6.0）mg/ml。抗菌作用较适合肺炎球菌、乙型链球菌、肠球菌强。对大肠杆菌、肺炎杆菌和普通变形杆菌等6菌株也有抗菌活性。

（2）体内抗病毒试验

黄栀花口服液35.0g/kg·d（生药）可明显降低流感病毒感染小鼠的肺指数（$P < 0.05$）；17.5g/kg·d（生药）及35.0g/kg·d（生药）两个剂量组能显著抑制小鼠肺内流感病毒的增殖（$P < 0.001$ 及 $P < 0.01$）。说明该药在体内能显著减轻流感病毒所致小鼠的肺炎程度，且能特异性抑制流感病毒在鼠肺内的增殖量。

（3）抗炎实验

黄栀花口服液能显著降低小鼠腹腔毛细血管的通透性（20g/kg·d 组 $P < 0.001$、10g/kg·d

组 $P<0.05$);对二甲苯所致小鼠耳肿胀、酵母所致小鼠足肿胀及蛋清所致大鼠足肿胀均具有显著的抑制作用,说明试验药品对动物炎症模型具有良好的抗炎作用。

（4）解热实验

黄栀花口服液对酵母致热大鼠有明显的退热作用。30g/kg·d(生药)作用最强,随剂量降低,作用减弱,作用时间可维持 6 小时。对伤寒菌苗致热家兔也有显著的退热作用,作用时间持续 2 小时以上。

3. 毒理研究

（1）急性毒性试验

经测试,黄栀花口服液小鼠口服给药的最大耐受量为 140g/kg(生药)。除给药初期有轻度腹泻并于 24 小时内消失外,未见其他明显的毒副作用。

（2）亚急性毒性试验

按《新药审评办法》要求检测 14 项指标及心、肝、肺、肾、胸腺等的病理检验,均无明显变化,说明黄栀花口服液的毒性很低。

（3）长期毒性试验

黄栀花口服液 50g/kg·d(生药)和 25g/kg·d(生药)连续给大鼠灌胃 35 天,测定血常规、PLT、血浆蛋白及 K^+、Na^+、Cl^-、ALT、NPN 等 14 项指标并做心、肝、脾、肺、肾、胸腺和骨髓标本的病理学检查,结果与对照组比较,两剂量组各项指标均无显著差异。表明本品的毒性很低。但试验过程中动物有腹泻现象,临床上可作为毒性反应的初始指标。

（三）小儿热咳平的相关研究

颜正华教授指导学生系统研究了小儿热咳平对体温调节中枢发热介质前列腺素 E2(PGE2)、环磷酸腺苷(cAMP)、钠钙比值(Na^+/Ca^{2+})、NA、5-HT 的影响,从小儿热咳平与中枢发热介质的关系来探讨其解热作用的机制。

1. 小儿热咳平对酵母致发热大鼠下丘脑组织中 PGE2 含量的影响

模型组大鼠体温及下丘脑组织中 PGE2 的含量均高于正常对照组,其差别有非常显著的意义($P<0.01$),结果与 PGE2 是发热中枢介质的报道一致。小儿热咳平组大鼠的体温及下丘脑组织中 PGE2 的含量均低于模型组,两组之间的差别有显著的意义($P<0.05$)。小儿热咳平不仅能使酵母致热大鼠的体温下降,还可降低致热大鼠下丘脑组织中 PGE2 的含量。

本实验采用大鼠皮下注射酵母混悬液复制发热模型,皮下注射酵母混悬液导致局部炎症反应,激活产 EP 细胞,合成、释放 EP,通过发热介质使体温调定点上移使其体温升高,致热 5 小时后(体温升值大于 0.8℃)口饲小儿热咳平,药后 2 小时(预实验表明小儿热咳平药后 2 小时解热作用最强)断头取脑,用 RIA 方法检测大鼠下丘脑组织中 PGE2 的含量,结果发现,模型组随体温升高其下丘脑组织中 PGE2 的含量亦升高,表明大鼠皮下注射酵母混悬液不仅能致大鼠发热还可使其下丘脑组织中 PGE2 的含量升高,这一结果与 PGE 是发热中枢介质的学说相符。小儿热咳平组大鼠的体温及下丘脑组织中 PGE2 的含量均低于模型组,表明小儿热咳平不仅对酵母致热大鼠有解热作用而且还能降低发热大鼠下丘脑组织中 PGE2 的含量,小儿热咳平对酵母致热大鼠的解热作用与影响中枢发热介质 PGE2 有关,可能部分是通过影响 PGE2 的合成、释放、灭活而实现的(如抑制合成、释放,促进灭活)。

2. 小儿热咳平对酵母致发热大鼠下丘脑组织中 cAMP 含量的影响

模型组大鼠的体温及下丘脑组织中 cAMP 的含量均高于正常对照组,两组之间的差别有非常显著的差异($P<0.01$),表明造模成功,且与 cAMP 是发热中枢介质的报道一致。小儿热咳平组大鼠的体温及下丘脑组织中 cAMP 的含量均明显低于模型组,其中,两组之间体温的差别有非常显著的意义($P<0.01$),cAMP 含量的差别有显著的意义($P<0.05$),表明小儿热咳平不仅能使酵母致热大鼠的体温下降,还可降低其下丘脑组织中 cAMP 的含量。

本实验采用皮下注射酵母混悬液复制大鼠发热模型,大鼠皮下注射酵母混悬液导致局部炎症反应,激活产 EP 细胞合成释放 EP,通过 EP 作用于体温调节中枢,再通过某些中枢发热介质,使体温调定点上移而发热,大鼠致热 5 小时后,体温显著升高,模型组大鼠伴随体温升高其下丘脑组织中 cAMP 的含量也显著升高,这一实验结果与 cAMP 是发热中枢介质的国内外报道一致,给药组大鼠致热 5 小时后灌服小儿热咳平 4g/kg,药后 2 小时,大鼠的体温显著下降,随着体温下降其下丘脑组织中 cAMP 的含量亦显著降低。结果表明,皮下注射酵母混悬液不仅可致大鼠发热,还可使其下丘脑组织中 cAMP 的含量升高,小儿热咳平不仅对酵母致热大鼠有解热作用,伴随降热还可使大鼠下丘脑组织中 cAMP 的含量下降。因而,作者推论,酵母致大鼠发热是通过某一或某些途径升高下丘脑组织中 cAMP 的含量使体温调定点上移而发热的,而小儿热咳平的解热作用与影响体温中枢 cAMP 的含量有关,可能部分是通过抑制 cAMP 合成和(或)促进其分解,降低下丘脑组织 cAMP 的含量,从而使体温调定点下移而呈现解热作用。

3. 小儿热咳平对大鼠侧脑室注射 EGTA 致发热的影响

三组大鼠侧脑室注射 EGTA 后均先出现明显的体温下降,下降幅度小于 $1.0℃$,下降持续 1~2 小时,随即体温恢复正常或上升。人工脑脊液组大鼠注射后 2 小时、3 小时、4 小时体温无显著升高;模型组大鼠造模后 2 小时体温显著升高,且持续 3 小时以上,与人工脑脊液组比较,其差别有非常显著的意义($P<0.01$),说明造模是成功的。小儿热咳平组大鼠造模后 2 小时体温低于模型组,两组之间的差别有显著的意义($P<0.05$),造模后 3 小时体温明显低于模型组,两组之间的差别有非常显著的意义($P<0.01$),造模后 4 小时体温与模型组比较差别没有显著的意义($P<0.05$),说明小儿热咳平对大鼠侧脑室注射 EGTA 所致发热有解热作用。

本实验采用大鼠侧脑室注射 EGTA 复制发热模型。EGTA 为 Ca^{2+} 络合剂,能与脑内 Ca^{2+} 络合而使 Na^+/Ca^{2+} 比值升高。大鼠侧脑室注射 EGTA 后先有短暂的体温下降,导致体温下降的原因不明,推测可能与麻醉或侧脑室注射操作有关。模型组大鼠注射 EGTA 2 小时后体温显著升高,并持续至 4 小时以后,表明造模成功。结果与脑室灌注 EGTA 导致动物体温上升的报道相一致,因 EGTA 注入脑室络合 Ca^{2+},使中枢 Na^+/Ca^{2+} 比值上升,导致体温调定点上移而引起体温升高。给药组大鼠体温低于模型组,差异显著,说明小儿热咳平可抑制大鼠侧脑室注射 EGTA 所致的发热反应,推测其作用机制与中枢 Na^+/Ca^{2+} 比值有关,可能部分通过某种方式影响 EGTA 所引起的 Na^+/Ca^{2+} 比值升高,使 Na^+/Ca^{2+} 比值降低,抑制体温调定点上移而发挥解热作用。当然,也有可能是通过抑制 Na^+/Ca^{2+} 比值上升导致 cAMP 的含量增高这一环节而发挥解热作用,有待于进一步研究。

4. 小儿热咳平对酵母致发热大鼠下丘脑组织中 NA、5-HT 含量的影响

模型组大鼠体温及下丘脑组织中 NA、5-HT 的含量均高于正常对照组,其中两组的体温及 NA 含量之间的差别有非常显著的意义($P<0.01$),两组 5-HT 含量之间的差别有显著的意义($P<0.05$)。小儿热咳平组大鼠的体温及下丘脑组织中 NA、5-HT 的含量明显低于模型组,其中两组的体温及 NA 含量之间的差别有非常显著的意义($P<0.01$),两组 5-HT 含量之间的差别有显著的意义($P<0.05$)。

本实验采用皮下注射酵母混悬液复制大鼠发热模型,大鼠皮下注射酵母混悬液导致局部炎症反应,引起炎症性发热,大鼠致热 5 小时后体温显著升高,模型组大鼠伴随体温升高其下丘脑组织中 5-HT 的含量也显著升高,这一实验结果与 5-HT 是发热中枢介质的国内外报道相一致。小儿热咳平组大鼠致热 5 小时后口饲药物 4g/kg,药后 2 小时大鼠的体温显著下降,伴随体温下降其下丘脑组织中 5-HT 的含量亦明显降低。可见,酵母致大鼠发热与体温调节中枢发热介质 5-HT 的含量升高有关,可能通过某种途径使下丘脑组织中 5-HT 的含量上升使体温调定点上移而发热,小儿热咳平的解热作用也与影响体温调节中枢 5-HT 的含量有关,降低下丘脑组织 5-HT 的含量,使体温调定点下降可能是其解热作用机制之一。另外,模型组大鼠体温升高的同时其下丘脑组织中 NA 的含量也显著升高,给药组大鼠体温降低也伴随下丘脑组织 NA 的含量下降,这一实验结果与有关 NA 对体温调节作用的报道不尽一致。分析其结果存在这样的可能是中枢发热介质、解热介质共同作用的结果,其中发热介质使体温调定点上移而发热,解热介质则可能限制体温过度升高,因此模型组大鼠下丘脑组织中 5-HT 及 NA 的含量均升高,而给药组大鼠下丘脑组织中 NA 的含量降低的原因可能与小儿热咳平的解热作用有关,至于解热作用与 NA 含量下降之间的关系有待于进一步研究。

5. 小儿热咳平对酵母致热大鼠下丘脑组织中精氨酸加压素含量的影响

模型组及小儿热咳平组致热 5 小时后体温显著升高,与正常对照组相比较二者之间的差别有非常显著的意义($P<0.01$),说明造模成功。模型组大鼠下丘脑组织中精氨酸加压素(AVP)的含量明显高于正常对照组,两组之间的差别有显著的意义($P<0.05$)。小儿热咳平组大鼠药后 2 小时体温明显低于模型组,其差别有非常显著的意义($P<0.01$),大鼠下丘脑组织中 AVP 的含量高于模型组,与模型组比较,其差别有显著的意义($P<0.05$)。

本实验采用大鼠背部皮下注射酵母混悬液复制发热模型,酵母混悬液皮下注射引起局部炎症反应,通过内生致热源导致体温调定点上移而发热。大鼠致热 5 小时后体温显著上升,表明造模成功。给药(或饮用水)后 2 小时,模型组大鼠的体温未见下降,给药组大鼠的体温显著下降,表明小儿热咳平对酵母致发热大鼠有解热作用。用 RIA 方法检测大鼠下丘脑组织中 AVP 的含量,结果表明,模型组大鼠下丘脑组织中 AVP 的含量明显升高,显著高于正常对照组,表明体温调节中枢中 AVP 参与了酵母致热大鼠发热时的体温调节(负调节),这与发热时体温调节中枢中 AVP 含量增高的报道相符。小儿热咳平组大鼠下丘脑组织中 AVP 的含量显著高于模型组,与其解热作用有关,小儿热咳平可能通过某种途径增加中枢中 AVP 的合成、释放,或抑制其灭活,增加下丘脑组织中 AVP 的含量,通过其体温的负调节,限制体温正调节而达到解热作用。

6. 小儿热咳平对酵母致发热大鼠下丘脑组织中 β-内咖肽含量的影响

模型组及小儿热咳平组大鼠致热 5 小时后体温明显升高,与正常对照组大鼠体温相比较二者之间的差别有非常显著的意义($P<0.01$),说明造模成功。小儿热咳平组大鼠给药 2 小时后体温明显低于模型组,二者之间的差别有非常显著的意义($P<0.01$)。模型组大鼠下丘脑组织中 β-内咖肽(β-EN)的含量低于正常对照组,两组之间的差别没有显著的意义($P>0.05$)。小儿热咳平组大鼠下丘脑组织中 β-EN 的含量虽高于模型组,但两组之间的差别没有显著的差异($P>0.05$)。

本实验采用大鼠背部皮下注射酵母混悬液复制发热模型,用 RIA 方法检测大鼠下丘脑组织中 β-EN 的含量,模型组及给药组大鼠致热 5 小时后体温显著升高,表明造模成功。但模型组大鼠下丘脑组织中 β-EN 的含量与正常对照组比较无显著性差异。结果与有关动物致热源性发热时下丘脑中β-EN的含量增高的报道不一致,推测其原因可能是由于造模方法不同,一般报道多采用白细胞致热原(LP)或内毒素(ET)复制发热模型观察到动物发热时下丘脑中 β-EN 的含量上升,本实验采用酵母混悬液皮下注射复制炎症发热模型,中枢中 β-EN 可能不参与大鼠炎症发热时体温的调节,或者说大鼠炎症发热对其下丘脑组织中 β-EN 含量的变化影响不大。给药组大鼠药后 2 小时体温显著下降,表明小儿热咳平对酵母致热大鼠有解热作用,但给药组大鼠下丘脑组织中 β-EN 的含量无显著变化,推测下丘脑中β-EN 可能没有参与小儿热咳平对酵母致热大鼠的解热作用,即其解热作用可能与体温调节中枢中的 β-EN 无关。

附 颜正华教授指导硕士、博士研究生中药研究论文题录

一、硕士研究生学位论文名录

王育杰 . 1980. 补药之长——黄芪

王学智 . 1980. 论大黄推陈致新作用

周平安 . 1980. 对张仲景用桂枝的探讨

刘为民 . 1982. 中医药与现代抗衰老学说,1985 年 11 月发表于南京中医学院学报

刘恩生 . 1982. 中药药性理论的探讨

程振芳 . 1982. 试论归经

林毅 . 1986. 试论《千金翼方》中"采药时节"一节同《新修本草》的关系

黄幼群 . 1986.《本草衍义》的特色和历史价值

钟赣生 . 1987. 宋金元时期药性理论主要成就初探

倪建伟 . 1987. 益智中药文献研究及初步试验观察

郭金龙 . 1987. 芳香药的药性理论探讨以及芳香化湿醒脾的实验研究

刘树民 . 1988. 中药在防止放射损伤中的运用——中药复方对小鼠骨髓造血机能影响实验室观察

许青峰 . 1988.《神农本草经》注疏概况探讨

吴晓玲 . 1988. 补肾助阳药的文献整理及补肾助阳复方对下丘脑-垂体-肾上腺轴功能影响的实验研究

沈惠军 . 1988. 清热解毒药的理论探讨

徐晓玉 . 1988. 试论中药的对症治疗作用

刘玉德 . 1989. 补益中药对荷瘤机体的应用研究

黄星 . 1989. 历代美容中药之探讨

韩秋华 . 1989. 昼夜择时服药初探

二、博士研究生学位论文名录

黄幼群 . 因 1990 年初赴美工作而未答辩

郑虎占 . 1991. 填精补血化瘀法延缓衰老作用探讨

黄晖 . 1994. 填精补血化瘀方健脑益智作用及其机制的理论和实验研究

张冰 . 1995. 填精补血化瘀口服液防治老年冠状动脉粥样硬化性心脏病的临床与实验研究

徐刚 . 1996. 小儿热咳平治疗小儿呼吸道感染理论、实验研究及其解热镇痛作用机理探讨

彭康 . 1996. 乌龙丹防治局灶性脑缺血的实验及临床研究

王志斌 . 1998. 安神口服液治疗阴虚失眠的理论与实验研究

孟杰 . 2000. 中药复方研究方法探讨与生脉颗粒剂的研制

袁秀荣 . 2000. 怀牛膝抗衰老作用研究

崔瑛 . 2002. 怀庆熟地黄益智作用研究

苗明三 . 2003. 大枣多糖补气生血作用研究

赵晓霞 . 2003. 肝脂清胶囊的研制及其复方药代动力学研究

闫惠俊 . 2003. 肠安康微丸制备工艺及其结肠定位释药评价

第三章 药学教育思想

颜教授是新中国高等教育中药学科的主要创建人,为中药学教学和人才培养,特别是临床中药学学术思想的奠基与发展做出了卓越贡献,是新中国现代中药学科的开拓者与主要奠基人。本部分主要从治学思想、教学贡献、教学方法与改革思想方面全面阐释颜教授的药学教育思想。

第一节 治学思想与教学贡献

唐代名士韩愈在《师说》中云:"师者,所以传道授业解惑也。"颜正华教授从事中医药教育工作 50 余年,主要讲授临床中药学。从受命的那一刻起,他就知难而上,终日刻苦钻研,勤奋工作。他具有长者风度,待学生亲如一家,处处为人师表,时时用正确的言行影响学生,使学生既学到了渊博的知识,又学到了良好的品质,深受学生爱戴。他对学生严格要求,一丝不苟,毫无保留地向学生传授中医药知识与临床经验,不但建树颇多,而且还积累了丰富的经验,值得借鉴。

一、治 学 思 想

(一) 倡导性效,突出实用

颜教授在教学和治学的过程中,十分注重药性和疗效的讲解与分析。在颜教授主编的中药学辅导书籍和中药学讲稿中均将中药的药性、功能、疗效作为主要内容,予以重点阐述。在中药药性理论的研究与教学中,颜教授在重点研习、讲授四气、五味、归经等理论外,也十分重视中药"毒"的阐释与讲解。他认为,中药的临床安全十分重要,强调临床合理使用中药。这一思想,在他的教学、科研和临床工作中贯穿始终。同时,颜教授十分注重中药学知识的实用性,强调中药学知识的记忆与巩固需要反复的实践。他鼓励医学生早临床、多临床;鼓励药学生上山采药和进入中药房实践。

(二) 打好基础,广深并重

颜教授认为,学好中医药基础知识,是从事中医药工作的基本要求。治学犹如盖楼,首先要打好地基,地基打不好大楼就建不好。要想成为一名合格的、有作为的中医药工作者或专家,就必须先打好地基,只有基础牢固,才能取得丰硕的成果。怎样才能打好基础?颜教授认为,必须广博与深化并重。所谓广博,就是广泛全面地学习基础理论和基础知识。所谓深化,就是在广泛学习基础理论和基础知识的基础上,在某个方面或者针对某个专题,进行深入的研究。广博是深化的基础,知识广博,才能由博返约,不断深化;深化是发展,是广博的动力,只有不断深化,才能促进学习新知识,使知识面不断扩大。颜教授在从医从教的过程中,时时注意基础知识的学习和基本功的训练。早年间认真诵读的中医经典著作及易读易记的药性歌、汤头歌等,至今仍能背诵如流。后从事中药教学工作,颜教授专攻中药药性理论及临床应用等,又广泛研读历代本草专著,同时旁及中药药理、中药品种鉴定、炮制及制剂等,进一步扩大自己的知识面。

(三) 理论实践,紧密结合

颜教授认为,研究任何一门学问,都必须理论联系实践,研究中医药学也不例外。中医药理论源于临床实践,又指导临床实践,而临床实践又检验了中医药理论,使其进一步深化完善。如果只重视书本上的理论知识,忽略临床实践,久而久之,势必造成理论脱离实践,变成只会背条文,不会诊病疗疾的空谈家。反之,只注意临床实践,不重视理论学习,即使能开几张处方,处理几个患者,其学问也是比较肤浅的,治病效果也不会提高。所以,钻研理论和反复实践是治学的两个方面,缺一不可。针对教学工作容易偏重理论的实际情况,颜教授始终认为,中医中药本为一体,实践理论不能分离,教中药学的不能丢弃中医临床。因此,中药学教师既要学好中医药理论知识,以指导临床、教学、科研实践;又要学会通过实践检验理论,从而修正、充实、完善理论。

(四) 勤于动手,积累资料

颜教授认为,做学问就得积累资料,掌握学科动向。一个人的记忆力是有限的,即使是聪明人,看到、听到的难免会忘记,只有用手抄下来的资料,才能较长时间地保存。颜教授最推崇用手抄法积累资料。在编写中药学讲义时,颜教授曾翻阅摘记了大量资料,至今仍保存完好。手头积累的资料越多,做起学问来就越方便。平日要多进图书馆,多看书,多收集资料。把看到的或听到的资料简明扼要地抄录成卡片,分门别类加以保存,并详注作者、文题、出处,以便查阅。积累资料要古今并举,不能厚此薄彼,特别是新近的资料更要收集。当然,收集资料不能也不可能面面俱到,要根据自己的研究方向或工作需要有所侧重。

(五) 分析文献,去粗取精

颜教授认为,中医药学历史悠久,虽文献资料浩如烟海,但亦有精华与糟粕混杂之情况,我们必须认真分析,批判继承,取其精华,去其糟粕。就药性理论而言,古人常用阴阳学说、五行学说、生成禀受学说、象数学说及运气学说等来解释药性,其中有唯物的,也有唯心的,这就需要客观分析,不能全盘接受。如药性中以温热为阳,寒凉为阴;以阳胜阴,以阴胜阳;以阳补阳,以阴补阴;以及辛散、酸收、苦坚、咸软、甘缓,即是以阴阳学说、五行学说对药性的解释,是正确的,可以肯定的。而将五味、五色与五脏结合起来讨论药物性效就值得商榷了。近几十年来,中医药文献更是数不胜数,对有些临床报道及用药经验,乃至实验研究,也应实事求是地认真研究分析。属精华的,要继承发扬;属糟粕的,要扬弃纠正。绝不能人云亦云,兼收并蓄。

(六) 博采众长,刻意求新

颜教授认为,中医每个学术流派都有自己独特的学术观点和临床经验,如伤寒学派、温病学派、金元四大家等。颜教授认为,这些各具特色的学术观点和临床经验,既是人类对自身生理功能和病理变化不断认识的概括,又是人类防病疗疾经验的总结;既是前人的智慧结晶,又是对中医药学的丰富和发展。认真阅读他们的学术著作,研究其学术思想和独特的临床经验,吸取各家之长,既是不断完善自己的学术思想,提高业务水平的捷径;又是搞好中医药研究的前提与著书立说的基础。颜教授既重视批判地继承传统医药知识,又注重研究吸收现代医药知识,尤其重视应用现代科学方法和手段,对传统中医药学进行整理、研究、提高。

(七) 矢志岐黄,潜心研究

颜教授是国内外知名的中医药学术大家,但他从不以权威自居,遇到不熟悉或有争议的问题,他总是虚心向有关专家请教,吸取别人的长处。即使是弟子或学生对一些问题的见解,他也能认真听取,对正确的给予肯定采纳,片面或错误的,给予补充或纠正。颜教授常以战国先贤庄子的名言——"吾生也有涯,而知也无涯"等古训自勉,并经常教导和告诫学生"山外有山,人上有人,要虚怀若谷,不耻下问,切忌夜郎自大;知识无边,学海无涯,要活到老,学到老,切忌故步自封。"并以"梅花逊雪三分白,雪却输梅一段香"为喻,教导自己的学生,必须具有"逊雪三分白"的谦虚和"输梅一段香"的雅量,放下架子,虚心求教。

颜教授认为,治学必先立志,立志是治学成功的开始。治学必须潜心,一心不能二用,潜心研究是治学取得成功的重要保障。颜教授经常教导学生"研究中医药首先要明志,即树立为中医药研究贡献毕生精力的远大志向;其次要潜心,即摒除杂念,专心致志地研究中医药学。只有这样才能使治学的航船达到胜利的彼岸"。平素,他每与学生谈及治学之道,总是深有感触地说:"成就事业,必先立志。成功治学,必须潜心。"并衷心地希望后学能树雄心,立大志,为发展中医药事业努力奋斗!

二、教 学 贡 献

(一) 创建临床中药学科,开启中药研究新领域

新中国成立不久,国家决定创办中医药高等教育,颜教授有幸受命,参与创建新中国中医药高等教育中药学科。工作伊始,首先,必须明确界定其范围。颜教授与同道一起,对此进行了深入的研究,并取得了科学的结论。中药古称本草,中药学古称本草学。古之本草学,是指研究本草认、采、制、用、理、种(驯)等知识的一门学科。其内涵十分广泛,包括今之大中药学学科的全部内容,实指广义的中药学。所谓广义的中药学,即指专门研究中药基本理论和各种中药的来源、采制、生产、化学成分、药理、性味、归经、功效、主治病证、用法用量、使用注意、质量控制,以及药用植物的栽培、药用动物的驯养等知识的一门学科。发展至今,古之本草学已经分化为临床中药学、中药炮制、中药药剂、中药药理、中药化学等数个分支学科,包括大中药学学科的各个分支学科。而我们今天常说的中药学,实际是指临床中药学,即狭义的中药学,其研究内容主要是中药基本理论和各种中药的性味、归经、功效、主治病证、用法用量、使用注意等,并旁及中药的来源、炮制、制剂、成分及药理等。临床中药学虽是大中药学学科的一个分支学科,但它在大中药学中的学术地位有别于其他分支学科,是大中

药学学科的核心和灵魂,是其他各分支学科的基础。早在 20 世纪 80 年代初期,颜教授与国内同道不约而同地提出了上述见解,并还将自己的著作定名为《临床实用中药学》。从而,既界定了临床中药学的范围,又明确了临床中药学在大中药学学科中的地位。其次,还必须明确其内涵,颜教授指出,临床中药学虽是大中药学的分支学科,但它却十分古老。从标志该学科初具规模的汉代《本经》问世算起,至今已有 2000 余年。那么,用于中药教学的临床中药学教材应选用多少味药为宜? 对此,颜教授也进行了深入的研究,并在 1981 年《北京中医学院学报》第二期上公开发表了自己的见解。他在文章中论述云:"中药教学应该选用多少味药为宜,的确是一个值得讨论的问题。药味过多,难于记忆,无此必要;药味过少,又不能达到打好中药基本功的要求。根据多年来的教学实践和临床实际需要,当以常用中药为准。查《伤寒论》113 方,所用药物 80 余味,但不能包括内科杂病、妇科、儿科、外科以及温病等用药需要,显然是很不够的。清代徐大椿著《神农本草经百种录》,以一百味药供初学之用,也不能满足临床实际需要。现据一般医生临床用药数字的统计,均在 200 余味以上,况且地区有不同,病种有差异,200 余味也不能代表常用中药的数字。明代龚廷贤编《药性歌括四百味》,流传极广。清代汪昂从《本草纲目》中选择常用中药 474 味编成《本草备要》,由于切合实用,所以受到国内外医药界的重视。《中华人民共和国药典》1963 年版,收载常用中药 446 味,为一般中药店所具备之品。中医学院试用教材《中药学讲义》1963 年版,选用常用中药 420 味。可见 400 余味常用中药作为中医学院的中药教学内容,是符合实际需要的;掌握 400 余味常用中药的药性,是学习中医必须打好的基本功。"之后,鉴于中医专业与中药专业的不同培养目标和课程设置,颜教授又提出在具体讲授临床中药学课程时可酌情对待,如单味中药的数量,中药专业在数量上可适当增加些。

(二) 编写教学大纲,明确人才培养新目标

所谓教学大纲,即指讲授与学习某门课程的纲领。教学大纲,既准确阐明了该课程的性质、特点、内容、目的要求、教学方法及与相关课程的联系,又详细规定了该课程的认知要求、学习方法及使用教材。它既是教师撰写讲稿与教案、制定教学日历、课堂授课和编写教材的准绳,又是教学管理部门检查教师教学质量与考核学生学习成绩的依据。颜教授从教以来,十分重视临床中药学教学大纲的制定与修订,将制定与修订教学大纲放在教学工作的重要地位。20 世纪 50 年代末,他亲自制定了北京中医药大学早期的临床中药学本科教学大纲,明确了临床中药学在中医本科教学的性质、内容、目的要求、教学方法及与相关课程的关系等。然而,他也深知要想制定出一份好的教学大纲并非易事,更不能一劳永逸,还必须通过教学实践,依据教学需要与学科发展,不断地修订与完善,故每隔一段时间,或一个学期,或一个学年,特别是在重新编写讲义时,他都要广泛征求各位任课老师的意见,并参照兄弟院校的教学大纲,逐字逐句地对临床中药学教学大纲进行仔细的审修。在颜老编写的不同版本的大纲中,有专用于中医本科的,也有专用于中药本科的;有供中医本科与中药本科共用的,也有供中药本科与制药本科共用的;有专用于中医大专的,也有专用于中药大专的。这些大纲各有特点,针对性强,不但目的明确,要求适当,而且层次清楚,条理清晰。

(三) 创编教材,开启教学新纪元

颜教授深知,编写好临床中药学教材,是建立高等医药院校临床中药学学科,提高临床

中药学教学质量的根本。在 50 余年的教学工作中,他始终将编写、修改、充实、提高中药学教材放在首位。颜教授还认为,中药文献资料甚为丰富,古之本草卷帙浩繁,现代实验研究及临床报道层出不穷,这些都是研究教学、编写教材、更新讲稿所必需的资料。他主张广泛地积累资料,摘录文卡,凡涉及药性理论、药物采制、临床经验及实验研究的新内容,都要加以收录,作为编著教材的参考资料。从 1964 年起,颜教授即着手这项工作,在全面搜集资料的基础上,改写充实了中药学发展概况和药性理论,对各论的每味药,从《本经》到《本草求真》,从古代各家论述到现代临床应用,都作了一次系统全面的总结,将药物的性味、归经、功效、主治等紧密联系起来,进行了有机的阐述。他一人承担这项艰难的工作,至 1966 年基本完成。1968 年 4 月,在其他老师的帮助下,又将主要内容刻印成讲义,供越南留学生使用。至 20 世纪 70 年代,学校恢复招生,又将其主要内容印成讲义,供中医药本科生、西学中班使用,反响良好。之后又进行了反复修订,并以附录形式增加了现代研究内容,旨在开拓学生的思路,推动中医药现代化。

20 世纪 70 年代末,学校工作逐步恢复正常,在教研室全体教师的协助下,遂将这本讲义进一步修订成本科生正式教材。1984 年,颜教授又将上述教材经过简单的修订,并冠以《临床实用中药学》之名,由人民卫生出版社出版,向全国公开发行,并多次再版,成为全国医药人员学习中药的重要参考书,收到了良好的社会效益。同时,为帮助学生更好地学习记忆单味中药的性能主治,颜教授还特地编写了内容与教材完全一致的"中药药性歌诀",供学生诵读,对提高教学质量十分有益。颜教授在 1960 年参加了全国高等医药院校统编教材——中药学的审订工作,1963 年又参加了编写与修订,习称"二版教材"。1983 年再次参加了编写与修订,并担任副主编,习称"五版教材"。这本教材的问世与不断完善,标志着临床中药学学科地位已在我国高等教育中确立。颜教授在 1987～1990 年,又主持编写高等中医院校教学参考丛书——中药学。全书共 150 万字,在统编教材"五版教材"的基础上,对中药药性理论和常用中药的性能应用及现代研究等,进行了系统的论述和深入的探讨。2003～2005 年,颜教授又主持了该书第 2 版的修订工作,对原有的内容进行了修正、补充、完善,并于 2006 年付梓首印,2009 年第 2 次印刷。该书具有很高的学术价值,是中、高级中医药人员学习研究中药学难得的参考书。2007 年,颜教授不顾年高,在徒弟的协助下编写出版了《颜正华中药学讲稿》,全书共 60 余万字,是对自己多年讲授临床中药学课程经验的又一次总结。

(四) 注重帮带,建设学科教学团队

颜教授在担任教研室领导期间,始终将建立健全临床中药学学科的教学梯队作为教研室的重点工作,并取得了成功。颜教授深知,培养一名善于讲解临床中药学的教师不是一朝一夕的事,建立健全临床中药学教学梯队更是长期的任务。对于刚分配到他身边工作的具有初级职称的青年教师,颜教授就安排他们一边跟着老师随班听课、辅导、学习主讲老师的讲课方法,一边研读、熟悉临床中药学教材及老教师的讲稿。同时还要求他们通过研读采集文献、协编讲义、助修大纲、撰写论文、临床诊治及实验研究等实践,进一步学习钻研中医药理论,学会讲授、研究临床中药学的方法,提高业务水平与工作能力。在经过一段充分的准备后,就安排他们在教研室每周的专业学习日进行试讲。试讲时,教研室的全体老师都要参加,集思广益,从试讲教师的仪态表情、语言表达、讲解内容、板书书写等方面进行评论,并提

出改进建议,最后再做出其能否正式登台讲课的结论。对于在他身边工作的具有中、高级职称的中老年教师,颜教授除要求他们认真备课、精心讲好每一节课外,还要求他们要注意研究教学方法,并通过研究收集文献、编修讲义、修订大纲、撰写论文、著书立说、临床诊治及实验研究等实践,进一步学习钻研中医药理论,继续提高业务水平与工作能力。在颜教授数十年的辛勤培育和指导下,北京中医药大学临床中药学学科无论是在中药学院的临床中药系,还是在基础医学院方药系的中药教研组,均早已形成了老中青三结合的教师梯队。同时还为南京中医药大学、天津中医药大学、甘肃中医学院、河南中医学院、黑龙江中医药大学等兄弟院校输送或培养了一批中青年教师。

第二节　教学方法与改革思想

一、强化备课效果

颜教授认为,课前准备是讲好课的关键,要想讲好课,就必须精心进行课前准备,而且准备得越周密、越细致越好。他常说,对于讲解临床中药学来说,讲台虽小,但讲授的却是内容繁富的大学问。临床中药学原本就内容丰富,讲解时又必然涉及《中医基本理论》、《方剂学》、《伤寒论》、《金匮要略》、《黄帝内经》、《中药炮制学》、《中药鉴定学》、《药用植物学》及中医临床各科的基本理论或基本知识等,如果教课的老师在课前不学习了解这些学科,那就很难讲好。有鉴于此,颜教授从教以来一向将课前准备作为教学工作的重点之一。从广义上来说,课前准备可分为远期准备与近期准备两部分。远期准备,是指距课堂教学还有较长时间的教学准备工作。远期的教学准备工作,主要包括教师的知识储备与更新、教学大纲的制定与修订、教材的编写与修订、辅导材料的编写与补充、临床用药经验的体悟与总结、直观教具的制作与更换,以及讲课方法、技巧的研究与提高等。颜教授认为,一个高等院校专业课老师,特别是讲授《临床中药学》的专业老师,从走上教学岗位的那一刻起,他就开始了教学准备工作,他的一生都在备课。颜教授 50 余年的从教经历,就是这种远期课前准备工作的真实写照。他在教学、临床及科研工作中,既不断地深入研究临床中药学与中医内科学、中医妇科学、中医儿科学等临床各科,体悟与总结临床用药经验;又不断地收集文献,拓宽知识面,进行知识的储备与更新;还不断地进行《临床中药学》教学大纲的制定与修订、教材的编写与修订、辅导材料的编写与补充等课前准备工作,使他搞好课堂教学与临床带教工作的基础愈加深厚扎实。近期准备,是指课堂教学即将开始之前,或在开课之后,每堂课之间的教学准备工作。近期的教学准备工作,主要包括了解听课的对象、使用的教学大纲与教材、上课地点与黑板的大小,制定教学进度,书写教案与讲稿,准备教具,以及登台讲解前的默诵讲课内容等。从教以来,颜教授每接一个班次的课,都要认真地进行近期准备。在学期末接到新的教学任务后,或开课的前一周,他都要做四件事:即一是弄清楚自己讲课的对象是中医本科,还是中药本科,抑或是西学中班,以便因材施教;二是了解所使用的教学大纲与教材,若所用教学大纲与教材均为首次使用,或为新制定或新修订的大纲,或为新编写或新修订的教材,则一定要通读大纲,吃透教材;三是填写教学日历,确定教学进度,撰写供第一周上课用的教案与讲稿,以便合理安排教学进度与进一步熟悉教学内容;四是确认辅导教师,与辅导老师共商辅导之事。开课前,他还要按讲课进度要求,对照教材熟悉第一次或第一周上课用的讲稿,逐字逐句地进行推敲,标记讲解重点;对其中的难点或不好讲解的地方要反复地研究理解,直至消化吸收,并能用通俗的语言予以解释清楚为止;上课的当天,颜教授都提前10分钟来到教室,端坐于讲桌之后,浏览讲稿,默思讲解内容。

二、突出重点难点

《临床中药学》内容庞杂,牵涉面广,尽管教材的内容是经过精选的,但仍显得内容繁多,况且这些内容又是不得不写,不能缺失的。颜教授通过多年的教学实践,获得了解决这一问题的经验。他的经验是分清主次,突出重点,并认为这是解决这一难题的唯一方法。他曾不止一次地说:"中药学内容较多,课堂讲解。如果不能分清主次,突出重点,那就必然会导致繁琐难讲、难学,而影响教学效果。"他对于教材内容,哪些是重点,应该详细讲解,让学生熟悉掌握;哪些是非重点,讲解时应简单介绍,或留给学生自己研读,让学生只作一般了解,不但写进了教学大纲,而且还熟记在自己的心中。关于总论,他认为在课堂讲解时,当以气味、归经、有毒无毒、升降浮沉、配伍、禁忌、用法、用量等作为教学重点。讲解时要结合中医基本理论进行详细而有力的讲解。对于产地、采集、贮藏、炮制及中药的起源与中药学的发展等章节,凡与中药性能、功效有关的部分都要结合中医理论进行重点而详细的讲解,而其他内容则只宜作一般介绍,或在课堂提示后让学生课下自学。关于各论,他认为在课堂讲解时,当以主要药为重点,次要药只作一般介绍,或留作自学,以培养学生独立思考的能力。例如,发表药分辛温解表与辛凉解表两部分,各部分均有重点药与次要药。就辛温解表药而言,需重点讲解的重点药有桂枝、紫苏、荆芥、防风、羌活、白芷、生姜、香薷;需一般讲解的次要药有藁本、辛夷、苍耳子;只需作简单提示,待课后学生自学的药有葱白、胡荽、柽柳及生姜皮、姜汁、苍耳草等单味药,他认为在课堂讲解时,当以药性部分为重点,特别要重视药物的性能特点、功效与主治病证。例如,麻黄,通过学习,首先要掌握麻黄辛温疏散,开宣肺气,药力颇强,其次要掌握麻黄的功效主治主要有三个方面:既善发汗解表,主治太阳经风寒表实证;又善宣肺平喘,主治肺气不宣的喘咳;还能通过发汗、利尿而退水肿,主治水肿兼表证者。此外,取其宣散温通之功,还可用治风寒湿痹及阴疽痰核等。对于药物的配伍,只能适当介绍,目的是加强学习的深度和广度,避免枯燥乏味和脱离实际,但不能过多。要求记忆的配伍内容,更不宜过多,除少数常用药对,如麻黄配杏仁、麻黄配生石膏、桂枝配白芍等,可要求学生理解记忆外,一般不要求记忆。对于单味药的具体用法、用量及使用注意,当视具体药物而区别对待,有的药物,特别是药力峻猛药物,需重点讲解,如麻黄、荆芥、香薷等;有的药物,特别是药力平和或可作食用的药物,则只需简单介绍,如生姜、芫荽等。至于药物的来源、本草摘要、现代研究等内容,均可作为自学内容。

三、强调理用并重

颜教授指出,理,即理论知识;用,即实际应用;所谓理用并重,是指在讲解单味中药的性能功效及临床应用时,要努力做到既要应用中医药理论阐明其作用机制,又要将作用机制的推导落实到功效主治与临床应用上,二者缺一不可。颜教授在讲解单味中药的性能特点、功效主治及临床应用时,不但能做到药医结合,而且能做到理用并重,使学生在课堂上就能对药物的性能功效与临床应用之间的联系有初步的理解,对其熟练掌握单味中药的性能功效及临床应用大有帮助。例如,颜教授在课堂上给学生讲解白术的性能功效与临床应用时曾云:"脾胃气虚运化失常,常致气短倦怠、面色萎黄、纳少便溏或泄泻等症。白术甘温补虚,入脾胃经,有良好的补气健脾作用,故单用熬膏服,即可用治脾胃气虚证;若与大补元气的人参同用,则药力更佳。"又云:"脾虚水湿不运,可发为水肿。白术既甘温,能补气健脾,脾气健运则水湿不生;又苦温,能燥湿利水,祛除已滞留体内的水湿之邪,故为治水肿之佳品,兼脾虚者尤宜,并常与茯苓、猪苓、泽泻等同用,以增强利水消肿之力。"上述对白术性能功效与临床应用的讲释,不但活生生地向我们展示了颜教授药医结合,理用并重的讲授经验,而且还有利于我们在理解的基础上熟练地掌握白术的性能功效与临床应用。

颜教授通过对古今本草文献的深入研究,发现古今医药学家特别是明清以来一些名家的本草著作,如明代陈嘉谟的《本草蒙筌》、李时珍的《本草纲目》、缪希雍的《本草经疏》、张景岳的《本草正》、汪昂的《本草备要》、张璐的《本经逢原》、吴仪洛的《本草从新》、黄宫绣的《本草求真》,以及近代名医张山雷的《本草正义》与张锡纯的《医学衷中参西录·药性解》等,在论述单味药的性能功效及临床应用时,无不是采用紧密结合中医学、理论结合实践之手法,并将其概括为"药医结合,理用并重",颜教授指出,所谓药医结合,就是常说的医药结合,是指在讲解单味中药的性能功效及临床应用时,要以中医理论为指导,紧密结合中医临床。这是因为,中药是防治疾病的重要武器,临床中药学既是大中药学学科的分支学科,也是中医学的重要组成部分,讲解临床中药学理当以中医基本理论为指导。而中医治病是辨证论治的,在诊治疾病时,首先按中医理论进行辨证、立法,然后再处方、遣药,这就是一般所说的理、法、方、药,它是一个有机联系的整体,为了达到在中医理法的原则下,准确地处方、遣药,就必须掌握药性理论。

四、效用结合记忆

为了能讲解好单味中药的性能功效及临床应用,颜教授提倡在讲授单味中药的性能效用时,要由虚到实,环环相扣。这一授课模式可简括为:性能特点→功效主治→配伍应用。即首先,以中医药理论为指导,提纲挈领地论述药物的性能特点与作用机制;其次,依据其性能特点与作用机制,并结合历代医方本草文献的相关记载,推导、总结出该药的主要功效及主治病证;最后,在论述该药功效主治的同时,再结合历代名医的临床经验及个人的心得体会,论述其配伍应用、使用宜忌,以及与其功效相似、药物性能主治及应用异同的鉴别等。这种环环相扣,既务虚又务实的论述模式,不但条理清晰,而且逻辑性强。首先,揭示了药物的性能特点、功效主治、配伍应用三者之间的内在联系;其次,揭示了药物对人体具有祛除疾病与造成伤害的两面性,提醒为医为药者对药物要有两面观。那就是既要知其所能,又要知其所不能;既要知其所宜,又要知其所忌;绝不能只知其一,不知其二。这种严谨的讲解模式,不但展示了颜教授良好而成熟的讲授经验,而且还有力地证明了临床中药学是具有理论内涵的学科,绝不是用药经验的简单罗列。颜教授在课堂讲解中药的性能功效及临床应用时,将这种思维模式贯穿其中,每能收到事半功倍的效果。例如,他在讲解石膏时曾云:"石膏,生用味辛、甘,性大寒,归肺、胃经。大寒能清热降火,味辛能透散,故能清解肺、胃大热而除烦;味甘而大寒,热去而津自保,故又能生津而止渴。功能清热泻火,除烦止渴。既为治阳明经高热烦渴之主药,又善治肺部热盛引起的喘咳,胃火上升引起的头痛、牙痛、口疮等。煅用则味涩性凉,长于涩敛,兼清解。功主收湿敛疮,兼以清热。外用可治湿疹、烫伤及疮疡。其为矿物药,质重而难溶于水,故入汤剂用量宜大些,且当打碎先煎。又因其性大寒,能伤中阳,故素有胃寒食少者慎服。"颜教授如此的讲解,可谓真正做到了引导学生以中医药理论为指导去理解、掌握石膏的性能主治及临床应用,为辨证用好石膏打下了坚实的基础。

五、纵横对比联想

颜教授通过研究明代陈嘉谟《本草蒙筌》、李时珍《本草纲目》和清代《本草备要》等本草著作,发现运用纵横对比方法,将性能功效与主治病证相近的药物进行归纳对比,对研究掌握中药的性能功效与临床应用极有帮助。所谓横对比,即指将本章或本节性能功效相似的药物进行归纳对比。颜教授认为,目前临床中药学教材是以药物功能分类的,非常有利于应用横联法对性能功效相似的药物进行归纳对比、分析异同。以清热泻火药为例,"生石膏与知母皆有清热降肺胃火、生津止渴作用。然而,生石膏辛甘大寒,知母苦甘寒质润。生石膏清热降火之力大于知母,且知母只能清降,不如生石膏之能清解;知母又能入肾滋阴,生津润燥之力较生石膏为良。因此,用治阳明经高热烦渴等症,二药同用,可增强疗效。生石膏降火之力较大,故又多用于肺部热盛的喘咳及胃火上升的头痛、牙痛、口疮;知母清热降火之力虽不及生石膏,但能滋阴润燥,故又可用于津伤消渴、肺热燥咳、阴虚劳热、肠燥便秘以及阴虚小便不利之证。生石膏与知母都慎用于胃寒食少者,且知母能滑肠,便溏者忌服。这样将生石膏与知母的作用进行比较,既指出了药物的共性,又说明了药物的个性,对了解和掌握药性的特点来说,是非常必要的。"所谓纵对比,即指将本章或本节药物与他章或他节性能功效相似的药物进行归纳对比。如在讲解完补气药白术之后,他常将白术与苍术进行比较,云:"白术、苍术,上古通用,宋元始分,今列两种。两药虽均源于菊科苍术属植物,均味苦、性温而归脾胃经,善燥湿健脾,治脾虚湿停之泄泻或便溏、带下等。然白术又兼甘味,以补虚为长,除善健脾外,又善补气、止汗、安胎;苍术又兼辛味,以祛邪为长,除善燥湿外,又善祛风湿、发表,故治脾虚气弱当用白术,治湿浊中阻当用苍术;治气虚自汗、气虚外感多汗及脾虚胎动不安当用白术,治表证夹湿及风寒湿痹当用苍术;若脾虚湿盛互见,二者又当同用。此外,白术还能利水,治水肿、痰饮。苍术还能明目,治夜盲症;配苦寒之品治湿热之疮疹、脚气及痹痛。"

六、实物标本教学

临床中药学内容丰富,在学习时常常会感到难于记忆或枯燥乏味,如何提高学生的学习兴趣,加深记忆,是任课老师经常碰到的问题。颜教授注重中药实物标本教学。他认为,充分利用教具,进行实物标本教学,是提高教学质量的重要一环,有助于解决这个问题。在此宗旨的指导下,他除带领全组教师认真编教材、备课、讲课,搞好课堂教学,引导学生学好课本知识外,还组织专人收集标本,绘制药用植物、动物、矿物的标准模式图,联系安排参观标本室、参观药厂及上山采药等,筹备实物标本教学。到京任教伊始,他即着手组织筹建北京中医药大学最早的标本室。在不到3年的时间内,共收集到标本1000余种。并依据中药学讲义,按药物功效将其分类陈列,便于教学使用。组织制作,或与兄弟院校交换用蜡叶标本压制法制作的药用植物标本,并配以文字说明,装入镜框内,陈列于教室的墙壁和教学楼的走廊,供学生随时通过实物标本药图以进一步熟悉药物的形态、产地、性味及功效。与校内外美工合作,绘制常用中药彩色标准挂图,供课堂教学使用。这一切,使得北京中医药大学早在 20 世纪 60 年代就具备了国内一流的中药标本室和较完备的中药实物标本教具。此后,他还将利用实物标本教学的教学方法写进了教学计划和教学大纲。除规定课堂教学要必须使用已有的挂图、药材标本进行实物标本教学外,还规定在讲完中药学课程后,要专门安排学时,由专职老师带领学生到野外进行辨认、采集药物(主要是植物药)、制作标本等,以便通过这些实践活动,激发学生学习中药的兴趣,加深学生对中药性能功效的记忆。

七、板书清晰规整

颜教授认为将板书写好是一个高校老师必须具备的技能。经过数十年的磨炼,颜教授的板书堪称一绝。颜教授书写板书颇有经验,概之有以下几点:其一是明确目的,紧扣大纲。颜教授认为,板书是信息的载体,对于临床中药学课堂板书来说,它既是教师与学生课堂交流的平台,又是学生记好课堂笔记与复习考试的重要参考。书写板书的目的是为了加强教师与学生的课堂交流,帮助学生记录笔记,方便学生复习巩固所学知识,促进教学质量的进一步提高,而不是其他。因此,板书的书写内容一定要紧扣大纲,绝不能偏离。颜教授在进行课堂教学时,将教学大纲对各章节的具体要求,贯穿于每堂课板书书写的内容之中,堂堂如此。其二是简明扼要,繁简适中。针对临床中药学课程的特点,颜教授认为,板书的内容应该是在教材的基础上,对课堂讲授内容的高度概括,要简明扼要,繁简适中,既不能过繁,也不能过简。至于如何做才能达到简明扼要、繁简适中之目的,颜教授的做法是按不同的章节相机行事。若属于总论或各论各章的章前概述,除书列章节、小标题外,还要将各讲解段的重点内容,用最简洁的文句进行书列;若属各论单味药,除书列药名、性味归经、功效及主治病证外,还要酌情书列基本配伍等。其三是层次明晰,重点突出。颜教授认为,板书既然是讲授内容的高度概括,在书写时也应与讲授一样,必须做到层次清晰,重点突出。若属总论各章节者,一般按章节名称、含义(或概念)、历史沿革、所示功效、临床应用等次第书列,以含义、所示功效、临床应用为重点,在文字上可以多写一些,其余则宜简;属各论各章章前概述者,一般按章节名称、概念、功效、适应范围、配伍应用及使用注意次第书写;除书写章节名称和小标题外,还要将各讲解段的重点内容,用最简洁的语句进行书写。若属各论单味药者,除书写药名、性味归经、性能特点、功效、主治病证、特殊用法用量及使用注意外,还要酌情书写部分常用基本配伍等。特别是药性(指药物的寒、热、温、凉、平等之性)、功效及主治病证,因均为教学的重点,故每药必书,其他项目则不一定句句皆书于黑板之上。其四是合理布局,分区书写。板书应具有可读性与观瞻性,板书的布局是否合理,是直接影响其可读性与观瞻性的重要环节。为了增强板书的观瞻性与艺术性,以利于提高学生的学习兴趣,就必须对板书书写的布局进行合理的安排。颜教授通过多年的教学实践,取得了丰富的经验,分区书写板书,灵活安排。即将黑板分为主写区与辅写区。主写区书写讲课的主要内容,其格式相对固定,保留时间相对较长,中间留有空格;辅写区书写授课中需要即时明示的字、词、句等,其格式不固定,内容可根据讲课的需要随时更换,保留时间相对较短。具体区域划分,一般是主写区在黑板的左侧,面积较大;辅写区在黑板的右侧,面积较小。有时也灵活处理,采用主写区居中、辅写区分居两侧的形式。如此巧妙合理的布局,不但可读性强,而且观瞻性好,对于提高课堂教学质量大有裨益。

八、勤于临证带教

临证带教,是课堂教学与临床实践的桥梁,主要包括带本科生临床见习、带本科生或研究生临床实习。在从教的初期,颜教授除主要从事本科生课堂教学外,还经常参加本科生临床带教,在实践中指导本科生学习临床诊断技能。在招收研究生后,颜教授认为,临床带教是培养中医和临床中药专业类研究生不可缺少的教学形式,总是在百忙中抽出时间带领自己的研究生到医院门诊诊治疾病。被确定为老中医药专家学术经验传承工作指导老师后,颜教授更是重视临床带教,每周定期带领弟子出门诊,在为患者诊治疾病的过程中向弟子传授自己的学术经验与诊治疾病的技能。通过长期的临床带教实践,颜教授积累了丰富的临床带教经验。这些经验可概括为四个到位:①指导到位,即指在带教期间,带教老师一定要认真负责,切实担负起指导责任,将带教的具体措施落到实处。颜教授对中医本科生在见习或实习期间,或学术经验继承人在侍诊学技期间,总是提出具体而详细的要求,而不是将带教流于形式,不作具体要求。在带研究生临床实践时,除按本科毕业实习生提出要求外,还要求他们将随诊记录的病例进行整理分析,并结合自己的论文进行深入的学习研究。对于学术继承人,则要求更是严格具体,在拜师之后,就立即依据每个徒弟的具体情况,与弟子分别制定培养计划。除要求他们以病证为中心,或带着工作中碰到的问题等系统温习、巩固所学中医药基本理论与临床各科基本知识外,还特地为他们分别选择必须阅读的医籍,如林佩琴的《类证治裁》等,并要求他们将随诊记录的病案进行整理,写出按语和心得体会,构思与撰写自己的毕业论文。②示范到位,颜教授在带教时,对诊治的每一位患者,首诊都要认真按照先望、闻、问、切,次辨证立法,再组方遣药,最后嘱告服药宜忌之程序,一一向学生或学术经验继承人示范诊治疾病的全过程;二诊、三诊,以及以后各诊都要向学生或学术经验继承人示范如何根据用药后病情的变化及有无不良反应等修正前诊治法,并在前诊处方的基础上进行加减用药,或依据变化了的病情,制定新的治法,重新组方遣药。每诊一位患者,他都十分耐心,不厌其烦地向学生一边示范诊治技能,一边讲授自己的经验体会,从来不急不躁,不怕劳累,不敷衍了事,不应付差事,使学生受益颇多。③讲解到位,即指在带教时,教师要对自己的示范进行简明扼要的讲解。颜教授除了亲自带教学生进行四诊合参、辨证立法、遣药组方、嘱告服药宜忌,以及复诊以后各诊变化立法及处方的全过程示范外,还要在诊治过程中或利用诊治的间歇,对所诊疾病的病因病机、辨证立法、遣药组方、服药宜忌,以及复诊之后变化治法和加减用药,或者重新立法、组方等,进行简要的分析讲解。必要时他还针对带教中遇到的普遍问题进行专题讲解,或随时针对学生提出的问题答疑解惑。④督促到位,即指教师在带教时,要想方设法及时督促学生学习。颜教授对此十分赞同,每到临床带教,他都严格要求学生,注意运用各种方法,定期检查,督促他们珍惜机会,认真学习。或提出问题,先让学生回去思考,然后再寻机解答;或检查学生对所布置必读的临床报道是否已经阅读,并作了摘要;或检查学生对所布置必读的医学著作是否已经阅读,并写下了心得体会;或让学生将自己治验的病例进行整理,并定期检查,认真修改,直至投稿发表。

九、注重教学互动

  颜教授在教学工作中,非常重视教学互动,并通过教学互动调动学生的学习积极性。无论课堂教学,还是临床带教,他都想方设法通过与学生互动,调动学生的积极性,提高他们的学习兴趣。颜教授在进行课堂教学时,常常注意利用各种形式与学生互动,或采用课堂提问的形式,先让一名同学回答所提问题,再让另一个同学判断其回答的是否准确,还有没有需要补充的地方,最后再予以评判,若有缺漏或不正确之处,就当堂加以纠正与补充;或采用自问自答的形式,即在讲解时颜教授自己先提出问题,稍停片刻,以引起学生对所讲问题的注意;或在课堂之末提出问题,让学生回去准备,下次上课之始,先让学生在课堂上作回答,回答完毕之后,再予以评说与补正,以加深学生的记忆。颜教授有时也采用插入与药效或药名有关的轶事趣闻,以活跃课堂气氛。如胖大海,其干品用开水一泡即似海绵一样涨发,故而名之。颜教授在柬埔寨执行援外任务时,又曾亲眼见到柬埔寨民间习惯在夏季用开水泡发本品,然后再去核加冰糖而食用,清凉可口,有良好的清热解暑作用,是预防暑热的好饮料。在给讲课讲到胖大海时,就列举了上述亲历所见,使同学对"胖大海"名称的由来及其性能功效,以及别名"大发"等有了较深的印象。另如何首乌、刘寄奴等,在讲解时他也相机插入与这些药物的名称或性能功效相关的趣闻,对提高课堂教学效果也大有帮助。当然,这样的东西要适当,不能太多,也不能讲得太长,否则就会喧宾夺主,不利于突出重点。

第四章 临床用药规律研究

数据挖掘,又称数据库知识发现,是指从数据库的大量数据中揭示出隐含的、未知的、并有潜在价值的信息的非平凡过程。采用数据挖掘技术对名老中医学术思想和临证经验进行研究,可以全面解析其中的规律,分析名老中医个体化诊疗信息特征,提炼出临证经验中蕴藏的新理论、新方法、新知识,实现名医经验的有效总结与传承。

笔者在全面收集颜教授处方,并构建数据库的基础上,采用关联规则算法和复杂系统熵聚类算法对"国医大师"颜教授治疗胃痛等10余种病证的用药规律开展了深入研究。研究中主要采用两种数据挖掘方法:①关联规则算法,是从大量的数据中挖掘发现项集之间有意义的关联,并寻找给定的数据集中项之间的有趣联系的一种算法。常用的关联规则算法包括 Apriori 算法、FP-树频集算法等。作为在名老中医处方规律研究中使用最广泛的数据挖掘算法——关联规则算法具有明显的优点,如它可以产生清晰有用的结果,支持间接数据挖掘,可以处理变长的数据等。但是,关联规则算法也有其不足,如计算量增长相当严重,难以决定正确的数据,容易忽略稀有的数据等。②复杂系统熵聚类算法,是一种非监督的模式发现算法,它能自组织地从海量的数据中提取出信息量最大的组合,同时,此方法特别适用于高度离散性类型的数据。具体到名老中医经验研究而言,此方法具有两方面的显著优势:一方面,不仅可以定性,还可以定量挖掘出药物之间、病-证-症-药之间的相关性;另一方面,不仅可以挖掘出名医名家经验的核心组合,还可以挖掘出隐藏于方剂配伍之中而没有被临床医家所重视的核心组合。

本部分内容系统阐述了颜教授处方数据挖掘研究的核心成果,包括总体用药规律和胃痛、便秘、失眠、呃逆、腹痛、咳嗽、心悸、胸痹、眩晕、气滞证、血瘀证、风湿痹证等10余种病证的研究结果。

第一节 颜教授总体用药规律研究

本部分研究中,笔者收集、规范、整理颜教授处方共计2332首,对药物频次、药性规律和剂量使用特点进行了系统分析研究。

一、药物频次与药性规律研究

(一)药物频次

使用频次前20位的中药分别是赤芍,陈皮,丹参,茯苓,白芍,炒酸枣仁,首乌藤,当归,牡蛎,香附,生甘草,龙骨,枳壳,桑寄生,怀牛膝,生黄芪,佛手,牡丹皮,决明子,砂仁。将使用频次前 50 位的中药列表,具体见表 4-1。

表 4-1 方剂中使用频次前 50 位的药物

序号	中药名称	频次	序号	中药名称	频次
1	赤芍	1219	26	党参	332
2	陈皮	1027	27	瓜蒌	312
3	丹参	1014	28	苦杏仁	297
4	茯苓	927	29	连翘	296
5	白芍	905	30	大枣	296
6	炒酸枣仁	781	31	生地黄	293
7	首乌藤	760	32	郁金	292
8	当归	639	33	白蒺藜	284
9	牡蛎	638	34	金银花	281
10	香附	615	35	柴胡	276
11	生甘草	590	36	远志	275
12	龙骨	560	37	川芎	274
13	枳壳	512	38	麦冬	269
14	桑寄生	469	39	白菊花	264
15	怀牛膝	424	40	泽泻	259
16	生黄芪	413	41	炒枳壳	256
17	佛手	404	42	生白术	245
18	牡丹皮	398	43	桔梗	242
19	决明子	396	44	旋覆花	234
20	砂仁	392	45	炙甘草	230
21	炒白术	379	46	续断	228
22	浙贝母	372	47	煅瓦楞子	225
23	生薏苡仁	364	48	竹茹	220
24	益母草	349	49	清半夏	219
25	黄芩	340	50	紫苏梗	214

(二) 药物科属归类统计

药物科属频次排前 10 位的分别是毛茛科,唇形科,芸香科,豆科,伞形科,菊科,百合科,多孔菌科,姜科,蓼科。将前 20 位的科属列表,具体见表 4-2。

表 4-2 药物科属归类统计前 20 位

序号	药物科属	频次	序号	药物科属	频次
1	毛茛科	2756	4	豆科	1658
2	唇形科	2479	5	伞形科	1510
3	芸香科	2294	6	菊科	1375

续表

序号	药物科属	频次	序号	药物科属	频次
7	百合科	1071	14	葫芦科	594
8	多孔菌科	982	15	禾本科	563
9	姜科	843	16	蔷薇科	553
10	蓼科	833	17	苋科	470
11	牡蛎科	638	18	桑寄生科	469
12	桔梗科	635	19	鼠李科	396
13	莎草科	615	20	木樨科	386

(三) 四气统计

处方使用药物温性(7998 次)最多,其次为凉性(7866 次),平性(6763 次),寒性(3942 次),热性(95 次),以软件制作柱状图形式呈现,见图 4-1。

(四) 五味统计

处方中药物以苦味最多(15260 次),其次为甘味(10810 次),辛味(10453 次),酸味(2794 次),咸味(1651 次),淡味(1203 次),涩味(186 次),以软件制作柱状图形式呈现,见图 4-2。

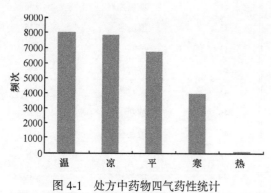

图 4-1　处方中药物四气药性统计

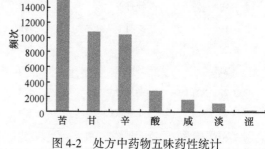

图 4-2　处方中药物五味药性统计

(五) 归经统计

处方中药物归肝经频次最高(14 237 次),其次分别是肺经(10 452 次),脾经(10 061 次),心经(8083 次),胃经(6248 次)等,具体见表 4-3。

表 4-3　处方中药物归经统计

序号	归经	频次	序号	归经	频次
1	肝	14 237	4	心	8083
2	肺	10 452	5	胃	6248
3	脾	10 061	6	肾	6172

序号	归经	频次	序号	归经	频次
7	胆	2496	10	小肠	1132
8	大肠	2206	11	心包	867
9	膀胱	1476	12	三焦	707

（六）讨论

1. 高频次药物性效分析

（1）赤芍

赤芍始载于《本经》，就其药性而言，《本经》云："味苦"，《吴普本草》载："神农：苦。桐君：甘，无毒。岐伯：咸。李氏：小寒。雷公：酸"，《别录》云："酸，微寒，有小毒"，《本草衍义》曰："味涩，苦"，《珍珠囊》云："足太阴脾经"，《汤液本草》曰："入手、足太阴经"，《本草经疏》载："手、足太阴引经药，入肝脾血分"，《本草汇要》曰："味酸苦，性寒，无毒。阴也，降也"，《药品化义》云："入肝小肠二经"，《药性考》载："酸，苦，微寒"，《本草经解》曰："入心与小肠经"，《药性切用》云："苦、辛、微寒"。在功能主治方面，《本经》曰："主邪气腹痛，除血痹，破坚积，寒热疝瘕，止痛，利小便，益气"，《别录》云："通顺血脉，缓中，散恶血，逐贼血，去水气，利膀胱大小肠，消痈肿，时行寒热，中恶腹痛，腰痛"，《药性论》载："治肺邪气，腹中疞痛，血气积聚，通宣脏腑拥气，治肺痈败血，主时疾骨热，强五脏，补肾气，治心腹坚胀，妇人血闭不通，消瘀血，能蚀脓"，《纲目》曰："止下痢腹痛后重"。

基于对古本草文献的学习认知及对临床经验的总结，颜教授认为赤芍味苦，性微寒，归肝、脾经，具有清热凉血、活血祛瘀的功效，主要用于治疗温毒发斑、吐血、衄血、肠风下血、目赤肿痛、痈肿疮疡、闭经、痛经、崩带淋浊、瘀滞胁痛、疝瘕积聚、跌打损伤。

（2）陈皮

陈皮始载于《本经》，就其药性而言，《本经》云："味辛，温"，《别录》曰："无毒"，《药性论》云："味苦，辛"，《珍珠囊》载："苦，辛，阴中之阳"，《日用本草》云："味辛、苦、甘、平"，《心印绀珠经》云："可升可降，阳中之阴也"，《品汇精要》载："性温散，气厚于味。行手太阴、足太阴经"，《雷公炮制药性解》曰："入肺、肝、脾、胃四经"，《本草汇言》载："味甘、辛、酸、苦，气温，味薄，气厚，降多升少，阳中阴也。入手足太阴、足阳明经"，《药性切用》云："微燥"，《本草求真》曰："专入脾、肺，兼入大肠"，《本草求源》载："气温，入肝，味苦入心，辛入肺，微甘"。在功能主治方面，《本经》曰："主胸中瘕热，逆气，利水谷。久服去臭，下气，通神"，《别录》云："下气，止呕咳，除膀胱留热，停水，五淋，利小便，主脾不能消谷，气冲胸中，吐逆霍乱，止泄，去寸白"，《药性论》言："治胸膈间气，开胃，主气痢，消痰涎，治上气咳嗽"，《本草拾遗》云："去气，调中"，《日华子本草》曰："破癥瘕痃癖"，《珍珠囊》云："利肺气"，《医学启源》载："《主治秘要》：去胸中寒邪一也，破滞气二也，益脾胃三也"，《汤液本草》曰："解酒毒"，《日用本草》云："快膈通神，和中顺气"，《本草蒙筌》言："止脚气冲心"，《纲目》载："疗呕哕反胃嘈杂，时吐清水，痰痞，痰疟。大肠闭塞，妇人乳痈。入食料解鱼腥毒"，《本草从新》曰："燥湿消痰"，《医林纂要·药性》载："上则泻肺邪，降逆气；中则燥脾湿，和中气；

下则舒肝木,润肾命。主于顺气,消痰,去郁",《随息居饮食谱》云:"解鱼蟹毒。化痰化气,治咳逆,呕哕,噫噎,胀闷,霍乱,痄,疟,泻痢,便秘,脚气诸病"。

基于对古本草文献的学习认知及对临床经验的总结,颜教授认为陈皮味辛苦,性温,归脾、胃、肺经,具有理气降逆、调中开胃、燥湿化痰的功效,临床用于治疗脾胃气滞湿阻、胸膈满闷、脘腹胀痛、不思饮食、呕吐哕逆、二便不利;肺气阻滞,咳嗽痰多;亦治乳痈初起等。

(3)丹参

丹参始载于《本经》,就其药性而言,《本经》云:"味苦,微寒",《吴普本草》载:"神农、桐君、黄帝、雷公、扁鹊:苦,无毒。李氏:大寒。岐伯:咸",《品汇精要》曰:"味苦,性微寒,泄,气薄,味厚,阴也",《纲目》言:"味苦,气平而降,阴中之阳也。入手少阴、厥阴之经。心与包络血分药也"。在功能主治方面,《本经》曰:"主心腹邪气,肠鸣幽幽如走水,寒热积聚,破癥除瘕,止烦满,益气",《别录》云:"养血,去心腹痼疾,结气,腰脊强,脚痹,除风邪留热,久服利人",《本草经集注》言:"疗风痹",《纲目》曰:"活血,通心包络,治疝痛",《品汇精要》云:"主养阴血,除邪热"。

基于对古本草文献的学习认知及对临床经验的总结,颜教授认为丹参味苦,性微寒,归心、心包、肝经,具有活血祛瘀、调经止痛、养血安神、凉血消痈的功效,主要用于治疗妇女月经不调、痛经、经闭、产后瘀滞腹痛、心腹疼痛、癥瘕积聚、热痹肿痛、跌打损伤、热入营血、烦躁不安、心烦失眠、痈疮肿毒。

(4)茯苓

茯苓始载于《本经》,就其药性而言,《本经》有云:"味甘,平",《医学启源》载:"《主治秘要》云:性温,味淡。气味俱薄,浮而升,阳也",《品汇精要》言:"气之薄者,阳中之阴",《本草经疏》曰:"入手、足少阴,手太阳,足太阴、阳明经"。在功能主治方面,《本经》曰:"主胸胁逆气,忧恚惊邪,恐悸,心下结痛,寒热烦满,咳逆,口焦舌干,利小便。久服安魂养神,不饥延年",《药性论》载:"开胃,止呕逆,善安心神,主肺痿痰壅,治小儿惊痫,疗心腹胀满,妇人热淋",《日华子本草》云:"补五劳七伤,安胎,暖腰膝,开心益智,止健忘",《本草衍义》言:"行水之功多,益心脾"。

基于对古本草文献的学习认知及对临床经验的总结,颜教授认为茯苓味甘、淡,性平,归心、脾、肺、肾经,具有利水渗湿、健脾和胃、宁心安神之功,主要用于治疗小便不利、水肿胀满、痰饮咳逆、呕吐、脾虚食少、泄泻、心悸不安、失眠健忘、遗精白浊。

(5)白芍

白芍始载于《本经》,就其药性而言,《本经》云:"味苦",《吴普本草》载:"神农:苦。桐君:甘,无毒。岐伯:咸。李氏:小寒。雷公:酸",《别录》曰:"味酸,平,微寒,有小毒",《纲目》言:"酸、平,有小毒,可升可降,阴也"。在功能主治方面,《本经》曰:"主邪气腹痛,除血痹,破坚积,寒热疝瘕,止痛,利小便,益气",《别录》云:"通顺血脉,缓中,散恶血,逐贼血,去水气,利膀胱大小肠,消痈肿,时行寒热,中恶腹痛,腰痛",《药性论》载:"治肺邪气,腹中疙痛,血气积聚,通宣脏腑拥气,治胁痛败血,主时疾骨热,强五脏,补肾气,治心腹坚胀,妇人血闭不通,消瘀血,能蚀脓",《新修本草》言:"益好血",《滇南本草》曰:"泻脾热,止腹痛,止水泄,收肝气逆痛,调养心肝脾经血,舒肝降气,止肝气痛"。

基于对古本草文献的学习认知及对临床经验的总结,颜老认为白芍味苦、酸,性微寒,归肝脾经,具有养血合营、缓急止痛、敛阴平肝的功效,临床常用于月经不调、经行腹痛、崩漏、自汗、盗汗、胁肋脘腹疼痛、四肢挛痛、眩晕。

（6）炒酸枣仁

炒酸枣仁始载于《本经》，就其药性而言，《本经》云："味酸，平"，《别录》曰："无毒"，《本草衍义》言："微热"，《饮膳正要》曰："味酸，甘，平"，《本草汇言》载："味甘、苦、酸，气平。入足少阳、厥阴、手少阴、太阴四经"。在功能主治方面，《本经》曰："主心腹寒热，邪结气聚，四肢酸疼，湿痹。久服安五脏，轻身延年"，《别录》云："主心烦不得眠，脐上下痛，血转久泄，虚汗烦渴，补中，益肝气，坚筋骨，助阴气，令人肥健"，《药性论》言："主筋骨风，炒末作汤服之"，《新修本草》曰："补中益气"，《本草汇言》云："养气安神，荣筋养髓，和胃运脾"。

基于对古本草文献的学习认知及对临床经验的总结，颜老认为炒酸枣仁味甘，性平，归心、肝经，功能宁心安神，养肝，敛阴，主要用于治疗虚烦不眠，惊悸怔忡，体虚自汗、盗汗。

（7）首乌藤

首乌藤始载于《何首乌录》，就其药性而言，《本草再新》云："味苦，性温，无毒，入心脾二经"，《饮片新参》曰："苦、涩、微甘"，《陕西中草药》言："性平，味甘"。在功能主治方面，《纲目》曰："风疮疥癣作痒，煎汤洗浴"，《本草再新》云："补中气，行经络，通血脉，治劳伤"，《药性集要》言："治不寐，风疮癣"，《饮片新参》载："养肝肾，止虚汗，安神催眠"，《陕西中草药》曰："祛风湿，治贫血，周身酸痛"。

基于对古本草文献的学习认知及对临床经验的总结，颜老认为首乌藤味甘，微苦，性平，归心、肝经，功能养心安神，祛风，通络，主要用于治疗失眠、多梦、血虚身痛、肌肤麻木、风湿痹痛、风疹瘙痒。

（8）当归

当归始载于《本经》，就其药性而言，《本经》云："味甘，温"，《吴普本草》载："神农、黄帝、桐君、扁鹊：甘，无毒。岐伯、雷公：辛，无毒。李氏：小温"，《别录》云："辛，大温，无毒"，《汤液本草》言："味辛，甘而大温，气味俱轻，阳也。入手少阴经，足太阴经、厥阴经"，《纲目》曰："苦、温、无毒"。在功能主治方面，《本经》曰："主咳逆上气，温疟寒热洗洗在皮肤中，妇人漏下，绝子，诸恶疮疡金疮，煮饮之"，《别录》云："温中止痛，除客血内塞，中风痉，汗不出，湿痹，中恶客气、虚冷，补五脏，生肌肉"，《日华子本草》言："治一切风，一切血，补一切劳，破恶血，养新血及主癥癖"，《汤液本草》载："《用药心法》云：治血通用，能除血刺痛"。

基于对古本草文献的学习认知及对临床经验的总结，颜老认为当归味甘、辛、苦，性温，归肝心脾经，其功能是补血，活血，调经止痛，润燥滑肠，主要用于治疗血虚诸证、月经不调、经闭、痛经、癥瘕积聚、崩漏、虚寒腹痛、痿痹、肌肤麻木、肠燥便难、赤痢后重、痈疽疮疡、跌打损伤。

（9）牡蛎

牡蛎始载于《本经》，就其药性而言，《本经》云："味咸，平"，《别录》曰："微寒，无毒"，《医学启源》言："气寒"，《汤液本草》载："入足少阴经"，《心印绀珠经》曰："可升可降，阴也"，《品汇精要》云："气薄味厚，阴中之阳，臭腥"，《本草正》言："味微咸，微涩，气平"，《本草经疏》载："气薄味厚，阴也，降也。入足少阴、厥阴、少阳经"，《本草备要》曰："为肝、肾血分药"。在功能主治方面，《本经》曰："主伤寒寒热，温疟洒洒，惊恚怒气，除拘缓鼠瘘，女子带下赤白。久服强骨节，杀邪鬼，延年"，《别录》云："除留热在关节荣卫，虚热去来不定，烦满，止汗，心痛气结，止渴，除老血，涩大小肠，止大小便，疗泄精，喉痹，咳嗽，心胁下痞满"，

《药性论》言："主治女子崩中，止盗汗，除风热，止痛"，《海药本草》载："主男子遗精，虚劳乏损，补肾正气。止盗汗，去烦热，治伤热疾。能补养安神，治孩子惊痫。久服身轻"，《珍珠囊》曰："软痞积。又治带下，温疟，疮肿，为软坚收涩之剂"，《纲目》云："化痰软坚，清热除湿，止心脾气痛，痢下，赤白浊，消疝瘕积块，瘿疾结核。伏硇砂"，《得配本草》言："收往来潮热，消胃膈胀满。凡肝虚魂升于顶者，得此降之而魂自归也"，《药性切用》载："涩精敛汗，潜热益阴，为虚热上浮专药。又能软坚消瘿。潜热生研，涩脱火煅"，《医学衷中参西录》曰："止呃逆"。

基于对古本草文献的学习认知及对临床经验的总结，颜老认为牡蛎味咸，性微寒，归肝、肾经，功能是平肝潜阳，重镇安神，软坚散结，收敛固涩。主要用于治疗眩晕耳鸣、惊悸失眠、瘰疬瘿瘤、癥瘕痞块、自汗盗汗、遗精崩带。

（10）香附

香附始载于《别录》，就其药性而言，《别录》云："味甘，微寒，无毒"，《本草衍义》曰："味苦"，《珍珠囊》言："甘、苦，阳中之阴"，《滇南本草》曰："味辛，性微温"，《本草汇言》载："味苦、辛、甘，气温，涩，无毒。入足厥阴、亦入手太阴经。可升可降"。在功能主治方面，《别录》云："主除胸中热，充皮毛，久服利人，益气，长须眉"，《新修本草》曰："大下气，除胸腹中热"，《本草汇言》载："善主心腹攻痛，积聚郁结，痞满癥瘕，崩漏，淋血，解表利水"，《汤液本草》言："治崩漏"。

基于对古本草文献的学习认知及对临床经验的总结，颜老认为香附味辛、甘、微苦，性平，归肝、三焦经，功能理气解郁，调经止痛，安胎，主要用于治疗胁肋胀痛、乳房胀痛、疝气疼痛、月经不调、脘腹痞满疼痛、嗳气吞酸、呕恶、经行腹痛、崩漏带下、胎动不安。

（11）甘草

甘草始载于《本经》，就其药性而言，《本经》云："味甘，平"，《别录》曰："无毒"，《本草衍义》言："微凉"，《珍珠囊》曰："生甘，平；炙甘，温，纯阳"，《医学启源》载："气味甘，生大凉，火炙之则温。《主治秘要》云：性寒味甘，气薄味厚，可升可降，阴中阳也"，《汤液本草》曰："入足厥阴、太阴、少阴经"，《纲目》言："通入手足十二经"，《雷公炮制药性解》云："入心、脾二经"，《本草经解》言："入手太阴肺经、足太阴脾经"。在功能主治方面，《本经》曰："主五脏六腑寒热邪气，坚筋骨，长肌肉，倍力，金疮肿，解毒"，《别录》云："温中下气，烦满短气，伤脏咳嗽，止渴，通经脉，利血气，解百药毒"，《药性论》载："主腹中冷痛，治惊痫，除腹胀满；补益五脏；制诸药毒；养肾气内伤，令人阴（不）痿；主妇人血沥腰痛；虚而多热；加而用之"，《日华子本草》言："安魂定魄。补五劳七伤，一切虚损、惊悸、烦闷、健忘。通九窍，利百脉，益精养气，壮筋骨，解冷热。入药炙用"，《医学启源》载："能补三焦元气，调和诸药相协，共为力而不争，性缓，善解诸急。《主治秘要》云：其用有五：和中一也；补阳气二也；调诸药三也；能解其太过四也；去寒邪五也。又云，养血，补胃"，《用药心法》曰："热药用之缓其热，寒药用之缓其寒"，《汤液本草》言："炙之散表寒，除邪热，去咽痛，除热，缓正气，缓阴血，润肺。治肺痿之脓血，而作吐剂；消五发之疮疽，与黄芪同功"，《心印绀珠经》云："生则分身梢而泻火，炙则健脾胃而和中，解百毒而有效，协诸药而无争"，《医学入门·本草》载："炙则性温，能健脾胃和中。身大者，补三焦元气，止渴治嗽及肺痿吐脓，腹中急痛，赤白痢疾。又养血补血，坚筋骨，长肌肉倍力，下气除烦满逆气，通经脉"，《纲目》曰："解小儿胎毒、惊痫，降火止痛"，《本草逢原》云："能和冲脉之逆，缓带脉之急"，《药笼小品》言："炙黑能治吐血"，《药性集要》载:"缓正气,和肝,止痛,生肌肉,养阴血,悸安",《医学衷中参西录》曰:"生服,转而通利二便,消胀除满",《中国药植图鉴》云:"治消化性溃疡和黄疸"。

基于对古本草文献的学习认知及对临床经验的总结,颜老认为甘草味甘,性平,归脾、胃、心、肺经。具有益气补中、缓急止痛、润肺止咳、泻火解毒、调和诸药的功效,主要用于治疗倦怠食少,肌瘦面黄,心悸气短,腹痛便溏,四肢挛急,脏躁,咳嗽气喘,咽喉肿痛,痈疮肿痛,小儿胎毒,药物、食物中毒。

（12）龙骨

龙骨始载于《本经》,就其药性而言,《本经》云:"甘,平",《别录》曰:"微寒,无毒",《药性论》言:"有小毒",《嘉祐本草》载:"白龙骨平,微寒",《绍兴本草》曰:"味苦、涩、平。无毒",《珍珠囊》言:"纯阳",《品汇精要》云:"气之薄者,阳中之阴。臭朽",《纲目》载:"入手足少阴、厥阴经",《本草经疏》曰:"入足厥阴、少阳、少阴,兼入手少阴、阳明经",《医林纂要·药性》载:"甘、咸、涩、微寒",《医学衷中参西录》曰:"味淡,微辛"。在功能主治方面,《本经》曰:"主心腹鬼疰,精物老魅,咳逆,泄痢脓血,女子漏下,癥瘕坚结,小儿热气惊痫",《别录》云:"疗心腹烦满,四肢痿枯,汗出,夜卧自惊,恚怒,伏气在心下不得喘息,肠痈内疽,阴蚀,止汗,缩小便溺血,养精神,定魂魄,安五藏。白龙骨疗梦寐泄精,小便泄精",《药性论》言:"逐邪气,安心神,止冷痢及下脓血,女子崩中带下,止梦泄精,夜梦鬼交,治尿血,虚而多梦纷纭加而用之",《日华子本草》载:"健脾,涩肠胃,止泻痢,渴疾,怀孕漏胎,肠风下血,鼻洪,吐血",《本草衍义》曰:"治精滑及大肠滑不可缺也",《珍珠囊》言:"固大肠脱",《纲目》云:"益肾镇惊,止阴疟,收湿气脱肛,生肌敛疮",《医林纂要·药性》载:"补心益肺,敛散泻肝,固精宁神。解毒辟邪",《医学衷中参西录》云:"善利痰,治肺中痰饮咳嗽,咳逆上气"。

基于对古本草文献的学习认知及对临床经验的总结,颜老认为龙骨味涩、甘,性平,归心、肝、肾、大肠经,具有镇惊安神、平肝潜阳、固涩、收敛的功效,主要用于治疗心悸怔忡、失眠健忘、惊痫癫狂、头晕目眩、自汗盗汗、遗精、崩漏带下、久泻久痢、溃疡久不收口及湿疮。

（13）枳壳

枳壳始载于《雷公炮炙论》,就其药性而言,《雷公炮炙论》云:"辛、苦、腥",《开宝本草》曰:"味苦、酸,微寒,无毒",《珍珠囊》言:"阴中微阳",《医学启源》载:"气寒。《主治秘要》云:性寒,味苦,气厚味薄,浮而升,微降,阴中阳也",《纲目》云:"沉也,阴也",《汤液本草》曰:"味薄气厚,阳也,阴中微阳",《雷公炮制药性解》言:"入肺、肝、胃、大肠四经",《药品化义》载:"气微香,味甘、微辛,鲜者带酸,性微寒而缓。入肺、脾、胃、大肠四经",《本经逢原》曰:"辛、苦、平"。在功能主治方面,《药性论》言:"治遍身风疹,肌中如麻豆恶痒,主肠风痔疾,心腹结气,两胁胀虚,关膈拥塞",《日华子本草》载:"健脾开胃,调五脏,下气,止呕逆,消痰。治反胃,霍乱泻痢,消食,破癥结痃癖,五膈气,除风明目及肺气水肿,利大小肠,皮肤痒。痔肿可炙熨",《开宝本草》言:"主风痒麻痹,通利关节,劳气咳嗽,背膊闷倦,散留结、胸膈痰滞,逐水,消胀满、大肠风,安胃,止风痛",《医学启源》载:"治胸中痞塞,泄肺气。《主治秘诀》云:其用有四:破心下坚痞一也;利胸中气,二也;化痰,三也;消食,四也。又云:破气",《食物本草》曰:"治产后肠出不收",《现代实用中药》言:"治咳嗽,水肿,便秘,子宫下垂,脱肛"。

基于对古本草文献的学习认知及对临床经验的总结,颜老认为枳壳味苦、酸,性微寒,归肺、脾、胃、大肠经,具有理气宽胸、行滞消积的功效,主要用于治疗胸膈痞满、胁肋胀痛、食积不化、脘腹胀满、下痢后重、脱肛、子宫脱垂。

（14）桑寄生

桑寄生始载于《本经》，就其药性而言，《本经》云："苦，平"，《别录》曰："甘，无毒"，《滇南本草》言："性微温，味苦、甘"，《纲目》载："苦、辛，无毒"，《品汇精要》曰："气之薄者，阳中之阴"，《本草正义》言："味苦，性凉"，《本草汇言》云："阳中之阴，可升可降，通行手足阴阳十二经"，《得配本草》曰："入足厥阴经"，《药性切用》言："入肝、肾"，《本草再新》曰："入心、肾二经"。在功能主治方面，《本经》曰："主腰痛，小儿背强，痈肿，安胎，充肌肤，坚发、齿，长须眉"，《别录》云："主金疮，去痹，女子崩中，内伤不足，产后余疾，下乳汁"，《药性论》言："能令胎牢固，主怀妊漏血不止"，《日华子本草》曰："助筋骨，益血脉"，《宝庆本草折衷》云："佐以他药，施于胎前诸疾，及产后蓐劳寒热之证，最有验也"，《滇南本草》载："生槐树者，主治大肠下血、肠风带血、痔漏。生桑树者，治筋骨疼痛，走筋络，风寒湿痹。生花椒树者，治脾胃寒冷，呕吐，恶心。翻胃，又用治梅疮毒，妇人下元虚寒或崩漏"，《本草蒙筌》言："散疮疡，追风湿，却背强腰痛。桃寄生（桑寄生之寄于桃树上者），疗蛊中腹内"，《本草正》云："主女子血热崩中胎漏，固血安胎及产后血热诸疾，去风热湿痹，腰膝疼痛，长须眉，坚发齿，凉小儿热毒，痈疳疥癫"，《生草药性备要》曰："消热，滋补，追风。养血散热，作茶饮；舒筋活络，浸酒祛风"，《医林纂要·药性》曰："坚肾泻火"，《本草再新》云："补气温中，治阴虚，壮阳道，利骨节，通经水，补血和血，安胎定痛"，《萃金裘本草述录》曰："祛风痹顽麻，主毒痢脓血，溲血"，《湖南药物志》言："治肝风昏眩，四肢麻木，酸痛，内伤咳嗽，小儿抽搐"。

基于对古本草文献的学习认知及对临床经验的总结，颜老认为桑寄生味苦、甘，性平，归肝、肾经，具有补肝肾、强筋骨、祛风湿、安胎的功效，主要用于治疗腰膝酸痛、筋骨痿弱、肢体偏枯、风湿痹痛、头昏目眩、胎动不安、崩漏下血。

（15）牛膝

牛膝始载于《本经》，就其药性而言，《本经》云："味苦"，《别录》曰："酸，平，无毒"，《滇南本草》言："味酸、微辛，性微温。入肝"，《品汇精要》载："味苦、酸，性平缓，收。气之薄者，阳中之阴"，《本草要略》云："性寒"，《纲目》曰："足厥阴，少阴之药"，《本草正》云："味苦、甘，气微凉。性降而滑，阴也"，《本草经疏》言："味厚气薄，走而能补，性善下行，故入肝、肾"，《本草汇言》曰："入足三阴经，引诸药下行甚捷"，《医林纂要·药性》载："苦、酸、甘、温。熟用甘多酸少；生用酸多甘少"。在功能主治方面，《本经》曰："主寒湿痿痹，四肢拘挛，膝痛不可屈伸，逐血气，伤热火烂，堕胎。久服轻身耐老"，《别录》言："疗伤中少气，男肾阴消，老人失溺，补中续绝，填骨髓，除脑中痛及腰脊痛，妇人月水不通，血结，益精，利阴气，止发白"，《药性论》云："治阴痿，补肾填精，逐恶血流结，助十二经脉，病人虚羸加而用之"，《日华子本草》载："治腰膝软怯冷弱，破癥结，排脓止痛，产后心腹痛并血运，落死胎，壮阳"，《本草衍义》云："与竹木刺入肉，嚼烂罨之，即出"，《汤液本草》曰："强筋，补肝脏风虚"，《本草衍义补遗》言："能引诸药下行"，《滇南本草》载："止筋骨疼，强筋舒筋，止腰膝酸麻，破瘀堕胎，散结核，攻瘰疬，退痈疽、疥癞、血风、牛皮癣、脓窠疮、鼻渊、脑漏等症"，《纲目》曰："治久疟寒热，五淋尿血，茎中痛，下痢，喉痹，口疮，齿痛，痈肿恶疮，伤折"，《本草正》言："主手足血热瘙痹，血燥拘挛，通膀胱涩秘，大肠干结。补髓填精，益阴活血"。

基于对古本草文献的学习认知及对临床经验的总结，颜老认为牛膝味苦、酸，性平，归肝、肾经，具有补肝肾、强筋骨、活血通经、引血（火）下行、利尿通淋的功效，主要用于治疗腰膝酸痛、下肢痿软、血滞经闭、痛经、产后血瘀腹痛、癥瘕、胞衣不下、热淋、血淋、跌打损伤、痈肿恶疮、咽喉肿痛。

（16）黄芪

黄芪始载于《本经》，就其药性而言，《本经》云："味甘,微温",《别录》曰："无毒。生白水者,冷",《日华子本草》言："白水芪,凉",《珍珠囊》曰："纯阳",《医学启源》载："气温,味甘,平。《主治秘要》云:气温味甘,气薄味厚,可升可降,阴中阳也",《汤液本草》曰："入手少阳经。足太阴经、足少阴命门",《本草蒙筌》云："入手少阳,手足太阴",《本草经疏》曰："入手阳明、太阴经",《本草正义》载："味甘,气平,其为俱升,升多降少,阳中微阴。生者微凉,炙性温。专于气分而达表",《药品化义》云："气和味甘而淡",《本草新编》曰："入手太阴,足太阴,手少阴经",《本草易读》言："入足阳明胃,足太阴脾",《医学衷中参西录》云："味甘"。在功能主治方面,《本经》曰："主痈疽,久败疮,排脓止痛,大风癞疾,五痔,鼠瘘,补虚,小儿百病",《别录》云："主妇人子脏风邪气,逐五脏间恶血,补丈夫虚损,五劳羸瘦,止渴,腹痛,泄痢,益气,利阴气",《药性论》言："治发背,内补,主虚喘,肾衰,耳聋,疗寒热。生陇西者,下补五脏",《日华子本草》载："黄芪助气壮筋骨,长肉补血,破癥癖,治瘰疬,瘿赘,肠风,血崩,带下,赤白痢,产前后一切病,月候不匀,消渴,痰嗽,并治头风,热毒,赤目等。白水芪,排脓治血,及烦闷,热毒,骨蒸劳,功次黄芪;赤水芪,治血,退热毒,余功用并同上;木芪治烦,排脓力微于黄芪,遇缺即倍用治",《珍珠囊》曰："益胃气,去肌,止自汗,诸痛用之",《医学启源》云："治虚劳自汗,补肺气,实皮毛,泻肺中火,脉弦自汗。善治脾胃虚弱,疮疡血脉不行,内托阴证,疮疡",《汤液本草》言："心云:补五脏诸虚不足,而泻阴火,去虚热。无汗则发之,有汗则止之",《本草纲目》载："王好古曰:主太阴疟疾。阳维病苦寒热,督脉为病逆气里急",《本草汇言》言："补肺健脾,实卫敛汗,驱风运毒",《本草正》曰："补元阳,充腠理,治劳伤,长肌肉",《本草备要》载："生血,生肌,排脓内托,疮痈圣药。痘疹不起,阳虚无热者宜之",《医学衷中参西录》云："善利小便。善治肢体痿废"。

基于对古本草文献的学习认知及对临床经验的总结,颜老认为黄芪味甘,性温,归肺、脾经,具有益气升阳、固表止汗、利水消肿、托毒生肌的功效,主要用于治疗内伤劳倦、脾虚泄泻、肺虚咳嗽、脱肛、子宫下垂、吐血、便血、崩漏、自汗、盗汗、水肿、血痹、痈疽难溃或久溃不敛及一切气虚血亏之证。

（17）佛手

佛手(佛手柑)始载于《滇南本草》,就其药性而言,《滇南本草》云："味甘、微辛,性温,入肝、胃二经",《滇南本草图说》载："辛、甘、平,无毒",《纲目》曰："辛、酸",《药性纂要》言:"入手、足太阴经",《本经逢原》云："辛、苦、甘、温",《本草再新》曰："入肝、脾、胃三经"。在功能主治方面,《滇南本草》曰："补肝暖胃,止呕吐,消寒痰,治胃气疼,止面寒疼,和中行气",《纲目》言："煮酒饮,治痰气咳嗽。煎汤,治心下气痛",《本经逢原》云："专破滞气,治痢下后重",《本草再新》载："治气舒肝,和胃化痰,破积。治噎膈反胃,消癥瘕、瘰疬",《福建药物志》曰："理气宽胸,化痰消胀。治胸腹胀痛,神经性胃痛,呕吐,喘咳"。

基于对古本草文献的学习认知及对临床经验的总结,颜老认为佛手味辛、苦,性温,入肝、脾、胃经,具有疏肝理气、和胃化痰的功效,主要用于治疗肝气郁结之胁痛、胸闷,肝胃不和、脾胃气滞之脘腹胀痛、嗳气、恶心,久咳痰多。

（18）牡丹皮

牡丹皮始载于《本经》,就其药性而言,《本经》云："味辛,寒",《吴普本草》载："神农、岐伯：辛。李氏：小寒。雷公、桐君：苦，无毒。黄帝：苦，有毒"，《别录》曰："苦，微寒，无毒"，《珍珠囊》言："入手厥阴、足少阴"，《汤液本草》云："气寒，味苦、辛。阴中微阳。辛、苦，微寒，无毒"，《滇南本草》曰："味酸、辛，性寒"，《品汇精要》言："味辛、苦，性微寒，泄，气薄味厚，阴中之阳，臭香"，《纲目》云："治手足少阴、厥阴四经血分伏火"，《本草汇言》载："味辛香，性温平，无毒。入手足厥阴、手足少阳、手足少阴经"，《雷公炮制药性解》曰："入肺经"，《本草备要》言："辛、甘，微寒"，《本草逢原》云："苦、辛、平，无毒"。在功能主治方面，《本经》曰："主寒热，中风瘛疭、痉、惊痫邪气，除症坚瘀血留舍肠胃，安五脏，疗痈疮"，《吴普本草》言："人食之，轻身益寿"，《别录》云："除时气头痛，客热，五劳，劳气，头腰痛，风噤，癫疾"，《药性论》言："治冷气，散诸痛，治女子经脉不通，血沥腰疼"，《日华子本草》云："除邪气，悦色，通关腠血脉，排脓，通月经，消扑损瘀血，续筋骨，除风痹，落胎下胞，产后一切女人冷热血气"，《珍珠囊》曰："治肠胃积血、衄血、吐血，无汗骨蒸"，《纲目》载："张洁古言：治神志不足，能泻阴胞中之火"，《本草经疏》载："李东垣曰：心虚，肠胃积热，心火炽盛，心气不足者，以牡丹皮为君"，《滇南本草》云："破血，行血，消癥瘕之疾，除血分之热，堕胎"，《纲目》曰："和血，生血，凉血。治血中伏火，除烦热"，《本草汇言》载："清心养肾，和肝，利包络。治产后恶血不正，崩中淋血"。

基于对古本草文献的学习认知及对临床经验的总结，颜老认为牡丹皮味苦、辛，性微寒，归心、肝、肾经，具有清热凉血、活血散瘀的功效，主要用于治疗温热病热入血分，发斑、吐衄；热病后期热伏阴分发热；阴虚骨蒸潮热，血滞经闭，痛经，癥瘕，痈肿疮毒，跌仆伤痛，风湿热痹。

（19）决明子

决明子始载于《本经》，就其药性而言，《本经》云："味咸，平"，《别录》曰："苦甘，微寒，无毒"，《品汇精要》言："气厚味薄，阴中阳也"，《雷公炮制药性解》曰："入肝经"，《本草正》言："微苦、微甘，性平、微凉"，《本草经疏》载："足厥阴肝家正药也，亦入胆、肾"，《要药分剂》曰："入肝、胆二经"。在功能主治方面，《本经》曰："治青盲，目淫，肤赤，白膜，眼赤痛，泪出。久服益精光，轻身"，《别录》云："疗唇口青"，《药性论》言："明目，利五脏……除肝家热。朝朝取一匙，接令净，空心吞之，百日见夜光"，《食疗本草》载："主肝家热毒气，风眼赤泪"，《日华子本草》曰："助肝气，益精；水调末涂，消肿毒，协太阳穴治头痛。又贴脑心止鼻洪；作枕胜黑豆，治头风，明目"，《本草衍义补遗》云："益肾，解蛇毒"，《本草汇言》载："祛风散热，清肝明目之药也……贴心胸，止吐血、衄血。作枕统治头脑耳目一切风热诸病"，《医林纂要·药性》曰："泻邪水"，《本草推陈》云："为缓下利尿剂，并有强壮作用，能增进视力。用于高血压，视力减退，肾脏病，肝脏病，小便不利，头重头昏等症有著效"，《湖南药物志》言："明目，利尿。治昏眩，脚气，浮肿，肺痈，胸痹"。

基于对古本草文献的学习认知及对临床经验的总结，颜老认为决明子味苦、甘、咸，性微寒，归肝、肾、大肠经，具有清肝明目、利水通便的功效，主要用于治疗目赤肿痛、羞明泪多、青盲、雀目、头痛头晕、视物昏暗、肝硬化腹水、小便不利、习惯性便秘、肿毒、癣疾。

（20）砂仁

砂仁始载于《药性论》，就其药性而言，《药性论》云："味苦、辛"，《本草拾遗》曰："味酸"，《海药本草》云："味辛，平，咸"，《开宝本草》言："温，无毒"，《汤液本草》载："入手、足太阴、阳明、太阳、足少阴经"，《品汇精要》曰："气之者，阳也。臭香"，《纲目》云："辛，温，涩，无毒"，《本草经疏》载："味辛，气温，无毒。入足太阴、阳明、少阴、厥阴，亦入手太阴、阳明、厥阴。可升可降,降多于升,阳也",《本草求真》言:"专入脾、胃,兼入肺、肾、大小肠、膀胱"。在功能主治方面,《药性论》曰:"主冷气腹痛,止休息气痢,劳损,消化水谷,温暖脾胃",《本草拾遗》言:"主上气咳嗽,奔豚,鬼疰,惊痫邪气",《日华子本草》云:"治一切气,霍乱转筋,心腹痛。能起酒香味",《开宝本草》载:"主虚劳冷泻,宿食不消,赤白泻痢,腹中虚痛,下气",《纲目》载:"治脾胃气结滞不散","补肺醒脾,养胃益肾,理元气,通滞气,散寒次胀痞,噎膈呕吐,止女子崩中,除咽喉口齿浮热,化铜铁骨哽",杨士瀛言:"和中,行气,止痛,安胎",《本草蒙筌》云:"止恶心",《医林纂要·药性》载:"润肾,补肝,补命门,和脾胃,开郁结"。

基于对古本草文献的学习认知及对临床经验的总结,颜老认为砂仁味辛,性温,归脾、胃、肾经,具有化湿开胃、行气宽中、温脾止泻、安胎之功,主要用于治疗湿阻气滞,脘腹胀满、不思饮食、恶心呕吐、腹痛泄泻;妊娠恶阻,胎动不安。

（21）白术

白术始载于《本经》,就其药性而言,《本经》云:"味苦、温",《别录》曰:"甘,无毒",《药性论》言:"味甘、辛",《汤液本草》载:"味厚气薄,阴中阳也。入手太阳、少阴经,足阳明、太阴、少阴、厥阴四经",《珍珠囊补遗药性赋》曰:"味甘,性温,无毒。可升可降,阳也"。在功能主治方面,《本经》曰:"主风寒湿痹,死肌,痉,疸,止汗,除热,消食。作煎饵久服,轻身延年不饥",《别录》云:"主大风在身面,风眩头疼,目泪出。消痰水,逐皮间风水结肿,除心下急满及霍乱吐下不止。利腰脐间血。益津液。暖胃,消谷,嗜食",《药性论》载:"能主大风顽痹,多年气痢,心腹胀痛。破消宿食,开胃,去痰涎,除寒热,止下泄。主面光悦,驻颜,去黯。治水肿胀满。止呕逆、腹内冷痛、吐泻不住及胃气虚冷痢",《新修本草》言:"利小便,及用苦酒渍之,用拭面黯䵟,极效",《药性考》曰:"兼补气血,定痛,（止）呕逆,水肿宜之"。

基于对古本草文献的学习认知及对临床经验的总结,颜老认为白术味苦、甘,性温,归脾、胃经,具有健脾益气、燥湿利水、止汗、安胎之功,主要用于治疗脾气虚弱,神疲乏力、食少腹胀、大便溏薄、水饮内停、小便不利、水肿、痰饮眩晕、湿痹酸痛、气虚自汗、胎动不安。

（22）薏苡仁

薏苡仁始载于《本经》,就其药性而言,《本经》云:"味甘,微寒",《别录》曰:"无毒",《食疗本草》言:"性平",《纲目》曰:"阳明经药",《本草经疏》载:"味甘、淡,微寒……阳中阴,降也",《本草新编》云:"入脾、肾二经,兼入肺"。在功能主治方面,《本经》曰:"主筋急拘挛,不可屈伸,风湿痹,下气。久服轻身益气",《别录》云:"除筋骨邪气不仁,利肠胃,消水肿,令人能食",《药性论》载:"能治热风,筋脉拘急,能令人食。主肺痿肺气,吐脓血,咳嗽涕唾上气。破五溪毒肿",《本草拾遗》言:"主不饥,温气,轻身","煮汁饮之,主消渴",《纲目》曰:"健脾益胃,补肺清热,祛风胜湿。炊饭食,治冷气。煎饮,利小便热淋"。

基于对古本草文献的学习认知及对临床经验的总结,颜老认为薏苡仁味甘、淡,性微寒,归脾胃肺经,具有利湿健脾、舒筋除痹、清热排脓的功效,主要用于治疗水肿、脚气、小便淋沥、湿温病、泄泻、带下、风湿痹痛、筋脉拘挛、肺痈、肠痈、扁平疣。

（23）浙贝母

浙贝母始载于《本草正》,就其药性而言,《本草正》云:"味大苦,性寒。性味俱厚。阴也,降也。乃入手太阴、少阳,足阳明、厥阴之药",《本草求原》曰:"气平,味苦、辛"。在功能主治方面,《本草正》曰:"治肺痈,肺痿,咳喘,吐血,衄血,最降痰气,善开郁结,止疼痛,消胀满,清肝火,明耳目,除时气烦热,黄疸,淋闭,便血,溺血;解热毒,杀诸虫及疗喉痹,瘰疬,乳痈,发背,一切痈疽肿毒,湿热恶疮,痔漏,金疮出血,火疮疼痛",《本经逢原》云:"治疝瘕,喉痹,乳难,金疮,风痉,一切痈疡",《本草从新》曰:"去时感风热",《纲目拾遗》载:"解毒利痰,开宣肺气,凡肺家夹风火有痰者宜此"。

基于对古本草文献的学习认知及对临床经验的总结,颜老认为浙贝母味苦,性寒,归肺、心经,具有清热化痰、降气止咳、散结消肿之功,主要用于治疗风热或痰热咳嗽、肺痈吐脓、瘰疬瘿瘤、疮痈肿毒。

(24) 柴胡

柴胡始载于《本经》,就其药性而言,《本经》云:"味苦,平",《别录》曰:"微寒,无毒",《医学启源》载:"气味平,微苦",《主治秘要》云:"味微苦,性平微寒。气味俱轻,阳也,升也",《本草正》言:"味苦、微辛,气平微寒。气味俱轻,升也,阳中之阴"。在功能主治方面,《本经》曰:"主心腹,去肠胃中结气,饮食积聚,寒热邪气,推陈致新,久服轻身明目益精",《别录》云:"除伤寒心下烦热,诸痰热结实,胸中邪逆,五脏间游气,大肠停积,水胀,及湿痹拘挛。亦可作浴汤",《珍珠囊》载:"去往来寒热,胆痹,非柴胡梢子不能除",《纲目》曰:"治阳气下陷,平肝、胆、三焦、包络相火,及头痛眩运,目昏赤痛障翳,耳聋鸣,诸疟,及肥气寒热,妇人热入血室,经水不调,小儿痘疹余热,五疳羸热"。

基于对古本草文献的学习认知及对临床经验的总结,颜老认为柴胡味苦、辛,性微寒,归肝、胆经,具有解表退热、疏肝解郁、升举阳气的功效,主要用于治疗外感发热,寒热往来,疟疾,肝郁胁痛乳胀,头痛头眩,月经不调,气虚下陷之脱肛、子宫脱垂、胃下垂。

(25) 瓦楞子

瓦楞子始载于《本草蒙筌》,就其药性而言,《本草蒙筌》云:"味咸,气温,无毒",《纲目》曰:"甘、咸,平,气温,无毒",《药性切用》言:"甘、酸,性平",《本草求真》云:"入肝",《要药分剂》曰:"入肝经,兼入肺、脾二经",《本草再新》言:"味苦、酸,性凉"。在功能主治方面,《本草拾遗》曰:"烧,以米醋三度淬后,醋膏丸。治一切血气、冷气、癥癖",《要药分剂》载:"《日用本草》云:消痰之功最大,凡痰隔病用之",《丹溪心法》言:"能消血块,次消痰",《本草蒙筌》曰:"消妇人血块立效,虽癥瘕并消;逐男子痰癖殊功,凡积聚悉逐",《纲目》云:"连肉烧存性,研敷小儿走马牙疳",《本草再新》言:"治肝经气血,解热化痰"。

基于对古本草文献的学习认知及对临床经验的总结,颜老认为瓦楞子味甘、咸,性平,归肝、肺、胃经,具有消痰化瘀、软坚散结、制酸止痛的功效,主要用于治疗瘰疬瘿瘤、癥瘕痞块、顽痰久咳、胃痛吐酸、牙疳、外伤出血、冻疮及烫火伤。

(26) 黄芩

黄芩始载于《本经》,就其药性而言,《本经》云:"味苦,平",《别录》曰:"大寒,无毒",《药性论》言:"味苦,甘",《珍珠囊》载:"可升可降,阴也……阴中微阳",《品汇精要》曰:"气薄味厚,阴中微阳。行手太阴经、阳明经",《纲目》言:"入手少阴,阳明,手足太阴、少阳经"。在功能主治方面,《本经》曰:"主诸热黄疸,肠澼、泄痢,逐水,下血闭。(治)恶疮,疽蚀,火疡",《别录》言:"疗痰热,胃中热,小腹绞痛,消谷,利小肠,女子血闭,淋露下血,小儿腹痛",《药性论》载:"能治热毒,骨蒸,寒热往来,肠胃不利,破壅气,治五淋,令人宜畅,去关节烦闷,解热渴,治热腹中疞痛,心腹坚胀",《日华子本草》云:"下气,主天行热疾,疗疮,排脓,治乳痈发背",《纲目》曰:"治风热湿热头疼,奔豚热痛,火咳肺痿喉腥,诸失血"。

基于对古本草文献的学习认知及对临床经验的总结,颜老认为黄芩味苦,性寒,归肺、心、肝、胆、大肠经,具有清热泻火、燥湿解毒、止血、安胎之功,主要用于治疗肺热咳嗽、热病高热神昏、肝火头痛、目赤肿痛、湿热黄疸、泻痢、热淋、吐衄、崩漏、胎动不安、痈肿疔疮。

（27）远志

远志始载于《本经》,就其药性而言,《本经》云:"味苦,温",《别录》曰:"无毒",《品汇精要》言:"气厚于味,阳中之阴,香",《本草经疏》载:"味苦,温,兼微辛。为手少阴经君药,兼入足太阴经",《本草汇言》曰:"味苦、甘、辛"。在功能主治方面,《本经》曰:"主咳逆伤中,补不足,除邪气,利九窍,益智慧,耳目聪明,不忘,强志倍力。久服身轻不老",《别录》云:"利丈夫,定心气,止惊悸,益精,去心下膈气,皮肤中热,面目黄,好颜色延年",《药性论》曰:"治心神健忘,安魂魄,令人不迷,坚壮阳道,主梦邪",《日华子本草》载:"主膈气惊魇,长肌肉,助筋骨。妇人血噤失音,小儿客忤,服无忌",《纲目》言:"治一切痈疽"。

基于对古本草文献的学习认知及对临床经验的总结,颜老认为远志味辛、苦,性微温,归心、肺、肾经,具有宁心安神、去痰开窍、解毒消肿的功效,主要用于治疗心神不安、惊悸失眠、健忘、惊痫、咳嗽痰多、痈疽发背、乳房肿痛。

（28）郁金

郁金始载于《新修本草》,就其药性而言,《新修本草》云:"味辛、苦,寒,无毒",《珍珠囊》曰:"味辛、苦。阴中微阳",《品汇精要》言:"气薄味厚,阴也",《纲目》云:"入心及包络",《本草经疏》载:"入手少阴、足厥阴,兼通足阳明经"。在功能主治方面,《药性论》曰:"治女人宿血气心痛,冷气结聚",《新修本草》言:"主血积,下气,生肌,止血,破恶血,血淋,尿血,金疮",《珍珠囊》云:"凉心",《纲目》载:"治血气心腹痛,产后败血冲心欲死,失心癫狂,蛊毒",《本草正》云:"止吐血、衄血,单用治妇人冷气血积,结聚气滞,心腹作痛",《本草备要》曰:"行气,解郁,泄血,破瘀。凉心热,散肝郁。治妇人经脉逆行"。

基于对古本草文献的学习认知及对临床经验的总结,颜老认为郁金味辛、苦,性寒,归心、肝、胆经,具有活血止痛、行气解郁、清心凉血、疏肝利胆的功能,主要用于治疗胸腹胁肋诸痛,妇女痛经、经闭、癥瘕结块,热病神昏,癫狂,惊痫,吐血,衄血,血淋,砂淋,黄疸。

（29）紫苏梗

紫苏梗始载于《纲目》,就其药性而言,《纲目》云:"辛、温,无毒",《药品化义》曰:"味甘微辛,性微温。能生能降。性气与味俱薄。入脾、胃、肺三经",《本草崇原》云:"辛,平"。在功能主治方面,《本草崇原》载:"主宽中行气,消饮食,化痰涎。治噎膈反胃,止心腹痛",《本草通玄》云:"能行气安胎",《得配本草》曰:"疏肝,利肺,理气,和血,解郁,止痛,定嗽,安胎"。

基于对古本草文献的学习认知及对临床经验的总结,颜老认为紫苏梗味辛,性温,归脾、胃、肺经,具有理气宽中、安胎、和血之功,主要用于治疗脾胃气滞,脘腹痞满、胎气不和、水肿脚气、咯血吐衄。

（30）紫菀

紫菀始载于《本经》,就其药性而言,《本经》云:"味苦,温",《别录》曰:"辛,无毒",《药性论》言:"味苦,平",《品汇精要》载:"味苦、辛,性温散。气厚味薄,阳中之阴。臭香"。在功能主治方面,《本经》曰:"主咳逆上气,胸中寒热结气,去蛊毒,痿蹶,安五脏",《别录》云:"疗咳唾脓血,止喘悸,五劳体虚,补不足,小儿惊痫",《药性论》载:"能治尸疰,补虚下气,及胸胁逆气,治百邪鬼魅,劳气虚热",《新修本草》言:"治气喘,阴痿",《本草衍义》曰:"益肺气"。

　　基于对古本草文献的学习认知及对临床经验的总结,颜老认为紫菀味苦、辛,性温,归肺经,具有润肺下气、化痰止咳的功效,主要用于治疗咳嗽、肺虚劳咳、肺痿肺痈、咳吐脓血、小便不利。

　　(31) 半夏

　　半夏始载于《本经》,就其药性而言,《本经》云:"味辛,平",《别录》曰:"生微寒,熟温,有毒",《药性论》言:"有大毒",《日华子本草》云:"味,辛",《珍珠囊》曰:"苦、辛",《医学启源》载:"气微寒,味辛、平。《主治秘要》云,性温,味辛、苦,气味俱薄,沉而降,阴中阳也",《汤液本草》曰:"入足阳明经、太阴经、少阳经",《雷公炮制药性解》言:"入肺、脾、胃三经",《本草经疏》云:"入足太阴、阳明、少阳,亦入手少阴经",《本草汇言》载:"有小毒,入手阳明、太阴、少阴三经",《本草再新》云:"入肝、脾、肺三经"。在功能主治方面,《本经》曰:"主伤寒寒热,心下坚,下气,喉咽肿痛,头眩胸胀,咳逆,肠鸣,止汗",《别录》云:"消心腹胸膈痰热满结,咳嗽上气,心下急痛坚痞,时气呕逆,消痈肿,堕胎,疗痿黄,悦泽面目。生,令人吐,熟,令人下",《药性论》言:"能消痰涎,开胃健脾,止呕吐,去胸中痰满,下肺气,主咳结。新生者摩涂痈肿不消,能除瘤瘿。气虚而有痰气,加而用之",《日华子本草》曰:"治吐食反胃,霍乱转筋,肠腹冷,痰疟",《本草图经》言:"主胃冷呕哕,方药之最要",《珍珠囊》曰:"除痰涎,胸中寒痰,治太阳痰瘀头痛",《医学启源》载:"治寒痰及形寒饮冷伤肺而咳,大和胃气,除胃寒,进饮食。治太阳痰厥头痛,非此不能除。《主治秘要》云,其用有四:燥脾胃湿一也;化痰二也;益脾胃之气三也,消肿散结四也",《纲目》载:"朱丹溪曰:治眉棱骨痛……王好古云:补肝风虚",《本草蒙筌》曰:"截痰厥头痛,止痰饮胁痛,散逆气,除呕恶,开结气,发音声,脾泻兼驱,心汗且敛",《纲目》云:"治腹胀,目不得瞑,白浊,梦遗,带下",《本草从新》言:"能走能散,和胃健脾,除湿化痰,发表开郁,下逆气,止烦呕,发声音,救暴卒",《医林纂要·药性》载:"润肾补肝,健脾和胃,开阖阴阳,通利关节"。

　　基于对古本草文献的学习认知及对临床经验的总结,颜老认为半夏味辛,性温,有毒,归脾、胃、肺经,具有燥湿化痰、降逆止呕、消痞散结的功效,主要用于治疗咳喘痰多、呕吐反胃、胸脘痞满、头痛眩晕、夜卧不安、瘿瘤痰核、痈疽肿毒。

　　(32) 瓜蒌

　　瓜蒌始载于《本经》,就其药性而言,《本经》云:"苦、寒",《本草衍义补遗》曰:"味甘,性润",《滇南本草》言:"性微寒,入肺经",《本草蒙筌》载:"味甘、苦,气寒。味厚气薄,阴也。无毒",《纲目》云:"苦、寒,无毒",《本草汇言》载:"味甘。微苦,气寒。味厚气薄,阴也。入手少阴、太阴经",《本草新编》曰:"入肺、胃二经",《药义明辨》云:"味大甘、微苦",《陕西中药志》言:"入肺、胃、大肠经三经"。在功能主治方面,《别录》曰:"主胸痹,悦泽人面",《本草图经》云:"主消渴",《注解伤寒论》言:"泄胸中郁热",《珍珠囊补遗药性赋》曰:"治乳痈",《本草衍义补遗》载:"治嗽之要药……洗涤胸膈中垢腻,治消渴之细药也",《滇南本草》云:"治寒嗽,伤寒结胸,解渴,止烦",《本草蒙筌》载:"味甘补肺捷,性润下气佳,令垢涤郁开,俾火弥痰降。凡虚怯痨嗽当求。解消渴生津,悦皮肤去皱。下乳汁,炒香酒调末服,止诸血",《纲目》言:"润肺燥,降火。治咳嗽,涤痰结,利咽喉,消痈肿疮毒",《本草新编》曰:"消郁,开胃……祛痰"。

　　基于对古本草文献的学习认知及对临床经验的总结,颜老认为瓜蒌味甘、微苦,性寒,归肺、胃、大肠经,具有清热化痰、宽胸散结、润燥滑肠的功效,主要用于治疗肺热咳嗽、胸痹、结胸、消渴、便秘、痈肿疮毒。

（33）旋覆花

旋覆花始载于《本经》，就其药性而言，《本经》云："味咸、温"，《别录》曰："甘，微冷利，有小毒"，《药性论》言："味甘，无毒"，《品汇精要》载："气厚味薄，阳中阴也"，《纲目》曰："乃手太阴肺、手阳明大肠药也"，《雷公炮制药性解》云："入肺、肝、大肠、膀胱四经"，《本草新编》言："入心、肝、大小肠"。在功能主治方面，《本经》曰："主结气胁下满，惊悸，除水，去五脏间寒热，补中，下气"，《别录》云："消胸上痰结，唾如胶漆，心胁痰水，膀胱留饮，风气湿痹，皮间死肉，目中眵蔑，利大肠，通血脉，益色泽"，《药性论》言："主肋胁气，下寒热水肿，主治膀胱宿水，去逐大腹，开胃，止呕逆不下食"，《日华子本草》曰："明目，治头风，通血脉"，《汤液本草》载："发汗、吐、下后，心下痞，噫气不除者宜此"，《医学入门·本草》言："逐水，消痰，止咽噎"，《医林纂要·药性》云："补心，通血脉，泄肺，降逆气"，《药性切用》曰："下气定喘，软坚化痰，为疏理风气水湿专药"，《药性考》载："治噎消痰，止呕利脏，腹疮唇裂，染须乌发，头风白屑"。

基于对古本草文献的学习认知及对临床经验的总结，颜老认为旋覆花味苦、辛、咸，微温，归肺、胃、大肠经，具有消痰行水、降气止呕的功效，主要用于治疗咳喘痰黏、哕噫噫气、胸痞胁痛。

（34）栀子

栀子始载于《本经》，就其药性而言，《本经》云："味苦，寒"，《别录》曰："大寒，无毒"，《医学启源》载："性寒，味苦，气薄味厚，轻清上行，气浮而味降，阳中阴也"，《汤液本草》言："气寒，味微苦。入手太阴经"，《品汇精要》曰："气薄味厚，阴也。臭香"，《雷公炮制药性解》载："入心、肺、大小肠、胃、膀胱六经"，《药品化义》云："入肺、胃、肝、胆、三焦、胞络六经"，《医林纂要·药性》曰："苦、酸，寒"。在功能主治方面，《本经》曰："主五内邪气，胃中热气，面赤，酒疱齄鼻，白癞，赤癞，疮疡"，《别录》云："疗目热亦痛，胸心、大小肠大热，心中烦闷，胃中热气"，《本草经集注》言："治伤寒（病），解踯躅毒"，《药性论》载："杀蟅虫毒，去热毒风，利五淋，主中恶，通小便，解五种黄病，明目，治时疾除热及消渴口干，目赤肿病（痛）"，《食疗本草》曰："主瘖哑，紫癜风，黄疸积热心躁"，《医学启源》载："其用有四：去心经客热一也；除烦躁二也；去上焦虚热三也；治风热四也"，《汤液本草》载："《药类法象》云，治心烦懊㤓而不得眠，心神颠倒欲绝，血滞而小便不利"，《纲目》载："朱丹溪曰，泻三焦火，清胃脘血，治热厥心痛，解热郁，行结气"，《本草蒙筌》言："去赤目作障，止霍乱转筋"，《纲目》曰："治吐血衄血，血痢下血，血淋，损伤瘀血，及伤寒劳复，热厥头痛，疝气，汤火伤"，《本草新编》曰："止心胁疼痛，泄上焦火邪，祛湿中之热，消五痔黄病，止霍乱转筋，赤痢。用之吐则吐，用之利则利"，《医林纂要·药性》言："泻心火，安心神，敛相火妄行，瀹三焦之水道"。

基于对古本草文献的学习认知及对临床经验的总结，颜老认为栀子味苦，性寒，归心、肝、肺、胃、三焦经，具有泻火除烦、清热利湿、凉血解毒的功能，主要用于治疗热病心烦，肝火目赤，头痛，湿热黄疸，淋证，吐血衄血，血痢尿血，口舌生疮，疮疡肿毒，扭伤肿痛。

（35）竹茹

竹茹始载于《别录》，就其药性而言，《别录》云："微寒"，《药性论》曰："味甘"，《汤液本草》言："气微寒，味苦"，《纲目》云："甘，微寒，无毒"，《本草经疏》言："入足阳明胃经"，《药品化义》载："气和，味苦，性凉，能升能降，性气与味俱轻。入胆、胃二经"，《本草经解》言："入足太阳膀胱、足太阴脾经"，《本草求真》云："味甘而淡，气寒而滑"，《本草再新》曰："味甘、辛，性微寒。入心、肺二经"，《本草求原》载："苦竹茹兼入心，大寒"。在功能主治方面，

《别录》曰："主呕哕,温气寒热,吐血,崩中,溢筋",《药性论》云："止肺痿唾血,鼻衄,治五痔",《食疗本草》言："苦竹茹,主下热壅;淡竹茹,主噎膈",《医学入门·本草》载："治虚烦不眠,伤寒劳复,阴筋肿缩腹痛,妊娠因惊心痛,小儿痫口噤,体热",《纲目》曰："淡竹茹:治伤寒劳复,小儿热痫,妇人胎动;苦竹茹:水煎服,止尿血。筀竹茹:治劳热",《本草经疏》载："解阳明热,凉血",《本草汇言》言："清热化痰,下气止呃",《本草正》云："治妇人血热崩淋小儿风热癫痫,痰气喘咳,小水热涩",《本草述》曰："除胃烦不眠,清阳气,解虚热,疗妊娠烦躁",《本草再新》言："润肺,化瘀血,消痈痿肿毒"。

基于对古本草文献的学习认知及对临床经验的总结,颜老认为竹茹味甘,性微寒,归脾、胃、胆经,具有清热化痰、除烦止呕、安胎凉血的功效,主要用于治疗肺热咳嗽、烦热惊悸、胃热呕呃、妊娠恶阻、胎动不安、吐血、衄血、尿血、崩漏。

(36) 神曲

神曲始载于《珍珠囊》,就其药性而言,《珍珠囊》云："辛,纯阳",《汤液本草》曰："气暖,味甘,入足阳明经",《滇南本草》言："性平,味甘",《纲目》云："甘、辛,温,无毒",《雷公炮制药性解》言："入脾、胃二经",《药品化义》载："属阳,体干,色白,气香,味微甘,性温,能升能降,气与味俱后",《本草经解》曰："入足厥阴肝经,足阳明胃经"。在功能主治方面,《药性论》曰："化水谷宿食,症结积滞,健脾暖胃",《珍珠囊》言："益胃气",《汤液本草》载："疗脏腑中风气,调中下气,开胃消宿食。主霍乱,心膈气,痰逆,除烦,破癥结,及补虚,去冷气,除肠胃中塞,不下食,能治小儿腹坚大如盘,胸中满,胎动不安,或腰痛抢心,下血不止",《滇南本草》云："宽中,扶脾胃以进饮食,消隔宿停留胃内之食,止泻",《医学入门·本草》言："治小儿痢疾",《纲目》曰："消食下气,除痰逆霍乱泄痢胀满,闪挫腰痛者",《本草述》载："治伤暑,伤饮食,伤劳倦,疟气痞证,水肿胀满积聚,痰饮咳嗽,呕吐反胃,霍乱,蓄血,心痛,胃脘痛,胁痛,痹痿眩晕,身重,不能食,黄疸",《本经逢原》言："其功专于消化谷麦酒积,陈久者良",《本草再新》云："消瘰疬疽瘤"。

基于对古本草文献的学习认知及对临床经验的总结,颜老认为神曲味甘、辛,性温,归脾、胃经,具有消食化积、健脾和胃的功效,主要用于治疗饮食停滞、消化不良、脘腹胀满、食欲不振、呕吐泻痢。

(37) 青皮

青皮始载于《本草图经》,就其药性而言,《本草图经》云："味苦",《珍珠囊》曰："苦、辛、咸。阴中之阳",《医学启源》载："气温,味辛。《主治秘诀》云,性寒,味苦,气味俱厚,沉而降,阴也",《纲目》载："张洁古曰,入厥阴、少阳经",《汤液本草》言："性寒,气厚",《品汇精要》云："气薄味厚。臭香",《本草蒙筌》曰："入少阳三焦、胆腑",《医学入门·本草》言："无毒",《本草正》云："味苦,辛,微酸",《本草经解》载："入足厥阴肝经、手太阴肺经、手少阴心经"。在功能主治方面,《本草图经》曰："主气滞,下食,破积结及膈气",《医学启源》载："《主治秘要》云,其用有五:厥阴、少阳之分有病用之一也;破坚癖二也;散滞气三也;去下焦诸湿四也。治左胁有积气五也",《本草蒙筌》言："消坚癖小腹中,温疟热盛者莫缺;破滞气左协下,郁怒痛甚者须投;劫疝疏肝,消食宽胃",《医学入门·本草》曰："泻肝气,治胁痛、疝气,及伏胆家动火惊症",《纲目》云："治胸膈气逆,胁痛,小腹疝气,消乳肿,疏肝胆,泻肺气",《本草备要》曰："除痰消痞,治肝气郁结,胁痛多怒,久疟结癖肿",《医林纂要·药性》言："补肝,泻肺",《增订治疗汇要》云："解疔毒"。

基于对古本草文献的学习认知及对临床经验的总结，颜老认为青皮味苦、辛，性温，归肝、胆、胃经，具有疏肝破气、消积化滞的功效，主要用于治疗肝郁气滞之胁肋胀痛、乳房胀痛、乳核、乳痈、疝气疼痛，食积气滞之胃脘胀痛，以及气滞血瘀所致的癥瘕积聚、久疟癖块。

（38）鲜地黄

鲜地黄始载于《别录》，就其药性而言，《别录》云："大寒"，《药性论》曰："味甘，平，无毒"，《医学启源》载："《主治秘要》云，性寒，味苦。气薄味厚，沉而降。阴也"，《本草通玄》言："入心、肾二经"，《本草新编》云："入足少阴及足太阴"，《本经逢原》言："入手足少阴、厥阴，兼行足太阴、手太阳"，《本草再新》曰："味甘、苦，性微寒"。在功能主治方面，《别录》曰："主妇人崩中血不止，及产后血上薄心闷绝，伤身胎动下血，胎不落，堕坠腕折，瘀血，留血，衄鼻，吐血，皆捣饮之"，《药性论》言："解诸热，破血，通利月水闭绝，亦利水道。捣薄心腹，能消瘀血。病人虚而多热，加而用之"，《食疗本草》云："主齿痛，吐血，折伤"，《四声本草》曰："黑须发"，《医学启源》载："凉血补血，补肾水真阴不足。《主治秘要》云，其用有三：凉血一也；（除）皮肤燥二也；去诸湿（热）三也"，《珍珠囊》云："凉心火之血热，泻脾土之湿热，止鼻中之衄热，除五心之烦热"，《眼科全书》言："散血，凉血，活血，生血，及凉心肾，治眼"，《本草新编》云："凉头面之火，清肺肝之热，热血妄行，或吐血，或衄血，或下血，宜用之为主"，《本草从新》载："消小肠火，清燥金，平诸血逆，消瘀通经。治吐衄，崩中，热毒痢疾，肠胃如焚，伤寒瘟疫痘证，诸大热、大渴引饮，折跌绝筋，利大小便"。

基于对古本草文献的学习认知及对临床经验的总结，颜老认为鲜地黄味甘、苦，性寒，归心、肝、肾经，具有清热凉血、生津润燥的功能，主要用于治疗急性热病，高热神昏、斑疹、津伤烦渴，血热妄行之吐血、衄血、崩漏、便血，口舌生疮，咽喉肿痛，劳热咳嗽，跌打伤痛、痈肿。

（39）川芎

川芎始载于《本经》，就其药性而言，《本经》云："味辛，温"，《吴普本草》载："神农、黄帝、岐伯、雷公：辛，无毒。扁鹊：酸，无毒。李氏：生温，熟寒"，《新修本草》言："味苦、辛"，《珍珠囊》曰："味辛，气温无毒。升也，阳也"，《医学启源》载："《主治秘要》云，性温，味辛苦，气厚味薄，浮而升，阳也"，《汤液本草》言："入手、足厥阴经、少阳经"，《品汇精要》云："味辛，性温散，气之厚者阳也，臭香。行手、足厥阴经、手、足少阳经"，《本草正》曰："味辛、微甘，气温"，《药品化义》载："入肝、脾、三焦三经……属纯阳……能升能降"。在功能主治方面，《本经》言："主中风入脑，头痛，寒痹，筋挛缓急，金创，妇人血闭无子"，《别录》云："除脑中冷动，面上游风去来，目泪出，多涕唾，忽忽如醉，诸寒冷气，心腹坚痛，中恶，卒急肿痛，胁风痛，温中内寒"，《本草经集注》曰："齿根出血者，含之多瘥"，《药性论》云："治腰脚软弱，半身不遂，主胞衣不出，治腹内冷痛"，《日华子本草》载："治一切风，一切气，一切劳损，一切血，补五劳，壮筋骨，调众脉，破癥结宿血，养新血，长肉，鼻洪，吐血及溺血，痔瘘，脑痈发背，瘰疬瘿赘，疮疥，及排脓消瘀血"，《珍珠囊》曰："散诸经之风……治头痛，颈痛……上行头角，助清阳之气，止痛；下行血海，养新生之血调经"，《医学启源》载："《主治秘要》云：其用有四：少阳引经一也；诸头痛二也；助清阳之气三也；去湿气在头四也"，《纲目》载："王好古曰搜肝气，补肝血，润肝燥，补风虚"，《纲目》曰："燥湿，止泻痢，行气开郁"。

基于对古本草文献的学习认知及对临床经验的总结，颜老认为川芎味辛，性温，归肝、胆、心包经，具有活血祛瘀、行气开郁、祛风止痛的功效，主要用于治疗月经不调、经闭痛经、产后瘀滞腹痛、癥瘕肿块、胸胁疼痛、头痛眩晕、风寒湿痹、跌打损伤、痈疽疮疡。

（二）药性情况分析

本研究应用中医传承辅助平台,系统分析了颜教授用药药性规律,着重分析了药物四气、五味和归经的出现频次。中药药性是指中药与疗效有关的性质与性能,其核心内容是四气与五味。

四气也称四性,即寒、热、温、凉四种药性,它反映药物在影响人体阴阳盛衰、寒热变化方面的作用倾向(性质),是说明药物作用性质的重要概念之一。温热属阳,寒凉属阴。温次于热,凉次于寒,即在共同性质中又有程度上的差异。药性寒热温凉,是从药物作用于机体所发生的反应概括出来的,是与所治疾病的寒热性质相对应的。故药性的确定以用药反应为依据,以病证寒热为基准。能够减轻或消除热证的药物,一般属于寒性或凉性,如黄芩、板蓝根对于发热口渴、咽痛等热证有清热解毒作用,表明这两种药具有寒性。能够减轻或消除寒证的药物,一般属于温性或热性,如附子、干姜对于腹中冷痛、四肢厥冷、脉沉无力等寒证具有温中散寒作用,表明这两种药具有热性。从临床功能分析,寒凉药一般具有清热、泻火、凉血、解热毒等作用,温热药一般具有温里散寒、补火助阳、温经通络、回阳救逆的作用。本研究显示,颜教授处方中所使用药物温性(7998 次)最多,其次为凉性(7866 次),平性(6763 次),寒性(3942 次),热性(95 次)。由此可见,颜教授用药较少使用寒热性质突出之品,而多使用温凉平缓之药,特别是平性药频次高达 6763 次,突出体现了颜教授用药平和之特点。

五味即指药物因功效不同而具有辛、甘、酸、苦、咸等味,既是药物作用规律的高度概括,又是部分药物真实滋味的具体表示。本研究显示,颜教授处方用药以苦味最多(15 260 次),其次为甘味(10 810 次),辛味(10 453 次),酸味(2794 次),咸味(1651 次),淡味(1203 次),涩味(186 次)。从临床涵义来理解,苦具有能泄、能燥、能坚的作用。其中能泄的含义广泛,包括:①通泄,如大黄泻下通便,用于热结便秘。②降泄,如杏仁降泄肺气,用于肺气上逆之咳喘;枇杷叶除能降泄肺气外,还能降泄胃气,用于胃气上逆之呕吐呃逆。③清泄,如栀子、黄芩清热泻火,用于火热上炎、神躁心烦、目赤口苦等症状。颜教授在临床上善用通腑佐法治疗各类临床杂症,这可能是苦味药应用频率较高的原因之一。至于甘味,具有能补、能缓、能和的特点,即有补益、缓急止痛、调和药性、和中的作用,这与颜教授平和的临床用药特点相一致。

二、用药剂量规律研究

将频次前 30 位药物的所有使用剂量和相应剂量的使用频次进行统计,具体见表 4-4。出现频次最高的赤芍、陈皮、丹参、茯苓的用量和处方药味个数(即该药所用的剂量数对应的方剂中有多少味中药)见图 4-3~图 4-10。

表 4-4　高频次药物的使用剂量和相应剂量的使用次数

序号	中药名称	处方常用药物的使用剂量及相应频次
1	赤芍	15g(738),12g(435),10g(38),6g(2),13g(2),5g(1),18g(1),20g(1),30g(1)
2	陈皮	10g(752),6g(190),8g(61),5g(9),4g(7),12g(3),3g(2),15g(1),18g(1),30g(1)
3	丹参	20g(348),15g(347),30g(246),12g(51),18g(9),10g(8),8g(1),6g(1)
4	茯苓	30g(721),20g(174),15g(23),10g(5),12g(2),3g(1),6g(1)
5	白芍	15g(478),12g(332),10g(53),18g(22),30g(9),20g(6),6g(3),5g(1),13g(1)

续表

序号	中药名称	处方常用药物的使用剂量及相应频次
6	炒酸枣仁	30g(443),20g(282),15g(41),18g(5),10g(3),12g(2),6g(2),8g(2),2g(1)
7	首乌藤	30g(753),15g(3),20g(2),12g(2),10g(1)
8	当归	6g(336),10g(221),12g(48),15g(25),5g(8)
9	牡蛎	30g(618),20g(19),15g(1)
10	香附	10g(608),6g(6),12g(1)
11	生甘草	5g(309),6g(248),3g(18),4g(8),2g(3),8g(2),15g(1)
12	龙骨	30g(542),20g(17),15g(1)
13	枳壳	10g(346),6g(153),5g(7),12g(2),3g(1),8g(1),15g(1),60g(1)
14	桑寄生	30g(460),15g(7),10g(1),20g(1)
15	怀牛膝	12g(225),15g(138),10g(58),18g(2),16g(1)
16	生黄芪	15g(173),20g(76),30g(73),8g(39),12g(34),10g(8),50g(4),16g(1),8g(1),45g(1), 60g(1),70g(1)
17	佛手	6g(403),15g(1)
18	牡丹皮	10g(358),6g(29),15g(7),3g(3),12g(1)
19	决明子	30g(313),20g(52),15g(26),12g(2),3g(1),8g(1),40g(1)
20	砂仁	5g(312),3g(53),4g(16),6g(5),2g(3),10g(1),20g(1),30g(1)
21	炒白术	12g(292),15g(68),10g(14),5g(2),6g(1),30g(1)
22	浙贝母	10g(347),5g(8),6g(7),3g(5),4g(3),8g(1),15g(1)
23	生薏苡仁	30g(335),15g(25),10g(2),20g(1)
24	益母草	30g(198),15g(99),20g(39),12g(6),10g(3),11g(1),16g(1),50g(1),60g(1)
25	黄芩	10g(251),6g(71),5g(7),4g(4),30g(3),20g(2),12g(1),15g(1)
26	党参	12g(178),15g(119),10g(28),18g(3),20g(3),16g(1)
27	瓜蒌	30g(189),20g(41),12g(37),15g(34),10g(8),4g(1),8g(1),24g(1)
28	苦杏仁	10g(274),5g(9),3g(7),6g(5),8g(2)
29	连翘	10g(264),3g(7),5g(7),6g(4),4g(2),8g(1),12g(1)
30	大枣	10g(166),30g(39),6g(38),25g(20),50g(10),20g(9),5g(6),15g(5),3g(1),9g(1),40g(1)

注:表中括号内为相应剂量的出现次数。

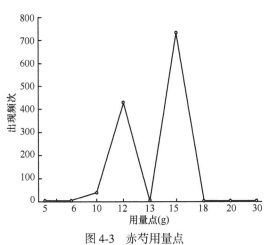

图 4-3　赤芍用量点

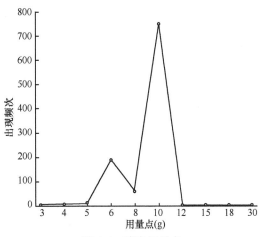

图 4-4　陈皮用量点

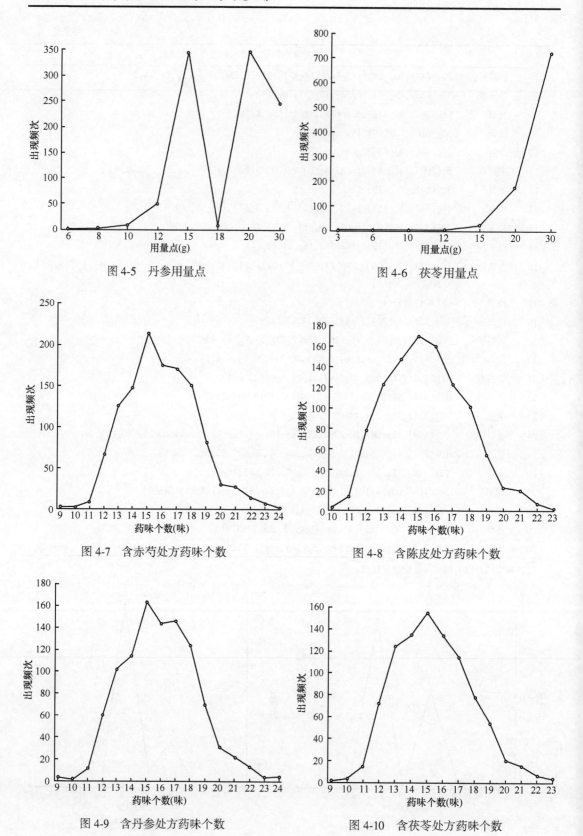

图 4-5　丹参用量点

图 4-6　茯苓用量点

图 4-7　含赤芍处方药味个数

图 4-8　含陈皮处方药味个数

图 4-9　含丹参处方药味个数

图 4-10　含茯苓处方药味个数

　　本研究应用中医传承辅助系统,运用数据挖掘方法分析颜教授用药剂量规律。研究显示,处方中常用的药物包括:赤芍、陈皮、白芍、首乌藤、当归、牡蛎、香附、甘草、龙骨、枳壳、怀牛膝、黄芪、佛手、牡丹皮、砂仁、炒白术、浙贝母、生薏苡仁、益母草、黄芩、党参、瓜蒌、苦杏仁、连翘、大枣、生地黄、郁金、白蒺藜、金银花、柴胡等。笔者将处方中高频次药物的最常使用剂量与2010版《药典》中的剂量范围进行了对比。结果显示,赤芍最常用的剂量为15g,与《药典》中规定的用量6~15g相符;陈皮最常用的剂量为10g,与《药典》中规定的3~10g相符;白芍最常用的剂量为15g,与《药典》中规定的10~15g相符;首乌藤最常用的剂量为30g,与《药典》中规定的15~30g相符;当归最常用的剂量为6g,与《药典》中规定的5~15g相符;牡蛎最常用的剂量为30g,与《药典》中规定的10~30g相符;香附最常用的剂量为10g,与《药典》中规定的6~12g相符;甘草最常用的剂量为5g,与《药典》中规定的3~10g相符;龙骨最常用的剂量为30g,与《药典》中规定的15~30g相符;枳壳最常用的剂量为10g,与《药典》中规定的3~10g相符;怀牛膝最常用的剂量为12g,与《药典》中规定的6~15g相符;黄芪最常用的剂量为15g,与《药典》中规定的10~15g相符;佛手最常用的剂量为6g,与《药典》中规定的3~10g相符。同时,本研究对处方中的药物数量进行了初步统计。以处方中最常用的四味药赤芍、陈皮、丹参、茯苓为例,出现频次最高的处方药味个数均是15个,纵观颜老的所有处方,极少见到25味药以上的大处方。

　　本研究所得结果较好地印证了颜教授的用药经验。颜教授喜用平和药,又往往能从平和之中获取奇效。他认为,人体是一个有机整体,具有自我调节及祛邪抗病的本能。而机体之所以染病,是由于正气虚、阴阳失衡、血气逆乱、脏腑失调等所致。医生指导患者用药治病,无非是创造有利条件,促进机体生理功能尽快恢复正常,以强盛的正气抗御邪气,绝不能因用药而再伤正气,或造成机体功能的新紊乱。倘若用药猛浪,唯以克伐为用,虽调节较快而致新紊乱,或攻邪有力而必伤正气。再者,从颜教授的剂量使用上,可以发现颜教授所使用的方剂具有药少而精、药专而宏、配伍精良的特点,充分做到了根据患者的年龄、体质、病因、疾病的阶段选择有效的剂量,随证施量,因人而异、因时而异、因病而异,用小剂量和常规剂量治疗取得显著疗效。综上所述,颜教授知药善用、灵活有验,在常用中药中药力平和与较强者占多数,每于平和之中取效,用药轻灵,平中见奇。颜教授作为孟河医家的传人主张遵从古法,从小剂量开始使用,不效逐加,至效即止。同时,本研究亦表明,中医传承辅助平台系统为深入分析、挖掘名老中医的经验提供了良好的平台,值得进一步推广和应用。

第二节　颜教授治疗常见病证用药规律研究

一、胃痛用药规律研究

(一) 用药频次分析

　　对颜教授150首胃痛处方中的药物频次进行统计,使用频次高于30的有20味药,使用频次前3位的分别是陈皮,佛手,香附,具体见表4-5。

表 4-5　方剂中使用频次 30 以上的药物

序号	中药名称	频次	序号	中药名称	频次
1	陈皮	113	11	茯苓	47
2	佛手	96	12	枳壳	46
3	香附	95	13	柴胡	46
4	白芍	94	14	旋覆花	43
5	煅瓦楞子	80	15	炒枣仁	43
6	赤芍	80	16	绿萼梅	37
7	当归	68	17	黄连	36
8	丹参	62	18	吴茱萸	32
9	砂仁	57	19	青皮	32
10	紫苏梗	56	20	首乌藤	31

（二）基于关联规则的组方规律分析

按照药物组合的出现频次由高到低排序，前 3 位分别是佛手，陈皮；陈皮，香附；佛手，香附，具体见表 4-6。分析所得药对的用药规则，结果见表 4-7。关联规则网络见图 4-11。

表 4-6　胃痛处方中药物组合频次

序号	药物组合	频次	序号	药物组合	频次
1	佛手,陈皮	81	11	白芍,佛手	64
2	陈皮,香附	81	12	香附,煅瓦楞子	63
3	佛手,香附	73	13	佛手,陈皮,香附	62
4	白芍,香附	73	14	白芍,陈皮,香附	61
5	白芍,陈皮	68	15	赤芍,佛手	60
6	白芍,赤芍	67	16	佛手,香附,煅瓦楞子	59
7	佛手,煅瓦楞子	66	17	白芍,煅瓦楞子	58
8	赤芍,陈皮	66	18	白芍,赤芍,香附	57
9	赤芍,香附	64	19	白芍,佛手,香附	56
10	陈皮,煅瓦楞子	64	20	佛手,陈皮,煅瓦楞子	55

表 4-7　胃痛处方中药物组合关联规则（置信度大于 0.94）

序号	规则	置信度	序号	规则	置信度
1	白芍,紫苏梗→香附	1	7	砂仁,紫苏梗→陈皮	0.967 742
2	白芍,陈皮,紫苏梗→香附	1	8	赤芍,紫苏梗→香附	0.967 742
3	佛手,旋覆花→煅瓦楞子	0.971 429	9	紫苏梗→陈皮	0.967 742
4	吴茱萸→黄连	0.968 750	10	香附,紫苏梗→陈皮	0.964 286
5	青皮→陈皮	0.968 750	11	佛手,紫苏梗→陈皮	0.961 538
6	吴茱萸,黄连→煅瓦楞子	0.967 742	12	佛手,砂仁→陈皮	0.956 522

续表

序号	规则	置信度	序号	规则	置信度
13	赤芍,佛手,煅瓦楞子→香附	0.954 545	24	紫苏梗,煅瓦楞子→陈皮	0.944 444
14	佛手,香附,紫苏梗→陈皮	0.954 545	25	赤芍,柴胡→白芍	0.944 444
15	白芍,赤芍,佛手,煅瓦楞子→香附	0.952 381	26	白芍,赤芍,陈皮,煅瓦楞子→香附	0.944 444
16	砂仁,香附→陈皮	0.948 718	27	香附,紫苏梗,煅瓦楞子→佛手	0.942 857
17	砂仁→陈皮	0.947 368	28	香附,紫苏梗,煅瓦楞子→陈皮	0.941 176
18	赤芍,佛手,陈皮,煅瓦楞子→香附	0.947 368	29	佛手,紫苏梗,煅瓦楞子→香附	0.941 176
19	白芍,紫苏梗→陈皮,香附	0.945 946	30	佛手,紫苏梗,煅瓦楞子→陈皮	0.941 176
20	白芍,紫苏梗→陈皮	0.945 946	31	佛手,砂仁,香附→陈皮	0.941 176
21	白芍,香附,紫苏梗→陈皮	0.945 946	32	陈皮,紫苏梗,煅瓦楞子→香附	0.941 176
22	紫苏梗,煅瓦楞子→香附	0.945 946	34	陈皮,紫苏梗,煅瓦楞子→佛手	0.941 176
23	紫苏梗,煅瓦楞子→佛手	0.944 444	35	砂仁,煅瓦楞子→陈皮	0.941 176

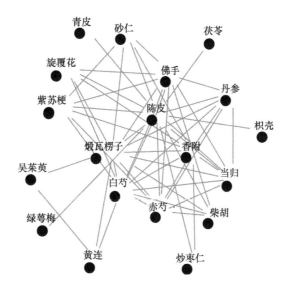

图 4-11　关联规则网络(支持度 30,置信度 0.9)

(三) 基于熵聚类的组方规律分析

1. 基于改进的互信息法的药物间关联度分析

依据方剂数量,结合经验判断和不同参数提取数据的预读,设置相关度为 8,惩罚度为 4,进行聚类分析,得到方剂中两两药物间的关联度,将关联系数 0.03 以上的药对列表,结果见表 4-8。

表 4-8　基于改进的互信息法的药物间关联度分析

药对	关联系数	药对	关联系数
煅瓦楞子,白术	0.042 370	白芍,黄连	0.031 525
煅瓦楞子,炒枳壳	0.038 104	沙参,煅瓦楞子	0.031 440
麦冬,石斛	0.037 450	煅瓦楞子,怀山药	0.031 440
煅瓦楞子,生地	0.036 876	柴胡,煅瓦楞子	0.030 962
生白术,大腹皮	0.034 025	干荷叶,大腹皮子	0.030 807
麦冬,紫苏梗	0.032 562	冬瓜仁,大腹皮子	0.030 807
白芍,旋覆花	0.032 311	麦冬,怀山药	0.030 575
玉竹,枸杞子	0.031 823	白芍,砂仁	0.030 458
柴胡,紫苏梗	0.031 744		

2. 基于复杂系统熵聚类的药物核心组合分析

以改进的互信息法的药物间关联度分析结果为基础,按照相关度与惩罚度约束,基于复杂系统熵聚类,演化出 3~4 味药的核心组合,具体见表 4-9。

表 4-9　基于复杂系统熵聚类的核心组合

序号	核心组合	序号	核心组合
1	旋覆花,甘草,炒神曲	26	砂仁,炒神曲,蔻仁
2	竹茹,全瓜蒌,元明粉	27	延胡索,炒川楝子,青皮
3	木香,生薏苡仁,炒谷芽	28	延胡索,青皮,柴胡
4	木香,生薏苡仁,炒麦芽	29	玉竹,煅瓦楞子,香附
5	木香,炒谷芽,大腹皮	30	生龙牡,首乌藤,炒枣仁
6	木香,炒麦芽,大腹皮	31	生龙牡,首乌藤,珍珠母
7	续断,土茯苓,怀牛膝	32	生龙牡,首乌藤,酸枣仁
8	续断,鱼腥草,怀牛膝	33	生龙牡,酸枣仁,白菊花
9	枳壳,青皮,柴胡	34	佛手,煅瓦楞子,香附
10	枳壳,柴胡,郁金	35	佛手,煅瓦楞子,白术
11	神曲,砂仁,炒神曲	36	佛手,紫苏梗,香附
12	旋覆花,佛手,煅瓦楞子	37	首乌藤,炒枣仁,生龙骨
13	大枣,炙甘草,半枝莲	38	首乌藤,炒枣仁,桑寄生
14	生薏苡仁,炒谷芽,泽泻	39	首乌藤,生龙骨,远志
15	生薏苡仁,炒麦芽,泽泻	40	柴胡,赤芍,郁金
16	生薏苡仁,泽泻,绿萼梅	41	决明子,火麻仁,蒲公英
17	黄芩,砂仁,郁金	42	决明子,火麻仁,生首乌
18	麦冬,煅瓦楞子,香附	43	炒白芍,炙甘草,桂枝
19	麦冬,紫苏梗,香附	44	火麻仁,生首乌,熟地
20	当归,炒谷芽,泽泻	45	火麻仁,生首乌,旱莲草
21	当归,丹参,泽泻	46	蔻仁,绿萼梅,桑寄生
22	当归,炒麦芽,泽泻	47	白芍,青皮,柴胡,赤芍
23	当归,泽泻,绿萼梅	48	白芍,青皮,炒白芍,赤芍
24	当归,泽泻,炒白术	49	白芍,柴胡,赤芍,香附
25	当归,绿萼梅,茯苓		

3. 基于无监督熵层次聚类的新处方分析

在以上核心组合提取的基础上,运用无监督熵层次聚类算法,得到 29 个新处方,具体见表 4-10。新处方核心组合药物网络和新处方药物网络见图 4-12、图 4-13。

表 4-10　基于熵层次聚类的治疗胃痛新处方

序号	候选新处方	序号	候选新处方
1	旋覆花,谷芽,麦芽,佛手,煅瓦楞子	15	延胡索,香橼皮,合欢皮,青皮,柴胡
2	白茅根,贝母,土茯苓,鱼腥草	16	牡蛎,芡实,怀山药,山萸肉,鸡内金
3	全瓜蒌,决明子,生首乌,升麻,瓜蒌	17	白花蛇舌草,半枝莲,灵芝,姜竹茹,无柄灵芝
4	炒黄柏,何首乌,沉香木,黄花地丁,石韦,瞿麦,野菊花,车前草,紫花地丁	18	秦艽,紫苏叶,槟榔,高良姜,蔻仁
5	红花,黄芪,桃仁,天冬	19	石见穿,降香,薤白,石决明,葛根,石斛,钩藤
6	谷芽,柏子仁,麦芽,紫苏梗	20	生龙牡,首乌藤,炒枣仁,生牡蛎,生龙骨
7	茵陈,虎杖,鸡内金,炒山栀	21	茯苓皮,金钱草,赤小豆,秦艽,桑枝,丝瓜络
8	贝母,苦参,百合,牡蛎,芡实	22	枳实,郁李仁,火麻仁,银花藤,蒲公英,生首乌
9	生薏苡仁,绿萼梅,茯苓,炒谷芽,炒麦芽	23	山萸肉,五味子,制首乌,黄柏,知母,川断
10	麦冬,生地,枸杞子,沙参,玉竹,杏仁	24	石决明,葛根,天花粉,密蒙花,谷精草,山楂,青箱子
11	当归,绿萼梅,茯苓,炒谷芽,炒麦芽	25	石决明,天麻,怀牛膝,竹茹,生白芍,莲子肉
12	白豆蔻,制香附,炒神曲,高良姜,蔻仁	26	炒白芍,炙甘草,桂枝,大枣,白花蛇舌草,半枝莲
13	生白芍,佩兰,莲子肉,莲子心,藿香梗	27	焦麦芽,焦神曲,炒扁豆,大腹皮子
14	砂仁,紫苏梗,陈皮,沙参,麦冬,玉竹,生地	28	荆芥,连翘,防风,桔梗,蝉衣,制僵蚕
		29	柏子仁,生龙牡,珍珠母,酸枣仁,白菊花

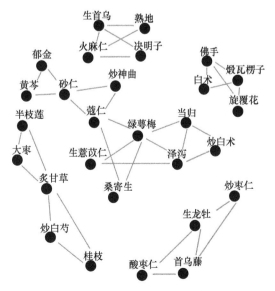

图 4-12　新处方的核心组合药物网络

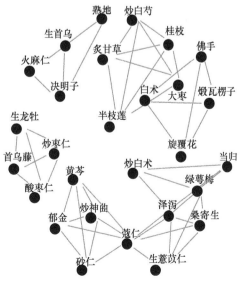

图 4-13　新处方药物网络

(四) 讨论

本研究应用中医传承辅助系统软件,运用关联规则和聚类算法分析颜教授治疗胃痛的用药经验。经过关联算法分析,提炼出颜教授治疗胃痛常用的药物有陈皮、佛手、香附、白芍、煅瓦楞子、赤芍、当归、丹参、砂仁、紫苏梗、茯苓、枳壳、柴胡、旋覆花、炒枣仁、绿萼梅、黄连、吴茱萸、青皮等,这些药多数具有理气、止痛、健脾、和中、活血等功效。常用的药物组合有:①佛手,陈皮;②陈皮,香附;③佛手,香附;④白芍,香附;⑤白芍,陈皮;⑥白芍,赤芍;⑦佛手,煅瓦楞子;⑧赤芍,陈皮;⑨赤芍,香附;⑩陈皮,煅瓦楞子等。经过聚类算法分析,常用的药对包括:煅瓦楞子,白术;煅瓦楞子,炒枳壳;麦冬,石斛;煅瓦楞子,生地;生白术,大腹皮;麦冬,紫苏梗;白芍,旋覆花;玉竹,枸杞子;柴胡,紫苏梗等。基于复杂系统熵聚类的治疗胃痛的核心组合主要有:旋覆花,甘草,炒神曲;竹茹,全瓜蒌,元明粉;木香,生薏苡仁,炒谷芽;木香,生薏苡仁,炒麦芽;木香,炒谷芽,大腹皮;木香,炒麦芽,大腹皮等。基于熵层次聚类的治疗胃痛的新处方主要有:①旋覆花,谷芽,麦芽,佛手,煅瓦楞子;②白茅根,贝母,土茯苓,鱼腥草;③全瓜蒌,决明子,生首乌,升麻,瓜蒌;④炒黄柏,何首乌,沉香木,黄花地丁,石韦,瞿麦,野菊花,车前草,紫花地丁;⑤红花,黄芪,桃仁,天冬等。

以上研究结果较好地验证了颜教授诊疗胃痛的治疗经验。颜教授认为,胃痛之病机虽变化多端,却总以虚实为纲,治疗不外补泻两途;补泻之中兼参寒热缓急。寒者散寒,停食者消食,气滞者理气,热郁者泄热,血瘀者化瘀,阴虚者益胃养阴,阳弱者温运脾阳。既往医案研究表明,颜教授胃痛治验思想全面,常从肝气犯胃、胃络瘀阻、寒邪伤胃、饮食失节、湿热阻胃、脾胃虚寒、阴伤胃痛等方面综合考量,辨证论治。纳入本研究的病案以肝气犯胃或脾胃气虚兼有气滞者居多,故颜老处方所用药物以疏肝理气、和胃止痛为主。如单味药出现频次最高者为陈皮,其味辛、苦,性温,归脾、肺经,功能理气健脾,燥湿化痰,善治中焦寒湿气滞,脘腹胀痛,亦可用于食积气滞之脘腹胀痛。佛手亦为出现频次较高的药物,其味辛、苦,性温,归肝、脾、胃、肺经,功能疏肝解郁,理气和中,燥湿化痰,用于脾胃气滞之脘腹胀痛。又如煅瓦楞子,味咸,性平,归肺、胃、肝经,功能消痰软坚,化瘀散结,制酸止痛,煅用后可制酸止痛,为颜教授治疗肝胃不和胃痛吐酸的最常用药。

颜教授认为,肝为刚脏,喜条达而主疏泄,如肝失于疏泄,横逆犯胃,则气机阻滞,胃脘胀痛。颜教授治疗胃痛证属肝气犯胃者常以疏肝理气,和胃解郁立法。本研究显示,出现频次和置信度较高的药物配伍均具有疏肝理气之功。如香附、白芍出现频次仅次于陈皮、佛手。李时珍称香附为"气病之总司,妇科之主帅"。香附味辛、微苦、微甘,性平,归肝、脾、三焦经,具疏肝解郁、调经止痛之功,常用于脾胃气滞,脘腹胀痛。白芍味苦、酸,微寒,归肝、脾经,能养血敛阴,柔肝止痛,平抑肝阳,治疗血虚肝郁,胁肋、脘腹疼痛效佳。再如颜教授方剂中,当归和白芍常同时出现。二者相伍能养血理血,治疗筋脉挛急,胃脘疼痛。其中,当归味甘、辛,性温,补血活血,调经止痛,用于血虚兼有瘀滞的心腹疼痛、月经不调等。白芍苦酸微寒,功善养血敛阴,柔肝止痛,善用于血虚偏热的患者,且柔肝兼能平肝,对于血虚肝旺疼痛的效果尤佳。上述两药一温一寒,一动一静,相制相合,相辅相成。

二、痞满用药规律研究

(一)用药频次分析

对颜教授 143 首痞满处方中的药物频次进行统计,使用频次高于 30 的有 20 味药,使用频次前 3 位的分别是陈皮,香附,赤芍,具体见表 4-11。

表 4-11 处方中使用频次 30 以上的药物

序号	中药名称	频次	序号	中药名称	频次
1	陈皮	132	11	首乌藤	49
2	香附	91	12	丹参	46
3	赤芍	70	13	青皮	42
4	砂仁	68	14	炒枣仁	41
5	佛手	68	15	旋覆花	39
6	白芍	61	16	枳壳	37
7	炒枳壳	57	17	当归	36
8	茯苓	57	18	炒神曲	34
9	紫苏梗	55	19	乌药	33
10	煅瓦楞子	51	20	柴胡	33

(二)基于关联规则的组方规律分析

按照药物组合的出现频次由高到低排序,前 3 位分别是陈皮,香附;佛手,陈皮;赤芍,陈皮,具体见表 4-12。分析所得药对的用药规则,结果见表 4-13。关联规则网络见图 4-14。

表 4-12 处方中药物组合频次(支持度为 30)

序号	药物组合	频次	序号	药物组合	频次
1	陈皮,香附	87	11	陈皮,枳壳	53
2	佛手,陈皮	64	12	香附,紫苏梗	52
3	赤芍,陈皮	64	13	陈皮,香附,紫苏梗	52
4	陈皮,砂仁	64	14	赤芍,陈皮,香附	50
5	佛手,香附	58	15	白芍,香附	50
6	陈皮,茯苓	56	16	白芍,赤芍	50
7	佛手,陈皮,香附	55	17	陈皮,煅瓦楞子	47
8	陈皮,紫苏梗	55	18	香附,煅瓦楞子	46
9	赤芍,香附	54	19	砂仁,香附	46
10	白芍,陈皮	54	20	白芍,陈皮,香附	46

表 4-13　处方中药物组合关联规则(置信度大于 0.95)

序号	规则	置信度	序号	规则	置信度
1	紫苏梗,煅瓦楞子→陈皮	1	14	赤芍,青皮→陈皮	1
2	紫苏梗→陈皮	1	15	茯苓→陈皮	0.982 456
3	香附,紫苏梗→陈皮	1	16	乌药→陈皮	0.969 697
4	砂仁,紫苏梗→陈皮	1	17	砂仁,紫苏梗→香附	0.969 697
5	砂仁,香附,紫苏梗→陈皮	1	18	砂仁,紫苏梗→陈皮,香附	0.969 697
6	青皮,香附→陈皮	1	19	陈皮,砂仁,紫苏梗→香附	0.969 697
7	青皮→陈皮	1	20	紫苏梗,煅瓦楞子→香附	0.967 742
8	茯苓,香附→陈皮	1	21	乌药,香附→陈皮	0.967 742
9	佛手,紫苏梗→香附	1	22	赤芍,陈皮,煅瓦楞子→香附	0.967 742
10	佛手,紫苏梗→陈皮,香附	1	23	陈皮,紫苏梗,煅瓦楞子→香附	0.967 742
11	佛手,紫苏梗→陈皮	1	24	砂仁,香附→陈皮	0.956 522
12	佛手,香附,紫苏梗→陈皮	1	25	香附→陈皮	0.956 044
13	佛手,陈皮,紫苏梗→香附	1			

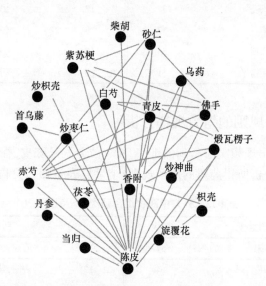

图 4-14　药物网络(支持度为 30,置信度为 0.9)

(三) 基于熵聚类的组方规律分析

1. 基于改进的互信息法的药物间关联度分析

依据处方数量,结合经验判断和不同参数提取数据的预读,设置相关度为 8,惩罚度为 4,进行聚类分析,得到处方中两两药物间的关联度,将关联系数 0.03 以上的药对列表,结果见表 4-14。

表 4-14 基于改进的互信息法的药物间关联度分析结果

药对	关联系数	药对	关联系数
麦冬,生谷芽	0.049 872	佛手,酸枣仁	0.032 732
煅瓦楞子,焦三仙	0.042 621	麦冬,山萸肉	0.032 414
赤芍,炙甘草	0.039 862	麦冬,黄精	0.032 414
煅瓦楞子,怀牛膝	0.039 115	麦冬,怀山药	0.032 414
赤芍,香附	0.038 552	五味子,紫苏梗	0.031 867
麦冬,焦三仙	0.038 191	大枣,玉蝴蝶	0.031 448
白芍,煅瓦楞子	0.037 282	白芍,青皮	0.031 395
大枣,枳壳	0.036 899	紫苏梗,太子参	0.031 118
大枣,佛手	0.034 889	白芍,当归	0.030 877
青皮,炒薏苡仁	0.033 467	麦冬,佛手	0.030 757
青皮,炙甘草	0.033 467	鸡内金,黄精	0.030 544
砂仁,酸枣仁	0.032 732	鸡内金,怀山药	0.030 544
砂仁,枸杞子	0.032 732	佛手,炒谷芽	0.030 342
佛手,制首乌	0.032 732		

2. 基于复杂系统熵聚类的药物核心组合分析

以药物间关联度分析结果为基础,按照相关度与惩罚度约束,基于复杂系统熵聚类,演化出 3~4 味药的核心组合,具体见表 4-15。

表 4-15 基于复杂系统熵聚类的核心组合

序号	核心组合	序号	核心组合
1	茯苓,柏子仁,葛根	18	砂仁,珍珠母,白蒺藜
2	白芍,炒白芍,赤芍	19	炒白芍,生姜,赤芍
3	白芍,乌药,赤芍	20	炒白芍,生姜,炙甘草
4	白芍,赤芍,清半夏	21	生龙牡,首乌藤,柏子仁
5	青皮,旋覆花,煅瓦楞子	22	生龙牡,首乌藤,炒枣仁
6	旋覆花,青皮,乌药	23	佛手,煅瓦楞子,紫苏梗
7	生牡蛎,旋覆花,紫苏梗	24	佛手,煅瓦楞子,香附
8	党参,大枣,炙甘草	25	佛手,香附,鸡内金
9	党参,大枣,炒白术	26	生龙牡,生白术,槟榔
10	大枣,煅瓦楞子,香附	27	青皮,柴胡,炒谷芽
11	大枣,生姜,炙甘草	28	青皮,柴胡,炒麦芽
12	枳壳,炒薏苡仁,柴胡	29	青皮,柴胡,郁金
13	枳壳,柴胡,郁金	30	青皮,乌药,赤芍
14	枳壳,炒枳壳,郁金	31	炒薏苡仁,柴胡,炒谷芽
15	麦冬,五味子,生麦芽	32	炒薏苡仁,柴胡,炒麦芽
16	麦冬,五味子,生地	33	首乌藤,白蒺藜,天麻
17	砂仁,青皮,郁金	34	柴胡,香附,鸡内金

续表

序号	核心组合	序号	核心组合
35	决明子,太子参,黄精	44	陈皮,枸杞子,炒杜仲
36	珍珠母,五味子,怀山药	45	陈皮,枸杞子,怀山药
37	珍珠母,白蒺藜,天麻	46	蔻仁,厚朴,薤白
38	珍珠母,白蒺藜,秦艽	47	太子参,白术,黄精
39	珍珠母,枸杞子,怀山药	48	桑寄生,枸杞子,知母
40	法半夏,蔻仁,薤白	49	麦冬,五味子,香附,鸡内金
41	焦三仙,太子参,白术	50	神曲,旋覆花,煅瓦楞子,紫苏梗
42	焦三仙,白术,鸡内金	51	生龙牡,首乌藤,合欢皮,酸枣仁
43	谷芽,白术,鸡内金		

3. 基于无监督熵层次聚类的新处方分析

在以上核心组合提取的基础上,运用无监督熵层次聚类算法,得到12个新处方,具体见表4-16。

表4-16　基于熵层次聚类的治疗痞满新处方

序号	候选新处方	序号	候选新处方
1	白芍,炒白芍,赤芍,清半夏	7	生龙牡,首乌藤,炒枣仁,合欢皮,酸枣仁
2	党参,大枣,炒白术,旋覆花,煅瓦楞子,紫苏梗	8	佛手,煅瓦楞子,香附,鸡内金
3	枳壳,炒薏苡仁,柴胡,炒谷芽	9	青皮,柴胡,炒麦芽,郁金
4	枳壳,柴胡,郁金,炒枳壳	10	法半夏,蔻仁,薤白,厚朴
5	麦冬,五味子,生麦芽,生地	11	谷芽,白术,鸡内金,太子参,黄精
6	砂仁,青皮,郁金,珍珠母,白蒺藜	12	陈皮,枸杞子,炒杜仲,怀山药

（四）讨论

本研究应用中医传承辅助系统软件,运用关联规则和聚类算法分析颜教授治疗痞满的用药经验。经关联算法分析,颜教授治疗痞满常用的药物包括:陈皮、香附、赤芍、砂仁、佛手、白芍、枳壳、茯苓、紫苏梗、煅瓦楞子、首乌藤、丹参、青皮、炒枣仁、旋覆花、炒枳壳、当归、炒神曲、乌药等。出现频次较高的药物组合有:①陈皮,香附;②佛手,陈皮;③赤芍,陈皮;④陈皮,砂仁;⑤佛手,香附;⑥陈皮,茯苓;⑦佛手,香附,陈皮;⑧陈皮,紫苏梗;⑨赤芍,香附;⑩白芍,陈皮。基于改进的互信息法关联度较大的药对有:麦冬,生谷芽;煅瓦楞子,焦三仙;赤芍,炙甘草;煅瓦楞子,怀牛膝;赤芍,香附;麦冬,焦三仙;白芍,煅瓦楞子;大枣,枳壳;大枣,佛手;青皮,炒薏苡仁等。基于复杂系统熵聚类的治疗痞满的核心组合主要有:茯苓,柏子仁,葛根;白芍,炒白芍,赤芍;白芍,乌药,赤芍;白芍,赤芍,清半夏;旋覆花,青皮,乌药;生牡蛎,旋覆花,紫苏梗;党参,大枣,炙甘草;党参,大枣,炒白术;大枣,煅瓦楞子,香附。基于熵层次聚类的治疗痞满新处方有:①白芍,炒白芍,赤芍,清半夏;②党参,大枣,炒白术,旋覆花,煅瓦楞子,紫苏梗;③枳壳,炒薏苡仁,柴胡,炒谷芽;④枳壳,柴胡,郁金,炒枳壳;⑤麦冬,五味子,生麦芽,生地;⑥砂仁,青皮,郁金,珍珠母,白蒺藜;⑦生龙牡,首乌藤,炒枣仁,合欢皮,酸枣仁;⑧佛手,煅瓦楞子,香附,鸡内金;⑨青皮,柴胡,炒麦芽,郁金;⑩法半夏,蔻仁,薤白,厚朴等。

以上研究结果较好地验证了颜教授诊疗痞满的治疗经验。颜教授认为,痞满的病位在胃脘,与肝、脾的关系密切。病机有虚实之异,且多虚实并见。基本病机为脾胃功能失调,升降失司,胃气壅塞。辨证以辨寒热虚实为要点,并应与胃痛的辨证要点互参。治疗原则是调理脾胃,理气消痞。结合研究结果,对常用药物进行如下分析。

陈皮是出现频率最高的药物,诚如《纲目》所云:"疗呕哕反胃嘈杂,时吐清水,痰痞咳疟,大便闭塞,妇人乳痈","其治百病,总取其理气燥湿之功"。陈皮味辛、苦,性温,归脾、肺经,功能理气健脾,燥湿化痰,善治中焦寒湿脾胃气滞,脘腹痞满,还可用于食积气滞,脘腹胀痛等。香附是出现频率第二的药物,其味辛、微苦、微甘,性平,归肝、脾、三焦经,功能疏肝解郁,理气调中,善散肝气之郁结,可治肝气郁结之胸膈痞满。赤芍与白芍均为处方常用药,且常配伍同用。《本草求真》云:"赤芍药与白芍药主治略同,但白则有敛阴益营之力,赤则有散邪行血之意;白则能于土中泻木,赤则能于血中活滞。"赤芍味苦,性微寒,归肝经,功能清热凉血,散瘀止痛。白芍味苦、酸,微寒,归肝、脾经,功能养血敛阴,柔肝止痛。二者配伍同用,共奏活血散瘀止痛之功。砂仁为芳香化湿药,气味辛,性温,归脾、胃、肾经,化湿醒脾,行气温中之效均佳,古人曰其为"醒脾调胃要药"。故凡湿阻或气滞所致之脘腹胀满等脾胃不和诸症常用。佛手亦为常用药,《本草再新》云:"治气疏肝,和胃化痰,破积,治噎膈反胃,消癥瘕瘰疬"。佛手味辛、苦,性温,归肝、脾、胃、肺经,功能疏肝解郁,理气和中,燥湿化痰,可用于脾胃气滞兼痰湿之痞满。枳壳味苦、辛、酸,性温,归脾、胃、大肠经,功似枳实但作用缓和,长于行气开胸,宽中除胀,有祛邪而不伤正之特点。颜老用药平和轻灵,故方中多用枳壳,而少用枳实。茯苓味甘、淡,性平,归心、脾、肾经,功能利水渗湿,健脾,宁心,取其消补兼具之特点,故痞满有脾虚之象者常用之。紫苏梗性味辛、甘,微温,归肺、脾、胃经,功能宽胸利膈,用于胸腹气滞之痞满。煅瓦楞子为颜老治疗肝胃不和、痞满反酸之常用药。其味咸,性平,归肺、胃、肝经,功能消痰软坚,化瘀散结,制酸止痛,煅后制酸止痛效佳,常用于肝胃不和之痞满。

三、泄泻用药规律研究

(一) 用药频次分析

对颜教授81首泄泻处方中的药物频次进行统计,使用频次高于10的有20味药,使用频次前3位的分别是茯苓,炒白术,陈皮,具体结果见表4-17。

表4-17　处方中使用频次10以上的药物

序号	中药名称	频次	序号	中药名称	频次
1	茯苓	48	6	党参	28
2	炒白术	45	7	炒谷芽	28
3	陈皮	39	8	泽泻	24
4	砂仁	30	9	炒麦芽	21
5	炒薏苡仁	30	10	炙甘草	20

续表

序号	中药名称	频次	序号	中药名称	频次
11	生薏苡仁	17	16	大枣	14
12	炒山药	17	17	白芍	14
13	木香	16	18	赤芍	12
14	炒扁豆	15	19	炒白芍	12
15	首乌藤	14	20	香附	11

(二) 基于关联规则的组方规律分析

按照药物组合的出现频次由高到低排序,前 3 位分别是茯苓,炒白术;陈皮,茯苓;陈皮,炒白术,具体结果见表 4-18。分析所得药对的用药规则,结果见表 4-19。关联规则网络见图 4-15。

表 4-18　药物组合频次(支持度为 15)

序号	药物组合	频次	序号	药物组合	频次
1	茯苓,炒白术	40	11	茯苓,砂仁,炒白术	25
2	陈皮,茯苓	32	12	茯苓,党参	25
3	陈皮,炒白术	30	13	党参,炒白术	25
4	茯苓,炒薏苡仁	28	14	炒白术,炒谷芽	25
5	炒白术,炒薏苡仁	28	15	茯苓,炒白术,炒谷芽	24
6	砂仁,炒白术	27	16	陈皮,砂仁	24
7	茯苓,砂仁	27	17	炒谷芽,炒薏苡仁	23
8	茯苓,炒谷芽	27	18	砂仁,炒薏苡仁	22
9	茯苓,炒白术,炒薏苡仁	26	19	茯苓,党参,炒白术	22
10	陈皮,茯苓,炒白术	26	20	茯苓,炒谷芽,炒薏苡仁	22

表 4-19　处方中药物组合关联规则(置信度大于 0.94)

序号	规则	置信度	序号	规则	置信度
1	炙甘草,党参→炒白术	1	11	炒谷芽,炒薏苡仁→茯苓	0.956 522
2	砂仁,炒谷芽→茯苓	1	12	炒谷芽,炒薏苡仁→炒白术	0.956 522
3	茯苓,炒麦芽→炒谷芽	1	13	砂仁,炒薏苡仁→茯苓	0.954 545
4	茯苓,炒白术,炒麦芽→炒谷芽	1	14	茯苓,炒谷芽,炒薏苡仁→炒白术	0.954 545
5	陈皮,炒谷芽→茯苓	1	15	炒白术,炒谷芽,炒薏苡仁→茯苓	0.954 545
6	炒麦芽,炒薏苡仁→炒谷芽	1	16	陈皮,炒薏苡仁→茯苓	0.954 545
7	炒麦芽→炒谷芽	1	17	炒麦芽,炒谷芽→茯苓	0.952 381
8	炒白术,炒麦芽→炒谷芽	1	18	炒麦芽→茯苓,炒谷芽	0.952 381
9	炒谷芽→茯苓	0.964 286	19	炒麦芽→茯苓	0.952 381
10	炒白术,炒谷芽→茯苓	0.960 000	20	炙甘草→炒白术	0.952 381

续表

序号	规则	置信度	序号	规则	置信度
21	砂仁,炒白术,炒薏苡仁→茯苓	0.950 000	28	泽泻,炒白术→茯苓	0.944 444
22	党参,炒薏苡仁→炒白术	0.950 000	29	生薏苡仁→茯苓	0.941 176
23	陈皮,炒白术,炒薏苡仁→茯苓	0.947 368	30	茯苓,党参,炒薏苡仁→炒白术	0.941 176
24	炙甘草,茯苓→炒白术	0.947 368	31	陈皮,砂仁,炒薏苡仁→茯苓	0.941 176
25	炒白术,炒麦芽,炒谷芽→茯苓	0.944 444	32	炒山药→炒白术	0.941 176
26	炒白术,炒麦芽→茯苓,炒谷芽	0.944 444	33	砂仁,党参→茯苓	0.941 176
27	炒白术,炒麦芽→茯苓	0.944 444			

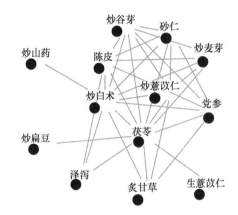

图 4-15 关联规则网络(支持度为 15,置信度为 0.9)

(三)基于熵聚类的组方规律分析

1. 基于改进的互信息法的药物间关联度分析

依据方剂数量,结合经验判断和不同参数提取数据的预读,设置相关度为 8,惩罚度为 4,进行聚类分析,得到处方中两两药物间的关联度,将关联系数 0.05 以上的药对列表,结果见表 4-20。

表 4-20 基于改进的互信息法的药物间关联度分析

药对	关联系数	药对	关联系数
炒薏苡仁,怀牛膝	0.071 775	炒薏苡仁,柴胡	0.056 354
炒薏苡仁,炙甘草	0.067 244	炒薏苡仁,赤芍	0.055 812
党参,青皮	0.064 964	砂仁,陈皮	0.055 704
炒薏苡仁,补骨脂	0.061 960	党参,肉桂	0.053 786
党参,炒薏苡仁	0.060 433	炒谷芽,莲子肉	0.053 786
木香,焦山楂	0.059 303	白芍,炙甘草	0.053 752
木香,炮姜	0.059 303	党参,太子参	0.053 452
砂仁,柴胡	0.056 354	炒麦芽,麦芽	0.052 258

药对	关联系数	药对	关联系数
炒麦芽,焦山楂	0.052 258	白芍,藿香	0.050 175
枳壳,炒白术	0.051 330	白芍,石决明	0.050 175

2. 基于复杂系统熵聚类的药物核心组合分析

以改进的互信息法的药物间关联度分析结果为基础,按照相关度与惩罚度约束,基于复杂系统熵聚类,演化出 3~4 味药的核心组合,具体见表 4-21。

表 4-21　基于复杂系统熵聚类的核心组合

序号	核心组合	序号	核心组合
1	木香,炒扁豆,丹参	17	砂仁,炒薏苡仁,肉豆蔻
2	木香,炙甘草,肉豆蔻	18	甘草,炒谷芽,郁金
3	白芍,枳壳,柴胡	19	甘草,炒谷芽,土茯苓
4	白芍,炒白芍,赤芍	20	甘草,土茯苓,茯苓
5	白芍,柴胡,赤芍	21	炒扁豆,炒枣仁,丹参
6	炒麦芽,谷芽,炒薏苡仁	22	炒扁豆,丹参,香附
7	炒麦芽,炒扁豆,莲子肉	23	炒薏苡仁,炒谷芽,没药
8	谷芽,炒薏苡仁,炒谷芽	24	炒薏苡仁,炒谷芽,土茯苓
9	党参,炙甘草,肉豆蔻	25	首乌藤,炒枣仁,生龙骨
10	党参,炙甘草,炮姜	26	首乌藤,炒枣仁,丹参
11	枳壳,甘草,藿香	27	柴胡,赤芍,郁金
12	枳壳,甘草,郁金	28	柴胡,赤芍,土茯苓
13	枳壳,甘草,土茯苓	29	炒谷芽,丹参,麦芽
14	枳壳,柴胡,郁金	30	炙甘草,泽泻,肉豆蔻
15	枳壳,柴胡,土茯苓	31	炙甘草,泽泻,炮姜
16	砂仁,炒薏苡仁,土茯苓		

3. 基于无监督熵层次聚类的新处方分析

在核心组合提取的基础上,运用无监督熵层次聚类算法,得到 4 个新处方,具体见表 4-22。

表 4-22　基于熵层次聚类的新处方

序号	候选新处方	序号	候选新处方
1	木香,炒扁豆,丹参,炙甘草,肉豆蔻	3	砂仁,炒薏苡仁,土茯苓,肉豆蔻
2	谷芽,炒薏苡仁,炒谷芽,麦芽	4	炒扁豆,炒枣仁,丹参,香附

（四）讨论

本研究应用关联规则和复杂系统熵聚类算法分析颜教授治疗泄泻的用药经验。经过关联算法分析,提炼出颜教授治疗泄泻常用的药物有茯苓、炒白术、陈皮、砂仁、炒薏苡仁、党参、炒谷芽、泽泻、炒麦芽、甘草、生薏苡仁、炒山药、木香、炒扁豆、首乌藤、大枣、白芍、赤芍、炒白芍、香附,这些药多数具有理气和中、益气健脾、利水渗湿之功效。出现频次较高的药物组合有:①茯苓,炒白术;②陈皮,茯苓;③陈皮,炒白术;④茯苓,炒薏苡仁;⑤炒白术,炒薏苡仁;⑥砂仁,炒白术;⑦砂仁,茯苓;⑧茯苓,炒谷芽;⑨茯苓,炒白术,炒薏苡仁;⑩陈皮,茯苓,炒白术等。经过聚类算法分析,关联度较大的药对有:炒薏苡仁,怀牛膝;炒薏苡仁,炙甘草;党参,青皮;炒薏苡仁,补骨脂;党参,炒薏苡仁;木香,焦山楂;木香,炮姜;砂仁,柴胡;炒薏苡仁,柴胡;炒薏苡仁,赤芍等。基于熵层次聚类的新处方有:①木香,炒扁豆,丹参,炙甘草,肉豆蔻;②谷芽,炒薏苡仁,炒谷芽,麦芽;③砂仁,炒薏苡仁,土茯苓,肉豆蔻;④炒扁豆,炒枣仁,丹参,香附。

本研究较好地揭示和验证了颜教授治疗泄泻的经验。结合研究结果,对常用药物和配伍进行分析如下。

单味药出现频率最高者为茯苓。茯苓味甘、淡,性平,归心、脾、肾经,功能利水渗湿,健脾,安神,尤宜于脾虚湿盛之泄泻。白术在处方中亦为常用药,其味甘、苦,性温,归脾、胃经,功善益气健脾,燥湿利水,被前人誉为"补气健脾之要药",白术炒后健脾止泻功能更佳,故临床遇脾虚泄泻者,颜老每用炒白术10～15g。中医学认为,脾之病变与湿邪和气滞均有密切关联,故颜老常于处方中用健脾兼理气燥湿、利湿之品,如陈皮、薏苡仁等。其中陈皮味辛、苦,性温,归脾、肺经,功能理气健脾,燥湿化痰,善治中焦寒湿气滞之泄泻。薏苡仁味甘、淡,性凉,归脾、胃、肺经,功能利水渗湿,健脾,除痹,清热排脓,尤宜治脾虚湿盛泄泻。另外,颜老临证治疗泄泻常用炒麦芽、炒谷芽各15g,本研究也表明,这两味药确为高频次药物,其中,炒谷芽味甘,性温,归脾、胃经,功能消食和中,健脾开胃,助消化而不伤胃气,治疗脾虚食少消化不良之泄泻。炒麦芽味甘,性平,归脾、胃、肝经,功能消食健脾,回乳消胀,与炒谷芽相须合用,止泻之功尤佳。

处方中,茯苓和白术是出现频次最高的药对。二者均能补脾气而利湿浊,其中,茯苓长于渗湿,白术长于燥湿,二者合用,一渗一燥,除祛湿邪,共奏补气健脾止泻之功。陈皮、砂仁亦常相伍,陈皮性缓,偏于健脾行气,燥湿化痰。砂仁辛香性温,有醒脾和胃、行气宽中之效。二者同用可理气止泻,治疗脾胃气滞,泄泻。茯苓配炒薏苡仁,二者均能健脾止泻,且可利水,水道通畅,则小便自利,小便利则助大便实,以助泄泻的缓解。

四、便秘用药规律研究

（一）用药频次分析

对颜教授37首便秘处方中的药物频次进行统计,使用频次高于8的有20味药,使用频次前3位的分别是决明子,生首乌,全瓜蒌,具体见表4-23。

表 4-23　方剂中使用频次 8 及以上的药物

序号	中药名称	频次	序号	中药名称	频次
1	决明子	27	11	首乌藤	11
2	生首乌	19	12	火麻仁	10
3	全瓜蒌	16	13	丹参	10
4	当归	15	14	炒枣仁	9
5	赤芍	14	15	生地	8
6	陈皮	14	16	郁李仁	8
7	枳实	13	17	生牡蛎	8
8	生白术	12	18	瓜蒌仁	8
9	白芍	11	19	茯苓	8
10	枳壳	11	20	佛手	8

（二）基于关联规则的组方规律分析

按照药物组合的出现频次由高到低排序, 前 3 位分别是决明子, 生首乌; 决明子, 全瓜蒌; 生首乌, 全瓜蒌, 具体见表 4-24。分析所得药对的用药规则, 结果见表 4-25。关联规则网络见图 4-16。

表 4-24　处方中的药物组合频次（支持度为 6）

序号	药物组合	频次	序号	药物组合	频次
1	决明子, 生首乌	18	11	火麻仁, 当归	9
2	决明子, 全瓜蒌	14	12	当归, 生首乌	9
3	生首乌, 全瓜蒌	10	13	当归, 全瓜蒌	9
4	决明子, 生首乌, 全瓜蒌	10	14	当归, 决明子, 生首乌	9
5	当归, 决明子	10	15	枳实, 全瓜蒌	8
6	全瓜蒌, 生白术	9	16	生首乌, 生白术	8
7	决明子, 枳实	9	17	决明子, 生首乌, 生白术	8
8	决明子, 生白术	9	18	决明子, 炒枣仁	8
9	决明子, 赤芍	9	19	火麻仁, 生首乌	8
10	决明子, 陈皮	9	20	火麻仁, 全瓜蒌	8

表 4-25　处方中药物组合关联规则（置信度为 1）

序号	规则	置信度	序号	规则	置信度
1	首乌藤, 生牡蛎→生龙骨	1	6	首乌藤, 生龙骨→炒枣仁, 生牡蛎	1
2	首乌藤, 生牡蛎→炒枣仁, 生龙骨	1	7	首乌藤, 生龙骨→炒枣仁	1
3	首乌藤, 生牡蛎→炒枣仁	1	8	生首乌, 生白术→决明子	1
4	首乌藤, 生龙骨, 生牡蛎→炒枣仁	1	9	生首乌, 全瓜蒌→决明子	1
5	首乌藤, 生龙骨→生牡蛎	1	10	生牡蛎→炒枣仁	1

续表

序号	规则	置信度	序号	规则	置信度
11	生龙骨,生牡蛎→首乌藤	1	24	火麻仁,全瓜蒌→当归	1
12	生龙骨,生牡蛎→炒枣仁,首乌藤	1	25	火麻仁,当归,生白术→全瓜蒌	1
13	生龙骨,生牡蛎→炒枣仁	1	26	当归,生首乌,全瓜蒌→决明子	1
14	生龙骨→首乌藤	1	27	当归,生首乌→决明子	1
15	生龙骨→生牡蛎	1	28	当归,全瓜蒌,生白术→火麻仁	1
16	生龙骨→炒枣仁,首乌藤	1	29	当归,决明子,全瓜蒌→生首乌	1
17	生龙骨→炒枣仁,生牡蛎	1	30	炒枣仁,首乌藤,生牡蛎→生龙骨	1
18	生龙骨→炒枣仁	1	31	炒枣仁,首乌藤,生龙骨→生牡蛎	1
19	麦冬→生地	1	32	炒枣仁,生首乌→决明子	1
20	火麻仁,生白术→全瓜蒌	1	33	炒枣仁,生龙骨,生牡蛎→首乌藤	1
21	火麻仁,生白术→当归,全瓜蒌	1	34	炒枣仁,生龙骨→首乌藤	1
22	火麻仁,生白术→当归	1	35	炒枣仁,生龙骨→生牡蛎	1
23	火麻仁,全瓜蒌,生白术→当归	1	36	白芍,决明子→生首乌	1

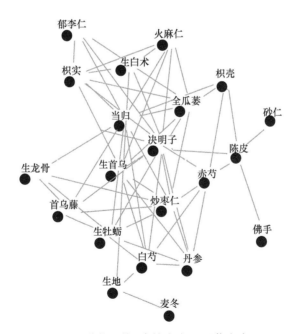

图 4-16 药物网络(支持度为 6,置信度为 1)

(三)基于熵聚类的组方规律分析

1. 基于改进的互信息法的药物间关联度分析

依据方剂数量,结合经验判断和不同参数提取数据的预读,设置相关度为 8,惩罚度为 4,进行聚类分析,得到方剂中两两药物间的关联度,将关联系数 0.05 以上的药对列表,结果见表4-26。

表4-26 基于改进的互信息法的药物间关联度分析结果

药对	关联系数	药对	关联系数
当归,炒莱菔子	0.060 621	金银花,火麻仁	0.052 024
当归,天花粉	0.060 621	砂仁,郁金	0.051 187
当归,桔梗	0.060 621	当归,芒硝	0.051 091
枳实,酸枣仁	0.059 440	当归,煅瓦楞子	0.051 091
佛手,茯苓	0.057 761	当归,生大黄	0.051 091
生首乌,生黑芝麻	0.057 427	当归,吴茱萸	0.051 091
连翘,荆芥穗	0.056 629	当归,黄连	0.051 091
连翘,紫花地丁	0.056 629	当归,炒谷芽	0.051 091
连翘,金钱草	0.056 629	当归,桃仁	0.051 091
连翘,通草	0.056 629	当归,肉苁蓉	0.051 091
川芎,地龙	0.056 629	当归,炒麦芽	0.051 091
金银花,金钱草	0.056 629	当归,川芎	0.050 987
金银花,通草	0.056 629	当归,瓜蒌	0.050 867
枳实,生白术	0.055 649	枳实,白茅根	0.050 286
生甘草,火麻仁	0.052 024	枳实,蒲公英	0.050 286
连翘,枳实	0.052 024	枳实,益母草	0.050 286
连翘,火麻仁	0.052 024	枳实,桔梗	0.050 286
枳壳,金银花	0.052 024	砂仁,生地	0.050 042
枳壳,炒枳壳	0.052 024		

2. 基于复杂系统熵聚类的药物核心组合分析

以药物间关联度分析结果为基础,按照相关度与惩罚度约束,基于复杂系统熵聚类,演化出3~4味药的核心组合,具体见表4-27。

表4-27 基于复杂系统熵聚类的核心组合

序号	核心组合	序号	核心组合
1	全瓜蒌,生白术,火麻仁	6	当归,生白术,火麻仁
2	全瓜蒌,生白术,瓜蒌	7	佛手,决明子,黄连
3	全瓜蒌,生白术,生黑芝麻	8	佛手,决明子,生首乌
4	枳壳,决明子,黄连	9	首乌藤,生龙骨,肉苁蓉
5	当归,生白术,郁李仁	10	决明子,生首乌,黑芝麻

3. 基于无监督熵层次聚类的新处方分析

在以上核心组合提取的基础上,运用无监督熵层次聚类算法,得到 2 个新处方,具体见表 4-28。

表 4-28 基于熵层次聚类的治疗便秘新处方

序号	候选新处方
1	全瓜蒌,生白术,火麻仁
2	佛手,决明子,生首乌,黑芝麻

(四) 讨论

本研究应用中医传承辅助系统软件,运用关联规则和聚类算法分析颜教授治疗便秘的用药经验。经过关联算法分析,颜教授治疗便秘常用的药物有决明子、生首乌、全瓜蒌、当归、赤芍、陈皮、枳实、生白术、白芍、枳壳、首乌藤、火麻仁、丹参、炒枣仁、生地、郁李仁、生牡蛎、瓜蒌仁、茯苓等。常用药物组合有:①决明子,生首乌;②决明子,全瓜蒌;③全瓜蒌,生首乌;④决明子,生首乌,全瓜蒌;⑤当归,决明子;⑥全瓜蒌,生白术;⑦决明子,枳实;⑧决明子,生白术;⑨决明子,赤芍;⑩决明子,陈皮等。经过聚类算法分析,常用药对包括:当归,炒莱菔子;当归,天花粉;当归,桔梗;枳实,酸枣仁;佛手,茯苓;生首乌,生黑芝麻;连翘,荆芥穗;连翘,紫花地丁;连翘,金钱草;连翘,通草;川芎,地龙等。基于复杂系统熵聚类的核心组合有:全瓜蒌,生白术,火麻仁;全瓜蒌,生白术,瓜蒌;全瓜蒌,生白术,生黑芝麻;枳壳,决明子,黄连;当归,生白术,郁李仁;当归,生白术,火麻仁;佛手,决明子,黄连;佛手,决明子,生首乌;首乌藤,生龙骨,肉苁蓉;决明子,生首乌,黑芝麻。基于熵层次聚类的治疗便秘新处方有:①全瓜蒌,生白术,火麻仁;②佛手,决明子,生首乌,黑芝麻。

以上研究结果较好地验证了颜教授诊疗便秘的治疗经验。结合研究结果对药物进行分析如下。

研究显示,常用药物包括决明子等,其中决明子在单味药中出现频次最高。决明子味甘、苦、咸,性微寒,归肝、大肠经,功能清热明目,润肠通便,用于内热津伤,肠燥便秘。瓜蒌味甘、微苦,性寒,功能清热润肠通便,长于导浊下行,润大肠之燥而通便,用于肠燥便秘兼热证。陈皮味辛、苦,性温,归脾、肺经,功能理气健脾,燥湿化痰,用于寒湿阻中之气滞兼有便秘者最适宜。枳实味苦、辛、酸,性温,归脾、胃、大肠经,功能破气消癥,化痰除痞,治疗肠胃积滞之便秘。白术益气健脾,燥湿利水,长在气虚秘中作为辅助药物。何首乌亦为出现频次较高的药物,味苦、甘、涩,性微温,归肝、肾经,功能润肠通便,长于治疗血虚津亏肠燥便秘。当归味甘、辛,性温,归心、肝、脾经,补血而润肠通便,亦用治血虚肠燥便秘。火麻仁为润下法常用药,味甘、性平,归脾、胃、大肠经,功能润肠通便。《药品化义》云:"麻仁,能润肠,体润能去燥,专利大肠气结便秘。"火麻仁甘平,质润多脂,能润肠通便,且兼有滋养补虚作用,适用于老人、产妇及体虚津血不足的肠燥便秘证。

颜教授临证注重配伍,治疗便秘时常用决明子配生首乌和决明子配全瓜蒌。决明子能泄热,兼入大肠经而清热润肠通便,用于内热津伤,肠燥便秘,为颜教授治疗肠燥便秘之最常用药之一,与瓜蒌和生首乌相须配伍,润肠通便之功更佳。常用配伍还有白术配枳实,白术益气健脾除湿,枳实行气导滞散结,两药一消一补,相反相成,共奏健脾行气、散结除满、通便之功。再者,当归配伍全瓜蒌亦为常用配伍,当归质润不燥,活血且润肠通便,全瓜蒌润燥滑肠,二者相须为用,通便效果更为显著。火麻仁配伍决明子,火麻仁体润多脂,味甘性平,功能润燥滑肠,兼有滋阴补虚作用,再配决明子泄热通便,则效果更佳,尤宜于肠燥有热之便秘。

五、呃逆用药规律研究

（一）用药频次分析

对颜教授 36 首呃逆处方中的药物频次进行统计，使用频次高于 7 的有 20 味药，使用频次前 3 位的分别是陈皮，香附，佛手，具体见表 4-29。

表 4-29　常用单味药频次 7 及以上的药物

序号	中药名称	频次	序号	中药名称	频次
1	陈皮	33	11	炒枳壳	13
2	香附	21	12	紫苏梗	12
3	佛手	20	13	炒枣仁	12
4	砂仁	18	14	当归	11
5	白芍	18	15	首乌藤	10
6	煅瓦楞子	16	16	绿萼梅	10
7	赤芍	15	17	丹参	9
8	茯苓	15	18	吴茱萸	8
9	旋覆花	14	19	党参	7
10	炒神曲	13	20	炒白术	7

（二）基于关联规则的组方规律分析

按照药物组合的出现频次由高到低排序，前 3 位分别是陈皮，香附；佛手，陈皮；陈皮，砂仁，具体见表 4-30。分析所得药对的用药规则，结果见表 4-31。关联规则网络见图 4-17。

表 4-30　处方中使用频次 12 及以上药物组合

序号	药物组合	频次	序号	药物组合	频次
1	陈皮，香附	20	11	白芍，煅瓦楞子	14
2	佛手，陈皮	19	12	香附，煅瓦楞子	13
3	陈皮，砂仁	18	13	佛手，煅瓦楞子	13
4	白芍，佛手	15	14	佛手，陈皮，香附	13
5	白芍，陈皮	15	15	赤芍，陈皮	13
6	佛手，香附	14	16	陈皮，炒枳壳	13
7	陈皮，旋覆花	14	17	陈皮，炒神曲	13
8	陈皮，茯苓	14	18	香附，紫苏梗	12
9	陈皮，煅瓦楞子	14	19	砂仁，香附	12
10	白芍，佛手，陈皮	14	20	砂仁，炒神曲	12

表 4-31　处方中药物组合关联规则（置信度大于 0.9）

序号	规则	置信度	序号	规则	置信度
1	紫苏梗→香附	1	22	香附,煅瓦楞子→白芍	0.923 077
2	紫苏梗→陈皮,香附	1	23	佛手,煅瓦楞子→香附	0.923 077
3	紫苏梗→陈皮	1	24	佛手,煅瓦楞子→陈皮	0.923 077
4	旋覆花→陈皮	1	25	佛手,煅瓦楞子→白芍	0.923 077
5	香附,紫苏梗→陈皮	1	26	陈皮,炒神曲→砂仁	0.923 077
6	砂仁,香附→陈皮	1	27	炒神曲→砂仁	0.923 077
7	砂仁,炒神曲→陈皮	1	28	炒神曲→陈皮,砂仁	0.923 077
8	砂仁→陈皮	1	29	佛手,香附,煅瓦楞子→陈皮	0.916 667
9	佛手,旋覆花→陈皮	1	30	佛手,香附,煅瓦楞子→白芍	0.916 667
10	陈皮,紫苏梗→香附	1	31	佛手,陈皮,煅瓦楞子→香附	0.916 667
11	炒枳壳→陈皮	1	32	佛手,陈皮,煅瓦楞子→白芍	0.916 667
12	炒神曲→陈皮	1	33	陈皮,香附,煅瓦楞子→白芍	0.916 667
13	白芍,香附→煅瓦楞子	1	34	炒枣仁→陈皮	0.916 667
14	香附→陈皮	0.952 381	35	白芍,香附,煅瓦楞子→佛手	0.916 667
15	佛手→陈皮	0.950 000	36	白芍,香附,煅瓦楞子→陈皮	0.916 667
16	茯苓→陈皮	0.933 333	37	白芍,香附→佛手	0.916 667
17	白芍,佛手→陈皮	0.933 333	38	白芍,香附→陈皮	0.916 667
18	白芍,陈皮→佛手	0.933 333	39	白芍,佛手,煅瓦楞子→香附	0.916 667
19	佛手,香附→陈皮	0.928 571	40	白芍,佛手,煅瓦楞子→陈皮	0.916 667
20	香附,煅瓦楞子→佛手	0.923 077	41	白芍,陈皮,煅瓦楞子→香附	0.916 667
21	香附,煅瓦楞子→陈皮	0.923 077	42	白芍,陈皮,煅瓦楞子→佛手	0.916 667

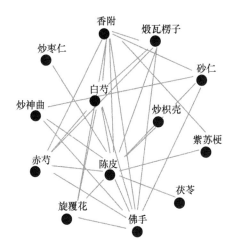

图 4-17　药物关联规则网络（支持度 11,置信度 0.9）

（三）基于熵聚类的组方规律分析

1. 基于改进的互信息法的药物间关联度分析

依据方剂数量,结合经验判断和不同参数提取数据的预读,设置相关度为8,惩罚度为4,进行聚类分析,得到方剂中两两药物间的关联度,将关联系数0.05以上的药对列表,结果见表4-32。

表4-32 基于改进的互信息法的药物间关联度分析

药对	关联系数	药对	关联系数
白芍,炒薏苡仁	0.083 979	生甘草,紫花地丁	0.057 430
茯苓,大腹皮	0.078 335	生甘草,滑石	0.057 430
白芍,炒白术	0.067 067	生甘草,鱼腥草	0.057 430
煅瓦楞子,黄连	0.064 237	大枣,太子参	0.057 430
白芍,百合	0.061 555	大枣,桑寄生	0.057 430
白芍,泽泻	0.061 555	大枣,阿胶珠	0.057 430
白芍,大腹皮	0.061 555	煅瓦楞子,吴茱萸	0.055 076
砂仁,蒲公英	0.061 555	佛手,炒神曲	0.054 494
砂仁,百合	0.061 555	煅瓦楞子,丹皮	0.051 998
白芍,旋覆花	0.059 915	煅瓦楞子,大腹皮	0.051 998
生甘草,桑皮	0.057 430	青皮,柏子仁	0.051 837
生甘草,金银花	0.057 430	黄连,沙参	0.051 837
生甘草,桑叶	0.057 430	黄连,大贝母	0.051 837
生甘草,百部	0.057 430	黄连,酸枣仁	0.051 837
生甘草,合欢皮	0.057 430	黄连,柏子仁	0.051 837
生甘草,荆芥穗	0.057 430	旋覆花,煅瓦楞子	0.051 256
生甘草,大贝	0.057 430	赤芍,土茯苓	0.050 945
生甘草,冬瓜仁	0.057 430	茯苓,煅代赭石	0.050 945
生甘草,白前	0.057 430	煅瓦楞子,紫苏梗	0.050 447

2. 基于复杂系统熵聚类的药物核心组合分析

以改进的互信息法的药物间关联度分析结果为基础,按照相关度与惩罚度约束,基于复杂系统熵聚类,演化出核心组合,具体见表4-33。

表4-33 基于复杂系统熵聚类的治疗呃逆的核心组合

序号	核心组合	序号	核心组合
1	旋覆花,生牡蛎	4	生甘草,砂仁,紫苏梗
2	旋覆花,生龙骨	5	白芍,黄连,茯苓
3	生甘草,砂仁,炒神曲	6	枳壳,吴茱萸,炒枳壳

续表

序号	核心组合	序号	核心组合
7	枳壳,炒枳壳,蒲公英	13	佛手,绿萼梅,茯苓
8	党参,佛手,炒薏苡仁	14	佛手,炒白术,大腹皮
9	党参,佛手,泽泻	15	炒枣仁,党参,清半夏
10	法半夏,煅瓦楞子,赤芍	16	白芍,煅瓦楞子,决明子,茯苓
11	砂仁,紫苏梗,紫苏叶	17	白芍,煅瓦楞子,绿萼梅,茯苓
12	佛手,绿萼梅,炒白术	18	白芍,煅瓦楞子,赤芍,茯苓

3. 基于无监督熵层次聚类的新处方分析

在以上核心组合提取的基础上,运用无监督熵层次聚类算法,得到 3 个新处方,具体见表 4-34。

(四) 讨论

本研究应用中医传承辅助系统软件,运用关联规则和聚类算法分析颜教授治疗呃逆的用药经验。统计显示,处方中出现频次较高的药物有陈皮、香附、佛手、砂仁、白芍、煅瓦楞子、赤芍、茯

表 4-34　基于熵层次聚类的治疗呃逆新处方

序号	候选新处方
1	旋覆花,生牡蛎,生龙骨
2	枳壳,吴茱萸,炒枳壳,蒲公英
3	佛手,绿萼梅,炒白术,茯苓

苓、旋覆花、炒神曲、炒枳壳、紫苏梗、炒枣仁、当归、首乌藤、绿萼梅、丹参、吴茱萸、党参等。处方中出现频次较高的药物组合有:①陈皮,香附;②陈皮,佛手;③陈皮,砂仁;④白芍,佛手;⑤白芍,陈皮;⑥佛手,香附;⑦佛手,旋覆花;⑧陈皮,茯苓;⑨陈皮,煅瓦楞子;⑩白芍,佛手,陈皮等。基于改进的互信息法关联度较大的药物组合有:白芍,炒薏苡仁;茯苓,大腹皮;白芍,炒白术;煅瓦楞子,黄连;白芍,百合;白芍,泽泻;白芍,大腹皮;砂仁,蒲公英;砂仁,百合;白芍,旋覆花。基于复杂系统熵聚类的核心组合有:旋覆花,生牡蛎;旋覆花,生龙骨;生甘草,砂仁,炒神曲;生甘草,砂仁,紫苏梗;白芍,黄连,茯苓;枳壳,吴茱萸,炒枳壳;枳壳,炒枳壳,蒲公英;党参,佛手,炒薏苡仁;党参,佛手,泽泻。基于熵层次聚类的治疗呃逆新处方有:①旋覆花,生牡蛎,生龙骨;②枳壳,吴茱萸,炒枳壳,蒲公英;③佛手,绿萼梅,炒白术,茯苓。

本研究较好地验证了颜教授治疗呃逆的临床经验和学术思想。结合研究结果,对常用药物进行分析如下。

陈皮是处方中出现频次最高的药物,其味辛、苦,性温,归脾、肺经,功能理气健脾,燥湿化痰,善梳理气机、调畅中焦而使之升降有序,是中医理气之最常用药之一。香附被李时珍誉为"气病之总司,妇科之主帅"。《本草求真》云:"香附,专属开郁散气。"其味辛、微苦、微甘,性平,归肝、脾、三焦经,功能疏肝解郁,调经止痛,理气调中,为疏肝解郁、行气止痛之要药。佛手味辛、苦,性温,归肝、脾、胃、肺经,功能疏肝解郁,理气和中,燥湿化痰。佛手虽力量缓和,然平和而力久,颜老治疗气滞、气逆病证常用之为臣、佐,收效甚佳。砂仁味辛,性温,归脾、胃、肾经,能化湿醒脾,行气温中,以达止呕止泻之功。煅瓦楞子味咸,性平,归肺、胃、肝经,功能消痰软坚,化瘀散结,煅用后可制酸止痛,取其降逆之性,故也可用于肝胃不和、胃痛呃逆。旋覆花味苦、辛、咸,性微温,功能降气化痰,降逆止呕,本品善降胃气而止呕

噫,为临床治疗痰阻中焦,胃气上逆呃逆之要药。吴茱萸味辛、苦,性热,功能散寒降逆止呕,其辛散苦泄,性热祛寒,善能散寒止痛,还能疏肝解郁,降逆止呕。茯苓味甘、淡,性平,归心、脾、肾经,功能利水渗湿,健脾,宁心,其味甘能补,药性平和,既可驱邪,又可扶正,能健脾补中,可用于脾虚之呃逆。

六、腹痛用药规律研究

(一) 用药频次分析

对颜教授 52 首腹痛处方中的药物频次进行统计,使用频次高于 10 的有 20 味,使用频次前 3 位的分别是陈皮,白芍,茯苓,具体见表 4-35。

表 4-35 方剂中使用频次 10 以上的药物

序号	中药名称	频次	序号	中药名称	频次
1	陈皮	35	11	党参	17
2	白芍	26	12	炒谷芽	16
3	茯苓	23	13	枳壳	15
4	炒白术	22	14	炒枣仁	15
5	砂仁	21	15	炙甘草	14
6	丹参	21	16	炒枳壳	14
7	当归	20	17	青皮	13
8	香附	20	18	首乌藤	13
9	赤芍	18	19	柴胡	12
10	木香	18	20	炒麦芽	12

(二) 基于关联规则的组方规律分析

按照药物组合的出现频次由高到低排序,前 3 位分别是陈皮,砂仁;白芍,香附;陈皮,茯苓,具体见表 4-36。分析所得药对的用药规则,结果见表 4-37。关联规则网络见图 4-18。

表 4-36 组方规律表(支持度为 8)

序号	药物组合	频次	序号	药物组合	频次
1	陈皮,砂仁	18	8	陈皮,炒白术	14
2	白芍,香附	17	9	白芍,当归	14
3	陈皮,茯苓	16	10	丹参,当归	13
4	白芍,陈皮	16	11	丹参,白芍	13
5	茯苓,炒白芍	15	12	赤芍,香附	13
6	白芍,赤芍	15	13	陈皮,枳壳	13
7	陈皮,香附	14	14	陈皮,青皮	13

续表

序号	药物组合	频次	序号	药物组合	频次
15	白芍,赤芍,香附	13	18	白芍,枳壳	12
16	党参,炒白术	12	19	炙甘草,炒白术	11
17	炒麦芽,炒谷芽	12	20	乌药,香附	11

表 4-37 处方中药物组合关联规则(置信度为1)

序号	规则	置信度	序号	规则	置信度
1	枳壳,香附→白芍	1	10	佛手→陈皮	1
2	乌药,白芍→香附	1	11	当归,香附→白芍	1
3	青皮,枳壳→陈皮	1	12	丹参,炒枣仁→首乌藤	1
4	青皮,枳壳→白芍,陈皮	1	13	赤芍,香附→白芍	1
5	青皮,枳壳→白芍	1	14	陈皮,青皮,枳壳→白芍	1
6	青皮,香附→陈皮	1	15	炒麦芽→炒谷芽	1
7	青皮,柴胡→陈皮	1	16	白芍,青皮,枳壳→陈皮	1
8	青皮→陈皮	1	17	白芍,青皮,香附→陈皮	1
9	木香,炒麦芽→炒谷芽	1	18	白芍,青皮→陈皮	1

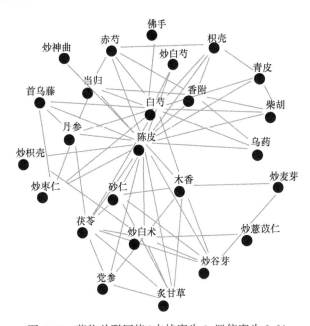

图 4-18 药物关联网络(支持度为8,置信度为0.9)

(三) 基于熵聚类的组方规律分析

1. 基于改进的互信息法的药物间关联度分析

依据方剂数量,结合经验判断和不同参数提取数据的预读,设置相关度为8,惩罚度为4,进行聚类分析,得到方剂中两两药物间的关联度,将关联系数 0.05 以上的药对列表,结果见表4-38。

表4-38 基于改进的互信息法的药物间关联度分析结果

药对	关联系数	药对	关联系数
炒麦芽,香附	0.067 857	木香,炒神曲	0.054 352
赤芍,益母草	0.064 607	青皮,炒白术	0.054 321
炒麦芽,佛手	0.063 550	炒麦芽,炒白芍	0.053 931
青皮,茯苓	0.061 506	赤芍,焦山楂	0.052 935
炒麦芽,地榆炭	0.059 048	炒白术,益母草	0.052 056
炒麦芽,葛根	0.058 035	枳壳,茯苓	0.051 269
白芍,炒谷芽	0.057 487	白芍,当归	0.051 084
白芍,郁金	0.056 565	炒白芍,柴胡	0.050 606
白芍,焦麦芽	0.056 528	炒白芍,乌药	0.050 606
白芍,焦神曲	0.056 528	枳壳,炙甘草	0.050 564
枳壳,赤芍	0.056 141	柴胡,茯苓	0.050 272

2. 基于复杂系统熵聚类的药物核心组合分析

以药物间关联度分析结果为基础,按照相关度与惩罚度约束,基于复杂系统熵聚类,演化出3~4味药的核心组合,具体见表4-39。

表4-39 基于复杂系统熵聚类的核心组合

序号	核心组合	序号	核心组合
1	木香,炒麦芽,黄连	17	当归,炒神曲,焦三仙
2	木香,炒麦芽,焦楂炭	18	当归,丹参,陈皮
3	木香,炒麦芽,赤芍	19	延胡索,炒白术,茯苓
4	木香,炒谷芽,焦楂炭	20	佛手,青皮,柴胡
5	木香,炒谷芽,赤芍	21	佛手,柴胡,蔻仁
6	白芍,赤芍,炒白术	22	青皮,柴胡,炒谷芽
7	炒麦芽,青皮,柴胡	23	青皮,炒谷芽,郁金
8	炒麦芽,炒泽泻,焦楂炭	24	炒薏苡仁,炒泽泻,炒山药
9	炒麦芽,黄连,炒枳壳	25	黄连,葛根,地榆炭
10	党参,大枣,炒枣仁	26	黄连,葛根,陈皮
11	党参,首乌藤,怀牛膝	27	炒谷芽,赤芍,郁金
12	党参,炒枣仁,怀牛膝	28	炒谷芽,赤芍,香附
13	党参,炙甘草,怀牛膝	29	丹参,陈皮,益母草
14	枳壳,青皮,郁金	30	赤芍,炙甘草,郁金
15	当归,黄芪,枳实	31	白芍,枳壳,青皮,柴胡
16	当归,葛根,陈皮	32	白芍,炒白芍,赤芍,香附

3. 基于无监督熵层次聚类的新处方分析

在以上核心组合提取的基础上,运用无监督熵层次聚类算法,得到 6 个新处方,具体见表 4-40。

表 4-40 基于熵层次聚类的治疗腹痛新处方

序号	候选新处方	序号	候选新处方
1	木香,炒麦芽,黄连,赤芍	4	炒麦芽,青皮,柴胡,炒谷芽
2	木香,炒谷芽,焦楂炭,赤芍	5	党参,炙甘草,怀牛膝,赤芍,郁金
3	白芍,柴胡,炒白术,枳壳,青皮	6	当归,葛根,陈皮,丹参

(四) 讨论

本研究应用中医传承辅助系统软件,运用关联规则和聚类算法分析颜教授治疗腹痛的用药经验。经过关联算法分析,使用频次较高的药物有:陈皮、白芍、茯苓、炒白术、砂仁、丹参、当归、香附、赤芍、木香、党参、炒谷芽、枳壳等,这些药多数具有理气、消食、健脾、和胃等功效。常配伍使用的药物有:①陈皮,砂仁;②白芍,香附;③陈皮,茯苓;④白芍,陈皮;⑤茯苓,炒白芍;⑥白芍,赤芍;⑦陈皮,香附;⑧陈皮,炒白术;⑨白芍,当归;⑩丹参,当归等。基于改进的互信息法的关联度较大的药物组合有:炒麦芽,香附;赤芍,益母草;炒麦芽,佛手;青皮,茯苓;炒麦芽,地榆炭;炒麦芽,葛根;白芍,炒谷芽;白芍,郁金;白芍,焦麦芽;白芍,焦神曲等。基于熵层次聚类的新处方有:①木香,炒麦芽,黄连,赤芍;②木香,炒谷芽,焦楂炭,赤芍;③白芍,柴胡,炒白术,枳壳,青皮;④炒麦芽,青皮,柴胡,炒谷芽;⑤党参,炙甘草,怀牛膝,赤芍,郁金;⑥当归,葛根,陈皮,丹参。

本研究结果较好地验证了颜教授治疗腹痛的学术思想和用药经验。颜教授认为,腹痛最主要的病机特点是"不通则痛",或因邪滞而不通,或由正虚运行迟缓而不通。腹痛辨证首要辨虚实。外邪侵袭、饮食不节、情志失调、外伤虫积等因素导致脏腑气机瘀滞,行血受阻或腹部经脉受病邪所滞,络脉痹阻,不通则痛,多为实证。素体阳虚,气血不足,脏腑失养所产生的腹痛,为虚证。本研究显示,单味药出现频次最高者为陈皮。陈皮味辛、苦,性温,归脾、肺经,功能理气健脾,燥湿化痰,善治中焦脾胃气滞寒湿,脘腹胀痛。其次为白芍,颜教授临证治疗腹痛有瘀血者,常将白芍、赤芍配伍同用。其中,白芍味苦、酸,微寒,归肝、脾经,功能养血敛阴,柔肝止痛,平抑肝阳,常用于治疗肝血虚,脘腹挛急疼痛。赤芍味苦,性微寒,归肝经,功能清热凉血,散瘀止痛,多用于瘀血腹痛。二者合用,共奏活血柔肝止痛之功。茯苓味甘、淡,性平,归心、脾、肾经,功能利水渗湿,健脾,宁心,既可驱邪,又可扶正,助脾消食而止腹痛,适用于脾虚兼食积之腹痛者。白术在治疗腹痛方中亦常用,其味甘、苦,性温,归脾、胃经,功能益气健脾,燥湿利水,被前人誉为"补气健脾第一要药"。脾主运化,因脾气不足,运化失健,往往饮食停滞,引起腹痛。白术既长于补气以复脾运,又能燥湿、利尿以除湿邪,炒用可增强补气健脾作用,用于脾虚有湿之腹痛。丹参味苦,性微寒,归心、心包、肝经,功能活血通经,祛瘀止痛,凉血消痈,除烦安神,广泛用于各种瘀血病证,如气滞血瘀脘腹疼痛和妇科经闭腹痛等。香附味辛、微苦、微甘,性平,归肝、脾、三焦经,功能疏肝解郁,调经止痛,理气和中,常用于腹痛证属肝胃气滞者。再者,本研究所得新处方亦较好地反映了颜教授的学术思想,如新处方"木香,炒谷芽,焦楂炭,赤芍"中将理气、消食、活血药并用,主治气滞食积兼瘀血之腹痛;又如新处方"党参,炙甘草,怀牛膝,赤芍,郁金"中将补中益气之品与活血止痛之药合用,适用于气虚兼有瘀血之腹痛。这些新处方的发现为探析颜教授用药规律和研发新药提供了基础信息。

七、咳嗽用药规律研究

（一）用药频次分析

对颜教授188首咳嗽处方中的药物频次进行统计,使用频次在35及以上的有23味,使用频次前3位的分别是浙贝母,杏仁,紫菀,具体见表4-41。

表 4-41　处方中出现频次在 35 及以上的药物

序号	中药名称	频次	序号	中药名称	频次
1	浙贝母	167	13	茯苓	62
2	杏仁	154	14	连翘	61
3	紫菀	134	15	金银花	61
4	甘草	127	16	炒酸枣仁	47
5	陈皮	107	17	首乌藤	41
6	百部	106	18	荆芥	40
7	桔梗	106	19	桑叶	40
8	黄芩	102	20	清半夏	38
9	白前	95	21	瓜蒌	38
10	竹茹	91	22	枳壳	35
11	鱼腥草	73	23	丹参	35
12	款冬花	67			

（二）基于关联规则的组方规律分析

按药物组合的出现频次将药物组合由高到低排序,前3位分别是杏仁,浙贝母;浙贝母,紫菀;杏仁,紫菀,具体见表4-42。对所得出的药对进行关联规则分析,结果见表4-43。

表 4-42　高频次药物组合

序号	药物组合	频次	序号	药物组合	频次
1	杏仁,浙贝母	140	7	甘草,杏仁,浙贝母	102
2	浙贝母,紫菀	123	8	桔梗,浙贝母	100
3	杏仁,紫菀	119	9	甘草,紫菀	100
4	甘草,浙贝母	116	10	百部,浙贝母	99
5	甘草,杏仁	110	11	白前,百部	94
6	杏仁,浙贝母,紫菀	108	12	百部,紫菀	93

续表

序号	药物组合	频次	序号	药物组合	频次
13	甘草,桔梗	93	17	浙贝母,黄芩	91
14	甘草,浙贝母,紫菀	93	18	陈皮,杏仁	90
15	陈皮,浙贝母	92	19	杏仁,黄芩	89
16	杏仁,桔梗	92	20	甘草,杏仁,紫菀	89

表 4-43 处方中药物关联规则(置信度为 1)

序号	规则	置信度	序号	规则	置信度
1	白前,陈皮→百部	1	18	白前,竹茹,紫菀→百部	1
2	白前,黄芩→百部	1	19	甘草,白前,桔梗→百部	1
3	白前,桔梗→百部	1	20	甘草,白前,竹茹→百部	1
4	甘草,白前→百部	1	21	连翘,杏仁,金银花→浙贝母	1
5	白前,鱼腥草→百部	1	22	白前,杏仁,浙贝母,黄芩→百部	1
6	白前,竹茹→百部	1	23	甘草,白前,杏仁,浙贝母→百部	1
7	连翘,杏仁→浙贝母	1	24	白前,竹茹,杏仁,浙贝母→百部	1
8	白前,杏仁,黄芩→百部	1	25	白前,杏仁,黄芩,紫菀→百部	1
9	甘草,白前,杏仁→百部	1	26	甘草,白前,杏仁,紫菀→百部	1
10	白前,竹茹,杏仁→百部	1	27	白前,竹茹,杏仁,紫菀→百部	1
11	白前,浙贝母,黄芩→百部	1	28	甘草,白前,竹茹,杏仁→百部	1
12	白前,桔梗,浙贝母→百部	1	29	白前,浙贝母,黄芩,紫菀→百部	1
13	甘草,白前,浙贝母→百部	1	30	甘草,白前,浙贝母,紫菀→百部	1
14	白前,竹茹,浙贝母→百部	1	31	白前,竹茹,浙贝母,紫菀→百部	1
15	白前,黄芩,紫菀→百部	1	32	甘草,白前,桔梗,浙贝母→百部	1
16	甘草,白前,黄芩→百部	1	33	甘草,白前,竹茹,浙贝母→百部	1
17	甘草,白前,紫菀→百部	1	34	甘草,白前,杏仁,浙贝母,紫菀→百部	1

(三) 基于熵聚类的组方规律分析

1. 基于改进的互信息法的药物间关联度分析

根据处方数量,结合经验判断和不同参数提取数据的预读,设置相关度为 9,惩罚度为 3,进行聚类分析,得到方剂中两两药物之间的关联度,将关联系数 0.034 以上的药对列表,结果见表 4-44。

表 4-44 基于改进的互信息法的药物间关联情况

序号	药对	关联系数	序号	药对	关联系数
1	生地黄,甘草	0.0532	3	生地黄,天花粉	0.0430
2	生地黄,金钱草	0.0460	4	黄芩,白前	0.0419

续表

序号	药对	关联系数	序号	药对	关联系数
5	连翘,炒酸枣仁	0.0416	16	竹茹,北沙参	0.0366
6	麦冬,甘草	0.0410	17	生地黄,陈皮	0.0361
7	竹茹,桑寄生	0.0396	18	连翘,丹参	0.0357
8	竹茹,桑叶	0.0395	19	竹茹,芦根	0.0356
9	连翘,茯苓	0.0393	20	金银花,制僵蚕	0.0354
10	黄芩,桑枝	0.0389	21	生地黄,桔梗	0.0353
11	麦冬,玄参	0.0384	22	川贝母,桔梗	0.0353
12	南沙参,覆盆子	0.0376	23	麦冬,桑枝	0.0352
13	连翘,薄荷	0.0370	24	黄芩,玄参	0.0344
14	竹茹,麦冬	0.0366	25	川贝母,五味子	0.0343
15	竹茹,南沙参	0.0366	26	川贝母,百合	0.0343

2. 基于复杂系统熵聚类的药物核心组合分析

在以上药物间关联度分析的基础上,按照相关度与惩罚度相互约束原理,应用复杂系统熵聚类的层次聚类分析,演化出核心药物组合3~4味,具体见表4-45。得到10个新处方,具体见表4-46。

表4-45　基于复杂系统熵聚类的治疗咳嗽的核心组合

序号	核心组合	序号	核心组合
1	竹茹,杏仁,紫菀	11	杏仁,紫菀,桑寄生
2	荆芥,桑叶,炒酸枣仁	12	桑叶,炒酸枣仁,首乌藤
3	荆芥,桔梗,丹参	13	荆芥,连翘,金银花,桔梗,芦根
4	连翘,枳壳,清半夏	14	连翘,金银花,清半夏
5	紫菀,黄芩,桑寄生	15	竹茹,紫菀,黄芩,枇杷叶
6	防风,薏苡仁,炒牛蒡子	16	防风,紫苏叶,炒牛蒡子
7	赤芍,甘草,白前	17	赤芍,白前,鱼腥草
8	生谷芽,鸡内金,金钱草	18	鸡内金,生麦芽,覆盆子
9	砂仁,佛手,白豆蔻	19	砂仁,佛手,炒神曲,紫苏梗
10	玄参,陈皮,南沙参	20	化橘红,地骨皮,陈皮

表4-46　基于复杂系统熵聚类的候选新处方

序列号	候选新处方	序列号	候选新处方
1	竹茹,杏仁,紫菀,桑寄生	6	防风,薏苡仁,炒牛蒡子,紫苏叶
2	荆芥,桑叶,炒酸枣仁,首乌藤	7	赤芍,甘草,白前,鱼腥草
3	荆芥,桔梗,丹参,连翘,金银花,芦根	8	生谷芽,鸡内金,金钱草,生麦芽,覆盆子
4	连翘,枳壳,清半夏,金银花	9	砂仁,佛手,白豆蔻,炒神曲,紫苏梗
5	紫菀,黄芩,桑寄生,竹茹,枇杷叶	10	玄参,陈皮,南沙参,化橘红,地骨皮

（四）讨论

本研究运用关联规则和聚类算法分析颜教授治疗咳嗽的用药经验。研究结果较好地验证了颜教授诊疗咳嗽的经验。颜教授认为，咳嗽是由六淫外邪侵袭肺系，或者脏腑功能失调，内伤及肺，肺失宣肃，肺气上逆所致，主要分为外感和内伤两类，外感咳嗽多为新病，属邪实，以宣肺散邪为主；内伤咳嗽多宿病，常反复发作，多属邪实正虚，治当祛邪扶正标本兼治。既往医案研究表明，颜教授治疗咳嗽常从风寒咳嗽、风热咳嗽、燥热咳嗽、痰热郁肺、肝火犯肺、肺阴亏耗、肺肾阴虚等方面综合考量，辨证论治。本研究显示常用药物以疏散风热、清肺止咳者为主。如单味药出现频次最高者为浙贝母，其味苦，性寒，归肺、心经，功能清热散结、化痰止咳，用于风热、痰热咳嗽及瘰疬、瘿瘤、疮痈、肺痈等。杏仁亦为出现频次较高的药物，味苦，性微温，有小毒，归肺、大肠经，功能止咳平喘，润肠通便，既善降肺气，又可宣肺气而达止咳平喘之效，为治咳喘之要药。又如紫菀，味苦、甘，性微温，归肺经，长于润肺下气，化痰止咳，凡咳嗽痰多，无论新久、寒热虚实，皆可应用。再如甘草，味甘，性平，归心、肺、脾、胃经，功能益气补中，清热解毒，祛痰止咳，缓急止痛，调和药性，药力缓和，治疗咳喘证，无论寒热虚实、有痰无痰均可随证配伍选用。另如陈皮，味辛、苦，微温，归脾、肺经，功能理气健脾，燥湿化痰，治寒痰咳嗽，痰多清稀者，可配伍甘草、杏仁等。

同时，本研究较好地验证了颜老经验方的临床应用。如颜老治疗咳嗽喜用止嗽散加减，笔者曾多次在门诊和颜老家中聆听颜老讲解止嗽散的应用技巧与心得。止嗽散中紫菀、百部、白前止咳化痰；桔梗、陈皮宣肺理气；荆芥祛风解表；甘草调和诸药。七味相配，共奏止嗽化痰、宣肺解表之功。本研究所得置信度为1的关联规则中有多个止嗽散相关规则，如"甘草，白前，紫菀→百部"、"白前，桔梗→百部"、"甘草，白前→百部"、"甘草，白前，桔梗→百部"等。这较好地验证了既往医案挖掘所得的规律和结果。

再者，本研究所得候选新处方与核心组合对临床用药具有指导意义，如候选新处方"荆芥，桔梗，丹参，连翘，金银花，芦根"，药物组成合理，配伍得当，其中荆芥、金银花、连翘均有解表之功，连翘、金银花、芦根均有清热之效，桔梗宣肺化痰，丹参凉血祛瘀，六药合用，适宜于外感风热束肺，肺气不宣，兼有内热者。又如候选新处方"玄参，陈皮，南沙参，化橘红，地骨皮"中，陈皮、化橘红长于燥湿祛痰，理气调中，玄参、南沙参、地骨皮均能养阴生津，润肺除燥，五药合用，共奏燥湿祛痰、润肺生津止咳之效。

八、心悸用药规律研究

（一）用药频次分析

对颜教授治疗心悸的70首方剂中包含的189味药物进行频次统计，并将药物按使用频次从高到低进行排序。使用频次在10以上的药物有30味，见表4-47。

表 4-47　处方中频次 10 以上的药物

序号	中药名称	频次	序号	中药名称	频次
1	丹参	56	16	葛根	15
2	炒枣仁	47	17	佛手	15
3	首乌藤	45	18	香附	14
4	茯苓	41	19	珍珠母	13
5	远志	38	20	太子参	13
6	赤芍	35	21	黄芪	13
7	白芍	28	22	白菊花	13
8	陈皮	25	23	炙甘草	12
9	生龙骨	23	24	决明子	12
10	生牡蛎	20	25	降香	12
11	柏子仁	19	26	当归	12
12	郁金	18	27	酸枣仁	11
13	党参	17	28	生地	11
14	枳壳	15	29	怀牛膝	11
15	麦冬	15	30	瓜蒌	11

（二）基于关联规则的组方规律分析

按照药物组合的出现频次由高到低排序,前 3 位分别是丹参,首乌藤;丹参,炒枣仁;炒枣仁,首乌藤,具体见表 4-48。分析所得药对的用药规则,结果见表 4-49。关联规则网络见图 4-19。

表 4-48　处方中使用频次 20 及以上的药物组合

序号	药物组合	频次	序号	药物组合	频次
1	丹参,首乌藤	40	14	赤芍,首乌藤	24
2	丹参,炒枣仁	39	15	丹参,远志,炒枣仁	23
3	炒枣仁,首乌藤	35	16	丹参,茯苓,首乌藤	23
4	丹参,赤芍	32	17	丹参,赤芍,首乌藤	23
5	丹参,茯苓	31	18	丹参,白芍	23
6	远志,炒枣仁	30	19	白芍,赤芍	23
7	茯苓,炒枣仁	30	20	远志,茯苓,炒枣仁	22
8	丹参,炒枣仁,首乌藤	30	21	茯苓,炒枣仁,首乌藤	22
9	丹参,远志	28	22	丹参,白芍,赤芍	21
10	远志,茯苓	27	23	远志,炒枣仁,首乌藤	20
11	茯苓,首乌藤	26	24	丹参,远志,首乌藤	20
12	丹参,茯苓,炒枣仁	25	25	丹参,陈皮	20
13	远志,首乌藤	24	26	赤芍,炒枣仁	20

表 4-49　处方中药物组合关联规则（置信度大于 0.9）

序号	规则	置信度	序号	规则	置信度
1	赤芍,首乌藤→丹参	0.958 33	16	珍珠母→赤芍	0.923 07
2	赤芍,炒枣仁→丹参	0.950 00	17	太子参→丹参	0.923 07
3	陈皮,首乌藤→丹参	0.944 44	18	桑寄生,炒枣仁→首乌藤	0.923 07
4	丹参,白芍,首乌藤→赤芍	0.941 17	19	麦冬,炒枣仁→丹参	0.923 07
5	白芍,赤芍,首乌藤→丹参	0.941 17	20	茯苓,葛根→丹参	0.923 07
6	赤芍,炒枣仁,首乌藤→丹参	0.937 50	21	赤芍,生龙牡→丹参	0.923 07
7	麦冬→丹参	0.933 33	22	赤芍,桑寄生→丹参	0.923 07
8	葛根→丹参	0.933 33	23	赤芍,陈皮→丹参	0.923 07
9	赤芍,茯苓→丹参	0.933 33	24	赤芍,柏子仁→丹参	0.923 07
10	柏子仁,首乌藤→丹参	0.933 33	25	陈皮,茯苓,首乌藤→丹参	0.923 07
11	白芍,赤芍→丹参	0.928 57	26	陈皮,炒枣仁,首乌藤→丹参	0.923 07
12	郁金,首乌藤→丹参	0.928 57	27	白芍,炒枣仁,首乌藤→丹参	0.923 07
13	丹参,白芍,炒枣仁→赤芍	0.928 57	28	赤芍→丹参	0.914 28
14	白芍,赤芍,炒枣仁→丹参	0.928 57	29	丹参,白芍→赤芍	0.913 04
15	珍珠母,→丹参	0.923 07	30	白芍,赤芍→丹参	0.913 04

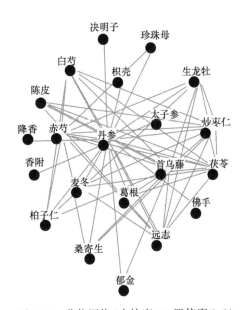

图 4-19　药物网络（支持度 12,置信度 0.9）

（三）基于熵聚类的组方规律分析

1. 基于改进的互信息法的药物间关联度分析

依据方剂数量,结合经验判断和不同参数提取数据的预读,设置相关度为 8,惩罚度为

4,进行聚类分析,得到方剂中两两药物间的关联度,将关联系数 0.04 以上的药对列表,结果见表 4-50。

表 4-50 基于改进的互信息法的药物间关联度分析

药对	关联系数	药对	关联系数
赤芍,茯苓	0.051 903	枳壳,荆芥穗	0.045 596
大枣,炙甘草	0.050 354	枳壳,鱼腥草	0.045 596
麦冬,珍珠母	0.050 279	麦冬,西洋参	0.045 596
白芍,天麻	0.049 741	白芍,柏子仁	0.041 175
大枣,郁金	0.046 449	远志,生首乌	0.041 116
白芍,龙眼肉	0.046 439	白芍,鸡血藤	0.040 720
麦冬,决明子	0.045 961	枳壳,杏仁	0.040 401
当归,葛根	0.045 961	郁金,蔓荆子	0.040 041
枳壳,煅瓦楞子	0.045 596		

2. 基于复杂系统熵聚类的药物核心组合分析

以改进的互信息法的药物间关联度分析结果为基础,按照相关度与惩罚度约束,基于复杂系统熵聚类,演化出 3~4 味药的核心组合,具体见表 4-51。

表 4-51 基于复杂系统熵聚类的药物核心组合

序号	核心组合	序号	核心组合
1	白芍,赤芍,炙甘草	18	生龙牡,柏子仁,酸枣仁
2	白芍,赤芍,夏枯草	19	首乌藤,炒枣仁,生龙骨
3	白芍,炙甘草,白菊花	20	首乌藤,丹参,炒白术
4	白芍,白菊花,枸杞子	21	柴胡,炒枣仁,枣仁
5	枳壳,麦冬,陈皮	22	决明子,珍珠母,茯苓
6	枳壳,郁金,瓜蒌	23	决明子,生首乌,蔓荆子
7	党参,龙眼肉,炙黄芪	24	决明子,茯苓,蔓荆子
8	麦冬,黄芪,五味子	25	柏子仁,茯苓,蔓荆子
9	麦冬,五味子,陈皮	26	炒枣仁,生龙骨,炒山栀
10	麦冬,五味子,南沙参	27	白茅根,炒山栀,滑石
11	麦冬,五味子,太子参	28	炙甘草,白菊花,怀牛膝
12	大枣,当归,炙黄芪	29	白菊花,生地,枸杞子
13	大枣,丹参,炒白术	30	郁金,生地,香附
14	黄芩,首乌藤,丹参	31	陈皮,益母草,红花
15	当归,生黄芪,炒神曲	32	生地,枸杞子,香附
16	当归,生黄芪,桂枝	33	茯苓,瓜蒌,蔓荆子
17	当归,生黄芪,桑枝		

3. 基于无监督熵层次聚类的新处方分析

在以上核心组合提取的基础上,运用无监督熵层次聚类算法,得到 8 个新处方,具体见表 4-52。

表 4-52 基于熵层次聚类的治疗心悸新处方

序号	候选新处方	序号	候选新处方
1	白芍,赤芍,炙甘草,夏枯草	5	大枣,当归,炙黄芪,生黄芪,桑枝
2	枳壳,麦冬,陈皮,益母草,红花	6	黄芩,首乌藤,丹参,炒白术
3	麦冬,黄芪,五味子,南沙参	7	决明子,珍珠母,茯苓,蔓荆子
4	麦冬,五味子,陈皮,太子参	8	白菊花,生地,枸杞子,香附

(四) 讨论

颜教授认为,心悸的病位主要在心,但也与脾、肾、肺等脏器功能失调有关。如脾失健运,气血化生无源,或劳心过度,可致心脾两虚,而出现心悸;若肾水不足不能上济心阴以涵养心阳,亦可出现心悸;若肺气虚损或肺的宣降失常,进而导致气血运行不畅,也可引发心悸。颜教授同时认为,心悸的基本病因病机是"本虚标实"。初起以心气虚为常见,可表现为心气不足、心脾两虚、心肺气虚、心虚胆怯等;阳虚者则表现为心阳不振、脾肾阳虚,甚或水饮凌心之证;阴虚血亏者多表现为心血不足、肝肾阴虚、心肾不交等证。病久正气耗伤,阴损及阳,阳损及阴可出现气阴两虚、气血不足、阴阳俱损之候。而肝郁气滞或心脾气虚,均可导致痰浊、瘀血内生,而成痰浊阻络或心脉瘀阻之证,即所谓标实。颜教授经过多年的临床实践,总结出治疗心悸的两种基本治法:①益气养阴,安神定志;②活血化痰,通络定惊。

本研究应用中医传承辅助系统软件,运用关联规则和聚类算法分析颜教授治疗心悸的用药经验,较好地验证了颜老的学术思想。关联算法分析显示,颜教授治疗心悸常用的药物有:丹参、炒枣仁、首乌藤、茯苓、远志、赤芍、白芍、陈皮、生龙骨、生牡蛎、柏子仁、郁金、党参、枳壳、麦冬、葛根、佛手、香附、珍珠母、太子参、黄芪等。颜教授治疗心悸的常用药物组合有:①丹参,首乌藤;②丹参,炒枣仁;③炒枣仁,首乌藤;④丹参,赤芍;⑤丹参,茯苓;⑥远志,炒枣仁;⑦茯苓,炒枣仁;⑧丹参,炒枣仁,首乌藤;⑨丹参,远志;⑩远志,茯苓;⑪茯苓,首乌藤等。基于复杂系统熵聚类算法的新处方包括:①白芍,赤芍,炙甘草,夏枯草;②枳壳,麦冬,陈皮,益母草,红花;③麦冬,黄芪,五味子,南沙参;④麦冬,五味子,陈皮,太子参;⑤大枣,当归,炙黄芪,生黄芪,桑枝;⑥黄芩,首乌藤,丹参,炒白术;⑦决明子,珍珠母,茯苓,蔓荆子;⑧白菊花,生地,枸杞子,香附。

下面结合使用频次较高的常用药物进行分析。丹参为颜教授治疗心悸处方中出现频次最高的药物。丹参味苦,性微寒,归心包、肝经,功能活血调经,凉血消痈,祛瘀止痛,除烦安神。其活血调经作用卓越,故古人云:"一味丹参,功同四物。"颜老用丹参,一方面取其活血化瘀之功;另一方面取其安神之效,共奏祛瘀定悸之用。炒枣仁、首乌藤分别为出现频次第二、第三的药物,均为养心安神之佳品。炒枣仁补肝益阴,养心安神而定悸;首乌藤味甘,性平,入心肝经,功能养血安神。两药配合共奏养心血、益肝阴而安神之功。

茯苓味甘、淡,性平,归心、脾、肾经,功能利水渗湿,健脾、宁心,可用于心脾两虚,气血不足之心悸。远志味苦、辛,性温,归心、肾、肺经,功能安神益智,祛痰开窍,消散痈肿,其性善宣泄通达,既能开心气而宁心安神,又能通肾气而强志不忘,为交通心肾、安定神智、益智强识之佳品,用于心肾不交之心悸。在颜老治疗心悸的处方中,赤芍和白芍常同时出现,其中赤芍味苦,性微寒,归肝经,功能清热凉血,散瘀止痛;白芍味苦、酸,微寒,归肝、脾经,功能养血敛阴,柔肝止痛,平抑肝阳。两药配伍共奏活血化瘀、平抑定悸之功。同时,颜老处方中,龙骨和牡蛎也常同时出现,其中龙骨味甘、涩,性平,归心、肝、肾经,功能镇静安神,平肝潜阳,收敛固涩,为重镇安神之常用药;牡蛎味咸,性微寒,归肝、胆、肾经,功能重镇安神,平肝潜阳,软坚散结,收敛固涩,虽属平肝潜阳之品,但亦是安神之常用药。颜老治疗失眠兼心悸者,长将生龙骨、生牡蛎与炒枣仁、首乌藤同用,以期养心安神与重镇安神法兼用而效捷。

九、胸痹用药规律研究

(一) 用药频次分析

对颜教授治疗胸痹的 122 首方剂中的药物频次进行统计,使用频次在 20 及以上的药物有 27 味,使用频次前 3 位的分别是炒枣仁,丹参,川芎,具体结果见表 4-53。

表 4-53　方剂中使用频次 20 及以上的药物

序号	中药名称	频次	序号	中药名称	频次
1	炒枣仁	66	15	瓜蒌	26
2	丹参	59	16	佛手	26
3	川芎	53	17	焦三仙	25
4	赤芍	41	18	红参	24
5	陈皮	39	19	鸡内金	23
6	柴胡	36	20	红花	22
7	茯苓	34	21	当归	22
8	香附	33	22	百合	22
9	降香	31	23	清半夏	21
10	黄芪	29	24	麦冬	21
11	栀子	28	25	葛根	21
12	首乌藤	28	26	枳壳	20
13	枳实	27	27	薤白	20
14	远志	26			

(二) 基于关联规则的组方规律分析

按照药物组合的出现频次由高到低排序,前 3 位分别是丹参,赤芍;丹参,炒枣仁;丹参,降香,具体见表4-54。分析所得药对的用药规则,结果见表4-55。关联规则网络见图4-20。

表4-54 处方中药物组合频次(支持度为20)

序号	药物组合	频次	序号	药物组合	频次
1	丹参,赤芍	36	16	枳实,柴胡	23
2	丹参,炒枣仁	33	17	丹参,瓜蒌	23
3	丹参,降香	30	18	丹参,佛手	23
4	川芎,炒枣仁	28	19	丹参,赤芍,降香	23
5	丹参,茯苓	27	20	丹参,炒枣仁,首乌藤	23
6	川芎,丹参	27	21	丹参,黄芪	22
7	丹参,首乌藤	26	22	丹参,远志,炒枣仁	21
8	香附,炒枣仁	25	23	丹参,远志	21
9	栀子,柴胡	24	24	丹参,茯苓,炒枣仁	21
10	远志,炒枣仁	24	25	鸡内金,焦三仙	20
11	茯苓,炒枣仁	24	26	丹参,红花	20
12	丹参,陈皮	24	27	川芎,赤芍	20
13	赤芍,降香	24	28	赤芍,黄芪	20
14	炒枣仁,首乌藤	24	29	赤芍,瓜蒌	20
15	柴胡,炒枣仁	24	30	赤芍,炒枣仁	20

表4-55 处方中药物组合的关联规则(置信度大于0.8)

序号	规则	置信度	序号	规则	置信度
1	丹参,远志→炒枣仁	1	11	赤芍→丹参	0.878 049
2	降香→丹参	0.967 742	12	远志,炒枣仁→丹参	0.875 000
3	赤芍,降香→丹参	0.958 333	13	茯苓,炒枣仁→丹参	0.875 000
4	炒枣仁,首乌藤→丹参	0.958 333	14	鸡内金→焦三仙	0.869 565
5	首乌藤→丹参	0.928 571	15	栀子→柴胡	0.857 143
6	远志→炒枣仁	0.923 077	16	首乌藤→炒枣仁	0.857 143
7	红花→丹参	0.909 091	17	枳实→柴胡	0.851 852
8	瓜蒌→丹参	0.884 615	18	首乌藤→丹参,炒枣仁	0.821 429
9	佛手→丹参	0.884 615	19	远志→丹参,炒枣仁	0.807 692
10	丹参,首乌藤→炒枣仁	0.884 615	20	远志→丹参	0.807 692

(三) 基于熵聚类的组方规律分析

1. 基于改进的互信息法的药物间关联度分析

依据方剂数量,结合经验判断和不同参数提取数据的预读,设置相关度为8,惩罚度为4,进行聚类分析,得到方剂中两两药物间的关联度,将关联系数0.05以上的药对列表,结果见表4-56。

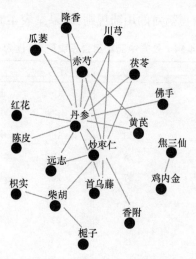

图 4-20 药物网络(支持度为 20,置信度为 0.8)

表 4-56 基于改进的互信息法的药物间关联度分析

药对	关联系数	药对	关联系数
柴胡,鸡内金	0.101 627	赤芍,天花粉	0.056 187
丹参,瓜蒌	0.095 820	焦三仙,瓜蒌	0.055 873
丹参,红花	0.089 521	柴胡,瓜蒌	0.055 692
丹参,茯苓	0.078 104	车前子,陈皮	0.055 055
丹参,桑寄生	0.069 453	枳实,茯苓	0.053 773
降香,红参	0.065 491	赤芍,百合	0.053 398
丹参,益母草	0.063 469	佛手,红参	0.053 330
柴胡,清半夏	0.063 159	丹参,清半夏	0.053 101
丹参,怀牛膝	0.063 096	柴胡,知母	0.052 226
柴胡,陈皮	0.062 752	柴胡,槟榔	0.052 157
降香,鸡内金	0.062 394	车前子,茺蔚子	0.050 926
柴胡,桑寄生	0.060 279	佛手,鸡内金	0.050 818
降香,百合	0.059 333	鸡内金,瓜蒌	0.050 818
红参,清半夏	0.058 861	枳实,红花	0.050 482
枳实,焦三仙	0.058 521	三七粉,降香	0.050 371
丹参,薤白	0.056 883	首乌藤,生龙骨	0.050 175
柴胡,怀牛膝	0.056 775	首乌藤,琥珀	0.050 175

2. 基于复杂系统熵聚类的药物核心组合分析

以改进的互信息法的药物间关联度分析结果为基础,按照相关度与惩罚度约束,基于复杂系统熵聚类,演化出 3~4 味药的核心组合,具体见表 4-57。

表4-57 基于复杂系统熵聚类的药物核心组合

序号	核心组合	序号	核心组合
1	白芍,钩藤,天花粉	18	青皮,煅瓦楞子,绿萼梅
2	紫菀,黄芩,炙紫苏子	19	远志,首乌藤,茯苓
3	紫菀,黄芩,鱼腥草	20	柴胡,红参,茯苓
4	钩藤,益母草,天花粉	21	柴胡,茯苓,栀子
5	枳壳,郁金,金钱草	22	鸡内金,红参,茯苓
6	枳壳,郁金,香附	23	砂仁,炙甘草,冬瓜子
7	生葛根,磁石,莲子心	24	赤芍,桑寄生,怀牛膝
8	生葛根,磁石,炒川楝子	25	天麻,益母草,天花粉
9	甘草,防风,炒枣仁	26	瓜蒌,红花,薤白
10	甘草,金银花,炒枣仁	27	白芍,钩藤,石决明,石斛
11	车前子,三七粉,檀香	28	车前子,三七粉,石菖蒲,冰片
12	三七粉,石菖蒲,细辛	29	降香,赤芍,瓜蒌,红花
13	佛手,降香,枳实	30	枳实,柴胡,丹参,栀子
14	佛手,降香,红花	31	柴胡,红参,焦三仙,丹参
15	降香,枳实,栀子	32	柴胡,焦三仙,丹参,栀子
16	降香,焦三仙,栀子	33	柴胡,丹参,赤芍,栀子
17	降香,赤芍,栀子	34	柴胡,丹参,百合,栀子

3. 基于无监督熵层次聚类的新处方分析

在核心组合提取的基础上,运用无监督熵层次聚类算法,得到 7 个新处方,具体见表4-58。

表4-58 基于熵层次聚类的新处方

序号	候选新处方	序号	候选新处方
1	紫菀,黄芩,炙紫苏子,鱼腥草	5	降香,赤芍,栀子,瓜蒌,红花
2	生葛根,磁石,莲子心,炒川楝子	6	柴胡,红参,茯苓,栀子
3	甘草,防风,炒枣仁,金银花	7	柴胡,红参,焦三仙,丹参,栀子
4	佛手,降香,枳实,红花		

(四) 讨论

本研究应用关联规则和聚类算法分析颜教授治疗胸痹的用药经验。经过关联算法分析,提炼出颜教授治疗胸痹常用的药物有炒枣仁、丹参、川芎、赤芍、陈皮、柴胡、茯苓、香附、降香、黄芪、栀子、首乌藤、枳实、远志、瓜蒌、佛手、百合、麦冬、枳壳、薤白等,这些药物多数具有理气、活血、养心、安神等功效。常用的药物组合有:①丹参,赤芍;②丹参,炒枣仁;③丹参,降香;④川芎,炒枣仁;⑤丹参,茯苓;⑥川芎,丹参;⑦丹参,首乌藤;⑧香附,炒枣仁;⑨栀子,柴胡;

⑩远志,炒枣仁;⑪茯苓,炒枣仁;⑫丹参,陈皮等。经过聚类算法分析,常用的药对包括:柴胡,鸡内金;丹参,瓜蒌;丹参,红花;丹参,茯苓;丹参,桑寄生;降香,红参;丹参,益母草等。基于复杂系统熵聚类的治疗胸痹的核心组合主要有:白芍,钩藤,天花粉;紫菀,黄芩,炙紫苏子;紫菀,黄芩,鱼腥草等。基于熵层次聚类的新处方包括:①紫菀,黄芩,炙紫苏子,鱼腥草;②生葛根,磁石,莲子芯,炒川楝子;③甘草,防风,炒枣仁,金银花;④佛手,降香,枳实,红花;⑤降香,赤芍,栀子,瓜蒌,红花;⑥柴胡,红参,茯苓,栀子;⑦柴胡,红参,焦三仙,丹参,栀子。

"国医大师"颜教授在继承历代医家诊疗胸痹思路的基础上亦有创新,他认为胸痹的病理变化多为本虚标实,虚实夹杂。其本虚为气阴两虚,标实为气滞血瘀。应标本同治,补气养血固其本,行气活血治其标。本研究结果较好地验证了颜教授诊疗胸痹的经验。下面结合研究结果对颜教授治疗胸痹处方中出现频次较高的药物进行分析。

酸枣仁是出现频次最高的单味中药,其味甘、酸,性平,归心、肝、胆经,功能养血安神,常用于心肝阴血亏虚证。丹参味苦,性微寒,归心、心包、肝经,古人云:"一味丹参,功同四物。"可见其活血之效捷,功善活血通经,祛瘀止痛,凉血消痈,除烦安神,可用于胸痹等瘀血证兼热者。川芎味辛,性温,归肝、胆、心包经,功能活血行气,祛风止痛,为"血中之气药",具有通达气血之功效,治心脉瘀阻之胸痹心痛常用之。赤芍味苦,性微寒,归肝经,功能清热凉血,散瘀止痛,入肝经血分有活血散瘀止痛之功,亦可用于胸痹等瘀血证兼热者。陈皮味辛、苦,性温,归肺、脾经,功能理气健脾,燥湿化痰,其性辛行温通,入肺走胸而能行气通痹止痛。柴胡味苦、辛,性微寒,归肝、胆经,功能解表退热,疏肝解郁,升举阳气,其性善条达肝气,取气行助血行之意。其他出现频次较高的药物亦多具有活血、行气、宁心等功效,另有黄芪、当归等补益之品。可见颜教授治疗胸痹一病,在攻伐瘀血之时,亦辅以理气、补益之法,使虚实错杂之病证迎刃而解。再者,基于复杂系统熵聚类的分析结果也验证了颜老的用药经验,如所得核心组合"瓜蒌,红花,薤白"即为颜老最喜用组合,其组合源于汉代医圣张仲景的瓜蒌薤白半夏汤和瓜蒌薤白白酒汤,其中瓜蒌长于宽胸行气,薤白善于通阳散结,二者合用通阳散瘀,利气止痛,用于胸痹,症见胸背疼痛、痰多喘闷、气短不得卧、苔白腻而滑、脉沉弦者最为适宜。颜老在临床中对胸痹见以上症状者,多在瓜蒌、薤白配伍的基础上,加红花等活血化瘀药,收效甚佳。

十、眩晕用药规律研究

(一) 用药频次分析

对颜教授190首眩晕处方中的药物频次进行统计,使用频次30及以上的有29味,使用频次前3位的分别是赤芍,天麻,丹参,具体见表4-59。

表4-59 处方中使用频次30及以上的药物

序号	中药名称	频次	序号	中药名称	频次
1	赤芍	114	4	白芍	86
2	天麻	112	5	白蒺藜	69
3	丹参	87	6	炒枣仁	68

续表

序号	中药名称	频次	序号	中药名称	频次
7	首乌藤	62	19	枳壳	35
8	桑寄生	59	20	益母草	35
9	白菊花	56	21	石决明	35
10	生龙骨	54	22	清半夏	33
11	茯苓	53	23	蔓荆子	33
12	怀牛膝	51	24	泽泻	31
13	生牡蛎	48	25	夏枯草	31
14	钩藤	46	26	麦冬	31
15	决明子	45	27	生地	30
16	陈皮	45	28	黄芪	30
17	当归	44	29	葛根	30
18	川芎	41			

(二) 基于关联规则分析的组方规律分析

按照药物组合的出现频次由高到低排序,前3位分别是白芍,赤芍;天麻,赤芍;丹参,赤芍,具体见表4-60。分析所得药对的用药规则,结果见表4-61。关联规则网络见图4-21。

表 4-60 处方中使用频次 40 及以上的药物组合

序号	药物组合	频次	序号	药物组合	频次
1	白芍,赤芍	78	12	赤芍,怀牛膝	44
2	天麻,赤芍	72	13	白芍,白蒺藜	44
3	丹参,赤芍	70	14	天麻,钩藤	43
4	赤芍,白蒺藜	57	15	赤芍,白菊花	43
5	天麻,白芍	54	16	天麻,丹参,赤芍	42
6	天麻,白芍,赤芍	52	17	白芍,赤芍,白蒺藜	42
7	天麻,丹参	48	18	赤芍,生龙牡	41
8	赤芍,首乌藤	46	19	炒枣仁,首乌藤	41
9	赤芍,桑寄生	46	20	天麻,桑寄生	40
10	丹参,白芍	45	21	白芍,桑寄生	40
11	丹参,白芍,赤芍	44			

表 4-61 处方中药物组合关联规则(置信度大于 0.7)

序号	规则	置信度	序号	规则	置信度
1	丹参,白芍→赤芍	0.977 778	4	钩藤→天麻	0.934 783
2	天麻,白芍→赤芍	0.962 963	5	白芍→赤芍	0.906 977
3	白芍,白蒺藜→赤芍	0.954 540	6	天麻,丹参→赤芍	0.875 000

序号	规则	置信度	序号	规则	置信度
7	怀牛膝→赤芍	0.862 745	12	生龙牡→赤芍	0.759 259
8	天麻,赤芍→白芍	0.822 222	13	首乌藤→赤芍	0.741 935
9	丹参→赤芍	0.804 598	14	赤芍,白蒺藜→白芍	0.736 842
10	桑寄生→赤芍	0.779 661	15	白蒺藜→赤芍	0.726 087
11	白菊花→赤芍	0.767 857			

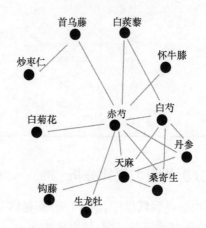

图 4-21 关联规则网络(支持度为 40,置信度为 0.7)

(三) 基于熵聚类的组方规律分析

1. 基于改进的互信息法的药物间关联度分析

依据方剂数量,结合经验判断和不同参数提取数据的预读,设置相关度为 8,惩罚度为 4,进行聚类分析,得到方剂中两两药物间的关联度,将关联系数 0.03 以上的药对列表,结果见表 4-62。

表 4-62 基于改进的互信息法的药物间关联分析

药对	关联系数	药对	关联系数
赤芍,益母草	0.055 042	红参,白菊花	0.033 047
红参,白蒺藜	0.042 848	赤芍,桑寄生	0.031 855
栀子,怀牛膝	0.038 900	白芍,钩藤	0.031 788
栀子,防己	0.038 613	白芍,山黄肉	0.031 267
柴胡,清半夏	0.035 384	丹参,瓜蒌	0.031 178
柴胡,决明子	0.035 230	红参,茯苓	0.030 930
红参,桑寄生	0.035 215	赤芍,泽泻	0.030 756
决明子,栀子	0.033 584	柴胡,桑寄生	0.030 280
柴胡,丹参	0.033 500	柴胡,知母	0.030 046
清半夏,生地	0.033 094	柴胡,百合	0.030 046

2. 基于复杂系统熵聚类的药物核心组合分析

以改进的互信息法的药物间关联度分析结果为基础,按照相关度与惩罚度约束,基于复杂系统熵聚类,演化出 3~4 味药的核心组合,具体见表 4-63。

表 4-63 基于复杂系统熵聚类的药物核心组合

序号	核心组合	序号	核心组合
1	竹茹,枳壳,白蒺藜	29	大贝母,杏仁,白前
2	生山楂,生龙牡,山萸肉	30	怀牛膝,决明子,桑寄生
3	生山楂,生龙骨,山萸肉	31	怀牛膝,赤芍,白芍
4	续断,秦艽,羌活	32	怀牛膝,桑寄生,白芍
5	生白术,炒薏苡仁,煅牡蛎	33	炒杜仲,山楂,沙蒺藜
6	生白术,炒薏苡仁,枣仁	34	枳实,红参,鸡内金
7	生白术,炒薏苡仁,山药	35	首乌藤,枸杞子,白菊花
8	云苓,泽泻,白术	36	柴胡,白芷,鸡内金
9	枳壳,茵陈,郁金	37	柴胡,白芷,防己
10	生薏苡仁,谷芽,炒扁豆	38	决明子,石决明,清半夏
11	麦冬,枸杞子,生地	39	决明子,石决明,桑寄生
12	麦冬,枸杞子,夏枯草	40	枸杞子,生地,怀山药
13	谷芽,佛手,覆盆子	41	石决明,丹参,清半夏
14	党参,炒白术,大枣	42	石决明,桑寄生,白芍
15	牡蛎,山楂,沙蒺藜	43	葛根,降香,薤白
16	威灵仙,秦艽,羌活	44	合欢皮,郁金,香附
17	钩藤,黄芩,当归	45	焦三仙,桑寄生,栀子
18	钩藤,怀牛膝,桑寄生	46	赤芍,白蒺藜,白芍
19	钩藤,石决明,桑寄生	47	赤芍,百合,栀子
20	当归,黄芪,珍珠母	48	生葛根,川断,炒川楝子
21	黄芪,炒枣仁,柏子仁	49	石菖蒲,桑寄生,白芍
22	甘草,瓜蒌皮,桑叶	50	酸枣仁,天花粉,柏子仁
23	车前子,陈皮,茯苓	51	赤芍,枸杞子,白菊花,生地
24	生龙牡,首乌藤,炒枣仁	52	生龙牡,炒枣仁,酸枣仁,柏子仁
25	川芎,白芷,细辛	53	柴胡,红参,焦三仙,栀子
26	川芎,白芷,防己	54	柴胡,红参,焦三仙,鸡内金
27	大贝母,杏仁,百部	55	知母,丹参,赤芍,栀子
28	大贝母,杏仁,当归尾	56	红参,丹参,赤芍,栀子

3. 基于无监督熵层次聚类的新处方分析

在以上核心组合提取的基础上,运用无监督熵层次聚类算法,得到11个新处方,具体见表4-64。新处方核心组合药物网络和新处方药物网络见图4-22。

表 4-64　基于熵层次聚类的治疗眩晕新处方

序号	候选新处方	序号	候选新处方
1	炒枣仁,生龙牡,首乌藤,酸枣仁	7	秦艽,续断,银花藤,桑枝,木香
2	生山楂,生龙骨,山茱肉,生葛根,川断,炒川楝子	8	大贝母,杏仁,百部,当归尾
3	白芍,石菖蒲,桑寄生,焦三仙,栀子	9	决明子,石决明,清半夏,桑寄生,怀牛膝
4	生薏苡仁,谷芽,炒扁豆,佛手,覆盆子	10	赤芍,百合,栀子,知母,丹参
5	麦冬,枸杞子,生地,夏枯草	11	瓜蒌,郁金,金钱草,香附,合欢皮
6	钩藤,黄芩,当归,黄芪,珍珠母		

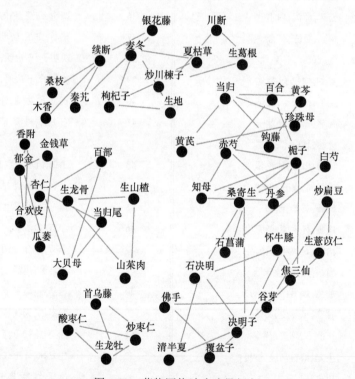

图 4-22　药物网络治疗眩晕新方

(四) 讨论

颜教授认为,眩晕的发生与肝、肾、脾三脏的功能失常密切相关,其中与肝的关系最为密切。肝五行属木,主疏泄气机,调畅情志;肝体阴而用阳,全赖阴血涵润,而阴血易耗,故肝风易动。若肝失疏泄,则升降失度,出入无节,病及清窍,而致眩晕。若肝之疏泄功能失常,横克脾土,则脾健运失司,气血生化无源,气血不能上养清窍而致眩晕,同时也可产生痰饮等病理产物,这些病理产物如停留于清窍亦致眩晕。颜教授同时认为,眩晕的病因病机虽多变,但总以虚实为纲。虚为病之本,实为病之标。然虚有气、血、阴、阳之分,实有风、火、瘀、痰之别。临床所见眩晕往往是虚实错杂,互为因果,彼此影响,甚至相互转化。故在临床中应详加辨析,抓住病理机制的关键所在。

本研究中关联算法显示,颜教授治疗眩晕的常用药物有赤芍、天麻、丹参、白芍、白蒺藜、炒枣仁、首乌藤、桑寄生、白菊花、生龙骨、茯苓、怀牛膝、生牡蛎、钩藤、决明子、陈皮、当归、川芎、枳壳等。出现频次较高的药物组合有:①白芍,赤芍;②天麻,赤芍;③丹参,赤芍;④赤芍,白蒺藜;⑤天麻,白芍;⑥天麻,白芍,赤芍;⑦天麻,丹参;⑧赤芍,首乌藤;⑨赤芍,桑寄生;⑩丹参,白芍等。运用复杂系统熵聚类算法得出新处方:①炒枣仁,生龙骨,生牡蛎,首乌藤,酸枣仁;②生山楂,生龙骨,山茱肉,生葛根,川断,炒川楝子;③白芍,石菖蒲,桑寄生,焦三仙,栀子;④生薏苡仁,谷芽,炒扁豆,佛手,覆盆子;⑤麦冬,枸杞子,生地,夏枯草;⑥钩藤,黄芩,当归,黄芪,珍珠母;⑦秦艽,续断,银花藤,桑枝,木香;⑧大贝母,杏仁,百部,当归尾;⑨决明子,石决明,清半夏,桑寄生,怀牛膝。

下面结合研究结果,对出现频次较高的药物进行分析。统计显示,颜教授治疗眩晕处方中最常用的中药是赤芍,最常用的药对为"赤芍配白芍"。《本草求真》云:"赤芍与白芍主治略同,但白则有敛阴益营之利,赤则有散邪行血之意,白则能于土中泻木,赤则于血中活滞。"赤芍偏于清热凉血,行血散瘀,用于血瘀血滞之证;白芍偏于养血益阴,柔肝止痛,用于血虚肝旺之证。赤芍散而不补,白芍补而不散,赤芍又善泻肝火,两药合用,一散一敛,一泻一补,对阴虚阳亢兼有瘀血或肝火之眩晕最为适宜。

天麻味甘,药性平和,归肝经,既息肝风,又平肝阳,为治眩晕、头痛之要药,不论虚实、寒热皆可用之。丹参味苦,性微寒,归心、肝经,功能活血通经,祛瘀止痛,凉血消痈,除烦安神,取其活血祛瘀、安神清窍之功而用于眩晕。颜老治疗眩晕的处方中,常将白蒺藜和白菊花配伍同用,白蒺藜与白菊花均能平抑肝阳,祛风明目。其中,白蒺藜既能疏散肝郁,又能平肝息风;白菊化偏于清肝热。两药合用,一刚一柔,相须为用,尤宜于外感风热或肝郁化热生风之眩晕。酸枣仁和首乌藤亦为常用药,其中酸枣仁味甘酸,性平,归心、肝、胆经,功能养心,益肝,安神,为养心安神之要药,可用于心肝阴血亏虚,心失所养,神不守舍而致失眠、眩晕互见者;首乌藤味甘,性平,入心、肝经,功能养血安神,适用于阴虚血少失眠兼有眩晕者。此外,兼具平肝潜阳和重镇安神作用的龙骨和牡蛎也是颜教授治疗眩晕的常用药。其中,龙骨味甘、涩,性平,归心、肝、肾经,功能镇静安神,平肝潜阳,收敛固涩;牡蛎味咸,性微寒,归肝、胆、肾经,功能重镇安神,平肝潜阳,软坚散结,收敛固涩。二者配伍,平肝潜阳之功倍增,多用于肝阳上亢之眩晕。

十一、失眠用药规律研究

(一) 用药频次分析

对颜教授170首失眠处方中的药物使用频次进行统计,使用频次高于20的有39味,使用频次前5位的分别是炒枣仁,首乌藤,生龙骨,生牡蛎,丹参,具体见表4-65。

表 4-65 失眠病方剂中使用频次 20 以上的药物

序号	中药名称	频次	序号	中药名称	频次
1	炒枣仁	134	21	枳实	28
2	首乌藤	106	22	珍珠母	27
3	生龙骨	86	23	焦三仙	26
4	生牡蛎	79	24	酸枣仁	26
5	丹参	77	25	香附	26
6	远志	52	26	枳壳	25
7	茯苓	52	27	党参	25
8	白芍	50	28	黄芪	24
9	柴胡	48	29	乌药	24
10	赤芍	45	30	石菖蒲	23
11	合欢皮	42	31	川芎	22
12	百合	41	32	丹皮	22
13	麦冬	39	33	清半夏	22
14	柏子仁	39	34	红参	22
15	炒枳壳	37	35	生地	21
16	栀子	35	36	鸡内金	21
17	当归	34	37	熟地	21
18	陈皮	31	38	郁金	21
19	五味子	30	39	白菊花	21
20	知母	30			

（二）基于关联规则分析的组方规律研究

按照药物组合的出现频次由高到低排序,前 3 位分别是炒枣仁,首乌藤;丹参,首乌藤;生龙骨,生牡蛎,首乌藤,具体见表 4-66。分析所得药对的用药规则,结果见表 4-67。关联规则网络见图 4-23、图 4-24。

表 4-66 方剂中使用频次 40 及以上的药物组合

序号	药物组合	频次	序号	药物组合	频次
1	炒枣仁,首乌藤	84	10	丹参,炒枣仁,首乌藤	47
2	丹参,首乌藤	67	11	远志,首乌藤	46
3	生龙牡,首乌藤	63	12	丹参,珍珠母	46
4	炒枣仁,生龙牡	59	13	珍珠母,生龙牡	45
5	珍珠母,炒枣仁	58	14	炒枣仁,生龙牡,首乌藤	43
6	丹参,炒枣仁	53	15	柴胡,炒枣仁	43
7	珍珠母,首乌藤	49	16	丹参,生龙牡,首乌藤	42
8	茯苓,首乌藤	47	17	丹参,珍珠母,首乌藤	41
9	丹参,生龙牡	47	18	远志,炒枣仁	40

表 4-67 方剂药物组合的关联规则（置信度大于 0.7）

序号	规则	置信度	序号	规则	置信度
1	茯苓,炒枣仁→首乌藤	0.972 973	16	赤芍→首乌藤	0.822 222
2	百合→炒枣仁	0.951 220	17	首乌藤→炒枣仁	0.792 453
3	丹参,茯苓→首乌藤	0.947 368	18	远志→炒枣仁	0.769 231
4	丹参,远志→首乌藤	0.921 053	19	茯苓,首乌藤→丹参	0.765 957
5	茯苓→首乌藤	0.903 846	20	茯苓,首乌藤→炒枣仁	0.765 957
6	柴胡→炒枣仁	0.895 833	21	远志,首乌藤→丹参	0.760 870
7	丹参,生龙牡→首乌藤	0.893 617	22	赤芍→丹参	0.760 870
8	丹参,珍珠母→首乌藤	0.891 304	23	珍珠母→炒枣仁	0.755 556
9	丹参,炒枣仁→首乌藤	0.886 792	24	生龙牡→首乌藤	0.734 177
10	远志→首乌藤	0.884 615	25	远志→丹参	0.732 558
11	远志,炒枣仁→首乌藤	0.875 000	26	茯苓→丹参	0.730 769
12	柏子仁→首乌藤	0.871 795	27	炒枣仁,生龙牡→首乌藤	0.730 769
13	丹参→首乌藤	0.870 130	28	茯苓→炒枣仁	0.728 814
14	合欢皮→首乌藤	0.857 143	29	丹参,首乌藤→炒枣仁	0.711 538
15	珍珠母,首乌藤→丹参	0.836 735			

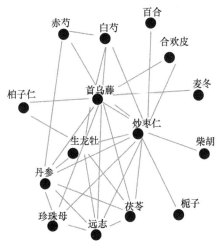

图 4-23 药物网络（支持度 30,置信度为 0.8）

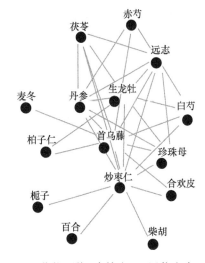

图 4-24 药物网络（支持度 30,置信度为 0.9）

（三）基于熵聚类的组方规律研究

1. 基于改进的互信息法的药物间关联度分析

依据方剂数量,结合经验判断和不同参数提取数据的预读,设置相关度为 8,惩罚度为 4,进行聚类分析,得到方剂中两两药物间的关联度,将关联系数 0.04 以上的药对列表,结果见表 4-68。

表 4-68　基于改进的互信息法的药物间关联度分析

药对	关联系数	药对	关联系数
首乌藤,丹参	0.093 084	赤芍,白蒺藜	0.047 082
首乌藤,茯苓	0.084 358	首乌藤,柏子仁	0.044 124
首乌藤,柴胡	0.069 623	红参,赤芍	0.043 154
丹参,赤芍	0.068 221	茯苓,生牡蛎	0.042 983
栀子,柏子仁	0.061 178	丹参,柏子仁	0.042 823
丹参,酸枣仁	0.059 749	茯苓,乌药	0.042 768
首乌藤,生龙骨	0.056 875	丹参,鸡内金	0.042 359
红参,鸡内金	0.054 302	茯苓,生龙骨	0.041 229
红参,百合	0.054 022	赤芍,土茯苓	0.041 089
茯苓,知母	0.053 873	赤芍,熟地	0.041 030
红参,茯苓	0.051 382	赤芍,酸枣仁	0.040 254
知母,柏子仁	0.051 365	赤芍,香附	0.040 254
茯苓,鸡内金	0.048 847	乌药,柏子仁	0.040 124
茯苓,百合	0.048 785		

2. 基于复杂系统熵聚类的药物核心组合分析

以改进的互信息法的药物间关联度分析结果为基础,按照相关度与惩罚度约束,基于复杂系统熵聚类,演化出 3~4 味药的核心组合,具体见表 4-69。

表 4-69　基于复杂系统熵聚类的治疗失眠的核心组合

序号	核心组合	序号	核心组合
1	茯苓,首乌藤,芡实	16	当归,仙灵脾,盐知母
2	茯苓,芡实,红参	17	当归,珍珠母,大枣
3	茯苓,丹参,石决明	18	乌药,知母,茯苓
4	茯苓,赤芍,百合	19	生龙牡,炒枣仁,丹参
5	白芍,石决明,白菊花	20	生龙牡,炒枣仁,酸枣仁
6	生牡蛎,首乌藤,莲子心	21	生龙牡,炒枣仁,柏子仁
7	生牡蛎,莲子心,茯神	22	怀牛膝,炒枣仁,益母草
8	生薏苡仁,桂枝,煅磁石	23	枳实,芡实,红参
9	党参,炒薏苡仁,砂仁	24	炒薏苡仁,珍珠母,砂仁
10	党参,炒薏苡仁,炙甘草	25	炒薏苡仁,珍珠母,炙甘草
11	党参,炙甘草,炒白术	26	炒薏苡仁,陈皮,炒神曲
12	钩藤,青皮,牛膝	27	炒薏苡仁,炒神曲,砂仁
13	黄芩,炒山栀,茯苓	28	首乌藤,焦三仙,鸡内金
14	当归,黄芪,盐黄柏	29	石决明,制首乌,天麻
15	当归,黄芪,盐知母	30	炒枣仁,酸枣仁,益母草

续表

序号	核心组合	序号	核心组合
31	陈皮,炒神曲,炒枳壳	38	首乌藤,知母,丹参,栀子
32	炒神曲,砂仁,炒枳壳	39	首乌藤,丹参,百合,栀子
33	炒神曲,炒枳壳,炒麦芽	40	柴胡,丹参,茯苓,栀子
34	天麻,泽泻,杜仲	41	柴胡,丹参,百合,栀子
35	白菊花,桑寄生,枸杞子	42	山萸肉,熟地,泽泻,山药
36	茯苓,首乌藤,丹参,百合	43	知母,丹参,茯苓,栀子
37	远志,丹参,茯苓,栀子	44	珍珠母,炙甘草,炒白术,大枣

3. 基于无监督熵层次聚类的新处方分析

在以上核心组合提取的基础上,运用无监督熵层次聚类算法,得到 7 个新处方,具体见表 4-70。

表 4-70　基于熵层次聚类的治疗失眠新处方

序号	候选新处方	序号	候选新处方
1	丹参,茯苓,远志,栀子	5	怀牛膝,炒枣仁,益母草,首乌藤
2	党参,炒薏苡仁,炙甘草,炒神曲,砂仁	6	石决明,制首乌,天麻,泽泻,杜仲
3	当归,珍珠母,大枣,炙甘草,炒白术	7	首乌藤,知母,丹参,栀子,百合
4	生龙牡,炒枣仁,首乌藤,柏子仁		

(四) 讨论

本研究应用中医传承辅助系统软件,运用关联规则和聚类算法分析颜教授治疗失眠的用药经验。经过关联算法分析,提炼出颜教授治疗失眠常用的药物有炒枣仁、首乌藤、生龙骨、生牡蛎、丹参、远志、茯苓、白芍、柴胡、赤芍、合欢皮、百合、麦冬、柏子仁、栀子等,这些药物多具有安神、补益、理气、清热等作用,显示出治疗失眠用药的集中性。本研究得到颜教授治疗失眠常用的药物组合有:①炒枣仁,首乌藤;②丹参,首乌藤;③生龙牡,首乌藤;④炒枣仁,生龙牡;⑤珍珠母,炒枣仁;⑥丹参,炒枣仁;⑦珍珠母,首乌藤;⑧茯苓,首乌藤等。经过聚类算法分析,常用药对包括:首乌藤,丹参;首乌藤,茯苓;首乌藤,柴胡;丹参,赤芍;栀子,柏子仁等。基于复杂系统熵聚类的核心组合包括:茯苓,首乌藤,芡实;茯苓,芡实,红参;茯苓,丹参,石决明;茯苓,赤芍,百合;白芍,石决明,白菊花等。基于熵层次聚类的治疗失眠的新处方包括:①茯苓,丹参,远志,栀子;②党参,炒薏苡仁,炙甘草,炒神曲,砂仁;③当归,珍珠母,大枣,炙甘草,炒白术;④生龙牡,炒枣仁,首乌藤,柏子仁;⑤怀牛膝,炒枣仁,益母草,首乌藤;⑥石决明,制首乌,天麻,泽泻,杜仲;⑦首乌藤,知母,丹参,栀子,百合。

中医对失眠的认识源远流长,《内经》认为失眠的原因主要有两个方面:一是其他病证影响,如咳嗽、呕吐、腹满等,使人不得安卧;二是气血阴阳失和,使人不能寐。张景岳《景岳全书·不寐》较全面地归纳和总结了失眠的病因病机及其辨证施治方法,云:"寐本乎阴,神其主也,神安则寐,神不安则不寐。其所以不安者,一由邪气之扰,一由营气之不足耳。"颜教授诊疗失眠一病辨证严谨,用药精当,常将重镇安神与养心安神之品同用。其中,炒枣仁为颜教授治疗失眠处方中的最常用药。酸枣仁味甘,入心、肝经,能养心阴、益肝血而有安神之效,为养心安神之要药,常用于心血亏虚、心失所养、神不守舍之失眠。首乌藤出现频次仅次于炒枣仁。首乌藤味甘,性平,入心、肝经,能补养阴血,养心安神,适用于阴虚血少之失眠多梦,因药性平和,颜老多用30g以取佳效。龙骨和牡蛎亦为颜老治疗失眠的常用药物,其中,龙骨味甘、涩,性平,归心、肝、肾经,功能镇静安神,平肝潜阳,收敛固涩,为重镇安神之常用药;牡蛎味咸,性微寒,归肝、胆、肾经,功能重镇安神,平肝潜阳,软坚散结,收敛固涩,虽属平肝息风药,但安神亦效佳,多用于心神不安、失眠多梦等症状。临床中,颜老常将牡蛎与龙骨同用,意在取相须为用,增强重镇安神功效之妙。珍珠母味咸,性寒,归肝、心经,功能平肝潜阳,清肝明目,镇惊安神。丹参味苦,性微寒,归心、心包、肝经,功能活血通经,祛瘀止痛,凉血消痈,除烦安神。远志味苦、辛,性温,归心、肾、肺经,功能安神益智,祛痰开窍,消散痈肿,其性善宣泄通达,既能开心气而宁心安神,又能通肾气而强志不忘,为交通心肾、安定神智之佳品,用于心肾不交之失眠。茯苓味甘、淡,性平,归心、脾、肾经,功能利水渗湿,健脾,宁心安神,可用于心脾两虚,气血不足之失眠、心悸等。上述诸药,皆有安神之功,颜老临床依据具体病证特点灵活选用、配伍,并多将养心安神药与重镇安神药合用以获综合疗效。

十二、气滞证用药规律研究

(一) 用药频次分析

对颜教授255首气滞证处方中的药物频次进行统计,使用频次在50及以上的有26味,使用频次前3位的药物分别是陈皮,香附,赤芍,具体见表4-71。

表 4-71　处方中使用频次 50 及以上的药物

序号	中药名称	频次	序号	中药名称	频次
1	陈皮	211	14	青皮	94
2	香附	208	15	当归	91
3	赤芍	176	16	炒酸枣仁	89
4	白芍	157	17	郁金	80
5	佛手	137	18	乌药	78
6	柴胡	118	19	首乌藤	67
7	旋覆花	111	20	牡蛎	64
8	枳壳	107	21	龙骨	58
9	茯苓	102	22	炒枳壳	56
10	丹参	102	23	炒神曲	52
11	煅瓦楞子	101	24	延胡索	51
12	紫苏梗	101	25	绿萼梅	51
13	砂仁	97	26	神曲	50

（二）基于关联规则分析的组方规律分析

按药物组合的出现频次将药对由高到低排序,前3位分别是陈皮,香附;赤芍,香附;赤芍,陈皮,具体见表4-72。对所得出的药对进行用药规则分析,结果见表4-73,关联规则网络见图4-25。

表 4-72　处方中高频次药物组合

序号	药物组合	频次	序号	药物组合	频次
1	陈皮,香附	178	11	白芍,陈皮,香附	115
2	赤芍,香附	145	12	佛手,陈皮,香附	110
3	赤芍,陈皮	138	13	白芍,赤芍,陈皮	108
4	白芍,香附	137	14	香附,旋覆花	101
5	白芍,赤芍	133	15	香附,柴胡	99
6	白芍,陈皮	128	16	陈皮,紫苏梗	97
7	佛手,陈皮	127	17	白芍,赤芍,陈皮,香附	96
8	佛手,香附	120	18	陈皮,旋覆花	95
9	赤芍,陈皮,香附	117	19	陈皮,青皮	93
10	白芍,赤芍,香附	117	20	香附,煅瓦楞子	93

表 4-73　处方中药物组合关联规则(置信度大于0.96)

序号	规则	置信度	序号	规则	置信度
1	赤芍,青皮→陈皮	1	18	白芍,佛手,煅瓦楞子→香附	0.970 149 254
2	赤芍,青皮,香附→陈皮	1	19	白芍,赤芍,煅瓦楞子→香附	0.970 149 254
3	赤芍,青皮,柴胡→陈皮	1	20	白芍,陈皮,煅瓦楞子→香附	0.969 696 970
4	白芍,赤芍,青皮→陈皮	1	21	赤芍,佛手,煅瓦楞子→香附	0.969 230 769
5	青皮→陈皮	0.989 361 702	22	白芍,旋覆花,煅瓦楞子→香附	0.969 230 769
6	青皮,香附→陈皮	0.987 341 772	23	赤芍,旋覆花,煅瓦楞子→香附	0.967 741 935
7	青皮,柴胡→陈皮	0.985 294 118	24	白芍,赤芍,佛手,煅瓦楞子→香附	0.967 213 115
8	白芍,青皮→陈皮	0.985 294 118	25	砂仁,紫苏梗→陈皮	0.966 666 667
9	青皮,枳壳→陈皮	0.983 333 333	26	乌药,赤芍→香附	0.966 101 695
10	青皮,香附,柴胡→陈皮	0.983 333 333	27	乌药,白芍→香附	0.966 101 695
11	白芍,青皮,香附→陈皮	0.983 050 847	28	白芍,佛手,陈皮,煅瓦楞子→香附	0.966 101 695
12	白芍,青皮,柴胡→陈皮	0.981 132 075	29	白芍,赤芍,陈皮,煅瓦楞子→香附	0.966 101 695
13	青皮,枳壳,香附→陈皮	0.980 769 231	30	白芍,佛手,旋覆花,煅瓦楞子→香附	0.965 517 241
14	绿萼梅→陈皮	0.980 392 157	31	白芍,赤芍,旋覆花,煅瓦楞子→香附	0.965 517 241
15	佛手,砂仁,紫苏梗→陈皮	0.980 392 157	32	赤芍,佛手,陈皮,煅瓦楞子→香附	0.964 912 281
16	青皮,枳壳,柴胡→陈皮	0.980 392 157	33	白芍,陈皮,旋覆花,煅瓦楞子→香附	0.964 912 281
17	白芍,煅瓦楞子→香附	0.972 972 973	34	紫苏梗,煅瓦楞子→香附	0.963 636 364

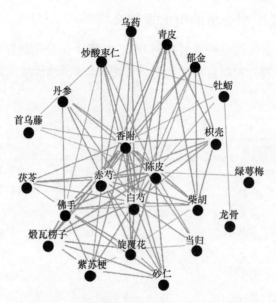

图 4-25　药物网络(支持度 50,置信度 0.9)

(三) 基于熵聚类的方剂组方规律分析

1. 基于改进的互信息法的药物间关联度分析

根据处方数量,结合经验判断和不同参数提取数据的预读,设置相关度为 9,惩罚度为 4,进行聚类分析,得到方剂中两两药物之间的关联度,将关联系数 0.023 以上的药对列表,结果见表 4-74。

表 4-74　基于改进的互信息法的药物间关联度分析结果

序号	药对	关联系数	序号	药对	关联系数
1	佛手,焦山楂	0.034 373	9	牛膝,首乌藤	0.024 081
2	砂仁,陈皮	0.031 475	10	佛手,黄连	0.023 929
3	佛手,焦麦芽	0.031 150	11	炙甘草,郁金	0.023 856
4	佛手,焦神曲	0.031 150	12	砂仁,牛膝	0.023 694
5	佛手,土茯苓	0.030 565	13	炙甘草,泽泻	0.023 450
6	牛膝,木通	0.028 501	14	佛手,合欢皮	0.023 266
7	砂仁,合欢皮	0.024 701	15	砂仁,炒栀子	0.023 235
8	白芍,益母草	0.024 344	16	旋覆花,焦神曲	0.023 025

2. 基于复杂系统熵聚类的药物核心组合分析

以改进的互信息法分析出的药物间关联度分析结果为基础,按照相关度与惩罚度相互约束原理,基于复杂系统熵聚类的层次聚类分析,演化出核心药物组合 28 个,具体见表 4-75。

表 4-75 基于复杂系统熵聚类的治疗气滞证的核心组合

序号	核心组合	序号	核心组合
1	旋覆花,煅瓦楞子,牛膝	15	旋覆花,煅瓦楞子,香附
2	白茅根,蒲公英,土茯苓	16	白茅根,土茯苓,鱼腥草
3	白茅根,太子参,鱼腥草	17	酸枣仁,太子参,栀子
4	续断,牛膝,桑寄生	18	牛膝,桑寄生,制何首乌
5	白芍,薤白,远志	19	白芍,延胡索,炒川楝子
6	炒麦芽,炒薏苡仁,炒白术	20	炒麦芽,泽泻,炒白术
7	牡蛎,龙骨,珍珠母	21	牡蛎,龙骨,炒酸枣仁,首乌藤
8	炒谷芽,炒薏苡仁,炒白术	22	炒谷芽,泽泻,炒白术
9	佛手,紫苏梗,陈皮	23	川芎,陈皮,红花
10	生姜,丹参,炙甘草	24	生姜,炙甘草,桂枝
11	款冬花,浙贝母,白前	25	款冬花,浙贝母,紫花地丁
12	神曲,砂仁,佛手,煅瓦楞子	26	神曲,砂仁,佛手,炒神曲
13	神曲,砂仁,佛手,紫苏梗	27	砂仁,佛手,紫苏梗,郁金
14	枳壳,炒川楝子,柴胡,紫苏梗	28	枳壳,柴胡,紫苏梗,郁金

(四) 讨论

本研究应用中医传承辅助平台系统软件,运用关联规则和熵聚类分析方法分析颜教授治疗气滞证的用药经验。经过关联算法分析,提炼出颜教授治疗气滞证的常用药物有:陈皮、香附、赤芍、白芍、佛手、柴胡、旋覆花、枳壳、茯苓、丹参、煅瓦楞子、紫苏梗、砂仁、青皮、当归、炒酸枣仁、郁金、乌药、首乌藤等,这些药多具有理气解郁、健脾和中、止痛、活血等功效。常用的药物组合有:陈皮,香附;赤芍,香附;赤芍,陈皮;白芍,香附;白芍,赤芍;白芍,陈皮;佛手,陈皮;佛手,香附;赤芍,陈皮,香附;白芍,赤芍,香附等。经过聚类算法分析,常用的药对包括:佛手,焦山楂;砂仁,陈皮;佛手,焦麦芽;佛手,焦神曲;佛手,土茯苓;牛膝,木通;砂仁,合欢皮;白芍,益母草;牛膝,首乌藤;佛手,黄连等。基于复杂系统熵聚类的治疗气滞证的核心组合包括:旋覆花,煅瓦楞子,牛膝;白茅根,蒲公英,土茯苓;白茅根,太子参,鱼腥草;续断,牛膝,桑寄生;白芍,薤白,远志;炒麦芽,炒薏苡仁,炒白术等。

以上研究结果较好地验证了颜教授诊疗气滞证的用药经验。气滞证为邪气亢盛或病理产物蓄积的证候,气行不畅则胀,气滞不通则痛。颜教授认为气滞多责于肝郁,行气当重视疏肝,调畅肝气,莫忘扶正,疏肝解郁,辅以活血。既往基于医案的研究表明,颜教授治疗气滞证思想全面,常从肝郁脾虚、肝胃不和、胃肠气滞等方面综合考量,灵活论治。纳入本研究的病案以肝郁脾虚、肝胃不和所导致的气滞证居多,故颜教授处方中所用药物以疏肝解郁、理气止痛为主。如单味药出现频次最高的陈皮,其味辛、苦,性温,归脾、肺经,功能理气健脾、燥湿化痰,用于湿阻中焦、脘腹胀满及脾胃气滞等。香附亦为出现频次较高的药物,其味辛、微苦、甘,性平,归肝、三焦经,被李时珍称为"气病之总司,妇科之主帅",功能理气解郁、调经止痛,用于肝郁气滞、胸胁、脘腹胀痛、消化不良、胸脘痞满等。再如出现频次较高的赤芍,味苦,性微寒,归肝经,功能清热凉血、散瘀止痛、清肝泻火,用于肝郁胁痛、经闭痛经、吐血衄血等。

颜教授认为,肝为刚脏,喜调达、疏泄,肝气郁则疏泄失职,气机不畅,肝郁邪实,横逆克脾,脾气不运则胃气不降,导致运化不利,反酸、呃逆等症状。颜教授治疗气滞证属肝气郁结者常以疏肝健脾、理气止痛立法。本研究显示,出现频次和置信度较高的药物组合多具有疏肝理气、活血之功,如陈皮,香附;赤芍,香附;赤芍,陈皮;白芍,香附;白芍,陈皮;佛手,陈皮;佛手,香附均为理气组合或理气与活血组合。在以上组合中,除上文介绍过的陈皮、香附、赤芍外,还包括白芍、佛手,其中白芍味苦、酸,性微寒,归肝、脾经,功能养血敛阴,柔肝止痛,平抑肝阳,治疗血虚肝郁,胸腹、胁肋疼痛效果佳。佛手味辛、苦、酸,性温,归肝、脾、肺经,功能疏肝理气,和胃止痛,用于肝胃气滞、胸胁胀痛、胃脘痞满等。

十三、血瘀证用药规律研究

(一) 用药频次分析

对颜教授114首血瘀证处方中的药物频次进行统计,使用频次在30及以上的有17味,使用频次前3位的药物分别是赤芍,丹参,川芎,具体见表4-76。

表4-76 方剂中使用频次30及以上的药物

序号	中药名称	频次	序号	中药名称	频次
1	赤芍	100	10	降香	41
2	丹参	86	11	白芍	40
3	川芎	86	12	牛膝	38
4	红花	62	13	瓜蒌	36
5	当归	60	14	茯苓	34
6	黄芪	59	15	桑寄生	32
7	香附	49	16	陈皮	31
8	益母草	44	17	薤白	30
9	炒酸枣仁	42			

(二) 基于关联规则分析的组方规律研究

按药物组合的出现频次将药对由高到低排序,前3位分别是川芎,赤芍;丹参,赤芍;川芎,丹参,具体见表4-77。对所得出的药对进行用药规则分析,结果见表4-78,关联规则网络见图4-26。

表4-77 血瘀证处方中药物组合频次表(支持度为30)

序号	药物组合	频次	序号	药物组合	频次
1	川芎,赤芍	79	6	川芎,红花	56
2	丹参,赤芍	75	7	当归,赤芍	56
3	川芎,丹参	65	8	川芎,红花,赤芍	54
4	红花,赤芍	60	9	川芎,黄芪	53
5	川芎,丹参,赤芍	59	10	川芎,当归	52

续表

序号	药物组合	频次	序号	药物组合	频次
11	赤芍,黄芪	52	16	丹参,红花,赤芍	47
12	川芎,当归,赤芍	50	17	红花,黄芪	44
13	丹参,红花	49	18	川芎,丹参,红花	44
14	丹参,黄芪	47	19	川芎,丹参,黄芪	44
15	川芎,赤芍,黄芪	47	20	赤芍,香附	43

表 4-78　血瘀证处方中药物组合关联规则(置信度大于 0.93)

序号	规则	置信度	序号	规则	置信度
1	降香→丹参	1	15	牛膝→赤芍	0.947 368 42
2	川芎,降香→丹参	1	16	丹参,当归→赤芍	0.944 444 44
3	赤芍,降香→丹参	1	17	丹参,红花,黄芪→川芎	0.944 444 44
4	当归,红花→赤芍	1	18	丹参,红花,黄芪→赤芍	0.944 444 44
5	川芎,牛膝→赤芍	0.968 750 00	19	丹参,红花,赤芍,黄芪→川芎	0.941 176 47
6	当归,黄芪→赤芍	0.968 750 00	20	川芎,丹参,红花,黄芪→赤芍	0.941 176 47
7	川芎,丹参,当归→赤芍	0.968 750 00	21	川芎,益母草→赤芍	0.939 393 94
8	红花→赤芍	0.967 741 94	22	当归,香附→赤芍	0.939 393 94
9	川芎,红花→赤芍	0.964 285 71	23	桑寄生→赤芍	0.937 500 00
10	川芎,当归→赤芍	0.961 538 46	24	丹参,瓜蒌→薤白	0.937 500 00
11	丹参,红花→赤芍	0.959 183 67	25	丹参,黄芪→川芎	0.936 170 21
12	红花,黄芪→赤芍	0.954 545 45	26	当归→赤芍	0.933 333 33
13	川芎,丹参,红花→赤芍	0.954 545 45	27	红花,黄芪→川芎	0.931 818 18
14	川芎,红花,黄芪→赤芍	0.951 219 51			

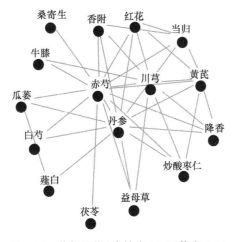

图 4-26　药物网络(支持度 30,置信度 0.9)

（三）基于熵聚类的组方规律分析

1. 基于改进的互信息法的药物间关联度分析

根据处方数量,结合经验判断和不同参数提取数据的预读,设置相关度为 8,惩罚度为 4,进行聚类分析,得到方剂中两两药物之间的关联度,将关联系数 0.03 以上的药对列表,结果见表 4-79。

表 4-79　基于改进的互信息法的药物间关联度分析

序号	药对	关联系数	序号	药对	关联系数
1	降香,桑枝	0.066 436 38	32	熟地黄,首乌藤	0.035 913 00
2	大枣,瓜蒌	0.059 625 92	33	石决明,葛根	0.035 272 00
3	降香,玫瑰花	0.059 480 46	34	降香,炒白术	0.035 138 00
4	降香,桑寄生	0.058 279 87	35	当归,桂枝	0.035 096 00
5	降香,石决明	0.056 285 50	36	石决明,香附	0.034 437 00
6	降香,天麻	0.056 285 50	37	佛手,玫瑰花	0.034 252 00
7	大枣,炒酸枣仁	0.055 385 41	38	佛手,牡丹皮	0.034 252 00
8	降香,桃仁	0.052 646 52	39	葛根,玫瑰花	0.034 252 00
9	降香,砂仁	0.050 343 51	40	葛根,牡丹皮	0.034 252 00
10	钩藤,片姜黄	0.046 500 86	41	葛根,白蒺藜	0.034 110 00
11	茺蔚子,当归	0.044 881 58	42	大枣,决明子	0.033 671 00
12	大枣,益母草	0.043 442 55	43	茺蔚子,桑寄生	0.033 551 00
13	大枣,木通	0.042 372 41	44	白芍,当归	0.033 431 00
14	大枣,细辛	0.042 372 41	45	当归,香附	0.033 232 00
15	白芍,红花	0.041 307 69	46	黄芪,土茯苓	0.033 049 00
16	大枣,首乌藤	0.041 174 95	47	炒酸枣仁,玫瑰花	0.032 774 00
17	降香,香附	0.041 113 08	48	石决明,当归	0.032 604 00
18	天麻,片姜黄	0.040 892 27	49	熟地黄,枸杞子	0.032 244 00
19	石决明,茯苓	0.039 857 86	50	白芍,郁金	0.031 741 00
20	天麻,茯苓	0.039 857 86	51	熟地黄,佛手	0.031 626 00
21	白芍,天麻	0.039 291 68	52	熟地黄,葛根	0.031 626 00
22	黄芪,佛手	0.039 260 86	53	川芎,土茯苓	0.031 498 00
23	川芎,木香	0.038 060 90	54	茺蔚子,丹参	0.031 419 00
24	川芎,白茅根	0.038 060 90	55	白芍,熟地黄	0.031 295 00
25	川芎,浙贝母	0.038 060 90	56	川芎,石决明	0.031 042 00
26	白芍,玉竹	0.037 941 08	57	大枣,茯苓皮	0.030 980 00
27	白芍,石斛	0.037 941 08	58	大枣,赤小豆	0.030 980 00
28	川芎,玫瑰花	0.037 330 72	59	丹参,瓜蒌	0.030 667 00
29	当归,薤白	0.037 316 92	60	黄芪,远志	0.030 550 00
30	降香,石斛	0.037 028 89	61	大枣,香附	0.030 454 00
31	降香,远志	0.036 534 10	62	丹参,香附	0.030 088 00

2. 基于复杂系统熵聚类的新处方分析

以改进的互信息法分析出的药物间关联度分析结果为基础,按照相关度与惩罚度相互约束原理,基于复杂系统熵聚类的层次聚类分析,演化出核心药物组合,在核心药物组合提取的基础上,运用无监督熵层次聚类算法,得到6个新处方,具体见表4-80。

表4-80 基于熵层次聚类的治疗血瘀证新处方

序号	候选新处方	序号	候选新处方
1	麦冬,天麻,香附,红花,地龙	4	降香,茺蔚子,瓜蒌,佛手,薤白
2	大枣,降香,茺蔚子,佛手,薤白	5	陈皮,牡丹皮,制何首乌,地龙
3	黄芪,甘草,红花,炒川楝子	6	茺蔚子,炒酸枣仁,瓜蒌,首乌藤,益母草

(四) 讨论

本研究应用中医传承辅助平台系统,运用关联规则和熵聚类算法分析颜教授治疗血瘀证的用药经验。经过关联算法分析,提炼出颜教授治疗血瘀证常用的药物有:赤芍、丹参、川芎、红花、当归、黄芪、香附、益母草、炒酸枣仁、降香、白芍、牛膝、瓜蒌、茯苓、桑寄生、陈皮、薤白等,这些药物大多具有活血、化瘀、调经、止痛、理气等功效。常用药物组合有:①川芎,赤芍;②丹参,赤芍;③川芎,丹参;④红花,赤芍;⑤川芎,丹参,赤芍;⑥川芎,红花;⑦当归,赤芍;⑧川芎,红花,赤芍;⑨川芎,黄芪;⑩川芎,当归等。经过熵层次聚类算法分析,常用药对包括:降香,桑枝;大枣,瓜蒌;降香,玫瑰花;降香,桑寄生;降香,石决明;降香,天麻;大枣,炒酸枣仁;降香,桃仁;降香,砂仁等。基于熵层次聚类的治疗气滞证新处方主要有:①麦冬,天麻,香附,红花,地龙;②大枣,降香,茺蔚子,佛手,薤白;③黄芪,甘草,红花,炒川楝子;④降香,茺蔚子,瓜蒌,佛手,薤白;⑤陈皮,牡丹皮,制何首乌,地龙等。

以上研究结果较好地验证了颜教授治疗血瘀证的诊疗经验。颜教授认为,气为血之帅,血为气之母,气虚则推动无力,血行迟缓,甚则形成瘀血,虚者补气,滞者理气,亏者补血,瘀者化瘀,补气则能推动血液运行,活血则能使瘀血消散、脉络畅通。既往医案研究表明,颜教授诊疗血瘀证思想全面,常从气虚血瘀、气滞血瘀、寒凝血瘀、痰瘀互结等方面综合考量,辨证论治。纳入本研究的病案多以心脉瘀阻和气滞血瘀为主,故颜教授处方所用药物多以活血化瘀、调经止痛为主。以下以单味药出现频次前3位药物为例进行阐述。赤芍是出现频次最高的药物,其味苦,性微寒,归肝经,善走血分,功能清热凉血,散瘀止痛,用于治疗斑疹吐衄,目赤肿痛,经闭痛经,痈肿疮疡,凡血热、血瘀、肝火所致诸症均可用之。丹参是出现频次第二的药物,其味苦,性微寒,归心、肝经,功能活血调经,祛瘀止痛,凉血消痈,清心除烦,主治月经不调,经闭痛经,胸腹刺痛,热痹疼痛,疮疡肿痛,心烦不眠,心绞痛。川芎亦是最常用药物之一,其被称为"血中之气药",辛温香燥,走而不守,既能行散,上行可达巅顶,下行可达血海,活血祛瘀作用广泛,适宜瘀血阻滞各种病证。颜教授临证擅灵活选用药对,师古而不泥。本研究显示,处方中出现频次和置信度较高的配伍药物均具有活血化瘀等功效。如红花与当归配伍,红花味辛,性温,归心、肝经,功能活血通经,散瘀止痛,用于闭经,痛经,恶露不行,跌仆损伤,疮疡肿痛;当归味甘、辛、苦,性温,归肝、心、脾经,功能补血,活血,调经止痛,润燥滑肠,主治血虚诸证,月经不调,经闭,痛经,虚寒腹痛,肠燥便难等。降香配伍丹参,二者均能活血祛瘀止痛。其中,降香味辛,性温,归肝、脾经,功能行气活血,止痛,止血,用于脘腹疼痛,肝郁胁痛,胸痹刺痛;丹参味苦寒,善于活血化瘀,止痛。上述两药一温一寒,相辅相成。

十四、风湿痹证用药规律研究

(一)用药频次分析

对颜教授 102 个风湿痹证处方中的药物频次进行统计,使用频次 20 及以上的有 25 味药,使用频次前 3 位的分别是赤芍,桑寄生,桑枝,具体见表 4-81。

表 4-81　处方中使用频次 20 及以上的药物

序号	中药名称	频次	序号	中药名称	频次
1	赤芍	81	14	威灵仙	38
2	桑寄生	73	15	炒酸枣仁	35
3	桑枝	73	16	黄芪	31
4	当归	66	17	草薢	30
5	秦艽	59	18	羌活	26
6	怀牛膝	53	19	忍冬藤	26
7	首乌藤	47	20	桂枝	26
8	防风	46	21	葛根	26
9	生薏苡仁	43	22	独活	24
10	白芍	43	23	茯苓	23
11	川芎	41	24	鸡血藤	20
12	丹参	39	25	牡丹皮	20
13	续断	39			

(二)基于关联规则分析的组方规律分析

按照药物组合的出现频次由高到低排序,前 3 位分别是桑枝,桑寄生;赤芍,桑枝;赤芍,桑寄生,具体见表 4-82。分析所得药对的用药规则,结果见表 4-83。关联规则网络见图 4-27。

表 4-82　处方中药物组合频次表

序号	药物组合	频次	序号	药物组合	频次
1	桑枝,桑寄生	69	5	赤芍,桑枝,桑寄生	55
2	赤芍,桑枝	58	6	当归,赤芍	53
3	赤芍,桑寄生	58	7	秦艽,桑寄生	53
4	秦艽,桑枝	56	8	秦艽,桑枝,桑寄生	53

续表

序号	药物组合	频次	序号	药物组合	频次
9	怀牛膝,桑寄生	50	15	赤芍,秦艽,桑枝	46
10	怀牛膝,桑枝	48	16	当归,桑枝,桑寄生	45
11	当归,桑枝	48	17	赤芍,秦艽,桑寄生	44
12	赤芍,秦艽	48	18	赤芍,秦艽,桑枝,桑寄生	44
13	怀牛膝,桑枝,桑寄生	48	19	怀牛膝,赤芍	43
14	当归,桑寄生	46	20	赤芍,首乌藤	42

表 4-83　处方中药物组合关联规则（置信度大于 0.94）

序号	规则	置信度	序号	规则	置信度
1	怀牛膝,桑枝→桑寄生	1	18	防风,秦艽,桑寄生→桑枝	1
2	防风,桑寄生→桑枝	1	19	赤芍,秦艽,桑寄生→桑枝	1
3	赤芍,威灵仙→秦艽	1	20	赤芍,桑枝,续断→桑寄生	1
4	威灵仙,桑枝→桑寄生	1	21	威灵仙,秦艽,桑寄生→桑枝	1
5	秦艽,桑寄生→桑枝	1	22	威灵仙,秦艽,桑枝→桑寄生	1
6	桑枝,续断→桑寄生	1	23	怀牛膝,赤芍,秦艽,桑寄生→桑枝	1
7	首乌藤,桑枝→桑寄生	1	24	怀牛膝,赤芍,秦艽,桑枝→桑寄生	1
8	怀牛膝,当归,桑枝→桑寄生	1	25	当归,赤芍,秦艽,桑寄生→桑枝	1
9	怀牛膝,赤芍,桑枝→桑寄生	1	26	当归,桑寄生→桑枝	0.978 260 870
10	怀牛膝,秦艽,桑寄生→桑枝	1	27	怀牛膝,赤芍,桑寄生→桑枝	0.975 609 756
11	怀牛膝,秦艽,桑枝→桑寄生	1	28	续断→桑寄生	0.974 358 974
12	怀牛膝,桑枝,续断→桑寄生	1	29	防风,桑枝→桑寄生	0.974 358 974
13	当归,防风,桑寄生→桑枝	1	30	桑寄生,生薏苡仁→桑枝	0.972 972 973
14	当归,赤芍,桑寄生→桑枝	1	31	怀牛膝,当归→桑寄生	0.972 222 222
15	当归,秦艽,桑寄生→桑枝	1	32	威灵仙,桑寄生→桑枝	0.971 428 571
16	防风,赤芍,桑寄生→桑枝	1	33	怀牛膝,当归,桑寄生→桑枝	0.971 428 571
17	防风,赤芍,桑枝→桑寄生	1	34	怀牛膝,续断→桑寄生	0.970 588 235

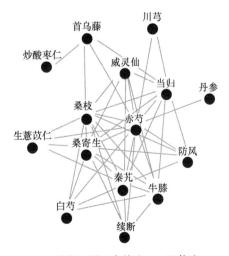

图 4-27　药物网络（支持度 30,置信度 0.9）

（三）基于熵聚类的组方规律分析

1. 基于改进的互信息法的药物间关联度分析

依据处方数量,结合经验判断和不同参数提取数据的预读,设置相关度为9,惩罚度为2,进行聚类分析,得到处方中两两药物间的关联度,将关联系数0.05以上的药对列表,结果见表4-84。

表4-84　基于改进的互信息法的药物间关联度分析

药对	关联系数	药对	关联系数
桑枝,葛根	0.067 378 40	桑枝,络石藤	0.054 072 00
桑枝,丝瓜络	0.066 258 79	桑寄生,络石藤	0.054 072 00
桑枝,忍冬藤	0.060 994 27	秦艽,水蛭	0.053 355 00
桑寄生,忍冬藤	0.060 994 27	桑枝,黄芩	0.053 327 00
葛根,浙贝母	0.060 177 65	桑枝,威灵仙	0.051 839 00
秦艽,防己	0.059 929 91	红花,葛根	0.051 696 00
丹参,水蛭	0.059 565 22	桃仁,生薏苡仁	0.051 391 00
丹参,茵陈	0.059 565 22	桃仁,白芍	0.051 391 00
桑枝,红花	0.058 535 58	桑枝,珍珠母	0.051 380 00
夏枯草,生薏苡仁	0.057 521 22	葛根,防己	0.050 964 00
桑枝,独活	0.057 007 61	桑枝,炒酸枣仁	0.050 530 00
葛根,生薏苡仁	0.055 153 43	丹参,连翘	0.050 497 00
地龙,秦艽	0.054 779 29	红花,怀牛膝	0.050 133 00
桑枝,生薏苡仁	0.054 624 86		

2. 基于复杂系统熵聚类的药物核心组合分析

以改进的互信息法的药物间关联度分析结果为基础,按照相关度与惩罚度约束原理,基于复杂系统熵聚类的层次聚类分析,演化出3~4味药的核心组合,具体见表4-85。

表4-85　基于复杂系统熵聚类的药物核心组合

序号	核心组合	序号	核心组合
1	续断,怀牛膝,桑枝	12	怀牛膝,桑枝,桑寄生,夏枯草
2	续断,丝瓜络,牡丹皮	13	忍冬藤,丝瓜络,络石藤,牡丹皮,防己
3	白芍,黄芩,桃仁	14	白芍,连翘,金银花,浙贝母
4	麦冬,生地黄,山药	15	生地黄,珍珠母,瓜蒌
5	威灵仙,秦艽,桑寄生	16	秦艽,桑枝,桑寄生,夏枯草
6	青蒿,乌药,蔓荆子	17	乌药,蔓荆子,郁李仁
7	砂仁,赤芍,麦芽	18	炒白芍,浮小麦,赤芍
8	黄芪,秦艽,葛根	19	秦艽,葛根,夏枯草
9	防风,羌活,丹参	20	防风,丹参,地龙
10	炒白芍,海风藤,枸杞子	21	谷芽,制附子,五味子,酸枣仁
11	桃仁,桑枝,桑寄生	22	桑枝,桑寄生,夏枯草,地龙

3. 基于无监督熵层次聚类的新处方分析

在以上核心组合提取的基础上,运用无监督熵层次聚类算法,得到 11 个新处方,具体见表 4-86。新处方核心组合药物网络和新处方药物网络见图 4-28、图 4-29。

表 4-86　基于熵层次聚类的新处方

序号	候选新处方	序号	候选新处方
1	续断,怀牛膝,桑枝,桑寄生,夏枯草	7	砂仁,赤芍,麦芽,炒白芍,浮小麦
2	续断,丝瓜络,牡丹皮,忍冬藤,络石藤,防己	8	黄芪,秦艽,葛根,夏枯草
3	白芍,黄芩,桃仁,连翘,金银花,浙贝母	9	防风,羌活,丹参,地龙
4	麦冬,生地黄,山药,珍珠母,瓜蒌	10	炒白芍,海风藤,枸杞子,谷芽,制附子,五味子,酸枣仁
5	威灵仙,秦艽,桑寄生,桑枝,夏枯草		
6	青蒿,乌药,蔓荆子,郁李仁	11	桃仁,桑枝,桑寄生,夏枯草,地龙

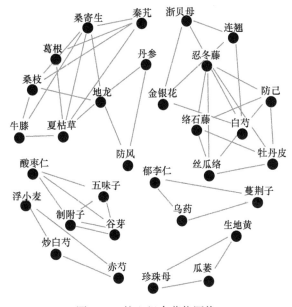

图 4-28　核心组合药物网络

(四) 讨论

本研究运用关联规则和熵聚类算法分析颜教授治疗风湿痹证的用药经验。经过关联算法分析,提炼出颜教授治疗风湿痹证的常用药物,具体包括:赤芍、桑寄生、桑枝、当归、秦艽、怀牛膝、首乌藤、防风、生薏苡仁、白芍、川芎、丹参、续断、威灵仙、炒酸枣仁、黄芪、萆薢、羌活、忍冬藤等。这些药大多具有祛风湿、活血通络、补肝肾、强筋骨等功效。常用的药物组合有:桑枝,桑寄生;赤芍,桑枝;赤芍,桑寄生;秦艽,桑枝;赤芍,桑枝,桑寄生;当归,赤芍;秦艽,桑寄生;秦艽,桑枝,桑寄生等。经过聚类算法分析,常用的药对包括:桑枝,葛根;桑枝,丝瓜络;桑枝,忍冬藤;桑寄生,忍冬藤;葛根,浙贝母;秦艽,防己;丹参,水蛭;丹参,茵陈;桑

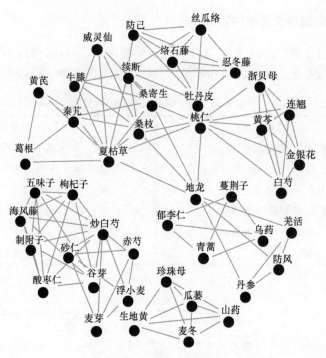

图 4-29　新处方药物网络

枝,红花;夏枯草,生薏苡仁等。基于复杂系统熵聚类的治疗风湿痹证的药物核心组合主要有:续断,怀牛膝,桑枝;续断,丝瓜络,牡丹皮;白芍,黄芩,桃仁;麦冬,生地黄,山药;威灵仙,秦艽,桑寄生;青蒿,乌药,蔓荆子;砂仁,赤芍,麦芽;黄芪,秦艽,葛根;防风,羌活,丹参等。基于熵聚类的治疗风湿痹证的新处方主要有:①续断,怀牛膝,桑枝,桑寄生,夏枯草;②续断,丝瓜络,牡丹皮,忍冬藤,络石藤,防己;③白芍,黄芩,桃仁,连翘,金银花,浙贝母;④麦冬,生地黄,山药,珍珠母,瓜蒌;⑤威灵仙,秦艽,桑寄生,桑枝,夏枯草;⑥青蒿,乌药,蔓荆子,郁李仁等。

　　以上研究结果较好地验证了颜教授诊疗风湿痹证的用药经验。颜教授认为,痹证应该标本兼治,风湿痹证的根本原因在于素体虚弱,正气不足,腠理不密,卫外不固,导致经络闭阻,气血运行不畅,故临证应以祛风除湿、活血通络治其标,以补肝肾、强筋骨治其本。以上思想在本研究提炼出的颜老处方常用药中得以充分体现。常用药物以祛风除湿、活血通络、补益肝肾为主。如单味药出现频次最高者为赤芍,其味苦,性微寒,归肝经,善走血分,功效清热凉血,活血祛瘀,善活血行瘀止痛,用于热入营血,斑疹吐衄,血滞经闭,痛经,热淋,血淋等,凡血热、血瘀所致诸症,均可用之。桑寄生亦为出现频次较高的药物,其味甘苦,性平,归肝、肾经,功能补肝肾,强筋骨,祛风湿,安胎,主要用于风湿痹痛,腰膝酸软,筋骨无力,胎动不安等。又如桑枝,微苦,性平,入肝经,功能祛风湿,利关节,行水气,用于风寒湿痹,四肢拘挛,脚气浮肿等。且临证中,颜老常将桑枝与桑寄生作为药对同用,以相须为用,增强祛风除湿之效。颜教授同时认为,痹证以风、寒、湿、热、痰、瘀痹阻经络气血为基本病机,治风宜重视补血活血,祛湿应辅以健脾益气,久痹正虚者,应重视扶正。本研究显示出频次和置信度较高的药物配伍均具有祛风湿、补肝肾、活血之功。如当归、秦艽的出现频次仅次于赤芍、桑寄生、桑枝。其中,当归味甘、辛、苦,性温,归肝、心、脾经,功能补血活血,调经止痛,润燥滑肠,用于血虚诸症,风湿痹痛,月经不调,经闭,痛经,虚寒腹痛等。秦艽味辛、苦,性微寒,归胃、肝、胆经,功能祛风湿,舒筋络,清虚热,用于风湿痹痛,筋脉拘挛,骨节酸痛等。再如处方中,怀牛膝和防风常同时出现,二者相伍能祛风除湿,补肝肾,强筋骨,治疗风湿痹痛。其中,怀牛膝味苦、酸,性平,入心、肝、大肠经,功能活血散瘀,补肝肾,利尿,用于风湿关节痛,瘀血肿痛等;防风为"风药中之润剂",味辛、甘,性微温,归膀胱、肺、肝、脾经,功能祛风解表,胜湿止痛,解痉,止痒,用于风湿痹痛,外感风寒,头痛身痛,骨节酸痛等。上述两药一苦一甘,平温结合,相辅相成,共奏佳效。

综上,本研究应用数据挖掘方法对颜教授治疗 10 余种病证的用药规律进行了挖掘研究,获得了既往传统研究未发现的新知识、新信息,为颜教授临床用药经验的深入挖掘和传承提供了参考。数据挖掘方法在名老中医经验传承研究中发挥着重要作用,是深入挖掘、继承名老中医的学术思想和临床经验的有力工具。然而,每种数据挖掘方法都有其局限性和不足,均有其适应范围,且对数据有一定的要求。中医药数据挖掘的对象是中医药领域中积累的海量数据,这些数据的属性既有离散型,又有连续型和混合型的特点,挖掘过程需要人机交互,多次反复,在中医药专业背景知识的引导下,针对具体问题,选择合适的数据挖掘方法。同时,数据挖掘研究所得的数学模型及其分析结果须与名医个人经验结合并通过临床予以验证,也须与其他数据挖掘方法研究结果进行综合比较,以获得全面准确的研究结果。

第五章 常用中药临床特点辑要

颜教授不仅是著名的中医临床大家,也是著名的教育家,是新中国高等教育中药学教学与学科建设的主要创建人之一。本部分内容结合颜教授近60年的中药学教学经验,参考颜教授及其继承人、学生、弟子的教案与讲稿,系统整理了解表药、清热药、泻下药、祛风湿药、化湿药、利水渗湿药、温里药、理气药等20余类常用中药的性效与临床应用特点,集中反映了颜教授的临床中药学学术思想。

解 表 药

凡以发散表邪、解除表证为主要功效的药物称为解表药。解表药分辛温解表药与辛凉解表药两类。辛温解表药适用于表寒证;辛凉解表药适用于风热表证及温病初起。部分解表药还具有宣肺透疹、平喘止咳、利水退肿、祛风除湿作用,可用于麻疹不透、风疹瘙痒、喘咳、水肿、风湿痹痛等证。应用解表药时,除必须针对外感风寒或风热的不同,而选用长于发散风寒或风热的药物外,对正气偏虚的患者,还应随证适当配伍助阳、补气、养阴等扶正之品。使用发汗力强的解表药时,要注意不可使汗出过多,以免耗散阳气,损伤津液,故阳虚自汗、阴虚盗汗及久患疮痈、淋病、失血等证的患者,虽有外感表证也要慎重使用。解表药一般不宜久煎,以免降低疗效,宜热服避风寒或饮热汤以助药力。

(一) 常用单味药

1. 紫苏

(1) 性能概要

紫苏味辛,性温,归肺、脾经。本品既能散风寒解表,又善行气宽中,且可安胎。适用于外感风寒,恶寒发热、无汗之表证;又可用于脾肺气滞的咳嗽痰多、胸闷呕恶,对风寒表证而兼见胸闷、呕恶等证,尤为适宜;用于安胎者,全在行气之功,气机通畅则胎气自和。①苏叶:主要功效为发表散寒,行气宽中,安胎,解鱼蟹毒。其发汗作用不及麻黄、桂枝,适用于外感风寒之轻证,又可用治肺脾气滞,咳嗽痰多,胸闷呕恶。此外,还可用于鱼蟹中毒,腹痛吐泻。②苏梗:味辛、甘,微温。发散风寒力差,主要功效为理气,宽中,安胎,其理气之性平和,体虚者更为适宜。适于胸腹气滞,痞闷作胀及胎动不安,胸胁胀痛。

(2) 配伍应用

a. 用于外感风寒表证,症见恶寒、发热、头痛、鼻塞,兼见咳嗽者,常配伍杏仁、前胡、桔梗等,如杏苏散。若治风寒表证兼有气滞、胸闷不畅者,常与陈皮、香附同用,如香苏散。

b. 用于脾胃气滞,胸闷不舒,恶心呕吐,常配伍半夏、陈皮、藿香等,如藿香正气散。

c. 用于胎气上逆,妊娠恶阻,胎动不安证,常与砂仁、陈皮等同用,以理气安胎。

d. 用于食鱼蟹后,引起的腹痛、吐泻等症状,可单用本品或与生姜配伍,水煎服。

（3）用量用法

内服:5~10g。

（4）使用注意

本品辛散耗气,气虚或表虚者不宜用。

2. 生姜

（1）性能概要

生姜味辛,性微温。散风寒解表之力较弱,多用于感冒风寒轻证。然有良好的温中止呕作用,故有"呕家圣药"之称。又能除痰止咳,可治风寒咳嗽痰多。此外,还可除湿开胃,增进食欲;又解鱼蟹中毒及半夏、南星毒。生姜皮味辛,性凉,功专和中利水,可治水肿。

（2）配伍应用

a. 用于外感风寒,恶寒发热、头痛鼻塞等症状,民间常用本品加红糖煎汤,趁热服用,治疗风寒感冒轻证;也可加入辛温解表剂中,以增强发汗作用。

b. 用于胃寒呕吐,可单用本品煎汤服,也可配伍半夏,即小半夏汤。胃热呕吐可配伍橘皮、竹茹等,如橘皮竹茹汤。

c. 用于风寒咳嗽痰多,可配合糖类服用,如生姜与饴糖同用生姜与白蜜同用,均治咳嗽不止;也可与散寒止咳药紫苏、杏仁、紫菀、陈皮等同用,以加强疗效,如止嗽散、杏苏散。

d. 用于鱼蟹中毒,吐泻等症状,可单用或与紫苏同用。

本品还可解生半夏、生南星毒。如炮制半夏、南星时用,或单用煎汤治疗生半夏、生南星中毒而引起的喉舌肿痛、麻木等症状。

（3）用量用法

内服:3~10g。

（4）使用注意

本品伤阴助火,故阴虚火旺及疮疡热毒之证忌服。

3. 香薷

（1）性能概要

香薷味辛,性微温,入肺、胃经。本品外能发汗祛暑邪而解表,内能化湿浊而和中,多用于夏季乘凉、饮冷,阳气为阴邪所遏而致的恶寒、发热、头痛、无汗、腹痛及吐泻等症状。有发汗解表、和中化湿的功效,故有"夏月麻黄"之称。又能利水退肿,可治水肿、小便不利。

（2）配伍应用

a. 用于夏季乘凉饮冷,外感于寒,内伤于湿,身体畏寒、头重、头痛、无汗、腹痛、吐泻等症状,常与厚朴、扁豆同用,如香薷饮。

b. 用于水肿、小便不利等症状,可单用,也可配伍白术以健脾利水,如薷术丸。

（3）用量用法

内服:3~9g。发汗解暑宜水煎凉服;利水退肿宜为丸服。

（4）使用注意

汗多表虚者忌服。

4. 羌活

（1）性能概要

羌活味辛、苦,性温,入膀胱、肾经。上升发散作用强烈,故有气雄而散之说。主散肌表风寒湿邪,又可通利关节而止疼痛。故可用治外感风寒湿邪而致的头痛、脊强、一身尽痛,或风寒湿痹、关节疼痛等,对上半身风寒湿邪尤为适用。

（2）配伍应用

用于外感风寒湿邪,恶寒、发热、头痛、身痛,多与防风、川芎、细辛、白芷等同用,如九味羌活汤;用于风湿痹痛,可与独活、秦艽、桂枝、海风藤、桑枝等祛风湿药同用,如蠲痹汤。

（3）用量用法

内服:3~10g。

（4）使用注意

凡非风寒湿邪而属气血不足之证者忌用。

5. 白芷

（1）性能概要

白芷味辛,性温,入肺、脾、胃经。辛可散风,温燥除湿,芳香通窍,上行头面,善治外感风邪所致的头目昏痛、眉棱骨痛、牙痛、鼻塞、鼻渊流涕等症状。因能散风湿,又治皮肤瘙痒或风湿痹痛,且能活血消肿排脓,可治痈疽疮疡等证。此外,还可用治妇女寒湿腹痛、赤白带下。

（2）配伍应用

a. 用于风邪头痛、眉棱骨痛、牙痛、鼻渊等症状。如都梁丸,即单用本品研末为蜜丸,荆芥汤下,治风邪头痛;白芷、防风等份研末为蜜丸,每服1钱,治偏正头风,痛不可忍;白芷与黄芩同用,治风热眉棱骨痛;本品配伍石膏,可治胃火牙痛;苍耳散,即由白芷配薄荷、辛夷、苍耳子,用治鼻渊流浊涕不止;用于皮肤风湿瘙痒或风湿痹痛,可与防风、秦艽、豨莶草等药配伍应用。

b. 用于痈疽、疮疡,常与金银花、甘草、天花粉、当归、赤芍等同用,如仙方活命饮。

此外,还可用于妇女白带过多,可与乌贼骨、椿根皮等药同用,起燥湿止带的功效。

（3）用量用法

内服:3~10g;外用:适量,研末敷。

（4）使用注意

本品辛散温燥,能耗血散气,故不宜用于阴虚火旺之证。痈疽溃后宜渐减去。

6. 藁本

（1）性能概要

藁本味辛,性温。功能祛风散寒,除湿止痛。本品芳香燥散,气雄烈,善治风寒头痛,作用与羌活相近,善治巅顶头痛。以发散太阳经风寒湿邪见长,并有较好的止痛作用。此外,还可用治由寒湿引起的腹痛、泄泻等症状。外用可治皮肤风湿。

（2）配伍应用

用于风寒感冒头痛、巅顶痛,配伍川芎、细辛、葱头煎服。若外感风寒湿邪,一身尽痛,又常与羌活、独活、川芎、防风、蔓荆子等药同用,如羌活胜湿汤。

（3）用量用法

内服:3~10g;外用:适量,煎汤洗或研末敷。

（4）使用注意

血虚头痛者忌服。

7. 苍耳子

（1）性能概要

苍耳子,有小毒。本品温和疏达,苦可燥湿,甘缓不峻,有发汗、散风、祛湿的功效,可治风寒头痛、鼻渊流涕、疮疹瘙痒、痹痛拘挛等症状。①苍耳草味辛、苦,性微寒,有小毒,功能祛风,清热,解毒,可治风湿痹痛、四肢拘挛、皮肤瘙痒、麻风、疮毒等症状,可以内服,亦可熬膏外敷或煎汤外洗。②苍耳虫有解毒消肿的功效,外用可治疗疮痈肿毒等。

（2）配伍应用

用于风寒头痛或鼻渊流涕,常与白芷、辛夷、薄荷等同用,如苍耳散。用于疮疹瘙痒或痹痛拘挛,如配伍白蒺藜、蝉衣、地肤子、豨莶草、白鲜皮、荆芥等,治皮肤湿疹、疮疹瘙痒;配伍防风、羌活、独活、秦艽、威灵仙、川芎、当归等,治风湿痹痛、筋脉拘挛。

（3）用量用法

内服:5~10g。

（4）使用注意

子与草均有毒,大量煮食有中毒危险,故不可过服,以防中毒。

8. 辛夷

（1）性能概要

辛夷味辛,性温。有散风寒、通鼻窍的功效,为治鼻渊头痛、鼻塞流涕、不闻香臭的要药,也可用于外感风寒,鼻塞头痛。走气而入肺,能助胃中清阳上行通于头,治头面目鼻之病。本品芳香质轻,气味俱薄。其解表之力较差,然可入肺经,善散肺部风邪而通鼻窍;入胃经而能引胃中清阳之气上达头脑以止头痛。故适用于鼻渊、鼻塞和风邪所致的头痛等症状。

（2）配伍应用

用于风寒头痛、鼻塞,以及鼻渊,鼻流腥涕,常与苍耳子、白芷、薄荷配伍,如苍耳散。若属风热者,也可与黄芩、银花、连翘等同用。

（3）用量用法

内服:3~10g;外用:适量,烘干研细粉吹鼻。

（4）使用注意

阴虚火旺者忌服。

9. 葱白

（1）性能概要

葱白味辛,性温,归肺、胃经。本品辛散温通,善能透达表里,温通上下阳气。发表散寒,温通阳气,既散风寒表邪,又治寒邪入里、下利脉微、里寒外热之证。外敷有散结通络下乳、解毒消肿的功效。外散风寒以解表,因其发汗力较弱,多用于感冒风寒,发热恶寒之轻证;内通阳气,可用治戴阳于上、格阳于外之寒凝气阻,腹痛、尿闭、下利清谷、里寒外热、厥逆脉微等症状。

（2）配伍应用

a. 用于外感风寒,恶寒、发热较轻者,常与豆豉配伍,如葱豉汤。

b. 用于阴寒里盛,阳气不振所致的腹痛下利、里寒外热、厥逆脉微等症状,常配伍附子、干姜等,主要取姜、附散阴寒以回阳,葱白以通阳气,如向通汤。又单用本品炒热,外熨脐腹,亦有散寒通阳之效,可治寒凝气阻,腹部冷痛,或膀胱气化失司,小便不通等症状。

此外,单用本品捣烂外敷,治疗疮疡肿毒,有解毒散结之效。

（3）用量用法

内服:10～15g;外用:适量,捣敷。

（4）使用注意

本品为辛温发散之物,故表虚多汗者忌服。又《本草纲目》有葱忌与蜜、枣、地黄、常山同食的记载,用当注意。

10. 芫荽、柽柳

（1）性能概要

芫荽味辛,性温,入肺、胃经。香窜浓烈,善散风寒,功专发汗透疹、消食下气。煎汤熏洗,可治麻疹透发不快;用作食疗,有开胃消食的功效。柽柳味辛、甘,性温,入心、肺、胃经。为开发升散之品,功专发表透疹,适用于麻疹透发不畅。二者均能发汗透疹,专治麻疹初期透发不畅。芫荽气味芳香,能开胃消食,增进食欲;柽柳辛散,有祛风除湿之用。

（2）配伍应用

芫荽用于麻疹初期,透发不畅,或因感受风寒,使疹出而又复隐者,可单用煎汤局部熏洗,或趁热擦抹摩涂,亦可加入其他透疹剂中。此外,本品尚具开胃作用,可供调味。

柽柳虽有发表的功效,但多用于麻疹透发不畅,常与薄荷、蝉蜕、升麻等配伍。近年来用于治慢性气管炎咳嗽,也取得了一定疗效。

（3）用量用法

内服:3～6g;外用:适量,局部熏洗。

（4）使用注意

芫荽:麻疹已透,或虽未透而热毒壅滞,非风寒外束者忌服。

柽柳:麻疹已透及体虚汗多者忌服。本品用量过大能令人心烦,故内服不宜过量。

11. 薄荷

（1）性能概要

薄荷辛凉发汗,凉能清热,轻浮上升,芳香通窍,善散头目风热,发皮肤疮疹,常用于外感风热或温病初期发热无汗、头痛、目赤、咽痛、口疮、麻疹透发不畅或风疹皮肤瘙痒等,并有芳香理气解郁的作用,可治肝气不舒之胸胁胀满。入汤剂当后下。

（2）配伍应用

a. 用于风热感冒,发热、咳嗽、头痛、无汗,或温病初起而有表证者,常与荆芥、银花、连翘、桔梗等同用,如银翘散。也可用于风寒感冒,恶寒无汗,可配伍苏叶、防风、羌活等辛温解表药。用于风热上攻,头痛、目赤、咽喉肿痛、口舌生疮,常与菊花、桔梗、牛蒡子、银花等同用。

b. 用于风热外束肌表,麻疹透发不畅,或风疹皮肤瘙痒等症状,常与蝉衣、牛蒡子、荆芥、连翘等配伍。

c. 用于肝气郁结,胸胁不舒,常以少量薄荷配伍柴胡、芍药、当归等,如逍遥散。

d. 用于暑邪内郁引起的痧胀、腹痛、吐泻,可配伍藿香、白蔻、半夏等应用。

（3）用量用法

内服:1.5~6g,入煎剂宜后下。其叶长于发汗,梗偏于理气;炒用可减少辛散之功,适用于有汗者。

（4）使用注意

本品芳香辛散,发汗耗气,故体弱多汗者不宜服。

12. 牛蒡子

（1）性能概要

牛蒡子味辛、苦,性寒。本品辛散苦泄,寒能清热,故有疏散风热、宣肺祛痰、透疹、解毒消肿等功效,适用于风热外感或肺热咳痰不畅,斑疹不透,咽喉肿痛,痈肿疮毒等。且其性偏滑利,兼能通利二便。

（2）配伍应用

a. 用于外感风热,发热、咳嗽、咽喉肿痛,常配伍桔梗、银花、连翘等,如银翘散。如属火毒盛者,可与大黄、黄芩、山豆根等同用。

b. 用于外感风热或肺热咳嗽咳痰不畅,可配伍桔梗、桑叶、贝母、甘草等。

c. 用于麻疹初期,透发不畅,以及风疹等,可与蝉衣、薄荷、葛根等同用,如竹叶柳蒡汤。

d. 用于咽喉肿痛、痈肿疮毒等症状,如牛蒡汤,即以本品配伍荆芥、防风、薄荷、生甘草、大黄,治伤风咽喉肿痛及丹毒诸疮。

（3）用量用法

内服:3~10g,入汤剂宜捣碎。炒用寒性略减。

（4）使用注意

本品性寒滑利,气虚便溏者慎用。

13. 蝉衣

（1）性能概要

蝉衣甘寒清热,轻浮宣散,为散风除热之药。因能疏肺经风热,所以可治外感风热、发热音哑、麻疹不透、风疹作痒等,有解热、疗哑、透疹、止痒的功效。又能除肝经风热,所以可治小儿惊痫夜啼、破伤风、目赤翳障等,有祛风解痉、明目退翳的作用。

（2）配伍应用

a. 用于外感风热或温病初期有表证者,常与薄荷、连翘、生石膏等配伍,如清解汤。用于风热郁肺,肺气失宣,咽痛、音哑等,可配伍胖大海,如海蝉散。

b. 用于麻疹初期,透发不快,常与牛蒡子、薄荷、葛根等配伍,如竹叶柳蒡汤;如热盛疹出不畅,可配伍紫草、连翘等。用于风疹瘙痒,可配伍荆芥、防风、白蒺藜、蛇蜕等。

c. 用于破伤风轻证,可单用研末以黄酒冲服;重证可配伍天南星、天麻、僵蚕、全蝎等,如五虎追风散。用于小儿惊风或夜啼见惊惕不安者,可配伍钩藤、薄荷等。

d. 用于风热目赤、翳膜遮睛,常与菊花配伍,如蝉花散。

（3）用量用法

内服:3~10g,或研末冲服。

（4）使用注意

孕妇慎用。

14. 豆豉

豆豉味苦、辛,性凉。辛散轻浮,发汗解表,常用于感冒发热、头痛、无汗。又辛散苦泄性凉,善宣散郁热、除烦,治邪热内郁之心胸烦闷及烦热不眠。

15. 豆卷

（1）性能概要

豆卷(清水豆卷)味甘,性平。具有生发之气,长于清利湿热,又可发汗解表,兼能通利血脉。治疗暑温、湿温之有表证者,既可解除表邪,又可清利湿热;古方多利用其通利血脉之性以治湿痹拘挛、水肿胀满等。

（2）配伍应用

a. 用于暑温或湿温初起,症见发热、恶寒、身重、胸闷、苔腻等,常与藿香、佩兰等配伍。用于湿热内蕴,症见发热烦躁、胸闷不舒、身重体痛等,常与茯苓、黄芩、滑石等同用。

b. 古方多用本品治疗湿痹、水肿诸证,可单味使用,如黄卷散。

（3）用量用法

内服:10~15g。

（4）使用注意

本品用清水制,故名"清水豆卷",长于清利湿热;用麻黄水制者名"大豆黄卷",为温性,偏重发汗解表。

16. 蔓荆子

（1）性能概要

蔓荆子味辛苦,性微寒。辛能散风,微寒清热,轻浮上行,功能疏散风热,清利头目,主散头面风热之邪,可治头痛、目赤、牙龈肿痛;也可用于风湿痹痛,有祛风止痛的功效。

（2）配伍应用

a. 用于头痛,眩晕,目赤肿痛,齿龈肿痛,头风作痛,配伍菊花、白蒺藜、川芎、薄荷等,治风热头痛或头风作痛;配伍菊花、决明子、龙胆草等,治目赤肿痛;配伍生地、生石膏、黄连等,治齿龈肿痛。

b. 用于风湿痹痛,筋脉拘挛,多与羌活、独活、川芎、防风等同用,如羌活胜湿汤。

（3）用量用法

内服:5~10g。

17. 葛根

（1）性能概要

葛根味甘、辛，性平，归脾、胃经。轻扬升散，有解肌退热、透发斑疹的作用；又能鼓舞胃气上行，有生津止渴的功效，为治表证发热、头痛项强之主药，且又用于斑疹不透、热病口渴及消渴等。煨热用治脾胃虚弱的泄泻，能使清阳之气上升而止泻。葛花能解酒毒。

（2）配伍应用

a. 用于外感表证，发热、无汗、头痛、项强等症状，常与柴胡、黄芩、石膏配伍，如柴葛解肌汤，可用于表热证；如感受风寒，症状为恶寒、无汗、项背强者，可与麻黄、桂枝等配伍，如葛根汤。

b. 用于麻疹初起，透发不畅，常与升麻配伍，如升麻葛根汤。

c. 用于热病口渴及消渴等，可与天花粉、麦冬、芦根等同用。

d. 用于脾虚泄泻，多用煨葛根与党参、白术、木香等配伍，如七味白术散。若用于湿热痢疾、泄泻兼有表证发热者，可用生葛根与黄芩、黄连配伍，如葛根芩连汤。

此外，单用本品治疗高血压头痛、项强、冠心病心绞痛，以及暴发性耳聋，均有一定疗效。

（3）用量用法

内服：10~15g。退热生津宜生用；止泻宜煨用。葛花用6~12g。

18. 柴胡

（1）性能概要

柴胡味苦，性平，归肝、胆经。本品芳香疏泄，可升可散，善于疏散少阳经半表半里之邪，又能升举清阳之气，且可疏泄肝气而解郁结。常用于治疗邪在少阳，寒热往来；阳气下陷，久泻、脱肛、子宫下垂；肝气郁结之胸胁胀痛及妇女月经不调诸证。

（2）配伍应用

a. 用于邪在少阳，寒热往来、口苦咽干、心烦喜呕等症状，常与黄芩、半夏等配伍，如小柴胡汤；又可与常山、草果等配伍，用治疟疾。此外，对于感冒发热，或外感表邪未解，阳明肌热已盛之证，也均可用本品疏散退热，可与葛根、黄芩等同用，如柴葛解肌汤。

b. 用于肝气郁滞，胁肋胀痛、月经不调等症状，常与当归、芍药、薄荷、白术、茯苓等配伍，如逍遥散。

c. 用于气虚下陷，久泻脱肛、子宫下垂等症状，常配伍党参、黄芪、升麻等，如补中益气汤。

（3）用量用法

内服：3~10g，或入丸、散。醋炒可减低其散性。

（4）使用注意

本品具有升发之性，故凡虚而气逆不降，或阴虚火旺，虚阳上升者，均宜慎用。

19. 升麻

（1）性能概要

升麻味甘、辛，性微寒，归脾、胃、肺、大肠经。本品轻浮上行，能升散解表，可治阳明头痛及肌表风邪,又长于升举清阳之气,药力较柴胡强,常用治久泻、脱肛、子宫下垂等气虚下陷之证;且能泄热透疹解毒,可治斑疹不透、咽喉肿痛、口舌生疮及热毒疮疡等。

（2）配伍应用

a. 用于麻疹透发不畅,常与葛根同用,如升麻葛根汤。用于阳明风热头痛,可配伍白芷、生石膏等药。

b. 用于多种热毒证,如治胃火亢盛的齿龈糜烂、口舌生疮,常配伍黄连、石膏等,如清胃散;用治咽喉肿痛,可与桔梗、牛蒡子、玄参等配伍,如牛蒡子汤;用治热病发斑及疮疡肿毒,可配伍银花、连翘、大青叶、赤芍等。

c. 用于气虚下陷所致的脱肛、子宫下垂等症状,常配伍黄芪、党参、柴胡等,如补中益气汤。

（3）用量用法

内服:3~6g。发表透疹解毒宜生用;升举中气宜炙用。

（4）使用注意

本品升散力强,凡阴虚火旺、麻疹已透、肝阳上亢及气逆不降等证,均当忌用。

20. 浮萍

（1）性能概要

浮萍味辛,性寒。本品辛寒泄热,轻浮升散,故能发汗解表,利水退肿,适用于风热感冒之发热无汗、浮肿、小便不利等症状,且其辛散,能疏散风热,解表透疹,可用治麻疹初起,透发不畅,又兼具祛风止痒之功,可用于风疹皮肤瘙痒。因药力较强,故前人有"发汗胜于麻黄,利水捷于通草"之说。

（2）配伍应用

a. 用于外感风热,发热无汗,可配伍荆芥、薄荷、连翘等。

b. 用于麻疹透发不畅或风疹皮肤瘙痒,可与蝉衣、牛蒡子、薄荷等同用。

c. 用于水肿、小便不利兼有表证。本品既可利尿退肿,又能散风热解表,可单用或配伍大腹皮、陈皮、车前子等。

（3）用量用法

内服:3~10g;外用:适量,煎水熏洗。

（4）使用注意

体弱多汗者慎用。

21. 木贼

（1）性能概要

木贼味甘、苦,性平,入肺、肝、胆经,具有疏散风热、明目退翳的功效,适用于肝经风热之目赤多泪或翳膜遮睛;又有止血的作用,可治便血、痔血,但药力薄弱,较少单独使用,宜与其他止血药配伍同用。

（2）配伍应用

用于因风热引起的目赤、多泪、翳障等症状,可与菊花、谷精草、石决明等配伍应用。

此外,本品兼有止血的功效,可治便血、崩漏,当与地榆、槐花、侧柏叶等清热止血药同用。

（3）用量用法

内服：3～10g。

（4）使用注意

本品一般不作发表药用，而专用于目疾，或兼有风热表证者。血虚目疾不宜用。

（二）常用药物对比

1. 麻黄与桂枝

两药均有辛温之性，归肺与膀胱经，走肌表，具有发散风寒的功效，主治风寒表证。治疗风寒表实无汗证，常相须为用。然而，桂枝味甘，发汗不及麻黄，兼助卫阳，对于外感风寒，表虚有汗者更宜。麻黄性偏辛散开泄，发汗解表力强，善治外感风寒，表实无汗者。此外，桂枝又有温通经脉、助阳化气之功，用于胸阳不振、中阳虚弱、下焦阳虚气化不利诸证及寒凝血滞诸痛，又用于水饮内停所致的痰饮、蓄水等证。麻黄又能宣肺平喘，利水消肿，治肺气宣降不利之咳喘，尤宜于风寒闭肺者；治水肿尿少，尤宜于风水水肿。

2. 紫苏叶、紫苏梗与紫苏子

三者同出一物，但因来自紫苏的不同部位，故其功效与应用存在差异。紫苏叶辛温芳香，归肺、脾、胃经，长于发散风寒，主治风寒表证，兼能行气宽中，善治中焦气滞，又能解鱼蟹中毒；紫苏梗性味归经同紫苏，发散力弱，体虚者更宜，又长于理气，利膈，安胎，善治中焦气滞及胎动不安；紫苏子性偏润降，入肺、大肠经，善下气消痰，止咳平喘，兼能润肠通便。用于咳喘痰多及肠燥便秘。

3. 荆芥与防风

二者均能散风，发汗之力荆芥大于防风。荆芥辛而不烈，微温不燥，既散风寒，又疏风热，适用于外感风寒或风热，症见头痛、发热、目赤、咽肿等；并能疏散血中风热，透邪外出，故可用于麻疹透发不畅或风疹瘙痒及痈疮肿毒之证；且可祛风解痉，用于妇女产后冒风，口噤发痉；炒炭还可以止血。防风辛温散风，甘缓不峻，为治风通用之药，且能胜湿，常用于外感风寒、风热、风湿，症见恶寒发热、头痛身疼、目赤咽痛及风寒湿痹、关节酸痛等；因能散风又有解痉作用，可用治破伤风。

4. 蝉蜕、薄荷与牛蒡子

三药皆能疏散风热，透疹止痒，利咽，均可用于外感风热或温病卫分证，麻疹初起，透发不畅；风疹瘙痒；风热上攻，咽喉肿痛等证。但蝉蜕甘寒质轻，又长于疏散肝经风热而明目退翳，凉肝息风止痉。薄荷辛凉芳香，清轻凉散，发汗之力较强，故外感风热，发热无汗者首选薄荷，且其能清利头目，疏肝行气。牛蒡子性寒滑利，外散风热，内解热毒，兼能宣肺祛痰，故外感风热、发热、咳嗽、咳痰不畅、热毒痈肿者均可用之。

5. 桑叶与菊花

两药均善疏散风热，平肝明目，可用治风热表证或温病卫分证、肝阳眩晕、肝经风热或肝火之目赤肿痛及肝阴不足之视物昏花,临床常相须为用。然桑叶性寒,作用偏于肺,疏散力较菊花强,又能润肺止咳,治肺燥咳嗽,还能凉血止血,治血热之吐衄、咯血;菊花性微寒,作用偏于肝,平肝明目之力较桑叶为胜,善治肝风头痛,又可清热解毒,治痈肿疮毒。

6. 葛根、柴胡与升麻

三药均味辛,性寒凉,为解表升阳之品,主治外表发热之证。但葛根善发表解肌退热,主治外感表证、项背强痛;柴胡主散少阳半表半里之邪,善疏散退热,主治少阳之寒热往来及感冒高热;升麻主升散而解表,主治风热头痛。三药均能升阳,但柴胡、升麻能升清阳而举陷,用于治疗气虚下陷,内脏脱垂诸证;葛根则鼓舞脾胃清阳上升而止泻痢,多用治脾虚泄泻。此外,升麻、葛根均能透疹,治麻疹不透,而柴胡不能;柴胡又善疏肝解郁,治肝郁气滞,月经不调、胸胁疼痛;升麻又善清热解毒,治咽喉肿痛、口舌生疮、丹毒、温毒发斑及热毒疮肿;葛根又能生津止渴,治热病伤津及内热消渴。

清 热 药

凡以清泄里热为主要作用的药物,称为清热药。清热药可分为清热泻火药、清热燥湿药、清热解毒药、清热凉血药和清虚热药五类。可以根据里热证的不同而选择使用。使用注意:外有表邪,当先解表,也可与解表药同用,表里双解;内有实热积滞,大便不通者,当用泻下药泻热通便,不得单用清热药。清热药易伤阳败胃,注意中病即止。又清热药中苦燥者伤津,甘寒者助湿,也当注意。

(一) 常用单味药

1. 石膏

(1) 性能概要

石膏味辛、甘,性大寒。功能清热泻火,除烦止渴,为温病邪在气分而见壮热、烦渴、汗出、脉洪大等症之要药。且善清肺、胃之火,又常用于肺热喘咳及胃火上升的头痛、齿龈肿痛。若气血两燔,症见高热、神昏谵语、发斑发疹者,与凉血清热药同用,有双清气血的功效。入汤剂当打碎先煎。煅石膏研末外用治溃疡不敛、湿疹、烫伤,有清热收敛之效。

(2) 配伍应用

a. 用于外感热病,邪在气分,高热不退、烦渴引饮、脉象洪大,治宜重用石膏,并配伍知母以增强清泻实热之功效,如白虎汤。若气血两燔,神昏谵语、发斑发疹,当配伍犀角、生地、丹皮等,如清瘟败毒饮。

b. 用于邪热郁肺,气急鼻煽、喘促咳嗽、口渴欲饮者,常与麻黄、杏仁、甘草等宣肺平喘药配伍使用,如麻杏石甘汤。

c. 用于胃火炽盛,头痛、牙龈肿痛、口舌生疮等症状,多与黄连、升麻、丹皮等同用,如清胃散,胃清火降,诸症悉解。若胃火牙痛,兼有阴虚者,又当与生地、麦冬、牛膝等同用,共奏清胃火、养肾阴、引火下行之效,如玉女煎。

d. 用于湿疹浸淫、烧伤,或疡疮不敛,宜煅石膏粉,配伍青黛、黄柏粉等外用。

（3）用量用法

内服:15~60g,大剂量120~240g,生用,粉碎先煎,徐徐温服;外用:适量,须煅后研细末掺敷。

（4）使用注意

胃寒食少者不宜服。

2. 知母

（1）性能概要

知母味苦,性寒,归肺、胃、肾经。苦寒,质润,能泄肺胃之火,除烦止渴,且可滋肾阴而润燥。常辅助石膏治气分实热证,又可用于肺热咳嗽或阴虚燥咳、阴虚火旺之骨蒸劳热,以及阴虚津亏的消渴等证。因其滋阴降火、润燥滑肠,所以又可用于阴虚二便不利。

（2）配伍应用

a. 用于外感热病,肺胃热盛,即气分实热证,高热烦渴,多以知母助石膏以清除烦热,如白虎汤。

b. 用于阴虚肺燥咳嗽,常与川贝母同用,如二母丸;亦可配伍沙参、天冬、麦冬等。用于肺热咳嗽、痰黄黏稠,多与黄芩、瓜蒌、浙贝母等同用。但本品偏于润肺燥,总以肺热燥咳为宜。

c. 用于阴虚火旺,骨蒸潮热、盗汗、心烦、咳血等症状,多与黄柏配伍,加入滋阴药中同用,如知柏地黄丸、大补阴丸。用于消渴证,宜与生地、麦冬、天花粉等养阴生津药同用。

d. 用于阴虚肠燥便秘,可与生何首乌、火麻仁等同用。也可用于阴虚有热,小便不利,当重用知母、黄柏,少佐肉桂,则有滋阴降火、化气利尿之功效,如通关丸。

（3）用量用法

内服:6~12g。生知母泻火的功效较强,宜用于肺胃实热;盐知母微咸入肾,长于滋阴,宜用于肾阴不足,相火浮动及骨蒸劳热等症状。

（4）使用注意

知母滋阴、缓泻,故脾虚便溏者不宜使用。

3. 芦根

（1）性能概要

芦根味甘,性寒,质轻,能清肺胃气分之热,因其清淡不腻,生津而无敛邪之弊,故常用于温病初起或热病伤津而有烦热口渴之症;又可清胃热止呕哕,宜用治胃热呕逆;且能清肺热,利小便,导肺部热毒下行,从小便排出,又可治肺热咳嗽、肺痈及热淋、小便频数等症状。此外,用于麻疹初起,还有透疹的作用。清热生津而不敛邪,最宜于热病伤津之烦热口渴。又能清胃止呕,清肺利尿,治胃热呕吐、肺热咳嗽、肺痈吐脓、热淋涩痛等。

（2）配伍应用

a. 用于胃热津伤,烦热口渴,常与天花粉、麦冬等同用;若津伤烦渴较甚,常用本品捣汁,与梨汁、藕汁、麦冬汁同用,如五汁饮。用于胃热呕哕,可单用本品煎浓汁频饮以清胃止呕;芦根饮子,则配竹茹、姜汁、粳米同用,效果更佳。

b. 用于外感风热,发热咳嗽,多与菊花、桑叶、杏仁等同用,如桑菊饮。用于痰稠口干、痰火咳嗽,又常与黄芩、瓜蒌、桑白皮等同用。由于本品可清肺热,又导肺部热毒从小便排出,故可用治肺痈,多与鱼腥草、金银花、桔梗等同用,可获得较好的治疗效果。

此外,以本品配伍车前子、白茅根等利尿通淋之品,治热淋,尿少赤涩者,取其利小便之效。又民间常以本品配伍芫荽、柽柳,煎汤内服并浴洗,治麻疹初起,透发不畅,取其透疹的作用。

（3）用量用法

内服:15~30g,鲜品 30~60g,如单用捣汁,宜适当增大剂量。

4. 天花粉

（1）性能概要

天花粉味苦、微甘,性寒。本品甘酸生津,苦寒清肺,故能清肺胃之火,生津止渴,适用于热病伤津、舌干烦渴及消渴之证。又有消肿排脓的作用,为治疗痈肿疮疡之要药。孕妇忌服。反乌头。

（2）配伍应用

a. 用于热病津伤口渴,可与知母、鲜芦根同用。用于内热消渴证,可配伍葛根、山药、五味子等养阴生津药,如玉液汤。

b. 用于肺热燥咳或肺燥咳血,每与天冬、麦冬、生地同用,有清肺润燥止咳的功效,如滋燥饮。

c. 用于疮痈、肿毒之证,配伍大黄、黄柏等外敷,如金黄散;配伍银花、当归、赤芍、炮山甲等,如仙方活命饮,可消肿排脓。

（3）用量用法

内服:10~15g;外用:适量。

（4）使用注意

反乌头。孕妇忌服。

5. 竹叶

（1）性能概要

竹叶为禾本植物淡竹之叶;淡竹叶为禾本科多生草本植物淡竹叶之叶,来源不同,作用相近。竹叶能清心除烦,兼能凉散上焦风热;竹叶卷心清心除烦作用更佳;淡竹叶利尿作用较好。故热病初起或热伤气阴,烦热口渴多用竹叶;热入心包,神昏谵语多用竹叶卷心;若湿热为患,小便不利则多用淡竹叶。

（2）配伍应用

用于外感风热,烦热口渴,常与银花、连翘、薄荷等同用,如银翘散。用于热病后期,热伤气阴,胃热烦渴,则又与人参、麦冬、石膏等同用,如竹叶石膏汤。若热入心包,神昏谵语,则用竹叶卷心,与犀角、玄参心、连翘心等同用,如清营汤。用于心烦、尿赤、口舌生疮,多用淡竹叶,常与生地、木通配伍,如导赤散。

（3）用量用法

内服:3~10g。

6. 栀子

（1）性能概要

栀子味苦,性寒,归心、肺、三焦经。生用苦寒清降,缓缓下行。能清心、肺、三焦之火而利小便,用治热病心烦或虚烦不眠,有清火除烦之效,用治黄疸、血淋、小便不利,能令湿热从小便排出。且可凉血解毒,故又治吐衄下血及疮疡热毒。还可外用治火疮、扭挫伤。

（2）配伍应用

a. 用于外感热病,邪热内郁胸中,心中懊㑶、烦热不眠,常与豆豉同用,共收外散其邪、内清其热的功效,即栀子豉汤。用于高热,神昏谵语的实火之证,又常与苦寒的黄芩、黄连、黄柏同用,如黄连解毒汤。

b. 用于湿热郁结所致的黄疸证,多与茵陈、黄柏,或大黄等同用,如栀子柏皮汤、茵陈蒿汤。用于热淋,小便不利,多与滑石、木通、车前子等同用,如八正散。

c. 用于热毒、实火引起的吐血、衄血、热淋尿血、目赤肿痛、疮痈火毒等,常配伍大黄、黄柏、黄连等,如栀子金花丸。治鼻衄,单用本品内服,也可配白茅根、侧柏叶、棕榈炭等,如十灰散。

此外,外敷治扭挫伤,有解毒、消肿、止痛等功效。

（3）用量用法

内服:3～10g。外热用皮,内热用仁;生用清热,炒黑止血,姜汁炒止呕除烦。外用:适量,研末调敷或鲜品捣敷。

（4）使用注意

栀子有缓泻的功效,故脾虚便溏者不宜服。

7. 夏枯草

（1）性能概要

夏枯草味辛、苦,性寒,归肝经。辛能散结,苦寒清热,故善清肝火,散郁结,兼能养血明目。苦寒泄泻,可消瘿瘤、瘰疬,用治乳痈肿痛;又治肝火上升,头痛眩晕,血虚肝热,目珠夜痛。此外,还可用于防治高血压。

（2）配伍应用

a. 用于肝火上升,头痛、眩晕、目赤肿痛,可与牛膝、龙胆草、羚羊角等同用。用于肝郁血虚,目珠作痛,至夜尤甚者,宜与香附、生地、枸杞子等养血解郁药配伍;若阴虚阳亢,头痛眩晕,又可配伍杜仲、牛膝、石决明等。目前还用于防治高血压。

b. 用于瘰疬、瘿瘤,治瘰疬,已溃未溃,或日久成瘘者,单用夏枯草熬膏内服,并以膏外涂患处。治瘿瘤,则多与海藻、昆布、玄参等软坚散结之品合用。

（3）用量用法

内服:10～15g,或以大量熬膏,内服、外涂。

8. 龙胆草

龙胆草能清下焦湿热,泻肝胆实火,凡湿热疮毒、阴肿阴痒、带下、淋浊、黄疸尿赤等下焦湿热之证及目赤头痛、耳聋耳肿、胁痛口苦、惊风抽搐等肝胆实火上逆之证,皆可用作主药。

9. 苦参

苦参清热治痢作用与黄连相似,除下焦湿热与黄柏、龙胆草类同,且可清相火,利小便,杀虫止痒,适用于热痢便血、小便不利、黄疸、湿疮瘙痒、疥癣、麻风及遗精、阴痒、带下诸证。反藜芦。

10. 地黄

(1)性能概要

地黄有干、鲜之分。干地黄(生地)味甘、苦,性寒,为滋阴凉血之主药,常用于热病伤阴之舌绛烦渴、便秘尿赤;或阴虚血热之发斑发疹、吐衄下血;或阴亏血虚,心烦内热、消渴、骨蒸。鲜地黄滋阴之力不及生地,而清热凉血、解渴除烦之功则较生地为胜,尤宜于热病伤津之舌绛烦渴、斑疹、吐衄下血等。

(2)配伍应用

a. 用于外感热病,热入营血,身热、口干、舌红或绛者,多与玄参、金银花等凉血、养阴、散热药配伍,如清营汤。用于热甚伤阴,津亏便秘者,可与玄参、麦冬合用,以增水行舟,如增液汤。用于内热消渴,每与天冬、枸杞子、山药等滋阴生津之品配伍。用于热病后期,低热不退及骨蒸劳热,多与青蒿、鳖甲同用,如青蒿鳖甲汤。

b. 用于血热妄行的吐衄、下血等症状,常与侧柏叶、茜草等凉血止血药配伍,如四生丸。用于热入营血,血热毒盛的斑疹紫黑,可与犀角、丹皮、赤芍同用,如犀角地黄汤。

(3)用量用法

内服:15~30g,鲜品加倍。酒炒可减弱寒凉腻滞之性;炒炭用于止血。

(4)使用注意

脾虚湿盛,腹满便溏者不宜用。

11. 玄参

(1)性能概要

玄参味苦、咸,性寒,归肺、胃、肾经。滋阴之力不及生地,降火作用较生地强,且可解毒。多用于湿邪入营,伤阴劫液之神昏谵语、舌绛烦渴、便秘尿赤;温毒发斑、咽喉肿痛;痈肿疮毒、瘰疬、痰核等。反藜芦。

(2)配伍应用

用于阴虚火旺,咽痛、目赤或骨蒸劳热,如养阴清肺汤,即以本品与生地、麦冬、丹皮、白芍、甘草、薄荷等同用,治阴虚虚火上炎之咽喉肿痛,也可用治骨蒸劳热、咳嗽咯血。用于热病伤阴,心烦失眠、口渴舌绛,多配伍生地、麦冬、丹参、银花、连翘、竹叶等药,如清营汤。用于肠燥津枯的大便秘结,如增液汤,即为玄参、生地、麦冬组成,可以养阴润肠通便。用于温毒发斑、瘰疬疮毒,如化斑汤,配伍生石膏、知母、甘草、粳米、犀角;消瘰丸,配伍贝母、牡蛎,可治瘰疬;四妙勇安汤,配伍当归、银花、甘草,可消痈肿疮毒。

(3)用量用法

内服:10~15g。

（4）使用注意

本品虽有滋阴作用,但性偏降火,且能滑肠,所以阴虚而火盛者用之最宜;阴虚而火不盛者不宜久服。脾胃虚寒,食少便溏者忌服。反藜芦。

12. 丹皮

（1）性能概要

丹皮味苦、辛,性微寒,归心、肝、肾经。本品善入血分,既能清热凉血,又能活血散瘀,凡血热、血瘀之证均可用之,而血热兼瘀血者尤为适用。可治斑疹吐衄、血滞经闭或经前发热、痈肿疮毒、损伤瘀血肿痛等。此外,用于阴虚发热、骨蒸劳热,有退热除蒸之效。

（2）配伍应用

a. 用于外感热病,邪入营血,高热舌绛、斑疹吐衄,常与犀角、地黄、赤芍同用,如犀角地黄汤。用于阴虚发热,夜热早凉、无汗骨蒸,常与青蒿、知母、鳖甲等同用,如青蒿鳖甲汤。用于妇女血虚,经前发热、月经先期,常与青蒿、地骨皮、黄柏、熟地、白芍等同用,如清经散。

b. 用于瘀血经闭、癥瘕积聚,常与桃仁、赤芍、桂枝同用,如桂枝茯苓丸。用于火毒疮疡,又有清热凉血、散瘀消肿之效,多配大黄、冬瓜仁、桃仁等,如大黄牡丹汤;若治热毒壅盛之肠痈,酌加银花、连翘、蒲公英、红藤、败酱草效果更佳。用于跌打损伤,瘀血肿痛,可配赤芍、乳香、没药等,以疗伤散瘀止痛。

（3）用量用法

内服:6~12g。炒炭用于止血。

（4）使用注意

本品能活血通经,孕妇及月经过多者不宜使用。

13. 紫草

（1）性能概要

紫草味咸、甘,性寒,归心、肝经。本品甘寒清热,咸能入血,功能凉血活血,解毒透疹,利尿滑肠,凡血热毒盛、斑疹不透者,用之能凉血解毒;斑疹紫黑、二便秘涩者,用之尤宜。现用于预防麻疹有效。此外,还可用于痈肿疮疡、毒盛便秘。油浸或熬膏外敷,可治湿疹、烫伤、溃疡。

（2）配伍应用

a. 用于血热毒盛,痘疹欲出不透,或斑疹因血热毒盛而色不红活等症,可与大青叶、牛蒡子、连翘、黄连、葛根、红花等凉血解毒、活血透疹药配伍,如当归红花散。

b. 用于痈肿溃疡、水火烫伤、冻伤等症,可与当归、白芷、血竭等配伍,熬膏外敷,如生肌玉红膏。

（3）用量用法

内服:3~10g;外用:适量,熬膏外敷。

（4）使用注意

本品寒滑,故脾虚便溏者忌服。

14. 青黛

青黛味咸,性寒。善清肝火,凉血解毒,主治肝火犯肺之咳嗽咯血、吐血,小儿惊风抽搐。

寒能清热,咸以入血,有清热解毒、凉血、止血、消斑之效。外敷治痈肿疮毒,湿疹,口疮。不宜入煎,宜为丸、散吞服。

15. 穿心莲

穿心莲善清肺火,凉血消肿,治肺热咳喘,肺痈吐脓,咽喉肿痛,疮疖火毒,热淋,有清热解毒的作用;治湿热泻痢,湿疹,有燥湿清热的功效,并可解蛇毒。

16. 牛黄

（1）性能概要

牛黄味苦,性凉,归心、肝经。本品苦凉芳香,既有凉肝息风定惊之效,又有清心开窍豁痰之功,且有良好的清热解毒之功,用治痈疽疔毒、咽喉肿烂、口舌生疮,内服、外用均有良效。并有息风止痉、化痰开窍的作用,可治小儿惊风、热病神昏、中风昏迷、癫痫抽搐等证。孕妇慎用。入丸、散服。

（2）配伍应用

a. 用于热病神昏谵语、烦躁不安,以及中风窍闭、痰热壅盛等,常与犀角、麝香、朱砂等配伍。如安宫牛黄丸,以之配伍犀角、黄连、山栀、朱砂、麝香等,治温病邪入心包,神昏谵语,以及突然昏厥之证属于热者;万氏牛黄清心丸,以牛黄配伍朱砂、黄连、黄芩、山栀、郁金,治热病神昏、中风痰闭及小儿惊厥等。

b. 用于热盛所致的惊厥、抽搐之证,常与天竺黄、朱砂、钩藤、全蝎等息风止痉药配用。如牛黄抱龙丸,配伍天竺黄、雄黄、朱砂、麝香、陈胆星,治小儿急惊,痰迷心窍,手足抽搐、谵语狂乱等症。

c. 用于痈毒疮疡及各种火毒证候。如犀黄丸,牛黄同麝香、乳香、没药配伍,治疗乳癌、瘰疬、痰核、肺痈、肠痈等证;牛黄解毒丸,配伍甘草、银花、重楼,治疗一切痈肿疮疡;八宝吹喉散,配伍麝香、珍珠、冰片等药,外治咽喉肿痛溃烂、白喉、口舌疮疡等症。

（3）用量用法

内服 0.15~0.3g,入丸、散;外用:适量。

（4）使用注意

非实热证及孕妇慎用。

17. 半边莲

（1）性能概要

半边莲味甘、淡,性微寒,入肺、肝、肾经。清热解毒,内服、外敷可治毒蛇咬伤、疔疮肿毒等证,又能利尿退肿,治腹水及浮肿。兼具利水祛湿之功,对皮肤湿疮、湿疹及疥癣均有较好的疗效。

（2）配伍应用

a. 用于水肿腹水,周身浮肿,本品同马鞭草配伍煎汤服;也可配伍大黄、枳实、大腹皮等药。

b. 用于疔疮、喉蛾、乳痈、毒蛇咬伤、跌打损伤等所致的肿痛,常单味大剂量煎服,药渣外敷。鲜品比干品效用更好。

（3）用量用法

内服:15~30g,鲜品用量加倍,或捣汁服;外用:适量,捣敷或捣汁调敷。

18. 土茯苓

土茯苓利湿解毒,通利关节,又兼解汞毒,故对梅毒或因服汞剂中毒而致的肢体拘挛、筋骨疼痛者疗效佳。古方多用于梅毒,今多用治湿热疮毒、热淋尿涩及浮肿等证。忌茶。

19. 秦皮

秦皮苦寒而涩,有清热燥湿、涩肠止痢的功效,故能治湿热泻痢,里急后重;兼能清肝明目,清泄肝火,可治肝经郁火所致的目赤肿痛、目生翳膜。

20. 白花蛇舌草

白花蛇舌草为清热解毒利湿之品,善消痈肿疮毒,并解蛇毒,兼治热淋、小便不利,现又适用于各种癌症。既能清热又能利湿,尚可用于湿热黄疸。

21. 熊胆

（1）性能概要

熊胆苦、寒,归肝、胆、心经。苦寒清热,能凉心清肝,息风止痉,主治肝火炽盛,热极生风所致的高热惊风、癫痫、子痫、手足抽搐;能清热解毒,消痈肿,并可明目退翳。

（2）配伍应用

a. 用于肝热目赤肿痛、羞明,或生翳障,可单用本品制成滴眼剂外用,亦可与菊花、黄连、草决明等配伍,制丸、散内服。

b. 用于火毒疮肿、痔疾等证。如治痔疮肿痛,可单用本品涂于患处;或配以少许冰片,调匀涂敷。

c. 用于热盛惊风、癫痫、抽搐等证。如治小儿惊癫,以竹沥化服本品;亦用本品以温开水化服,治子痫。

（3）用量用法

内服:0.9~2.4g,多作丸、散,不宜入汤剂;外用:适量。

22. 白蔹

白蔹清热解毒,消痈散结,生肌敛疮,故可用于疮痈肿毒、瘰疬痰核及水火烫伤。且具清热凉血、收敛止血之效,用于治疗血热之咯血、吐血。反乌头。

23. 白鲜皮

白鲜皮清热燥湿,止氧祛风解毒。为祛湿热之品,多用于湿热疮毒、风疹疥癣等证。又治黄疸及湿热痹痛。

24. 漏芦

漏芦清热解毒,消痈散结,通经下乳,舒筋通脉。既可清热解毒消肿,又能下乳。用治痈肿疮毒,乳痈尤宜,亦治乳少,为治疗乳痈之良药。兼性善通利,有舒筋通脉之功,可治湿痹、筋脉拘挛、骨节疼痛。

25. 青蒿

（1）性能概要

青蒿味苦,性寒,芳香,归肝、胆经。本品苦寒以清热,芳香而透散,长于清泄肝胆和血分之热。凉血除蒸,具清透作用。主治温邪入营,发热不退,或热病后期邪入阴分,夜热早凉、热退无汗,以及阴虚发热、骨蒸劳热等证;又可清解暑邪发热与疟疾寒热。本品芳香气清,苦寒而不伤脾胃,不伤阴血,故最宜于血虚有热之证。

（2）配伍应用

a. 用于暑热外感,有清解暑邪、宣化湿热的作用,常和藿香、佩兰、滑石等配伍。

b. 用于疟疾或温热病寒热往来等症,常与黄芩、半夏、竹茹等配伍,如蒿芩清胆汤。

c. 用于温热病邪入阴分,夜热早凉、热退无汗等症,常与鳖甲、生地黄、知母等配伍,如青蒿鳖甲汤。

d. 用于骨蒸劳热、盗汗诸症,常与银柴胡、胡黄连、地骨皮等配伍,如清骨散。

（3）用量用法

内服:4~9g。

（4）使用注意

虚寒泄泻者不宜用,多汗者宜慎用。

26. 白薇

白薇为清热凉血之品,常用于温邪入营,发热不退,阴虚内热,产后烦热诸证。兼有利尿作用,可用治热淋、血淋、尿涩作痛。且苦咸而寒,有清热凉血、解毒疗疮、消肿散结之效,用于疮痈肿毒、毒蛇咬伤、咽喉肿痛。

27. 地骨皮

（1）性能概要

地骨皮味甘,性寒,归肺、肾经。清热凉血,降肺火,除肝肾虚热,为退热除蒸之要药。且有清肺止咳、除烦解渴之功,兼具凉血止血的作用,故适用于阴虚发热、骨蒸劳热、肺热咳喘、月经先期或经前发热、吐衄下血、烦热消渴等证。

（2）配伍应用

a. 用于虚劳发热、有汗骨蒸,可与知母、青蒿、鳖甲、银柴胡配伍,如清骨散。

b. 用于肺热咳嗽、喘息,可配伍桑白皮、粳米、甘草等,如泻白散,热去肺清喘咳自止。

c. 用于血热吐衄、小便出血,古方有用鲜地骨皮捣汁服或煎服。

此外,本品略有生津作用,还可用治内热消渴,如在民间用本品与玉米须同用,治消渴尿多。

（3）用量用法

内服:6~12g。

28. 银柴胡

银柴胡味甘,微寒。清虚热,除疳热。甘寒益阴,清热凉血,退热而不苦泄,理阴而不升腾,为退虚热、除骨蒸之常用药。与柴胡不同,其功长于退热除蒸,专治骨蒸劳热及小儿疳积发热。

29. 胡黄连

胡黄连可清虚热,治阴虚发热、骨蒸劳热、小儿疳积发热,且有清热燥湿解毒的作用。与黄连的作用相似,可以代黄连治痢,又治痔疮肿痛。

(二) 常用药物对比

1. 石膏与滑石

二者均为矿石药,性寒质重沉降,清热止渴,外用祛湿收敛。但石膏止烦渴在于清阳明火热,使热除则津液存留,故阳明热盛烦渴用之最宜;滑石止渴在于利窍渗湿,适用于暑热有湿而小便短赤不畅及烦渴。外用煅石膏偏用于疮疡久不敛口者,滑石偏用于湿疹、痱毒流水而奇痒者。

2. 芦根与竹叶

二者皆为甘寒之品,同归胃经,均有清热泻火、生津除烦、利尿的功效。均可用于热病烦渴与小便短赤涩痛之症。然芦根兼入肺经,长于清解并透散肺胃之热,兼祛痰排脓,故可用治肺热咳嗽、肺痈吐脓;又能清胃热而止呕,可用于胃热津伤之气逆呕哕之症。竹叶兼入心与小肠经,长于清心除烦,故多用于热病心烦、心火上炎之口舌生疮;又能凉散上焦风热,可用于外感风热表证或温病初起之证。

3. 鲜地黄与干地黄

两药均源于玄参科地黄,皆能清热凉血,滋阴生津,润肠通便,可治热病邪入营血之高热神昏、温毒发斑,血热妄行之吐血衄血、便血崩漏、斑疹紫黑,久病伤阴之骨蒸潮热、内热消渴及阴虚肠燥便秘。然鲜地黄多汁,清热凉血生津效佳,热甚伤津者多用;干地黄质润,清热之力稍差而长于凉血清热滋阴,阴虚血热、骨蒸潮热多用。

4. 生地黄与知母

两药均能清热养阴,生津止渴,同治热病烦渴,骨蒸潮热,阴虚消渴,肠燥便秘。然生地黄入营血分,长于清热凉血,滋阴生津,多用于温热病热入营血,血热妄行之斑疹、吐衄或阴血不足兼血热者;知母属清热泻火药,善清肺胃气分实热而除烦止渴,主治温热病邪在气分,壮热、烦渴、脉洪大,又能清泻肺火,滋阴润肺,可治肺热咳嗽、痰黄黏稠或阴虚燥咳、干咳少痰。

5. 银柴胡与柴胡

两药虽均性微寒,功能退热,但性效应用相差甚大。柴胡味苦辛,归肝、胆二经,功能疏散退热,疏肝解郁,升阳举陷及截疟,主治少阳寒热,感冒发热,肝郁胁痛或月经不调,中气下陷之久泻脱肛、子宫脱垂及疟疾寒热;银柴胡味辛甘,归肝、胃经,功专退虚热,除疳热,兼益阴,主治阴虚发热、骨蒸潮热及小儿疳热。

6. 黄芩、黄连与黄柏

三药均有清热燥湿、泻火解毒的作用,均可用于湿热火毒为病。然黄芩作用偏于上焦,善清肺火,又能清热安胎;黄连大苦大寒,作用偏于中焦,又善清心火,对湿热痞满、呕吐泻痢、热病心烦、失眠、疮疡热毒诸证功效颇著,入汤剂当后下;黄柏苦寒沉降,善除下焦湿热,又能清泻肾经相火,为治下焦湿热疮毒及阴虚阳亢诸证所常用。

7. 金银花与连翘

二者均有清热解毒及凉散上焦风热的作用,治热毒疮疡及外感热病,二者常相须为用。二者的功效区别是:金银花浓煎服或炒炭服可治热毒血痢;连翘清心除烦作用较好,且可消痈散结,清热利尿,为治疗瘰疬、结核、癃闭、淋痛之良药。连翘心多用于热入心包、神昏谵语。金银花藤性味功效与金银花相同,多用于痈肿疮毒。

8. 蒲公英与紫花地丁

二者均可用于痈肿疮毒,有良好的清热解毒作用。蒲公英常用于乳痈,且可利尿通淋,用治黄疸热淋。紫花地丁兼能凉血,善消疔毒,亦解麻疹毒、蛇毒。

9. 大青叶与板蓝根

二者均能清热凉血,解心、胃热毒。大青叶多用于温毒发斑,咽喉肿痛,口疮,丹毒,痈肿;板蓝根多用于大头瘟毒(颜面丹毒),痄腮,喉痹。现两药多用治多种急性热病,均有良好的效果。

10. 鱼腥草、红藤与败酱草

三药均为解毒消痈之品。但鱼腥草善治肺痈,还可用治热淋、小便涩痛;红藤、败酱草善治肠痈;败酱草可以排脓,肠痈已成脓者尤宜。红藤、败酱草均有活血散瘀的功效,红藤可以治痛经、跌仆损伤及风湿痹痛;败酱草可治产后瘀血腹痛。鱼腥草入汤剂不宜久煎。

11. 射干、山豆根与马勃

三药均有解毒利咽的作用,可治咽喉肿痛。然射干降火、散血、消痰,适用于热结血瘀、痰热壅盛者;山豆根大苦大寒,适用于热毒炽盛者;马勃辛散,适用于肺有风热者。此外,射干还治痰多喘咳、疟母等证;山豆根可治牙龈肿痛;马勃又能止血。射干孕妇忌服。

泻 下 药

凡能引起腹泻或具有润肠通便作用的药物称为泻下药。泻下药的用途是:通利大便,以清除肠胃宿食积滞或其他有害物质;清热泻火,使体内火毒、热毒通过泻下得到缓解或消除;逐水退肿,使水湿痰饮从大小便排出。泻下药分攻下药、润下药和峻下逐水药三类,可以根据病情,选择使用。使用泻下药时应当注意:里实兼有表邪者,当先解表或表里双解;里实而正虚者,当与补养药同用以攻补兼施;泻下药中作用猛烈者,易伤正气,凡久病体虚、妇女胎前产后及月经期均当慎用或忌用;凡重证、急证当急下者,可加大剂量,或制成汤剂内服;使用泻下药一般奏效即止,慎勿过量,防伤胃气。

（一）常用单味药

1. 大黄

（1）性能概要

大黄苦寒沉降,峻下实热,荡涤肠胃,可治实热积滞、腹痛便秘或泻痢里急后重;常用于实热秘结,壮热不退,神昏谵语;实热迫血妄行,而致吐衄下血;实热痈肿疮毒、头痛目赤、咽喉肿痛、牙痛;以及实热黄疸、腹水等证。也可与热药同用以治实寒之证。此外,还有行瘀破积之效,又治妇女瘀血经闭、产后瘀阻、癥瘕积聚、蓄血发狂,以及跌打损伤、瘀血作痛。研末外敷痈肿疮毒、水火烫伤,有清火消肿之功。入汤剂当后下,生用泻下力强,制用泻下力缓,酒制善清上部火热,炒炭化瘀止血,为峻下破瘀之品,非实证不宜用。孕妇、月经期、哺乳期均当慎用。

（2）配伍应用

a. 用于胃肠实热积滞,便秘腹痛,甚至壮热不退,神昏谵语,常与芒硝、枳实、厚朴等同用,以增强峻下热结的作用,如大承气汤。用于胃肠湿热,下痢腹痛,里急后重者,常与黄连、芍药、木香等同用,如芍药汤。用于食积泻痢,大便不爽,又与青皮、木香、槟榔等同用,如木香槟榔丸。其与附子、干姜等温里药适当配伍,还可用治寒积便秘,如温脾汤。

b. 用于血热妄行的吐血、衄血及火热上攻的目赤、咽肿、牙痛等症,常与黄芩、黄连等同用,如泻心汤。还可用于火毒壅盛,气滞血凝所致的痈肿、疔疮,如用本品配芒硝、丹皮、桃仁等治肠痈,即大黄牡丹皮汤;配伍野菊花、黄连、蒲公英等,治疗肿便秘。

c. 用于瘀血阻滞引起的多种病证。如与当归、红花等同用治瘀血经闭,即无积丸;与桃仁、䗪虫等破血消癥之品同用治产后瘀阻,如下瘀血汤;用治跌打损伤,瘀血肿痛又可与桃仁、红花、穿山甲等同用,如复元活血汤。

此外,本品能泻热通肠,导湿热从大便而出,故还可用治湿热内蕴所致的黄疸、水肿、淋病等证。如与茵陈、栀子同用,即茵陈蒿汤,治湿热黄疸;与椒目、防己、葶苈子等同用,如己椒苈黄丸,治饮留肠间,郁而化热,腹满、舌燥咽干、便秘溲赤等症;与滑石、车前子、木通等同用,治小便淋痛。又大黄外用能清火消肿,凉血解毒,常用治水火烫伤及火毒疮疡,可单用,或配地榆研末油调外敷患处。

（3）用量用法

内服:3~12g。入煎剂当后下,不宜久煎。外用:适量。大黄生用泻下力强,制用力缓活血好,酒制善清上部火热,炒炭化瘀止血。

（4）使用注意

本品为峻烈攻下、破瘀之品,易伤正气,如非实证,不宜妄用。孕妇、月经期、哺乳期均当慎用或忌用。

2. 芒硝

（1）性能概要

芒硝咸、寒，咸以软坚，寒能清热，故能泻热通便、润燥软坚，有荡涤胃肠、三焦实热，善除燥屎之功，可用治实热积聚、大便燥结、谵语发狂等阳明腑实证。因能泻火通便，又善清痰火，可治痰热郁肺，咳嗽痰涌；痰滞经络，两臂酸痛；痰热蒙蔽清窍，神志昏糊、癫狂等症。峻下实热，润燥软坚，与大黄相须为用，尤宜于实热秘结、燥屎停留之证。外敷也能清火消肿，可治痈肿疮毒。其精制品玄明粉、西瓜霜，又为眼科、喉科所常用。入汤剂宜烊化服。孕妇忌用。

（2）配伍应用

a. 用于实热积聚，大便秘结，谵语发狂等症，常与大黄相须为用，如大承气汤。其峻下热结的作用颇为显著。用于邪热与水饮结聚，心下至少腹硬满而痛者，可配大黄、甘遂以泻热逐饮，如大陷胸汤。

因能泻火通便，又善清痰火，又可用于痰热郁肺，咳嗽痰涌，可配伍瓜蒌仁、黄芩、青黛等，如节斋化痰丸；用于痰滞经络，两臂酸痛，可配伍茯苓、半夏、枳壳，如茯苓丸；又治痰热蒙蔽清窍，神昏谵语、癫狂等症，如紫雪丹、加减承气汤。

b. 用于痈肿疮疡、目赤、咽肿、口疮等症，多为外用。如单用化水外涂治痈肿疮毒，煎汤外洗治痔疮肿痛，用纱布包裹局部外敷治乳痈初起，与大黄、大蒜捣烂外敷治肠痈，均有良好的清火消肿止痛之功；用治目赤肿痛，配制眼药水多用玄明粉；又玄明粉配冰片、硼砂等用治咽喉肿痛、口舌生疮，外吹患处，即冰硼散。故本品又为外科、五官科常用之品。

（3）用量用法

内服：10～15g，冲入药汁内或开水溶化后服；外用：适量。

（4）使用注意

孕妇忌服。

3. 巴豆

（1）性能概要

巴豆辛热，有大毒，生用峻下寒积，熟用温通去积，可治寒积便秘、心腹冷痛、痰饮腹水胀满等症。其通便利水，药力刚猛，有斩关夺门之功。故可用治肠胃寒积，脘腹冷痛、大便秘结，以及痰饮腹水、胀满不通等症。去油用巴豆霜，药力较缓，多用于小儿乳食停滞。外用能蚀腐肉，疗疮毒。孕妇及体弱者忌服。畏牵牛。

（2）配伍应用

a. 用于寒滞食积，阻结肠胃，心腹冷痛，痛如锥刺，气急口噤暴厥者，常与干姜、大黄同用，如三物备急丸。

b. 用于腹水臌胀，二便不通的水肿实证。还可用于痰涎壅塞，胸膈窒闷，肢冷汗出的寒实结胸证，可与贝母、桔梗同用，如三物白散。

c. 用于小儿痰壅、乳食停滞，常以巴豆霜配胆星、朱砂、六曲等同用，如万应保赤散。

d. 用于疮疡脓成未溃者，常配乳香、没药、木鳖子、蓖麻子同用，外贴患处，能腐蚀皮肤，促其溃破。

（3）用量用法

内服：0.15~0.3g，入丸、散（用巴豆霜）；外用：适量，研末或捣泥或炸油外敷患处。

（4）使用注意

无寒实积滞、孕妇及体弱者忌服。巴豆畏牵牛子。

（二）常用药物对比

1. 芒硝与大黄

二者均为作用较强的泻下药，具有泻下通便的作用，主治实热积滞、阳明腑实之大便秘结，临床相须为用，攻下破积，方如大承气汤、调胃承气汤。两药外用又能清热消肿，治痈疮肿毒。但芒硝咸、苦、寒，泻热通便之外，又长于润燥软坚，主治实热积滞、大便燥结证，其外用善治咽喉肿痛、口疮、目赤等。而大黄苦寒，与其他药物配伍后，可用于多种便秘证；同时，又能清热泻火，解毒止血，活血祛瘀，清泻湿热，故又治温热病之高热神昏、热结便秘、血热出血证，火邪上炎证，瘀血证及湿热黄疸、淋证等。

2. 京大戟与红大戟

二者名称相近但来源不同，京大戟为大戟科植物大戟的干燥根，红大戟为茜草科植物红大戟的干燥块根。二者均味苦性寒，归肺、脾、肾经，均能泻水逐饮，消肿散结，用于水肿、膨胀、胸胁停饮、痈肿疮毒、瘰疬瘿瘤。京大戟泻下逐水力强，红大戟消肿散结力胜。

3. 芫花、甘遂与京大戟

三药均入肺、脾、肾经，味苦，降泄下行，峻烈有毒，皆为峻下逐水之品，同可用治水肿胀满、痰饮积聚且形气俱实者。适用于水停胁下之胸腹满痛、呼吸困难等症，方如十枣汤。但甘遂逐水之力最强，京大戟次之，芫花又次之。古人还有"甘遂泻经隧之水湿，京大戟泻脏腑之水湿，芫花泻胸肺之水饮"的说法，说明三药逐水有所偏重。三药均峻烈有毒，芫花毒性最剧，甘遂、京大戟稍缓。甘遂、京大戟均性寒泻热，同可攻毒消肿，而以京大戟之力为胜，治热毒痈肿。芫花性温，外用又可杀虫疗癣，常用于头疮、顽癣。另外，三者均不宜与甘草同用；内服时，多醋制，可降低其毒性。

4. 火麻仁、郁李仁

二者均能润肠通便。火麻仁甘润，兼能补虚，故常用于血虚津枯肠燥之便秘；郁李仁质润苦降，且能下气利尿，故适用于气滞津枯肠燥之便秘，又治二便不利之水肿胀满及脚气浮肿。孕妇不宜服。

祛 风 湿 药

凡能祛风除湿，适用于痹证的药物，称为祛风湿药。痹证的形成是由于风、寒、湿邪侵袭人体，引起筋络阻滞，气血流行不畅。其主要症状是：肢体关节等处疼痛、酸楚、麻木重着、筋脉拘挛等。由于风寒湿邪各有偏重,表现症状不同,治法也不一样。风邪偏重为"行痹",治法当以祛风为主,兼散寒除湿;寒邪偏重为"痛痹",治法以散寒为主,兼祛风除湿;湿邪偏重为"着痹",治法当以除湿为主,兼散寒祛风。如风、寒、湿邪郁久化热,称"热痹",又当选用祛湿清热药。本类药物分别具有祛风、除湿、散寒、清热、通络止痛等作用,部分药还有补肝肾、强筋骨的作用。临证时可选择应用。如痹证初起宜配伍解表药;痹证日久当配伍活血通络药;痹证红肿作痛可配伍清热药;痹证体弱,气血亏虚,当配伍补气血药。适当配伍可以增强疗效。

(一) 常用单味药

1. 独活

(1) 性能概要

独活辛散苦燥温通,药力较羌活为缓,主散在里之伏风,且可祛湿止痛。善治少阴经伏风头痛、下半身风寒湿邪引起的腰膝痹痛。也可与羌活同用,治外感风寒湿邪表证。

(2) 配伍应用

用于风寒湿痹腰膝较重者,常与桑寄生、防风、杜仲、牛膝等药同用,如独活寄生汤。用于伏风头痛,可与细辛、川芎同用。用于外感风寒湿邪,恶寒、发热、无汗、头身疼痛较重者,也可与荆芥、防风、羌活、川芎等药配伍,如荆防败毒散。

(3) 用量用法

内服:3~10g。

(4) 使用注意

本品为辛散温燥之品,凡非风寒湿邪而气血不足之证者忌用。

2. 威灵仙

(1) 性能概要

威灵仙辛咸而温,善走散通利,能祛风湿,通经络,作用较强,适用于风湿痹痛、麻木瘫痪等症。兼消痰水积聚,又治诸骨鲠喉。久服易伤正气,体弱者宜慎用。

(2) 配伍应用

a. 用于风湿痹痛,麻木瘫痪,可单用本品研末,每服1.5~3.5g,空服温酒调服,以本品配伍当归、桂心等份研末为丸,温酒送服,治风湿腰痛,如神应丸。

b. 用于痰饮积聚,可与半夏、姜汁等配伍应用。

此外,传统用于治疗诸骨鲠咽。

(3) 用量用法

内服:3~10g。

(4) 使用注意

本品能损真气,气弱者不宜服。忌茶、面汤。

3. 防己

(1) 性能概要

防己味大苦、辛,性寒,归膀胱、脾、肺经。苦寒泄降,利水清热,辛散祛风,能止痹痛,又善泄下焦血分湿热,适用于风水浮肿、小便不利、风湿痹痛、脚气肿痛,以及下焦湿热疮毒等证。治风湿痛多用木防己,利水消肿常用汉防己。

（2）配伍应用

a. 用于水肿、脚气、小便不利等症。如风水浮肿,汗出恶风者,可与黄芪、白术、甘草同用,如防己黄芪汤;治痰饮,肠间有水气,二便不利,可与椒目、葶苈、大黄同用,如己椒苈黄丸;又常配伍木通、木瓜、槟榔等药,治脚气。

b. 用于风湿关节疼痛,可与白术、桂心、川乌、生姜等同用,如防己汤。

此外,还可用于下焦湿热疮毒,多与苍术、黄柏、薏苡仁、蒲公英、土茯苓等药同用。

（3）用量用法

内服:5～10g。

（4）使用注意

本品大苦辛寒,易伤胃气,故体弱阴虚及胃纳不佳者不宜用。

4. 秦艽

（1）性能概要

秦艽味辛、苦,性平,入胃、大肠经,兼入肝、胆经。散风除湿,通络舒筋,兼能利二便,导湿热外出。性质平和,为治风湿痹痛常用之药。也可用于风湿感冒、头痛、身疼,又能清虚热,治骨蒸劳热、小儿疳热。此外还有祛湿热的作用,可以退黄疸。

（2）配伍应用

a. 用于风湿痹痛,筋脉拘挛,可配伍羌活、独活、桂枝、海风藤等,治风寒湿痹;也可配伍防风、防己、丹皮、赤芍、金银花等治湿热痹痛。

b. 用于湿蒸、热郁引起的骨蒸劳热、小儿疳热、黄疸。配伍鳖甲、青蒿、地骨皮、柴胡、知母等,如秦艽鳖甲散,治骨蒸劳热;配伍胡黄连、使君子、槟榔、鸡内金等,治小儿疳积发热;配伍茵陈、栀子、金钱草等,退黄疸。

（3）用量用法

内服:5～10g。

（4）使用注意

气血亏虚,身疼发痛,或虚寒疼痛及尿清便溏者忌用。

5. 木瓜

（1）性能概要

木瓜酸、温。功能祛湿舒筋,和中开胃。肝旺则筋急,本品味酸入肝,益筋与血,故有平肝舒筋之功;肝平则脾胃自和,且性温化湿,故又有和中祛湿之效。适用于湿痹、脚气、吐泻转筋,以及食欲不振等证。兼具消食作用,用于消化不良;且能生津止渴,可治津伤口渴。

（2）配伍应用

用于吐泻转筋,用本品与陈仓米水煎服;木瓜汤,配伍吴茱萸、茴香、甘草、生姜、苏叶水煎服,均治吐泻转筋。用于湿痹,如虎骨木瓜丸,即以本品配伍虎骨、牛膝、威灵仙、海风藤、川芎、当归等,治风湿痹痛,手足麻木、腰膝疼痛、筋骨无力。用于脚气,如木瓜汤,配伍大腹皮、陈皮、茯苓、紫苏、羌活、甘草、木香,治脚气足膝肿痛。

此外,也可用本品配伍乌梅、石斛、沙参、谷芽、鸡内金等,治胃津不足,食欲不振、舌干口渴之症。

（3）用量用法

内服:5~10g。

（4）使用注意

阴虚腰膝酸痛及伤食积滞者均不宜服。

6. 桑寄生

（1）性能概要

桑寄生味苦、甘,性平,归肝、肾经,为养血、强筋骨、祛风湿之品,可治风湿痹痛、腰膝酸疼、筋骨无力等症,对血虚或肝肾不足兼有风湿者最为适用。此外,因能养血,益肝肾,所以又有安胎作用,尚可用治肝肾亏虚、胎动不安、胎漏下血等证,有安胎之效。

（2）配伍应用

a. 用于风湿痹痛,腰膝酸痛,筋骨无力,以本品配伍独活、秦艽、防风、杜仲、牛膝等,治肝肾不足,如独活寄生汤。

b. 用于胎动不安,胎漏下血,习惯性流产,可配伍菟丝子、续断、阿胶等安胎止血药,如寿胎丸。

（3）用量用法

内服:15~30g。

7. 五加皮

（1）性能概要

五加皮能祛风寒湿邪,兼能补肝肾,强筋骨,可用于风湿痹痛、四肢拘挛、腰膝酸疼、筋骨无力等。肝肾不足而有风湿者最为适宜。又能利水祛湿,可治水肿、脚气浮肿及皮肤湿痒。五加皮有南北之分,以南五加皮祛风寒湿、补肝肾、强筋骨功效较好;北五加皮利水祛湿功效较强,但有毒,宜慎用。

（2）配伍应用

a. 用于风湿痹痛,筋骨拘挛,可以单用浸酒服,也可配成复方应用,如五加皮散,即以本品与松节、木瓜同用。用于肝肾不足,腰膝酸疼、软弱无力,配牛膝、木瓜,治小儿足膝软弱,行迟。

b. 用于皮肤水肿,脚气浮肿。如五皮饮,即配伍陈皮、大腹皮、生姜皮、茯苓皮,治皮肤水肿;五加皮丸,配伍远志,治脚气浮肿疼痛。

（3）用量用法

内服:5~10g;外用:适量,煎汤洗或研末敷。

（4）使用注意

阴虚火旺,舌干口苦者忌服。

8. 白花蛇、乌梢蛇

（1）性能概要

白花蛇甘、咸,温,有毒,善祛风湿,能内走脏腑,外达皮肤,故人体内外风湿之邪皆可应用;并治麻风疥癣等证。又有定痉止搐的作用,可治惊痫抽搐、破伤风证。乌梢蛇作用相似,无毒,而药力较缓。蛇蜕性平,功能祛风定惊,止痒退翳,可用治小儿惊风、皮肤瘙痒、目翳。

（2）配伍应用

a. 用于风湿痹痛、筋脉拘挛,或肌肉麻木,或口眼㖞斜、半身不遂,以及皮肤瘙痒、麻风、疥癣等症。如白花蛇酒,即以本品为主药,配伍羌活、天麻、防风、当归、五加皮等制酒剂服,再以药渣为丸服,用治上述病症;又如驱风膏,配伍天麻、荆芥、薄荷,加蜜、酒熬膏服,治麻风、疥癣。

b. 用于小儿惊风抽搐、破伤风。如定命散,用本品配伍乌梢蛇、蜈蚣共研细末,温酒下,治破伤风,项背强直、角弓反张。

（3）用量用法

内服:3～10g,研末吞服0.5～1g。

（4）使用注意

血虚生风者忌用。

（二）常用药物对比

1. 独活与羌活

独活与羌活均能发散风寒,祛风湿,止痛,主治风寒湿痹、风寒夹湿表证,头痛。独活性较缓和,发散之力较羌活为弱,偏重于祛风湿,多用于风寒湿痹在下半身者,治头痛属少阴者。羌活性较燥烈,发散力强,常用于风寒感冒、风寒湿痹,痛在上半身者,以及头痛因于风寒者。若用于风寒湿痹一身尽痛,二者常配伍应用,方如羌活胜湿汤。

2. 五加皮与香加皮

五加皮为五加科植物细柱五加的根皮,习称"南五加皮"。据考证,古代所用的五加皮包括五加科五加属的多种植物,除上述品种外,亦包括刺五加在内,《药典》将其作为刺五加独立收载。另外,同属植物无梗五加、红毛五加等亦作五加皮入药。香加皮为萝摩科植物杠柳的根皮,习称"北五加皮"。二者均能祛风湿,强筋骨。但南五加皮无毒,祛风湿、补肝肾、强筋骨作用较好;北五加皮有强心利尿作用,有毒,故两药临床不可混用。

3. 桑寄生与五加皮

二者均有祛风湿、补肝肾、强筋骨的功效,可治疗风湿痹证。尤其是风湿兼有肝肾不足者,以及肝肾亏虚、筋骨无力者,常相须配伍。但五加皮祛风湿、补肝肾之力均强,故既治风湿痹证,也用于肝肾不足、筋骨无力;且有利水之功,用于水肿、湿脚气。桑寄生长于补肝肾而固冲任、安胎,治肝肾亏虚、妊娠下血、胎动不安等。

芳香化湿药

凡气味芳香,具有化湿运脾作用的药物,称为芳香化湿药。脾主运化,喜燥恶湿。凡脾为湿困,运化失职所致的脘腹痞满、呕吐泛酸、大便溏薄、食少体倦、口甘多涎、舌苔白腻等症,均可用本类药物治疗。此外,湿温、暑温等证也可选用,以化湿浊。使用本类药物时,如为脾胃虚弱者,当配伍补脾健胃药;湿阻气滞、脘腹痞胀者,当配伍理气药;寒湿腹痛者,当配伍温里药;湿而兼热者,当配伍清热燥湿药。本类药物大都偏于温燥,能伤阴液,故阴虚者慎用。芳香之品不宜久煎,以免降低药效。

(一)常用单味药物

1. 苍术

(1)性能概要

苍术芳香燥烈,外可散风湿之邪,内可化湿浊之郁,故为祛风除湿、燥湿健脾之药。凡湿邪为病,不论表里上下皆可随症配用。如风寒湿痹、寒湿泄泻、湿热下注所致的足膝肿痛、痿软无力等均可使用,且可发汗解表,治风寒感冒。兼治夜盲症,有明目之效。米泔水制可减缓燥性。阴虚内热及多汗者忌服。

(2)配伍应用

a. 用于风湿或寒湿引起的关节肢体疼痛,可与防风、羌活、桂枝、秦艽等配用。用于热痹或湿热下注,足膝肿痛、痿软无力及带下秽浊之症,又常与黄柏相伍为用,如二妙散、三妙丸、四妙丸。用于湿温多汗,一身尽痛之症,又常与清热泻火药生石膏、知母等配用,如苍术白虎汤。

b. 用于湿阻脾胃,脘闷呕恶、吐泻不食、舌苔白腻,常与厚朴、陈皮、甘草配伍,如平胃散。

c. 用于外感风寒,头痛无汗者,可与藁本、白芷等同用,如神术散。

此外,用治夜盲症有明目之功,如抵圣散,治雀目不明,用苍术米泔浸过研末,入猪肝或羊肝内煮食。

(3)用量用法

内服:5~10g。米泔水制可减缓燥性。

(4)使用注意

本品苦温燥烈,故阴虚内热或气虚多汗者忌用。

2. 厚朴

(1)性能概要

厚朴苦、辛,性温,为燥烈之品,功能下气散满,燥湿消痰,既可下实满,又可除湿满,故凡食积停留、大便秘结、气滞不通、脘腹胀痛,湿滞伤中、脾胃失和而致的胸腹满闷、呕吐泻痢等症均可应用。又治痰饮阻肺、肺气不降引起的喘咳。厚朴花辛温芳香,功能化湿行气,适用于湿阻气滞,胸闷不畅或脘腹胀满、疼痛。

(2)配伍应用

a. 用于食积停留,大便秘结、脘腹胀痛等症,常与大黄、枳实同用,如厚朴三物汤。若热结便秘、腹痛脉实,又当与大黄、芒硝、枳实同用,如大承气汤。还可用治湿滞伤中,脾胃失和而致的胸腹滞闷、呕吐便溏者,常与苍术、陈皮、甘草同用,如平胃散。

b. 用于痰饮阻肺,气逆不降的气喘咳嗽,常与麻黄、半夏、杏仁等同用,如厚朴麻黄汤。

（3）用量用法

内服：3～9g，或入丸、散。

（4）使用注意

体虚患者及孕妇慎用。

3. 藿香

（1）性能概要

藿香味辛，性微温，归肺、脾、胃经，芳香辛散而不峻烈，微温化湿而不燥热，善发表解暑，化湿开胃，理气止呕，对夏伤暑湿、寒热头痛、脘痞腹痛、呕吐泄泻等症最为常用；并治湿阻气滞，中焦失和引起的呕吐、不饥。

（2）配伍应用

a. 用于暑月外感风寒，内伤生冷，寒热头痛、脘腹痞满、呕恶泄泻等症，常与紫苏、半夏、厚朴等配伍，如藿香正气散。

b. 用于气滞湿阻，中焦失和，脘腹胀满、作恶、便溏等症，常与厚朴、苍术、半夏等配伍，如不换金正气散。用于湿阻中焦，胃气失降，呕吐、不饥诸症，常与半夏、丁香等配伍，如藿香半夏散。若用于妊娠呕吐，又可配砂仁、香附、苏梗等行气安胎药。

（3）用量用法

内服：4.5～9g，鲜品加倍。

（4）使用注意

本品为辛散温化之品，阴虚火旺，舌绛光滑者不宜应用。

4. 佩兰

（1）性能概要

佩兰性平，作用与藿香相似，二者常同用治暑湿之证。本品辛平发散，药力平和，其气芬芳清香，长于醒脾，宣湿化浊，善祛除中州秽浊陈腐之气。常用于夏伤暑湿，头胀、胸闷、身重、寒热等症。此外，又多用于湿热困脾，胃呆不饥，或口中甜腻、多涎，口气腐臭等症。鲜佩兰香气更浓，作用更佳。然佩兰不能理气止呕，而治湿浊困脾、口中甜腻或多涎口臭及开胃之功，较藿香为胜。

（2）配伍应用

a. 用于外感暑湿或湿温初起，恶寒发热、头胀胸闷等症。治暑湿证，常与鲜藿香、鲜荷叶、厚朴等同用；治湿温证，多与滑石、薏苡仁等同用。

b. 用于湿阻脾胃，胸脘胀闷、食少体倦、恶心呕吐、泄泻、舌苔白腻及口中甜腻、口臭等症，可单用，也可与藿香、半夏、厚朴、白豆蔻等配伍。

（3）用量用法

内服：6～9g，鲜品加倍。

5. 草豆蔻

（1）性能概要

草豆蔻辛温芳香，长于燥湿健脾，温中止呕。适用于脾胃虚寒，胃痛呕吐及食积不消之症。亦取其温燥之性,温脾燥湿,以除中焦之寒湿而止泻痢。入汤剂宜后下。

（2）配伍应用

a. 用于脾胃虚弱,寒湿郁滞,不思饮食等症,常与白术、砂仁、陈皮等配伍;如胃痛,可与木香、香附、延胡索等药配伍。

b. 用于寒湿阻胃,气逆作呕,常与吴茱萸、半夏、生姜等配伍。

（3）用量用法

内服:1.5~4.5g,打碎后下。

（4）使用注意

本品温燥,阴虚有热者忌用。

6. 草果

草果味辛,性温,有特异的嗅气和辣味,辛温燥烈,功能散寒燥湿,除痰截疟,用于寒湿郁伏之疟疾,常与常山、知母等配伍。治寒湿阻滞脾胃、脘腹胀满、腹疼吐泻;又治寒湿偏盛之疟疾。本品的用量、使用注意与草豆蔻同。

（二）常用药物对比

1. 藿香叶与藿香梗

二者都能芳香化湿,发表解暑,和中止呕。用于湿浊内阻,脾失运化、胃失和降所致的胸闷脘痞、纳呆不饥,以及暑湿表证、湿温初起、湿阻气滞所致的呕吐等。但藿香叶味辛,发散之性较强,长于发散表邪;藿香梗能宽中畅膈,理气行滞,长于和中止呕。

2. 藿香与香薷

二者皆化湿和中发表,用治湿浊困脾或夏月乘凉饮冷、外感风寒、内伤暑湿、脘痞吐泻,每每相须为用。但藿香善于止呕,为治疗湿郁呕逆之要药,芳香化湿之力较强,多用于湿浊内阻、暑湿表证、湿温初起等;香薷化湿和中,兼利小便,发汗解表之力较强。

3. 佩兰与香薷

二者皆有芳香化湿、解暑发表的作用,用治暑月贪凉饮冷,脘腹痞满、呕吐泻痢等,常相须为用。然佩兰芳香性平,长于去陈腐,辟秽浊,为治脾湿口甜口臭之良药;香薷发汗解表之力较强,且能和中化湿,兼利小便。

4. 豆蔻与砂仁

二者均为姜科植物的种子,芳香性温,皆为芳香化湿、行气温中之品,为醒脾和胃之良药。适用于脾胃寒湿气滞、脘腹胀满之疼痛,或呕逆吐泻等,常相须配伍。但豆蔻功偏中、上二焦,长于理脾肺气滞,又能止呕醒酒。故宜于胸闷不畅、寒湿内困之轻证;砂仁香气浓郁,温燥之性较强,善理脾胃气滞,常用于治寒湿凝滞、中焦壅阻较重之证;又善理气安胎,妊娠恶阻、胎动不安及肾气冲逆之证亦宜用之。

【利水渗湿药】

凡能通利小便、渗泄水湿的药物称为利水渗湿药。本类药物适用于小便不利、淋浊、水肿、痰饮、水泻、黄疸、湿痹、湿疮、湿温，以及一切水湿停留之证。根据病情，配伍给药。如水肿兼有表证者，配宣肺发汗药；水肿而见脾肾阳虚者，配温补脾肾药；湿热交蒸者，配清热燥湿药；热伤血络而尿血者，配凉血药。利尿能伤阴，阴虚者不宜服。

（一）常用单味药

1. 茯苓

（1）性能概要

茯苓渗水祛湿，甘平补益脾胃，且可宁心安神，用于小便不利、水肿、痰饮、脾虚食少便溏、心虚惊悸失眠。其内部白色部分称白茯苓，皮层下赤色部分为赤茯苓，带有松根的白色部分为茯神，外皮为茯苓皮。健脾渗湿用白茯苓，清利湿热用赤茯苓，宁心安神用茯神，利水退肿用茯苓皮。

（2）配伍应用

a. 用于水湿停滞的小便不利、水肿胀满等症，常与白术、猪苓、泽泻等利水药同用，如五苓散。

b. 用于脾胃虚弱，不能运化水湿所致的神倦食少、腹胀肠鸣、大便泄泻等症，常与健脾益气的党参、白术、山药、莲子肉等药配伍应用，如参苓白术散。又可用于脾失运化，水湿停留形成的痰饮眩悸、呕吐等症，又常与温阳健脾、燥湿化痰的桂枝、白术、甘草及陈皮、半夏等同用，如苓桂术甘汤或小半夏加茯苓汤。

c. 用于心脾不足所致的惊悸、失眠证，常与党参、龙眼肉、酸枣仁同用，如归脾汤。若属心气不足或心肾不交的惊悸、失眠，又常配伍安神镇惊的人参、龙齿及宁神开窍、交通心肾的石菖蒲、远志等，如安神定志丸。

（3）用量用法

内服：10~15g。宁心安神用朱茯苓。

2. 薏苡仁

（1）性能概要

薏苡仁甘淡微寒。生用清利湿热，炒用健脾渗湿，用于脾虚湿困，食少便溏、水肿、脚气、小便不利及湿痹拘挛等证。又治肺痈、肠痈，有祛湿热、消肿排脓之效。孕妇不宜服。

（2）配伍应用

用于脾虚湿困诸症。如配伍党参、白术、茯苓、山药等，治脾虚有湿，食少泄泻、浮肿脚气等症，如参苓白术散；配伍苍术、黄柏、牛膝治湿痹，如四妙丸。

此外，配伍苇茎、桃仁、冬瓜仁治肺痈，如苇茎汤；配伍附子、败酱草治肺痈，如薏苡附子败酱散。

（3）用量用法

内服：10~30g。健脾止泻宜炒用；清利湿热宜生用。

（4）使用注意

津液不足者及孕妇忌用。

3. 金钱草

（1）性能概要

金钱草味甘、咸，性微寒，归肝、胆、肾、膀胱经。本品甘淡利尿，咸以软坚，微寒清热，故有利尿通淋、排石止痛、祛湿热、退黄疸及解毒消肿的功能，可治砂淋、石淋、尿涩作痛、黄疸等证。鲜草捣汁饮、渣外敷，治恶疮肿毒、毒蛇咬伤，有解毒消肿之功。

（2）配伍应用

a. 用于热淋、砂淋、石淋，尿涩作痛，可单用本品250g浓煎代茶饮，须长期服方有效。现代临床多与海金沙、冬葵子、瞿麦、滑石、鱼首石、鸡内金等同用，治泌尿系结石。用于肝胆结石，可配伍柴胡、赤芍、枳实、茵陈、赤苓、丹参、黄芩、川郁金，如胆石方。

b. 用于湿热所致的黄疸证，可配伍清热利胆的栀子、茵陈蒿、半边莲等应用。

c. 用于疮疖疔毒、虫蛇咬伤，可用鲜品捣汁饮服，以渣外敷。用于烫伤、烧伤可用鲜品捣汁涂抹患处。

（3）用量用法

内服：15~60g，鲜品加倍，或捣汁服；外用：适量，捣汁敷或涂抹。

4. 海金沙

（1）性能概要

海金沙味甘、淡，性寒，归膀胱、小肠经。甘寒利尿，能去膀胱、小肠之湿热，止尿道作痛，功专利尿通淋止痛，为治淋病尿涩作痛之要药，兼治水湿肿满。海金沙藤的作用与海金沙相似，并有解毒的功效，除治淋病水肿外，并治黄疸、痈肿、疮毒。

（2）配伍应用

a. 用于热淋、膏淋、血淋、石淋，尿道作痛，本品常与滑石、石韦、茯苓、赤芍等同用，如海金沙散。

b. 用于肝胆、泌尿系结石，可配伍鸡内金、金钱草等药。

c. 用于水肿胀满，可与车前子、泽泻、大腹皮、牵牛子等同用。

（3）用量用法

内服：6~15g，布包入煎。

（4）使用注意

肾阴虚者慎用。

5. 石韦

（1）性能概要

石韦味甘、苦，性微寒，入肺、膀胱经。清肺热，利膀胱，故具利水通淋之功，兼可清热止血，用于热淋涩痛，血淋尤宜。并治肺热喘咳；血热吐衄、崩漏下血等症。

（2）配伍应用

a. 用于热淋、血淋、石淋等证，常同车前子、滑石、木通、瞿麦等配伍应用，如石韦散。

b. 用于血热妄行的崩中漏下、吐血衄血，可单味水煎服，亦可配伍其他凉血止血药应用。

此外，单用本品煎服，对肺热喘咳痰多有效。

（3）用量用法

内服：5~10g，大剂 15~30g。

6. 萆薢

（1）性能概要

萆薢味苦，性平，入肾、胃经。长于利湿去浊，兼可祛风除痹。善治小便浑浊，白带过多；也可用于腰膝痹痛及皮肤湿热疮毒。又治皮肤湿热疮毒。

（2）配伍应用

a. 用于下焦湿浊所致之膏淋（如乳糜尿）、女子带下等证，常与茯苓、石菖蒲等同用，如萆薢分清饮。

b. 用于风湿腰膝痹痛，可与白术、牛膝、薏苡仁、防己等同用。

此外，用于下焦湿热疮毒，可与土茯苓、黄柏等同用。

（3）用量用法

内服：10~15g。

（4）使用注意

肾虚阴亏者忌服。

7. 茵陈

（1）性能概要

茵陈苦、辛，微寒，归脾、胃、肝、胆经。本品苦能燥湿，寒能清热，并善渗泄而利小便，清利湿热，利胆退黄。为治黄疸之要药。治阳黄当配清利湿热药；治阴黄当配温化寒湿药。此外，煎汤内服或外洗可治湿疮瘙痒流水。

（2）配伍应用

a. 用于湿热黄疸，身黄如橘子色，小便不利，腹微满，属阳黄者，可与栀子、大黄等药配伍，如茵陈蒿汤。用于黄疸色黄而晦暗，为阴黄，属寒湿者，可配伍附子、干姜等应用，如茵陈四逆汤。

b. 用于湿温发热，可与滑石、白豆蔻、黄芩等同用，如甘露消毒丹。

c. 用于湿热内蕴所致的湿疮、瘙痒或流水等症，可配伍黄柏、土茯苓等药应用；亦可单味煎汤外洗。

（3）用量用法

内服：10~30g；外用：适量。

8. 地肤子

（1）性能概要

地肤子味辛、苦，性寒，入肾、膀胱经。功能利尿通淋，清热利湿，止痒，利小便，祛湿热。

因作用平和,临床用治阴虚而有湿热之小便频数或淋痛之证;并常用以治疗皮肤湿疮瘙痒。

（2）配伍应用

a. 用于膀胱湿热,小便热痛不利,常与瞿麦、猪苓、滑石、石韦等清热利尿、通淋药配伍应用。

b. 用于皮肤瘙痒、疥癣等症,常与白鲜皮、蝉蜕、薄荷、荆芥等清热燥湿、散风止痒药配伍同用。用于男女阴部湿痒,可与蛇床子、苦参、白矾、川椒等燥湿杀虫药配伍,煎汤熏洗患部。

（3）用量用法

内服:10~15g;外用:适量。

9. 冬瓜皮/子

（1）性能概要

冬瓜皮清热利水而退浮肿,味甘,药性平和,善于利水消肿;性凉,有清热解暑的作用,适用于湿热水肿、小便不利、泄泻、疮肿等症。用于湿热水肿、小便不利,可与赤小豆、白茅根、茯苓等同用。冬瓜子性寒质滑,上清肺家蕴热,下导大肠积垢,且能滑痰排脓,故有清肺化痰、消痈排脓、清热利湿、润肠通便之效,适用于肺热咳嗽、肺痈、肠痈、淋浊、带下、肠燥便秘等症。清肺化痰,通肠排脓,可用治肺热咳嗽、肺痈、肠痈。

（2）配伍应用

a. 用于肺经有热,咳嗽、痰黄等症,常与桔梗、前胡、瓜蒌等药配伍应用;用于肺痈,配伍苇茎、桃仁、薏苡仁,如苇茎汤;用于肠痈,与大黄、牡丹皮等同用,如大黄牡丹皮汤。

b. 用于下焦湿热所致之白浊、白带、小便不利,常与黄柏、草薢等清热祛湿药配伍应用。

c. 用于肠燥便秘,可与火麻仁、瓜蒌仁、郁李仁等同用。

（3）用量用法

内服:15~30g。

10. 葫芦

葫芦的效用与冬瓜皮相似。味淡气薄,功专利水道而消肿,兼能利湿退黄,用治黄疸;利水通淋,用于血淋。

11. 赤小豆

（1）性能概要

赤小豆味甘、酸,性平,归心、小肠经。本品甘酸偏凉,性善下行,能通利水道,使水湿下出而消肿,湿热外泄而退黄,故功能利尿退肿,为治水肿、脚气之良药。且可入心经,降火行血,又能解毒排脓,消痈肿,下乳汁。

（2）配伍应用

a. 用于头面、全身悉肿,坐卧不得,小便不利等症,与桑枝灰同煮当饭食;亦可与鲤鱼同煮食之。用于腹部水肿,配伍白茅根煮至水尽,弃去毛根,食豆。用于脚气水肿,大小便涩,配伍桑白皮、紫苏,如赤小豆汤。

b. 用于湿热黄疸轻证,身发黄、发热、无汗,可与麻黄、连翘、桑白皮等同用,如麻黄连翘赤小豆汤。

c. 用于肠痈、肠痔,配伍薏苡仁、防己、甘草,如赤小豆薏仁汤。用于痈肿初起,红肿热痛,研末以水或醋调,外敷患处;亦可内服。

（3）用量用法

内服:10~30g;外用:适量,生研调敷。

12. 灯心草

（1）性能概要

灯心草味甘、淡,性微寒,归心、肺、小肠经。本品淡可渗利,寒以清热,故能清心除烦,利尿通淋,既能入心清心火,又可利尿泄热以引导心火下降,用于心火扰神所致的心烦失眠。适用于热淋,小便赤涩热痛、淋沥不爽,以及心烦失眠、小儿夜啼等症。但作用不强,多作辅助之品。

（2）配伍应用

a. 用于热淋,小便赤涩不利,可配伍栀子、滑石、甘草梢等清热利尿药,如宣气散。

b. 用于心烦失眠,可与朱砂、酸枣仁、茯苓等配伍;用于小儿夜啼,可配伍蝉衣、薄荷应用。

此外,煅研末吹喉,可治咽痛喉痹。

（3）用量用法

内服:1.5~2.5g,或入丸、散;外用:适量,煅存性研末用。

13. 冬葵子

（1）性能概要

冬葵子味甘,性寒,归大肠、小肠、膀胱经。功能利尿通淋,下乳,润肠。甘寒滑润,通利二便,且可下乳;甘寒滑利,有利尿通淋之功,用于热淋、血淋。孕妇忌服。

（2）配伍应用

a. 用于水肿、小便淋痛等症,常与车前子、海金沙、茯苓等同用。如葵子茯苓散,即以本品配茯苓,治疗妊娠有水气,身重、小便不利、起则头眩等症。

b. 用于大便干燥之证,如用葵子末、人乳汁等份和服,治大便不通。

c. 用于乳汁不行,乳房肿痛。如配伍砂仁等份为末,热酒服,有下乳、消肿、止痛之效。

（3）用量用法

内服:6~15g。

（4）使用注意

脾虚肠滑者忌服,孕妇慎服。

（二）常用药物对比

1. 泽泻、车前子与滑石

三药均能通利小便,清泄湿热,治小便不利、水肿、泄泻、淋病等证。泽泻又治痰饮眩晕,泄肾经虚火;车前子既可清肝明目,又可清肺化痰止咳;滑石能止渴除烦,故为解暑之良药,适用于暑热烦渴或湿温尿赤之证,外用有收湿敛疮之效,可治湿疮、湿疹。车前子、滑石孕妇均忌服。车前草功用与车前子相似,兼有清热解毒、凉血止血的作用,可治热毒疮肿、湿热泻痢、血热出血。

2. 木通、通草

木通、通草两药药性均寒凉,能清热利水通淋,下乳。然通草甘淡渗利,性凉清热,为清热利水通淋、下乳之品,且质轻力弱;木通性味苦寒,既能清心泻热,又能引心火自水道而出,且能通利血脉、下乳。两药孕妇均忌服。

3. 扁蓄与瞿麦

二者均能利尿通淋,常同用治热淋涩痛。扁蓄又能燥湿杀虫,治皮肤湿疮作痒、蛔虫腹痛;瞿麦兼可破血通经,用治瘀血经闭。孕妇忌服。

4. 薏苡仁与茯苓

两药均具利水、健脾之功。临床配伍,健脾补虚,促进脾运,利水除湿。适用于脾虚湿盛,水肿、小便小利等。然薏苡仁甘淡性凉,功偏利水清热,可治脾虚水肿及湿热淋证,还能清肺排脓、除湿利痹;茯苓甘淡性平,功偏利水健脾,可治各种水肿及脾虚诸证,还能益心脾而宁心安神。

5. 薏苡仁与冬瓜仁

两药均性凉,可清热排脓,善治肺痈、肠痈。然薏苡仁上清肺金之热,下利肠胃之湿,以排脓消痈;尚能利水泻热兼健脾,善治水肿、淋证,以及脾虚泄泻;且能利湿除痹,为湿痹常用。冬瓜仁清肺化痰,下利大肠,以消痈排脓;且能利湿,亦治带下、淋浊。

6. 滑石与煅石膏、炉甘石

三药均可外用,有收涩、敛疮之功,适用于湿疹、湿疮或疮疡久不收口等。滑石外用清热收湿敛疮;煅石膏性涩收敛,外用敛疮清热;炉甘石收湿止痒敛疮,性平和,专供外用。

7. 金钱草与海金沙

两药均能利尿通淋、排石,均治石淋。然金钱草性凉,清热不足,利尿、排石力强;还能利湿退黄,解毒消肿,可治湿热黄疸、疮痈肿毒、毒蛇咬伤。海金沙性寒,清热力强,功专利尿通淋,善治尿道涩痛,为治诸淋之要药。

温 里 药

凡能治疗里寒证的药物称为温里药。本类药物具有温里散寒的作用,适用于寒邪内侵之里寒证。阴寒里盛,阳气必虚,某些温里药又具有助阳、回阳的功效,故适用于脾阳不振、肾阳衰微及亡阳欲脱之证。温里药的应用需根据不同的证候,选择配伍。如有表证者当配伍解表药;寒凝气滞者当配伍理气药;寒湿内蕴者当配伍健脾化湿药;亡阳气脱者当配伍补气药。本类药物大都辛热而燥,能伤阳助火,故阴虚火旺证忌服;孕妇亦当慎用或忌用。

(一) 常用单味药

1. 附子

(1) 性能概要

附子大辛,性大热,有大毒,为纯阳燥烈之品,其性善走,功能峻补下焦之元阳,而逐在里之寒湿;又可外达皮毛,而散在表之风寒。用治亡阳欲脱,脉微欲绝者,可以回阳复脉;用治肾阳不足,阳痿滑精、腰膝冷弱者,可以补火壮阳;用治阴寒内盛,脘腹冷痛、呕吐泄泻、痰饮水肿、尿少者,可以温里散寒而逐冷湿;用治风寒湿痹,疼痛麻木者,可以祛风散寒止痛;用治阳气不足,兼感风寒,而致恶寒、发热、脉沉者,可以助阳发表。

(2) 配伍应用

a. 用于阳气衰微,阴寒内盛,或因大汗、大吐、大泻,以及其他原因而致的四肢厥冷、脉微欲绝的亡阳虚脱证,常与干姜、甘草配伍;如因大出血而致亡阳者,可配伍人参,以利回阳救逆,益气固脱,如参附汤。

b. 用于肾阳不足所致的腰膝酸痛、畏寒足冷、阳痿滑精、小便频数等症,常与肉桂、熟地、枸杞子、山萸肉等同用。用于脾肾阳虚,脘腹冷痛、大便溏泄,可与党参、白术、干姜等配伍。

c. 用于风寒湿痹,尤适合周身骨节疼痛属寒湿偏盛者,常与桂枝、白术、甘草等配伍。

d. 用于素体阳虚,感受风寒,所致之恶寒发热,而脉反沉者,常配伍麻黄、细辛。

(3) 用量用法

内服:3~15g。久煎,至口尝无麻辣感为度。生用作用峻烈,宜于回阳救逆;熟用作用缓和,宜于补火助阳。

(4) 使用注意

本品辛热燥烈,有毒,故非阴盛阳衰之证不宜服用。阴虚内热者及孕妇忌用。反半夏、瓜蒌、白蔹、白及、贝母。畏犀角。

2. 肉桂

(1) 性能概要

肉桂味辛、甘,性大热。归肝、肾经,能补命门之火,有引火归元、益阳消阴之功。可用治命火不足,下元虚冷,阳痿;阳不化气所致之水湿停留,小便不利;虚阳上浮,上热下寒;以及由肾阳不足导致的脾阳不振,恶食泄泻等症。本品又能温通经脉,活血行瘀,可用治妇女经寒血滞,经闭不行、痛经。因散寒止痛,又可用治心腹冷痛、寒疝作痛、腰膝寒痹、阴疽流注等症。

(2) 配伍应用

a. 用于肾阳不足,命门火衰所致之畏寒肢冷、腰膝软弱、阳痿、尿频等症,常与温补肝肾药附子、熟地、山萸肉等配伍;用于脾肾阳虚之脘腹冷痛、食少、便溏泄泻等症,常与温补脾肾药附子、干姜、白术等配伍。

b. 用于心腹冷痛,可单味研末冲服,也可配伍其他祛寒药如附子、干姜、吴茱萸等同用;

用于妇女虚寒痛经,常与熟地、当归、干姜等配伍。

c. 用于阴疽内陷,漫肿不溃,常与熟地、白芥子、鹿角胶等配伍;用于经寒血滞,经闭、癥瘕等症,多与川芎、当归、红花、桃仁等同用。

（3）用量用法

内服:1.5~4.5g;研末吞服或冲服,一次量1~1.5g。入煎剂时不宜久煎,须后下。

3. 干姜

（1）性能概要

干姜味辛,性热,归脾、胃、心、肺经,辛热燥烈无毒,为温中散寒之主药,又有回阳通脉、燥湿消痰之功,常用治脾胃虚寒,食少不运、脘腹冷痛、吐泻冷痢;阳衰欲脱,肢冷脉微;肺寒痰饮喘嗽;以及风寒湿痹,肢节冷痛等症。

（2）配伍应用

a. 用于脾胃虚寒,脘腹冷痛、呕吐、泄泻冷痢等症,常与党参、白术等配伍。

b. 用于阳气衰微,阴寒内盛,四肢厥冷、脉微欲绝之亡阳虚脱证,常与附子相须为用。

c. 用于肺寒咳嗽,痰多清稀等症,常与细辛、五味子等配伍。

d. 用于虚寒性吐衄、便血、崩漏,见手足不温、面色苍白、脉濡细、舌淡苔白等症,常与其他止血药同用。

（3）用量用法

内服:3~10g。温中回阳、散寒燥湿当用干姜;止泻、止血宜用炮姜。

（4）使用注意

本品属辛热燥烈之品,故阴虚有热者及孕妇均忌用。

（二）常用药物对比

1. 附子、乌头、干姜、肉桂、吴茱萸、花椒、椒目、荜茇与高良姜

以上均为辛热之品。附子与川乌,草乌三药均为毛茛科植物乌头的根,均为辛热有毒之品,能散寒止痛,治寒湿痹痛、心腹冷痛等。附子为乌头的子根,又善于回阳救逆,补火助阳,主治亡阳欲脱及肾阳虚衰、脾肾阳衰诸证,也用治阳虚水肿、阳虚外感等。川乌为乌头的母根,草乌为北乌头的母根,草乌的毒性较川乌强,二者均善祛风除湿止痛,主治寒痹关节疼痛、心腹冷痛、寒疝作痛、跌打损伤疼痛、阴疽等,亦用于麻醉止痛,散寒止痛作用较附子强,然不若附子之能回阳补火。附子、乌头入汤剂,均宜久煎以减毒性,孕妇忌服,反半夏、瓜蒌、贝母、白蔹、白及。肉桂作用较附子缓,主补火助阳,散寒止痛,且可引火归元,多用于肾阳不足之脘腹冷痛、寒湿痹痛、腰痛,又能温通经脉,治阴疽及经寒血滞之经闭、痛经。此外还可与补药同用,有助气血生长之效,宜研末吞服,入汤剂当后下。孕妇忌服。干姜温中散寒,为治脾胃受寒、中阳不振、脘腹冷痛吐泻之要药,又可协助附子回阳救逆,且可温肺化饮,治寒喘咳。孕妇慎用。干姜炮用名炮姜,燥热之性大减,功专温脾止泻,温经止血。吴茱萸主入肝经,能疏肝下气,散寒止痛,兼入脾、肾经,能温脾止呕,暖肾止泻,善治肝气犯胃,肝胃不和之呕吐吞酸、厥阴头痛、脘腹冷痛、寒疝、脚气及虚寒泄泻。研末醋调涂足心,可引火下行,治口舌生疮。性燥烈之品不宜多用、久服,孕妇慎用。花椒温中散寒,燥湿补火,主治脘腹冷痛

及肾阳不足不能纳气之喘咳;且可治蛔虫腹痛;外洗治皮肤湿疮。椒目即花椒之种子,味苦性寒,行水平喘,可治水肿、喘满。荜茇能散寒气,温肠胃,善治脘腹冷痛、吐泻。高良姜为温胃散寒之品,主治胃寒作痛。

2. 细辛、荜澄茄、丁香与茴香

以上均为辛温之品。细辛发表散寒,止痛通窍,温肺化饮,可治头痛,身疼,风湿痹痛,鼻塞,鼻渊;寒犯少阴,发热脉沉;以及肺有寒邪、痰饮之喘咳,作用强烈,用量不宜过大。反藜芦。荜澄茄有温中下气止痛的功效,适用于胃寒疼痛、呕吐、呃逆;又能散肾与膀胱冷气,治寒证小便不利、小儿寒湿郁滞、小便浑浊及寒疝。丁香温中助阳,下气降逆,为治虚寒呃逆之要药,兼治脘腹冷痛、食少吐泻、阳痿、宫冷。畏郁金。小茴香助肾阳,散肝经寒邪,为治寒疝作痛及妇女少妇冷痛之常用药,又能理气开胃,调中止呕。

3. 附子与细辛

两药均味辛,性温热,有毒,同归心、肾经,均具散寒止痛之功,同可用治风寒湿痹、阳虚外感诸证。然附子又有回阳救逆、助阳补火的作用,可用于亡阳证,为"回阳救逆第一药",又可用于虚寒性的阳痿宫冷、脘腹冷痛、泄泻、水肿等。细辛味辛性温,归肺经,有祛风散寒、通窍、温肺化饮的作用,可用于治疗风寒感冒、头痛、鼻渊、牙痛、寒痰停饮、气逆喘咳等。

4. 肉桂与桂枝

两药同出一物,均为辛甘性热之品,均能助阳散寒、温经通脉、止痛,可治脘腹冷痛、风寒湿痹、阳虚水肿、痰饮、胸痹,以及经寒血滞之痛经、闭经。其中肉桂为树干之皮,力强而功专走里;又善补火助阳、引火归元,治阳虚火衰诸证、下元虚冷虚阳上浮诸证、寒疝腹痛、阴疽流注等。桂枝为树之嫩枝,力缓而善发汗解表,治风寒表证有汗或无汗。

理 气 药

凡能疏理气机,可治气滞病证的药物称为理气药。产生气滞的原因有情志失调、寒温不适、饮食不节、瘀血停留等。气滞症状轻则为满,稍重则为胀,更重则为痛。临床常见气滞证有:肝郁气滞之胸胁胀痛,疝气作痛,妇女乳房胀痛、月经不调;脾胃气滞之脘腹胀满疼痛,嗳气呃逆,大便不爽;肺气壅滞之胸部满闷,喘咳等。理气药分别具有消胀痛、疏肝气、调胃气、理肺气等作用。应根据病情配伍使用,如情志失调者配伍安神定志药;饮食不节者配伍消导药;瘀血停滞者配伍化瘀药等。理气药大都辛燥,易耗气伤阴,故气虚阴亏者宜慎用。

(一) 常用单味药

1. 沉香

(1)性能概要

沉香味辛、苦,性温,归脾、胃、肾经。本品芳香辛散,温通祛寒,质重沉降,既可下气温中,又可补阳暖肾,温而不燥,行而不泄,用治气逆不降或肾气不纳之胸腹胀痛、呕吐呃逆、气逆喘促等症最为相宜;还可用治男子精冷、大便虚秘等症。入汤剂当后下,或入丸、散。

（2）配伍应用

a. 用于寒凝气滞,胸腹胀痛者,常与乌药、槟榔、木香等同用,如沉香四磨汤。兼能温中暖肾,还可用于脾胃虚寒积冷,脘腹胁肋胀疼,常与肉桂、附子、干姜等同用,如沉香桂附丸。若命门火衰,手足厥冷、脐腹疼痛者,又当与附子、丁香、麝香等同用,以回阳救逆。

b. 用于脾胃虚寒,呕吐呃逆,经久不愈者,常与丁香、白豆蔻、紫苏同用为散,柿蒂煎汤送服,即沉丁二香散。

c. 用于肾不纳气的虚寒性气逆喘急之证,常与熟地、补骨脂、五味子及人参、蛤蚧、胡桃肉等同用;用于男子精冷早泄,可与附子、阳起石、补骨脂等同用,如黑锡丹。

此外,本品与肉苁蓉、当归、枳壳等同用,治大肠气滞,虚闭不行,亦取本品之温中暖肾、行气导滞的功效。

（3）用量用法

内服:1~3g,入煎剂当后下;亦可磨汁或入丸、散。

（4）使用注意

阴虚火旺、气虚下陷者慎用。

2. 川楝子

川楝子苦寒泄降,能清热行气止痛,适用于胸胁脘腹及疝气作痛之有热者;如属寒证者可与温药同用。又能杀虫,内服治虫积腹痛,外用治头癣。

3. 荔枝核

（1）性能概要

荔枝核味甘、性温,归肝、肾经,功能理气散寒止痛,用于肝经寒凝气滞之疝痛、睾丸肿痛,并治胃痛及妇女气滞血瘀之痛。

（2）配伍应用

用于肝郁气滞寒凝所致之寒疝腹痛、睾丸肿痛等症,常配小茴香、青皮等份为散,白酒调下,如荔核散;临床也常配橘核、山楂、枳壳等同用,煎服。用于胃脘疼痛,配木香为散服,即荔香散。用于妇人血瘀刺痛,配香附为散服,即蠲痛散。

（3）用量用法

内服:5~10g,或入丸、散。

4. 薤白

（1）性能概要

薤白辛、苦,温,归肺、胃、大肠经。本品辛散苦降,温通滑利,有通阳散结、行气导滞的功能,为治胸痹之要药,兼辛行苦降,有行气导滞、消胀止痛之功,治胃寒气滞之脘腹痞满胀痛及胃肠气滞之泻痢里急后重。上开胸痹,下泄气滞,均取本品温通滑利之效。

（2）配伍应用

a. 用于胸阳不振,水饮痰浊停聚,痹阻心脉所引起的胸痹,"喘息咳唾、胸背痛、短气"等症,用之有效,可以单用,也可与半夏、瓜蒌、桂枝、枳实等同用,如瓜蒌薤白白酒汤、瓜蒌薤白半夏汤及枳实薤白桂枝汤,都以本品为主药,为治疗胸痹有效的方剂。若兼瘀血者,还可与桃仁、红花、丹参等活血化瘀药同用。

b. 用于胃肠气滞,下痢后重。如治赤白痢下,以本品同米煮粥食之;治赤痢不止,用薤白同黄柏煮汁服之;也可配柴胡、白芍、枳实等复方使用,如四逆散加薤白方。

（3）用量用法

内服:9~15g。

（4）使用注意

气虚无滞者不宜用。

5. 檀香

（1）性能概要

檀香味辛,性温,归脾、胃、肺经。本品辛散温通,气味芳香,善调膈上诸气,畅脾肺,利胸膈,能理气散寒止痛;芳香辛行,温散寒邪,善理脾胃,调肺气,利膈宽胸,可治寒凝气滞、胸腹作痛、噎膈呕吐等症。

（2）配伍应用

用于寒凝气滞,胸腹疼痛者,常与藿香、白豆蔻、砂仁、丁香、乌药同用,如沉香磨脾散。近年临床用本品与荜茇、延胡索、高良姜、冰片同用,即宽胸丸,用治胸痹绞痛获得了良效,也取本品有宽胸理气、散寒止痛之功;配茯苓、橘红为末,人参汤调下,治噎膈饮食不入,又有开胃止呕之效。

（3）用量用法

内服:3~6g,或入丸、散。

（4）使用注意

阴虚火旺、气热吐衄者慎用。

6. 刀豆

刀豆甘温,降逆止呃,温肾助阳。甘温暖胃,性主沉降,温中降气止呃,治虚寒呃逆、呕吐。兼入肾经而能温肾助阳,用治肾阳虚腰痛。

7. 柿蒂

（1）性能概要

柿蒂苦涩平,归胃经,功能降气止呃,味苦降泄,专入胃经,善降胃气而止呃逆,为治呃逆之要药。临证时当根据寒热虚实的不同适当配伍,疗效显著。

（2）配伍应用

用于多种病因引起的呃逆证。如因于寒者,当温胃散寒,降逆止呃,常与丁香、生姜同用,即丁香柿蒂散;若因于热者,当清胃降火,降逆止呃,常与竹茹、黄连同用,如竹茹黄连柿蒂汤;若因于痰浊内阻,上逆犯胃作呃者,可用平胃二陈汤加柿蒂,以燥湿化痰,降逆止呃;气虚呃逆者,当与人参、丁香同用,即柿钱散,以补虚止呃;若命门火衰,上逆作呃者,又当与附子、人参、丁香等同用,以回阳救急,降逆止呃,如丁附柿蒂散。

（3）用量用法

内服：3～12g，或入丸、散。

8. 九香虫

（1）性能概要

九香虫咸温，归肝、脾、肾经，功能行气止痛，温肾助阳。气香走窜，温通利膈而有行气止痛之功，适用于寒郁气滞，脘腹胀痛；温肾壮阳，用治肾阳不足，腰痛阳痿。

（2）配伍应用

a. 用于腰膝酸痛、阳痿者，可配伍杜仲、肉苁蓉、菟丝子、巴戟天、淫羊藿等益肾壮阳药。

b. 用于胸脘胀闷或肝胃气痛者，可配伍香附、延胡索、木香、香橼皮等理气止痛药。

（3）用量用法

内服：3～6g，或入丸、散。

（4）使用注意

阴虚内热者忌服。

（二）常用药物对比

1. 陈皮与青皮

二者皆来源于芸香科植物橘的果皮，皆可理中焦之气而健胃，用于脾胃气滞之脘腹胀痛、食积不化等症。但二者因采摘的时间不同，药性与功效亦有不同。陈皮辛温而不峻，行气力缓，偏入脾、肺经，长于燥湿化痰，多用于痰饮停滞肺胃之咳嗽气喘、呕哕、腹痛、泄泻，偏于脾肺气滞；青皮性较峻烈，行气力猛，偏入肝、胆经，能疏肝破气，行肝胃气滞，散结止痛，消积化滞，主治肝郁气滞之乳房胀痛或结块、胁肋胀痛、疝气疼痛、食积腹痛、癥瘕积聚等症。

2. 陈皮与橘核、橘络、橘红、橘叶

以上同出一物，味均苦，可化痰行气。陈皮理气健脾，燥湿化痰；橘核味苦性平，功可行气散结止痛，多用于疝气之睾丸肿痛及乳房肿块，用量3～10g；橘络甘苦性平，功可宣通经络，行气化痰，多用于咳嗽、胸胁作痛，用量3～5g；橘红味苦性温，温燥之性强于陈皮，可发表，行气宽中，燥湿化痰，多用于外感风寒之咳嗽痰多，用量3～10g；橘叶性平，功专疏肝行气，散结消肿，多用于胁痛、乳房肿块，用量6～10g。

3. 枳实与枳壳

二者本为一物，大者枳壳，小者枳实，均微寒而有苦降下行之功。然枳实性烈，枳壳性缓。消痰除痞多用枳实；行气宽中、消除胀满多用枳壳。

4. 佛手与香橼

二者均能疏肝和胃，理气止痛，化痰治咳，可治肝气犯胃，胸胁、脘腹胀满疼痛，呕恶食少，痰多咳嗽等。香橼偏于理脾肺之气，化痰治咳作用较好；佛手偏于理肝胃之气，止痛作用较好。

5. 木香、香附与乌药

三药均为常用的理气止痛药,但各有专长。香附与木香又能宽中消食,均可用于脾胃气滞、脘腹胀痛、食少等症。木香辛温香燥,主入脾、胃经,通利三焦气滞而止痛,且可健脾消食,对气滞食积、胸腹胀痛、呕吐泻痢及不思饮食等均有功效,兼可用于治疗胁痛、胸痹心痛,为理气止痛之要药;煨木香又能止泻。香附性平,主入肝经,以疏肝解郁、调经止痛见长,治肝郁气滞之胸胁、脘腹胀痛,乳房胀痛,月经不调,癥瘕疼痛等症,为理气及妇科调经之要药。乌药辛温,作用较木香平和,最能顺气散寒,可治一切气逆寒郁之证,又治膀胱冷气,小便频数。

6. 娑罗子、玫瑰花、八月札与绿萼梅

以上四药均为疏肝理气之品,可治肝胃不和之证。娑罗子性温,用于偏寒之肝胃不和证,有疏肝理气之功。玫瑰花兼能温散瘀血,又治月经不调、损伤瘀血。八月札性平,兼可散结,治瘰疬,且有利尿的作用。绿萼梅兼能开胃生津,解暑除烦,又治梅核气。

消 食 药

凡以消食化积为主要功效的药物,称为消食药。消食药适用于食积不化所致之脘腹胀满、嗳气吞酸、恶心呕吐、大便失常,以及脾胃虚弱之不饥食少等。临证应用时根据病情选择配伍。如脾胃虚弱者,当配伍白术、山药等补益脾胃药;脾胃虚寒者,当配伍干姜、丁香等温中散寒药;脾胃有湿者,当配伍藿香、佩兰等芳香化湿药;食积气滞者,当配伍陈皮、砂仁等理气药;积滞化热者,当配伍黄连、黄芩等清热药;大便不畅或秘结者,当配伍枳实、大黄等通便药。

（一）常用单味药

1. 山楂

（1）性能概要

山楂酸、甘,微温。有健脾开胃、增强消化之功,尤善消化油腻肉积、小儿乳积;善消肉食积滞,又能活血散瘀,常用于食积不消,脘腹胀痛,妇女瘀血经闭、产后瘀阻,疝气作痛,胸痹等症。炒炭有止血止痢的作用。

（2）配伍应用

a. 用于肉食积滞、小儿乳积。治肉食积滞,即用一味山楂水煎服;治肉积停滞,饱胀腹痛,即以其配伍芳香健胃、行气止痛的木香、青皮,即匀气散。

b. 用于产后瘀阻腹痛、恶露不尽及血滞经痛等症,每与当归、川芎、益母草配伍使用。朱丹溪经验方即单用本品煎服,治产后儿枕痛、恶露不断。用于疝气或睾丸偏坠胀痛,常与橘核、小茴香等同用。近年单用本品或与其他活血化瘀、止痛药同用,治疗冠心病心绞痛有效。

此外,用治泻痢也有一定疗效,可单味煎服。

（3）用量用法

内服：10～15g。止泻痢当炒炭用。

2. 神曲

（1）性能概要

神曲甘、辛，性温。辛以行气，甘温和中，有行气消滞、健脾开胃之功效，善消谷积，多用于食积不消，不饥食少。神曲消食化滞，兼散风寒，适用于食积不消又有风寒表证者。

（2）配伍应用

用于饮食积滞，消化不良、脘闷腹胀，常与麦芽、山楂、乌梅、木香等温中行气、开胃消食之品配合应用。

此外，丸剂中有矿石药品而难于消化吸收者，可用六曲糊丸以助消化，如磁朱丸、万氏牛黄清心丸等。

（3）用量用法

内服：6～15g，宜炒焦用。

3. 莱菔子

（1）性能概要

莱菔子味辛、甘，性平，归肺、脾经。生用能催吐，炒用有消食除胀、降气化痰之功效，善消面积，既可用于食积胀满、泻痢后重，又可用于喘咳痰多。然其能耗气，气虚者慎用。能破坏人参的功效，不宜与人参同用。

（2）配伍应用

a. 用于食积气滞，脘腹胀满、嗳气吞酸、腹痛、泻痢后重等症，常与六曲、山楂、陈皮、半夏配伍应用，以增强消食行气、和胃降逆的功效；如有脾虚者，可加白术；有胃热者，可加黄连、连翘。

b. 用于咳嗽，气喘痰多者，多同白芥子、苏子配伍，如三子养亲汤。古有单以本品生者涌吐风痰的，但近代临床罕有用者。

（3）用量用法

内服：10～15g。

4. 鸡内金

（1）性能概要

鸡内金味甘，性平，归脾、胃、膀胱经。甘以运脾健胃，消化水谷，微寒以除热止烦，为健脾消食之良药。多用于不饥食少、食积不消、小儿疳积等症，又能固精缩尿，治遗精遗尿。此外，还有化石的作用，可治泌尿系结石及胆结石。

（2）配伍应用

a. 用于宿食停积所致的各种证候。如单用本品治消化不良，反胃吐食者；益脾饼，配伍温中益气的白术、干姜、大枣，治脾虚食少，完谷不化而腹泻；治小儿疳疾，形瘦腹大者，可用本品配合白面做饼烙熟，随时服食。

b. 用于小儿遗尿，如鸡肚胵散，以鸡内金连肠洗净，炙为末服。

c. 用于胆结石、尿路结石,多与金钱草同用。

（3）用量用法

内服:3~10g,研末服 1.5~3g。

（二）常用药物对比

1. 麦芽与谷芽

二者均为消食和中、健脾开胃之品。麦芽又能回乳,可治妇女断乳、乳房胀痛;谷芽消食之力虽较麦芽缓和,然不伤胃气,故尤宜于脾胃虚弱者。

2. 山楂、麦芽与神曲

三者同属消食药,皆归脾、胃经,均可消食化积,用于饮食积滞证,常相须为用以增疗效,习称"三仙"。但山楂消食力强,善消油腻肉积,兼能行滞散瘀,主治肉积不化及血瘀气滞之痛证;麦芽作用缓和,善消淀粉类食物积滞,兼能回乳消胀,可用于食积停滞,消化不良及妇女断乳、乳房胀痛;神曲为发酵制品,善消米面薯芋食滞,消食而不伤胃气,略兼解表之功,并能助金石药的消化吸收,食积证虚实皆可,尤宜于食滞兼外感者,并可入金石类丸剂,以助消化。

驱 虫 药

凡能驱除或杀灭人体寄生虫的药物,称为驱虫药。应用时,当根据驱虫药的性能作用,结合患者的症状及体质强弱选择使用,并注意药物的配伍。如大便秘结者,当配伍泻下药;兼有食积者,当配伍消导药;脾胃虚弱者,当配伍健运脾胃药;体弱患者也可先补后驱,或扶正与驱虫药并用。本类药中部分有毒副作用,当注意用量,以免中毒。服用驱虫药以空腹为宜。

（一）常用单味药

1. 使君子

（1）性能概要

使君子味甘,性温,归脾、胃经。气味甘香,易于服用,为驱虫之良药,对蛔虫、蛲虫、钩虫均有效,且有健脾消积的功效,所以适用于蛔虫等所引起的虫积腹痛、小儿疳积,以及乳食停滞等症。但不宜大量服食或与热茶同用,因易引起呃逆、呕吐、眩晕等反应。

（2）配伍应用

用于蛔虫腹痛、小儿疳积,轻证可单用本品炒熟服食,亦可配伍其他驱虫、泻下药。如治脾疳方,即以本品为主,配芦荟,以增强泻下排虫之力;又如用使君子、大黄粉按一定比例配伍,治蛔虫证。若为虫、疳重证,面黄肌瘦、肢细腹大者,则当配伍槟榔、雷丸等杀虫药及人参、白术等益气健脾药,有攻补兼施之效。

（3）用量用法

内服：5~10g。小儿每岁1粒半，一日总量不超过20粒，空腹连服2~3日，去壳取仁水煎或炒香嚼服。

（4）使用注意

大剂量服用或与热茶同用，能引起呃逆、眩晕、呕吐、腹泻等反应，用当注意。

2. 苦楝皮

（1）性能概要

苦楝皮味苦，性寒，有毒，归脾、胃经。驱虫之力比使君子强，可治蛔虫、蛲虫、钩虫，但有一定的毒性，不宜持续或过量服用。外用能燥湿止痒，可治癣疮。

（2）配伍应用

a. 用于蛔虫腹痛者，可单味水煮，可疗小儿蛔虫；或以本品制成膏滋，每次温酒服一匙。若虫证重者，用本品与芜荑研末，水煎服。还有用治蛲虫病，以本品配伍百部、乌梅浓煎，每晚用煎液灌肛一次，连用2~4晚。

b. 用于头癣、疥疮，每以本品研末，用醋或猪脂调涂患处；亦可煎汤浴洗。

（3）用量用法

内服：6~10g，鲜品可用15~30g，以鲜者效果为佳；外用：适量。

（4）使用注意

苦楝皮有毒，不宜持续和过量服用。

3. 槟榔

（1）性能概要

槟榔味苦、辛，性温，归胃、大肠经。善驱绦虫，也可用于驱除姜片虫、钩虫、蛔虫、蛲虫；并有下气消积、通便导滞、行水化湿等功效，常用于食积气滞、腹胀便秘、泻痢后重、水肿、脚气，以及气逆胸闷作喘等症。此外，还可截疟。

（2）配伍应用

a. 用于绦虫证，单用本品为末服；与石榴根皮同用，如槟榔散石榴根汤，以增强杀虫的效力；近年则以本品与南瓜子同用，有协同作用，疗效满意。治其他虫积腹痛，与胡粉、鹤虱、苦楝根皮、枯矾配伍同用，如化虫丸。

b. 用于食积气滞，大便不爽，常与木香、香附、陈皮配伍，如木香槟榔丸。用于痢疾滞下，可与木香、黄连、赤芍等同用，如芍药汤。

c. 用于脚气肿痛，多与木瓜、吴茱萸、陈皮等同用，如鸡鸣散。用于水肿实证，则常与商陆、茯苓皮、泽泻等利水消肿药配伍使用，如疏凿饮子。

此外，本品与常山配伍治疟疾，既能增强疗效，又可减轻常山引起的恶心、呕吐等副作用。

（3）用量用法

内服：6~15g。若单用于绦虫证，可用60~120g。

（4）使用注意

脾虚便溏者不宜服用。

4. 南瓜子

（1）性能概要

南瓜子味甘，性温，归胃、大肠经。杀虫而不伤正气，为驱虫之良药，对绦虫、蛔虫、蛲虫、血吸虫均有效。宜大量服食，无毒副作用。

（2）配伍应用

用于绦虫病和蛔虫病，可单味生用，带壳研细，开水调服，如配伍槟榔浓煎服，疗效更佳。若以较大剂量（120~200g）长期服用，治疗血吸虫病也有一定的效果。

（3）用量用法

内服：60~120g，连壳或去壳后，研细粉冷开水调服，或水煎服。

5. 鹤草芽

（1）性能概要

鹤草芽味苦、涩，性凉，归肝、大肠、小肠经，为驱杀绦虫之要药，并有泻下的作用，可单用研末吞服，疗效可靠，不宜入煎剂。

（2）配伍应用

用于绦虫病，单味研粉，于早晨空腹顿服，一般药后5~6小时内即可排出虫体。

（3）用量用法

研粉吞服，每次3~30g。小儿以每公斤体重用1g计算。

（4）使用注意

有部分患者服药后有较轻的恶心、呕吐反应。

6. 雷丸

（1）性能概要

雷丸味苦，性寒，归胃、大肠经。功能杀虫。善驱绦虫，能使虫体分解，用治蛔虫、钩虫、蛲虫也有效，宜入丸、散，用冷开水吞服；兼具杀虫消积之功，主入阳明经以开滞消疳。

（2）配伍应用

用于绦虫病，《本草纲目》经验方，单用雷丸，水浸去皮，切焙为末，五更初以稀粥饮服1钱。《证治准绳》追虫丸，以之配伍槟榔、牵牛子、木香、苦楝皮等药，能增强驱杀一切肠内寄生虫的作用。

（3）用量用法

粉剂，一次10~20g，日服2~3次，连服3日，宜入丸、散剂。

（4）使用注意

本品有效成分为蛋白酶，受热（60℃左右）和酸作用易于破坏失效，而在碱性溶液中作用最强。

7. 鹤虱

（1）性能概要

鹤虱味苦、辛，性平，有小毒，归脾、胃经。功能杀虫，对蛔虫、钩虫、蛲虫、绦虫等多种寄生虫病均有驱虫功效。

（2）配伍应用

用于蛔虫腹痛时作时止，口吐清水者，可以本品配伍川楝子、槟榔、白矾、胡粉等药，如安虫散。用于治绦虫证，可与槟榔、鹤草芽、南瓜子等同用。

（3）用量用法

内服：3～10g。

8. 榧子

（1）性能概要

榧子味甘，性平，归肺、大肠经。甘平油润，既能驱虫，又不伤胃，是比较安全而有效的杀虫药；又兼缓泻的作用，可以促进虫体排出，适用于蛔虫、钩虫、蛲虫、绦虫等多种寄生虫病；且能润肺止咳，但力弱，以轻证为宜；润肠通便，治疗肠燥便秘。

（2）配伍应用

a. 用于钩虫证，可单用本品炒熟嚼食。以本品与槟榔、芜荑各等份配伍为末，先食牛肉，后服此药以诱杀绦虫。现代治蛔虫、蛲虫、钩虫、绦虫等肠道寄生虫病，以本品配伍使君子、大蒜瓣同用，水煎服。

b. 用于肺燥咳嗽，无痰或痰少而黏，属轻证者可单用本品炒熟嚼食即可；重者则须与玄参、天冬、麦冬、阿胶、桑叶等养阴润肺药配伍使用。

c. 用于肠燥便秘，可单用本品炒熟嚼食或配伍火麻仁、当归等润肠通便药。

（3）用量用法

内服：15～30g，宜炒熟嚼食，亦可入煎剂。

9. 芜荑

（1）性能概要

芜荑味辛、苦，性温，归脾、胃经，为杀虫消积之品，多用于虫积腹痛或小儿疳积泄泻；外涂可治疥癣。

（2）配伍应用

用于虫积腹痛。单用本品为末，米饮送服；《普济本事方》以生芜荑、生槟榔为末，蒸饭为丸服，杀诸虫（蛔虫、绦虫）；治小儿虫痫，胃寒虫动，诸症危恶与痫相似者，用白芜荑与破积杀虫的干漆配伍，可增强杀虫的功力。

（3）用量用法

内服：3～10g。

10. 贯众

（1）性能概要

贯众味苦，性微寒，归肝、脾经，有杀虫的功效，可治钩虫、蛔虫、蛲虫、绦虫等多种寄生虫病，又有清热解毒的作用，古方用治斑疹痘毒，现用于防治流感、流行性脑脊髓膜炎（简称流脑）、麻疹等证。炒炭还能止血，宜于血热吐血、衄血、便血，尤宜于妇女崩漏。此外，将其置水中，取水饮之，能预防麻疹、流感等疾病，亦属解毒作用。

（2）配伍应用

a. 用于治绦虫,多与槟榔、雷丸等配伍制成丸剂服用。治蛲虫,可与百部、苦楝皮、鹤虱等同用。

b. 用于子宫出血效果较好,如治妇人血崩,即单用贯众半两,酒煎服之止。治产后恶露淋沥,单用本品以醋制为末,米饮调下。本品如入复方则止血效果更佳。

c. 用于热毒斑疹、疮肿、痄腮及流感等疾病,常与大青叶、板蓝根、金银花等清热解毒药配合使用。

（3）用量用法

内服 10~15g。用于驱虫及清热解毒宜生用,止血宜炒炭用。

（二）常用药物对比

1. 使君子与苦楝皮

二者同属驱虫药,皆归脾、胃经,均可驱虫,用于多种肠道寄生虫病,常相须为用以增强疗效。但使君子味甘气香,为驱蛔要药,小儿尤宜,并能健脾消疳,用治小儿疳积;苦楝皮苦寒有毒,杀虫力强,为广谱驱虫药,并能疗癣,用治疥癣湿疮。

2. 苦楝皮与川楝子

二者均味苦性寒,有毒,同归肝、胃二经,均可驱虫疗癣清热,用于虫积腹痛及疥癣湿疮等症。但苦楝皮功长杀虫,主治蛔虫、蛲虫、钩虫等多种肠道寄生虫病;川楝子善于行气止痛,疏肝泻热,主治肝经郁热、胁肋胀痛等症。

3. 苦楝皮与槟榔

二者均可驱虫,皆为广谱驱虫药,常相须为用,用治多种肠道寄生虫病。然苦楝皮苦寒有毒,杀虫力强,兼能疗癣;槟榔苦辛温,以泻下作用驱除虫体为其优点,用治绦虫病疗效最佳,并具行气消积、利水、截疟之功,尚可治食积气滞之腹胀便秘、水肿及疟疾等病证。

止 血 药

凡以制止体内出血为主要作用的药物,称为止血药。止血药分别具有凉血止血、收敛止血、化瘀止血、温经止血的作用,可以根据出血的症情选择使用。在使用止血药时还应适当选择药物的配伍。如血分有热者,当配伍清热凉血药;阴虚火旺者,当配伍滋阴降火药;气不摄血者,当配伍补气药等。此外,还当注意:①出血而兼有瘀血者,可用化瘀止血药,或与少量的活血化瘀药同用,以免留瘀之弊;②大失血而有虚脱现象者,当先用补气药,以益气固脱。

（一）常用单味药

1. 艾叶

（1）性能概要

艾叶味辛、苦，性温，归肝、脾、肾经。本品芳香，苦燥辛散，生温熟热，能温经止血，散寒燥湿，止痛安胎，主要用于虚寒出血证，又为妇科之要药，其主治总以下焦虚寒证为主，可治腹中冷痛、经寒不调、宫冷不孕及胎漏下血等症；炒炭又能止血，可用治虚寒性月经过多、崩漏带下、妊娠胎漏及吐衄下血；外用治湿疹瘙痒；又以本品着肤烧灸，能使热气内注，可温运气血，通经活络。

（2）配伍应用

a. 用于妇女经寒不调、少腹冷痛、宫寒不孕等症，常与香附、当归、肉桂等配伍，如艾附暖宫丸。

b. 用于月经过多、妊娠下血、崩漏等症，常与阿胶、当归、地黄等配伍，如胶艾汤。若属血热妄行之吐衄、下血，则须与生地、侧柏叶等凉血止血药配伍，以制艾叶辛温之性，而取其止血之效，如四生丸。

此外，本品煎汤外洗，可治皮肤湿疹瘙痒。以艾绒制成艾条，用为穴位烧灸，有温通气血、透达经络的作用。

（3）用量用法

内服：3~6g；外用：适量。捣绒可作艾灸。理气血宜生用；温经止血宜炒炭用。

2. 伏龙肝

（1）性能概要

伏龙肝味辛、性温，归脾、胃经。本品功善温中而有摄血止血之效，常用于虚寒出血证；可以温中止血，故可用于虚寒性气不摄血所导致的便血、崩漏、吐血、衄血等症，尤对胃肠出血如吐血、便血，疗效佳；还能温中止呕、止泻，用治胃寒气逆所引起的呕吐、反胃，对妊娠呕吐疗效亦佳。

（2）配伍应用

a. 用于中焦虚寒，脾不统血所致的大便下血，以及吐血、衄血、妇女崩漏等四肢不温、面色萎黄、舌淡苔白、脉沉细无力者，常与附子、阿胶、干地黄等同用，如黄土汤。

b. 用于脾胃虚寒，气逆呕吐、反胃等症，常与半夏、干姜、陈皮等同用。用于妊娠呕吐，可与苏梗、藿香、砂仁等同用。

本品兼有温中涩肠止泻之效，还可与附子、干姜、白术、肉豆蔻等同用，治脾虚久泻不止。

（3）用量用法

内服：15~30g，布袋包，先煎，或用60~120g，煎汤代水。

3. 羊蹄

（1）性能概要

羊蹄味苦、酸，性寒。除凉血止血外，又有缓泻的作用，故可用治血热妄行的咯血、呕血、衄血、尿血、痔血、崩漏下血等症,疗效颇捷;还可用治水火烫伤、无名肿毒、疥疮顽癣、热结便秘等症,又有良好的清热解毒、杀虫疗癣、泄热通便功效。外用可以杀虫疗癣。

（2）配伍应用

a. 用于咯血、呕血、衄血、尿血、痔血、崩漏等血热出血证,还可用于紫癜和外伤出血。可单用本品,每日 15g,浓煎分服,连服 15~60 日。目前已制成针剂、片剂,有良好的止血作用。本品也可与其他药物同用,如同麦冬煎汤饮,或取浓汁加蜜炼,收膏服,治热郁吐血;与红枣同煎,用治血小板减少性紫癜,有一定疗效。又本品配乌贼骨等份为末外敷,可止外伤出血。

b. 用于水火烫伤、无名肿毒,可用鲜根捣烂外敷。用于疥疮、顽癣,可单用煎汤外洗或醋磨汁外涂。又羊蹄根散,以之与枯白矾同用,研烂加醋擦患处,治顽癣久不瘥。用于热结便秘,可单用本品煎服,或用煎液冲服元明粉,均有效。

（3）用量用法

内服:10~15g;外用:适量。

4. 血余炭

（1）性能概要

血余炭味苦,性平,归肝、肾经。本品入药用炭,既能化瘀止血,用治诸种血证;又能补阴利尿。外用止血生肌敛疮,可治创伤出血或溃疡不敛。

（2）配伍应用

a. 用于咳血、吐血、衄血、尿血、便血、崩漏下血等各种出血证。如本品与参三七、煅花蕊石同用,即化血丹,可治吐血、衄血、崩漏下血;用本品配败棕炭、陈莲蓬炭等份为末,木香煎汤送下,治诸窍出血;用治鼻衄、齿衄及外伤出血,可将本品研细粉,直接撒敷患处或调成软膏外涂。近代用本品配侧柏叶或鲜藕汁口服,对溃疡病、上消化道出血有效。

b. 用于疮疡溃后久不收口,如《苏沈良方》用乱发、露蜂房、蛇蜕皮各烧灰存性,等量为散,用酒调服;也可用本品研细撒敷或调膏外涂。用本品研细,加适量凡士林调膏对烫伤有效。

本品兼能利尿,滑石白鱼散,即用本品配滑石、白鱼等份为散服,用治小便不利。

（3）用量用法

内服:6~10g,或研末冲服 1.5~3g。

5. 茜草

茜草性寒,炒炭化瘀止血,适用于有血热瘀血之出血证;生用凉血行瘀,能通经闭。

6. 蒲黄

（1）性能概要

蒲黄性平,归肝、心包经。本品甘缓不峻,性平无寒热偏胜,入肝、心包二经血分,功能止血散瘀,兼利小便。用治吐血、衄血、崩漏下血、外伤出血,有良好的止血功效;又治经闭痛经、产后瘀阻、瘀血阻滞、心腹刺痛,而为活血散瘀之佳品。炒炭收敛止血,内服、外用止各种出血;生用行血祛瘀利尿,外敷可以消肿。

（2）配伍应用

a. 用于肺热衄血，用本品配青黛为散服或血余炭为散、地黄汁送服。一般血热吐衄，又常与生地、白茅根、栀子、黄芩同用。用于妇女崩漏下血，以之配山栀、血竭、京墨等份为末，合莲蓬炭、血余炭、黄绢炭、棕榈炭，共为散剂，如五灰散；又本品配莲房炭为散服，体虚者加党参、黄芪同用，大蓟、小蓟、丹皮、栀子等凉血止血药同用，即十灰散，可用治吐血、咯血、衄血等多种血热妄行的出血证；用于血痢，与清热泻火、凉血解毒的黄芩、黄连、栀子，以及生地、当归、地榆等同用，如《证治准绳》茜根散。如本品与黄芪、白术、山茱萸，以及乌贼骨、棕榈炭、五倍子等益气统血、收敛止血药同用，还可治虚寒性崩漏带下，如固冲汤。又茜草根与紫珠草、白及同用，等份研末，加压包扎，可用治外伤出血证，内服对上消化道出血也有效。

近来，用茜草根与丹参、紫草、鸡血藤、大枣同用，可治疗过敏性紫癜。

b. 本品生用可清血热，行血瘀，适用于妇女瘀血经闭及产后瘀阻、恶露不下，可大剂量单用本品加酒煎服，有活血通经之效，也常与桃仁、红花、当归及赤芍、益母草等同用。

（3）用量用法

内服：10~15g；外用：适量。止血则炒炭，行血则生用。

7. 花蕊石

（1）性能概要

花蕊石味酸、辛，性平，归肝经。本品酸涩收敛，辛能行散，入肝经血分，长于化瘀血，瘀血去，则血自归经，故为化瘀止血之专药。化瘀止血，作用较强，适用于出血而有瘀血之证，外敷止创伤出血。

（2）配伍应用

用于吐血、咯血、衄血、外伤出血而有瘀滞者，如花蕊石散，即以之合童便，用醋或酒调服，治疗上述证候；也可与三七、血余炭同用，如化血丹。近年用本品与白及、乌贼骨、煅牡蛎同用，治疗外伤出血。用于跌仆损伤，瘀血肿痛，又当与乳香、没药、白芷、血竭等疗伤止痛药同用。

（3）用量用法

内服：10~15g，研末吞服每次1~3g；外用：适量。

（二）常用药物对比

1. 大蓟与小蓟

二者均能凉血止血，散瘀解毒消痈，广泛用治血热出血诸证及热毒疮疡。然大蓟功善散瘀消痈，对吐血、咯血及崩漏下血尤为适宜，且散瘀消痈力略胜，亦用于肺痈、肠痈；小蓟兼能利尿通淋，故以治血尿、血淋为佳。

2. 地榆与侧柏叶

二者均为凉血、收敛、止血之品，地榆苦寒沉降，适用于下焦血热所致的便血、痔血、血痢、崩漏等证，又能解毒敛疮，可治烫伤、湿疹、皮肤溃烂及痈肿疮毒；侧柏叶微寒，多用于有血热的吐血尿血、便血崩漏，如适当配伍也可用于虚寒出血，且能燥湿止带，生发乌发，祛痰止咳。

3. 白茅根与芦根

二者均为甘寒之品,同归肺、胃经,能清肺胃热,生津利尿,主治肺热咳嗽、胃热呕逆及小便淋痛,常相须为用。但白茅根偏走血分,以凉血止血见长,可用治多种血热出血的病证;因其又归膀胱经而能清热利尿,故以治尿血、血淋尤为适宜,还可用治水肿、黄疸等。芦根偏走气分,以清热生津为主,能清肺热而排脓,治疗肺痈吐脓;清胃热而止烦渴,治疗胃热烦渴;利小便而通淋涩,治疗热淋涩痛。

4. 苎麻根与黄芩

二者均性寒,能清热安胎,凉血止血,清热解毒,均可用治怀胎蕴热之胎动不安、胎漏下血,血分有热之咯血、吐血、衄血、尿血、崩漏、紫癜,以及热毒疮痈。不同之处在于:苎麻根甘寒,以凉血止血为长,血热出血多用,尤宜于胎漏下血、崩漏及尿血。黄芩苦寒,药力较强,长于清热燥湿,泻火解毒,清肺火,也常用治湿热所致之黄疸、泻痢、带下、湿疹、湿疮;湿温初起,发热、胸闷不饥;肺热咳嗽;热病烦渴;伤寒邪在少阳之寒热往来、胸胁苦满、口苦咽干、目眩。

5. 槐花与槐角

二者同出一物,前者用其花蕾及花,后者用其果实,性味、功用相似,均能凉血止血,清肝泻火,治疗血热妄行之便血、痔血及肝火上炎之目赤、头痛。槐花清热之力不及槐角,无润肠之功,但凉血止血作用较强,尤适于大肠火盛之便血、痔血。槐角止血作用弱于槐花,但清降泻热之力较强,兼能润肠通便,对于便秘、痔疮肿痛或兼有出血者较宜,用量 6~12g,孕妇慎用。

6. 槐花与地榆

二者均味苦,性寒,可凉血止血,适用于血热妄行之出血诸证,因其性下行,故尤以治湿热毒邪蕴结大肠之便血、痔疮出血为宜,且二者常相须为用,如槐角丸、榆槐脏连丸。但地榆凉血之中兼能酸涩收敛,凡下部之血热出血,诸如便血、痔血、崩漏、血痢等皆宜,兼能解毒敛疮,用治烧烫伤、湿疹、疮痈;槐花无收涩之性,其止血功在大肠,故以治便血、痔血为佳,兼能清肝泻火,用治肝火目赤、头痛。

7. 血余炭与棕榈炭

二者均属炭类药物,能收敛止血,治疗多种出血证。但棕榈炭收敛性强,治出血且无瘀滞,临床多用于妇科崩漏;还能收敛止泻止带,用于久泻久痢。血余炭收敛止血,兼能消瘀,有止血不留瘀的特点,对于出血兼有瘀滞者最宜,尚能化瘀利尿,用于小便不利。

8. 三七、菊叶三七与景天三七

三者均为化瘀止血药。其中,三七性温,既能化瘀止血,又善消肿定痛,用治各种出血,疗效可靠,且有止血不留瘀的特长;又治跌打损伤,创伤出血,可服可敷,为伤科要药。此外,还可用于瘀血作痛、经闭瘕、痈肿疮疡等症。菊叶三七、景天三七止血疗伤作用与三七相似而力弱。菊叶三七兼能解毒疗疮,景天三七又可养心安神。

活血祛瘀药

凡以通利血脉、促进血行、消散瘀血为主要作用的药物,称为活血祛瘀药。本类药物适用于血行障碍、瘀血阻滞引起的多种疾病。如血瘀经闭、产后瘀阻、癥瘕痞块、跌打损伤、瘀血作痛、风湿痹痛、疮疡肿毒、瘀血阻滞的出血证等。应用本类药物时,常配伍行气药,"气行则血行",可以增强疗效。如寒凝气滞血瘀者,当配伍温里药;风湿痹痛者,当配伍祛风湿药;痈疽肿毒者,当配伍清热解毒药;癥瘕痞块者,当配伍软坚散结药等。本类药物大都能活血通经,故妇女月经过多不宜服,孕妇当慎用或忌用。

(一)常用单味药

1. 川芎

(1)性能概要

川芎味辛,性温,归肝、胆、心包经。辛散温通,能下行血海,为血中气药,有活血行气、散风止痛的作用,适用于气滞血瘀引起的月经不调、经闭、痛经、产后瘀阻腹痛、癥瘕,并治胁痛、胸痹作痛、痈疽或跌打损伤、瘀血肿痛。又本品辛温升散,性善疏通,能上行头目,外达皮肤,有祛风止痛之功,为治风邪头痛的良药,也可用于风湿痹痛。

(2)配伍应用

a. 用于寒凝气滞,血行不畅的月经不调、经闭、癥瘕,常与当归、地黄、芍药同用,如四物汤,有活血行气、调经止痛的作用。用于肝郁气滞血瘀,胁肋疼痛,常与柴胡、白芍、香附等同用,如柴胡疏肝散。用于瘀血痹阻心脉所致的胸痹绞痛,又常与红花、丹参、赤芍同用,如冠心Ⅱ号。用于火毒壅盛,气滞血瘀的痈疽肿痛,本品又常与当归、穿山甲、皂角刺同用,有活血排脓之效,如透脓散。用于跌打损伤,瘀血肿痛,本品又常与归尾、桃仁、没药等同用,以活血消肿止痛。

b. 用于外感风寒头痛,常与白芷、细辛、防风等同用,如川芎茶调散。用于风热头痛,可与菊花、石膏、僵蚕同用,如川芎散。用于风温头痛,可与羌活、防风、独活等同用,如羌活胜湿汤。用于瘀血头痛,可与桃仁、红花、赤芍等同用,如通窍活血汤。用于血虚头痛,当与生地、当归、白芍养血之品,以及蔓荆子、菊花等散风药同用,如加味四物汤。用于风寒湿痹,本品又有活血行气、散风通痹之功,常与防风、细辛、独活、秦艽、杜仲、续断等同用,如三痹汤、独活寄生汤。

(3)用量用法

内服:3~9g。

(4)使用注意

本品辛温升散,用之太过有走泄真气之弊,故阴虚气弱、劳热多汗之人,以及气逆呕吐、肝阳头痛、妇女月经过多等症,均当慎用。

2. 延胡索

（1）性能概要

延胡索味辛、苦，性温，归心包、肝、脾、肺经。辛散苦降温通，既能入肝、心包经走血分，又能入脾、肺经走气分，功能活血行气止痛。凡气滞血瘀之痛均可应用。又治妇女经行不畅、经闭、癥瘕、产后瘀阻、仆损瘀血、疝气作痛等症。醋制或为丸、散服。

（2）配伍应用

用于气滞血瘀诸痛，单用本品即有良好的止痛作用，也可配伍使用。如本品与川楝子同用，即金铃子散，主要用治肝郁气滞血瘀所致之胸胁、胃脘疼痛；与高良姜、檀香、荜茇同用，组成宽胸丸，可用治寒凝气滞血瘀之胸痹疼痛，目前临床用治冠心病、心绞痛有效；用治瘀血胃脘刺痛泛酸，常与乌贼骨、枯矾同用，临床用治消化道溃疡有效；用治寒滞肝脉之疝气疼痛，又常与吴茱萸、小茴香、乌药等同用；若用治经闭、癥瘕、产后瘀阻，又常与当归、赤芍、蒲黄，以及肉桂、姜黄、乳香等同用，如玄胡散；与当归尾、血竭、乳香等化瘀疗伤止痛药同用，还可用治跌打损伤，遍体疼痛。

（3）用量用法

内服：3～10g，研末吞服每次1.5～3g，用温水或淡酒送下。

（4）使用注意

血虚无瘀滞者及孕妇忌用。

3. 郁金

（1）性能概要

郁金味辛苦，性寒，入肝、心、肺经。常用于胸胁、脘腹胀闷作痛，有行气活血、解郁止痛之效；又治吐、衄、尿血及妇女倒经，有凉血行瘀之功；且可用于热病神昏、癫狂等证，取其清心和宣散郁结的作用；此外，还能利胆退黄。郁金有川、广之分，广郁金行气之力胜于活血；川郁金活血之力胜于行气。不宜与丁香同用。

（2）配伍应用

a. 用于气血瘀滞，胸胁疼痛，常与桂心、枳壳、陈皮等同用，如推气散。用于肝郁不解，气血郁滞所致之经行腹痛、乳房胀痛，常与柴胡、白芍、当归、丹皮等同用，如宣郁通经汤。又本品与木香同用，即颠倒木金散，适用于气血郁滞之胸胁胀痛、瘀血痹阻心脉之胸痹疼痛。近年来，常用本品与瓜蒌、薤白、红花、丹参等同用，以治疗冠心病、胸闷心绞痛而获效。若用于瘀血所致之胁下痞块、胀满疼痛，可与丹参、鳖甲、莪术、牡蛎等同用。

b. 用于湿温病，浊邪蒙蔽清窍，胸脘痞闷、神志不清，常用本品与开窍豁痰的石菖蒲、竹沥、姜汁等同用，如菖蒲郁金汤。若用于温热病，高热神昏谵语，又常与牛黄、黄连、栀子等同用，如牛黄清心丸。本品与白矾同用，即白金丸，还可用治痰热内闭、烦躁郁闷、癫痫发狂；若加入息风止痉之蜈蚣等，如癫痫散，对止癫痫抽搐更为有效。

c. 用于肝郁化火，血热有瘀之吐血、衄血、尿血及妇女倒经，常用本品与生地、牛膝、牡丹皮等同用，如生地黄汤。

d. 用于肝胆湿热蕴蒸，黄疸尿赤，常用本品与茵陈、栀子、黄柏、金钱草等同用。目前用治肝炎、胆结石均有一定的效果。

（3）用量用法

内服：3~10g。

（4）使用注意

"十九畏歌诀"云："丁香莫与郁金见"，用当注意。

4. 姜黄

（1）性能概要

姜黄味苦、辛，性温，归脾、肝经，为辛散苦降温通之品，内行气血，外散风寒，有破血行气、通经止痛、散风疗痹等功效，可治血瘀气滞之胸腹胁肋疼痛、经闭、瘕、跌仆损伤、风湿痹痛。然本品究属破血行散之品，痹痛非邪实血瘀者不可轻投。

（2）配伍应用

a. 用于血瘀气滞所致之胸胁刺痛，常与柴胡、白芍、香附、延胡索、郁金、川楝子等同用。用于寒凝气滞血瘀，心腹疼痛难忍，常与当归、乌药、木香、吴茱萸同用，如姜黄散。用于血滞经闭，月经不调，脐腹疼痛，常与莪术、川芎、当归等同用，如姜黄丸。用于跌打损伤，常与桃仁、苏木、乳香等同用，水、酒、童便煎服，如姜黄汤。

b. 用于风湿肩臂疼痛，以寒凝血滞，经络不通为宜，常与羌活、防风、当归等同用，如蠲痹汤。又本品与僵蚕、蝉衣、大黄同用，即升降散，用治风疹瘙痒，也取本品有活血散风之效。

（3）用量用法

内服：3~9g。

（4）使用注意

孕妇慎用。

5. 丹参

（1）性能概要

丹参有活血行瘀、凉血消肿的作用，为妇科良药，常用于血热瘀血之月经不调、经闭痛经、癥瘕积聚、产后瘀阻等症；又善治心腹、四肢关节、肌肉瘀血作痛，跌打损伤，疮痈肿痛。此外，还治心烦失眠，有清心安神之效。反藜芦。

（2）配伍应用

a. 用于血热瘀滞，月经不调、痛经、经闭、癥瘕积聚、产后瘀血、恶露不尽等症，可单用本品研末白酒调服，如丹参散，也可与当归、益母草、泽兰、赤芍、香附等同用。近代用本品与乳香、没药、当归、桃仁、三棱、莪术等同用，治疗宫外孕。用于瘀血阻滞，心腹刺痛，常用本品与檀香、砂仁同用，如丹参饮。近代用于心脉瘀阻所致之冠心病、心绞痛的冠心Ⅱ号，也取本品活血化瘀之力。又本品配降香所制成的复方丹参注射液，用治冠心病，也取得了良好的效果。用于肝瘀气滞血瘀胁痛，常与当归、郁金、香附等同用。近代还用本品治疗肝脾肿大，常与柴胡、当归、丹皮、赤芍、桃仁、红花、鳖甲、牡蛎、昆布、鸡内金、三棱、莪术等药同用。本品又有缩小、软化肝脾，改善肝功能的作用。

b. 用于痈肿疮毒，如消乳汤，用本品配伍金银花、连翘、蒲公英、瓜蒌、乳香、穿山甲等，用治乳痈肿痛。用于风湿热痹，关节肌肉红肿热痛，常与苍术、黄柏、牛膝、丹皮、赤芍、金银花等同用。

c. 用于热病伤营,心烦不寐,多与犀角、生地、玄参等同用,如清营汤。又单用本品制成酊剂,也有很好的镇静安神作用。

（3）用量用法

内服:3~15g。

（4）使用注意

反藜芦。

6. 虎杖

（1）性能概要

虎杖味苦,性寒,归肝、胆、肺经。功能活血通经,解毒消肿,可治经闭、癥瘕、外伤瘀血、痈肿疮毒、毒蛇咬伤、烫伤、痹痛等证;并可清热利湿,治湿热黄疸、淋浊带下。此外,还能化痰治咳,用治肺热咳嗽。

（2）配伍应用

a. 用于风湿筋骨疼痛,可单用本品水煎服或浸酒服,也可与防风、防己、秦艽等祛风湿药同用。

b. 用于湿热黄疸,可单用,也可配伍茵陈、金钱草等煎服,治胆囊结石兼黄疸者。用于淋浊、白带,单用本品煎汤或研末内服,并可煮水冲洗;本品水煎加麝香、乳香少许,用治沙淋。

c. 用于经闭、癥瘕,与土瓜根、牛膝同用。

d. 用于烫伤、跌打损伤、痈肿疮毒、蛇伤等证,单用本品研末,茶水或食油调涂并可内服。

e. 用于肺热咳嗽,可与贝母、瓜蒌、杏仁等化痰止咳药同用。

（3）用量用法

内服:10~30g,或浸酒,或入丸、散;外用:适量,研末敷或煎水洗。

（4）使用注意

孕妇忌服。

7. 益母草

（1）性能概要

益母草味辛、苦,性微寒,归肝、心包经。本品辛散苦泄,微寒清热,主入心、肝二经血分,有活血祛瘀之功,为妇科良药。功能活血祛瘀,常用于经行不畅、痛经、经闭、产后瘀阻等证,兼能利尿退肿,还可用治跌打损伤,瘀血肿痛,也属祛瘀之功。此外,兼可用治浮肿小便不利、痈肿疮毒等症,多作辅药使用。茺蔚子功效与益母草相似,兼能益精明目。

（2）配伍应用

a. 用于妇女血热有瘀,经行不畅、痛经、经闭、产后瘀阻等症,可单用益母草加赤砂糖（10∶4）熬膏冲服,即益母膏;或用本品与当归、赤芍、木香同用,如益母丸。若难产胞衣不下,可用本品与麝香、当归、川芎、乳香、没药、黑荆芥同用,如送胞汤。用于跌打损伤,瘀血肿痛,可单用本品,可服、可敷,或配伍其他化瘀止痛药。

b. 用于浮肿小便不利,常与白茅根、车前子、桑白皮,以及白术、茯苓等同用。目前使用本品治疗肾炎水肿,取得了一定疗效。

c. 用于痈肿疮毒,常单用鲜品捣汁内服,渣敷患处。

（3）用量用法

内服:10~30g;外用:适量。

（4）使用注意

凡血虚无瘀者不宜服。

8. 鸡血藤

（1）性能概要

鸡血藤味苦、微甘,性温,归肝、肾经,为补血活血、舒筋活络之品。凡血瘀、血虚或血虚夹瘀之月经不调、经闭、痛经均可应用;并治肢体酸痛、麻木瘫痪、风湿痹痛等症。鸡血藤膏的功用与鸡血藤相同,而补血作用更佳。

（2）配伍应用

a. 用于血虚经闭、月经不调、痛经。本品多与四物汤或八珍汤同用,治血虚经闭,月经不调;配伍川芎、当归、延胡索、香附等活血理气药,治痛经。

b. 用于血虚,肢体麻木、瘫痪及风湿痹痛、跌仆损伤。如配伍川芎、当归、赤芍、桃仁、红花、黄芪等药,治肢体麻木、瘫痪;配伍羌活、独活、防风、秦艽、威灵仙等药,治风湿痹痛;配伍炮山甲、当归、桃仁、红花、大黄等药,治跌仆损伤,瘀血作痛。

（3）用量用法

内服:10~30g。

9. 桃仁

（1）性能概要

桃仁味苦、甘,性平,归心、肝、大肠经。功能活血祛瘀,润肠通便,止咳平喘。本品入心、肝二经血分,苦能泄降导下以破瘀,甘能和畅气血以生新,然破瘀之功胜于生新,故为行瘀通经之常用药。善治瘀血不行之经闭、癥瘕、蓄血发狂、肺痈、肠痈等证;又富含油脂,润燥滑肠,用于肠燥便秘;且能降肺气,下气止咳。

（2）配伍应用

a. 用于经闭、痛经、瘀血腹痛,常与红花、当归、赤芍等同用,如桃红四物汤。用于产后瘀阻,又可与当归、川芎、炮姜等同用,如生化汤。用于蓄血发狂,少腹硬满,常与水蛭、虻虫、大黄同用,如抵当汤。用于跌打损伤,瘀血肿痛,常与红花、当归、穿山甲等同用,如复元活血汤。由于本品能破癥祛瘀,消痈散结,还可用治火毒壅盛,气滞血凝之肺痈、肠痈,如治肺痈之苇茎汤,治肠痈之大黄牡丹皮汤,均是本品的代表配伍方剂。

b. 用于阴虚血燥,津亏便秘,常与杏仁、柏子仁、郁李仁、松子仁同用,如五仁丸。

此外,本品还可用于气逆喘咳、胸膈痞满,可单用本品合粳米煮粥食;临床也常与杏仁配伍,可以增强疗效,如双仁丸;亦可酌情寒热虚实之不同,适当配伍其他止咳平喘药。

（3）用量用法

内服:6~10g。

（4）使用注意

本品走而不守,泻多补少,过用及用之不当,能使血流不止,损伤真阴,故无瘀血之证及便溏者不宜用。咯血及孕妇忌服。

10. 红花

（1）性能概要

红花味辛,性温,归心、肝经。辛散温通,主入心、肝二经血分,既能活血通经,又善消肿止痛,大量使用,辛温走散,破血通经;少量使用,可疏肝郁,助血海,和血养血,能补能泻,常用于瘀血作痛、经闭、痛经、癥瘕、产后瘀阻、跌打损伤肿痛等症。兼能活血通脉以化滞消斑,可用于瘀热郁滞之斑疹色暗。

（2）配伍应用

a. 用于妇人腹中血气刺痛,可单用本品加酒煎服,如红蓝花酒。用于血滞经闭腹痛,常与当归、苏木、莪术、肉桂等同用,如活血通经汤。用于产后瘀阻上逆之血晕,常与当归、丹皮、蒲黄、荷叶同用,如红花汤。用于癥瘕痞块,本品又可与三棱、莪术、桃仁、没药、乳香等同用。用于难产、死胎,本品又常与川芎、当归、肉桂、牛膝、车前子同用,如脱花煎。

b. 用于跌打损伤,瘀血肿痛,常与苏木、血竭、麝香等同用,如八厘散。也可用于痈疽肿痛,与蒲公英、连翘、赤芍等清热解毒、消肿止痛之品同用。

若麻疹发斑,透发不畅,色不红活,也可与紫草、牛蒡子、葛根、大青叶、连翘、黄连等透疹凉血解毒之品同用,如当归红花饮。近代还用本品治冠心病、心绞痛,如冠心Ⅱ号。

（3）用量用法

内服:3～10g。

（4）使用注意

孕妇及月经过多者忌用。

11. 苏木

（1）性能概要

苏木味甘、咸、辛,性凉,归心、肝、脾经。本品咸能入血,辛可走散,为活血祛瘀之品,且有消肿止痛之功,多用于妇科、伤科疾病。凡妇女血气心腹刺痛、经闭、痛经、产后瘀阻,以及跌打损伤、瘀血作痛均可应用。张元素说:"苏木发散表里风气。"古人用治中风、破伤风,近人用治风疹瘙痒,均取其祛风和血的作用。李时珍则谓其"少用和血,多用则破血"。临床可据此酌情使用。苏木的功能主治与红花相似,然红花性温,苏木性平,且苏木兼有祛风和血的作用。

（2）配伍应用

a. 用于血滞经闭、痛经,常与当归、川芎、红花、牛膝等同用,如通经丸。用于产后血晕,胀闷欲死,以本品与乳香同用酒服,亦可与荷叶、芍药、肉桂、鳖甲等同用。

b. 用于跌打损伤,瘀血肿痛,常与乳香、红花、血竭等同用,如八厘散。

（3）用量用法

内服:3～10g。

（4）使用注意

孕妇忌用。

12. 五灵脂

（1）性能概要

五灵脂味甘,性温,归肝经。本品甘缓不峻,性温能通,主入肝经血分,故能通利血脉,散瘀止痛,为治疗血滞诸痛之要药。生用活血行瘀止痛,炒炭化瘀止血,故既可用于痛经、经闭、产后瘀阻及血瘀诸痛,又可用于崩漏经多兼有瘀血者。此外,生用外敷,还可用治蛇蝎咬伤。忌与人参同用。

（2）配伍应用

a. 生用治气滞血瘀,胃脘、胁肋刺痛,常与延胡索、香附、没药同用,如手拈散。用于瘀血阻滞之经闭、痛经、产后瘀阻、血瘀腹痛,常与蒲黄同用,如失笑散。以本品与瓜蒌、薤白、半夏、桃仁、红花、蒲黄等同用,还可用治冠心病、心绞痛,如冠心Ⅱ号。

b. 炒用治妇女崩漏经多、紫黑多块、少腹刺痛,可单用本品研末,当归煎汤送服;也可与生熟地、阿胶等凉血止崩药同用。

又外用本品研末涂之,可治蜈蚣、蛇、蝎等毒虫咬伤。

（3）用量用法

内服:5～10g。行血宜生用,止血宜炒用。

（4）使用注意

血虚无瘀者及孕妇忌用。"十九畏歌诀"云:"人参最怕五灵脂。"《纲目》云五灵脂"恶人参,损人"。故不宜与人参同用。

13. 牛膝

（1）性能概要

牛膝味苦、酸,性平,归肝、肾经。生用逐瘀通经,利尿通淋,引血下行,可治妇女瘀血不行、经闭、癥瘕、难产或胞衣不下;制用补肝肾,强筋骨,又治风湿痹痛、关节拘挛、扭伤闪挫、瘀血作痛。本品又能引血下行,以降上炎之虚火,有导热下泄之功,还可用治血热妄行之吐血、衄血;阴虚火旺之喉痹、齿痛、口疮;阴虚阳亢之眩晕、头痛。有川、怀的不同,逐瘀通经当用川牛膝,补益肝肾当用怀牛膝。另有杜牛膝,有散瘀利尿、清火解毒等功效。

（2）配伍应用

a. 用于妇女瘀血不行,经闭、癥瘕,常用本品与干漆、生地同用,如万病丸。用于难产、胞衣不下,本品与川芎、当归、红花、车前子等同用,如脱花煎。用于风湿痹痛、关节拘挛,偏于湿热下注者,常与苍术、黄柏同用,如三妙丸;属于风寒湿痹,腰膝酸痛者,又常与桑寄生、杜仲、独活等同用,如独活寄生汤,总以下半身关节痹痛为宜。用于扭伤闪挫、瘀血肿痛,常与当归、桃仁、红花、延胡索等同用,以祛瘀疗伤。用于湿热下注,血淋、尿血、尿道涩痛,常与瞿麦、滑石、冬葵子等同用,如牛膝汤,能化瘀通淋而止痛。用于血热吐血、衄血,常与侧柏叶、白茅根、小蓟等凉血止血药同用。用于阴虚火旺,喉痹、口舌糜烂、牙龈肿痛,常与石膏、熟地、麦冬等同用,如玉女煎,共收滋阴降火之效。用于肝阳上亢,气血并走于上与眩晕头痛,常与代赭石、龙骨、牡蛎、玄参等同用,如镇肝熄风汤,均取本品引血下行、导热下泄之功。

b. 用于肝肾不足,腰膝酸痛、筋骨无力,常与熟地、龟甲、虎骨等同用,如虎潜丸。

（3）用量用法

内服：6～15g。逐瘀血及引火下行宜生用，补肝肾宜制用。

（4）使用注意

本品以宣导下行为主，又能堕胎，故脾虚泄泻、梦遗滑精、妇女月经过多及孕妇均当忌用。

14. 穿山甲

（1）性能概要

穿山甲味咸，性微寒，归肝、胃经。本品性善走窜，功专行散，内通脏腑，外透经络，直达病所，有活血消癥、消肿排脓、通经下乳、通络搜风之效，多用于痈疽肿毒等症，尤以脓成将溃之际最为适用，有托毒排脓之功，为外科良药；又治经闭不通，乳汁不下，痹痛拘挛。

（2）配伍应用

a. 用于痈疽初起，常与金银花、天花粉、乳香等同用，如仙方活命饮。用于痈疽脓成未溃时，可与黄芪、当归、皂角刺等同用，如透脓散。又本品与夏枯草、贝母、牡蛎、玄参等同用，还可用治瘰疬、痰核肿痛，也取消肿通络散结之效。

b. 用于妇女瘀血经闭、癥瘕、痞块，常与鳖甲、赤芍、大黄、干漆、川芎、桂心等同用。用于产后乳脉不通，乳汁不下之症，可以单用本品为末，温酒送服，也可配伍王不留行、当归、通草。

c. 用治风湿痹痛，肢体拘挛或强直疼痛，不得伸屈，常与羌活、防风、苏木等同用，如透痉解挛汤。还常与地龙、蜈蚣、白花蛇、乌梢蛇等同用，治风湿顽痹，关节变形。

（3）用量用法

内服：3～9g，研末吞服每次1～1.5g。

（4）使用注意

痈疽已溃者及孕妇忌用。

15. 降香

（1）性能概要

降香味辛，性温，归肝、脾经。功能化瘀止血，理气止痛。辛散温通，能化瘀行血止血，适用于瘀滞性出血证，尤适于跌打损伤所致之内外出血之证，为外科常用品，适用于气滞血瘀所致之胸胁作痛，有散瘀止痛的功效；外敷创伤出血，又有止血的作用。

（2）配伍应用

a. 用于夏月感受秽浊之气所致的恶心呕吐、脘腹疼痛，常与藿香、木香、肉桂等同用。

b. 用于气滞血瘀所致的胸胁疼痛，常与郁金、桃仁、丝瓜络等同用。用于瘀血痹阻心脉的胸痹刺痛，又常与红花、丹参、川芎等同用，如冠心Ⅱ号。用于跌打损伤，瘀血肿痛，常与乳香、没药、血竭等同用。又本品研末外敷，用治创伤出血，有良好的止血定痛作用。

（3）用量用法

内服：3～6g，或入丸、散；外用：适量，研末敷。

16. 泽兰

（1）性能概要

泽兰性微温。本品辛散肝郁，疏肝和营，功能行瘀通经，行而不峻，善活血调经，为妇科常用药,凡妇女行经不畅、经闭、癥瘕、产后瘀阻均可应用;也可用于跌打损伤、瘀血作痛,兼能活血祛瘀,利水消肿,对瘀血阻滞、水瘀互阻之水肿尤为适宜。

(2)配伍应用

a. 用于血滞经闭、痛经,常与当归、白芍、甘草同用,如泽兰汤。用于产后瘀阻,腹痛拒按,常与赤芍、当归、生地、桂心等同用,如泽兰汤。用于跌打损伤,又与归尾、乳香、没药、三七等同用,以疗伤止痛。用于疮疡肿痛,与当归、金银花、甘草同用,可散痈消肿。

b. 用于浮肿尿少,常与防己同用,如治产后小便淋沥,身面浮肿,即以本品与防己等份为末服。

(3)用量用法

内服:6~10g;外用:适量。

(4)使用注意

本品虽"行而不峻",但只能活血而无补益之功,故无瘀血者不宜服。

17. 月季花

(1)性能概要

月季花甘、淡、微苦,独入肝经,功能活血调经,疏肝解郁,消肿解毒。既能活血调经又能疏肝解郁,理气止痛,常用于肝气郁结、气滞血瘀之月经不调、痛经、闭经、胸胁胀痛,以及跌打损伤、瘀肿疼痛、痈疽肿毒,为活血调经辅助之品。但本品内服或久服,能引起便溏腹泻,用当注意。

(2)配伍应用

a. 用于肝郁不舒、经脉阻滞、月经不调、胸腹胀痛等症,多与丹参、茺蔚子、当归、香附等活血行滞、调经止痛药同用。

b. 用于痈肿疮毒,单用鲜品捣烂外敷,有消肿止痛之效。用于瘰疬肿痛,又本品配夏枯草、大贝母、牡蛎等清肝散结软坚药,可以活血散滞消肿。

(3)用量用法

内服:3~6g;外用:适量,捣敷。

(4)使用注意

脾胃虚弱者及孕妇慎用。

18. 凌霄花

(1)性能概要

凌霄花味辛,性微寒,归肝、心包经。本品味辛行散,微寒清热,破血行瘀,可治经闭、癥瘕,又能凉血祛风,治血热生风、皮肤瘙痒。且性寒清热,凉血止血,治疗血热便血、崩漏。由于本品能破瘀消癥,近人又用本品治疗癌肿。

(2)配伍应用

a. 用于瘀血阻滞,经闭、发热腹胀等症,以血热血瘀之月经不调为宜,常与赤芍、丹皮、红花等同用,如紫葳散。用于久疟疟母、肝脾肿大,本品也可与䗪虫、鳖甲、大黄等同用,如鳖甲煎丸。

b. 用于血热风盛的周身痒症,可单用本品煎服,或用散剂酒调服。又本品与生地、赤芍、归尾、白鲜皮、荆芥、防风等凉血活血散风之品同用,还可治风疹瘙痒,疹块发红,遇热痒甚。此外,本品配雄黄、白矾、黄连、羊蹄根、天南星等外擦,又可用治皮肤湿癣,如凌霄花散。

（3）用量用法

内服:3~10g。

（4）使用注意

孕妇忌用。

19. 自然铜

（1）性能概要

自然铜味辛,性平,归肝经。本品散瘀止痛,接骨疗伤,味辛而散,入肝经血分,活血散瘀、续筋接骨,尤长于促进骨折的愈合,为伤科专用药。外敷、内服均可。

（2）配伍应用

用于跌打损伤、瘀血肿痛,可以本品配当归、没药等份为散剂,以酒调服。本品配土鳖虫等份为末,开水送服,还可用治闪腰岔气腰痛,也取散瘀止痛之功。用于跌仆骨折,常用本品煅后,与乳香、没药、当归、羌活同用,等份为散,酒调服,如自然铜散。

（3）用量用法

内服:3~10g,或煅研细末入丸、散吞服0.3~0.5g。

（4）使用注意

阴虚火旺、血虚无瘀者忌服。

20. 王不留行

（1）性能概要

王不留行味苦,性平,归肝、胃经。本品苦泄宣通,入血分,善能通利血脉,行而不止,走而不守,功能活血通经,下乳消痈,利尿通淋。善于通利血脉,活血通经,走而不守,用于经行不畅、痛经及经闭。兼苦泄宣通,行而不留,能行血脉,为通经下乳之品,且性善下行,有利尿的作用,善治多种淋证。

（2）配伍应用

a. 用于血滞经闭、经行腹痛,常与川芎、桃仁、红花等同用。用于乳汁不下,常与穿山甲、通草同用,等份为散,温酒或猪蹄煎汤送下,若气血衰少者,当配合黄芪、党参、当归、白芍、地黄等补气补血药。

b. 与蒲公英、夏枯草、瓜蒌等同用,还可用于乳痈肿痛,也取其活血通经、消肿止痛之效。

c. 用于诸淋,小便不利、尿道涩痛,常与石韦、滑石、瞿麦、冬葵子同用。

（3）用量用法

内服:3~10g。

（4）使用注意

孕妇忌用。

21. 刘寄奴

（1）性能概要

刘寄奴味苦,性温,归心、脾经。本品苦能泄降,温能通行,功能破血通经,可治瘀血经闭、产后瘀阻,又治跌打损伤。外敷创伤出血,有散瘀、止痛、止血之功效。南寄奴有消食化积的作用,用于食积不化,脘腹胀痛,可单用煎服,也可与消食导滞药同用。

（2）配伍应用

用于瘀血阻滞,经闭不通,常与凌霄花、当归尾、红花、牛膝等同用,如紫葳散,有行血通经之功。治折伤瘀血肿痛,以之与骨碎补、延胡索同用,煎汤加酒及童便服。又刘寄奴散,以本品研末外敷,治创伤出血疼痛。

（3）用量用法

内服:3~10g;外用:适量。

（4）使用注意

本品为破血之品,多服令人吐利,故血气虚弱、无瘀滞者忌用。

（二）常用药物对比

1. 川芎与延胡索

两药均为辛温之品,同归肝经,具有辛散温通之性,皆能活血行气止痛。凡气滞血瘀所致之疼痛,均可选用。然川芎辛温升散,祛风止痛,为治头痛之要药;延胡索味兼苦泄,能行气活血而有显著止痛之效,能行血中气滞及气中血滞,专治一身上下诸痛。

2. 郁金与姜黄

二者皆辛苦,入肝经,均可活血行气止痛,用于血瘀气滞之疼痛诸症。然郁金性寒,行气力胜,不仅能凉血祛瘀,而且能行气解郁,治气滞血瘀有热者为宜;兼入心经,芳香宣达,能凉血清心,开窍解郁,可治热病神昏,痰热壅盛之癫狂、痫证。姜黄性温,祛瘀力强,能外散风寒,内行气血,可用治风湿痹痛,尤长于肩背痛,治寒凝气滞之血瘀诸症为佳。郁金能清利肝胆湿热,散肝郁,有利胆退黄之效,可用于肝胆湿热证。姜黄兼入脾经,可疗胃肠胀痛,又能外用治疗牙痛、牙龈肿痛、疮疡痈肿、皮癣痛痒等。

3. 乳香与没药

两药气皆辛苦芳香,均归心、肝、脾经。善行走窜,都能活血行气,化瘀止痛,消肿生肌,均可用于跌打损伤、疮疡痈肿,以及风湿痹痛、脘腹疼痛、妇女经闭痛经等。两药常相须使用。服药后均易致恶心、呕吐,用量皆不宜大。然乳香性温,偏于调气,善行气活络舒筋,多用于痹证;没药性平,重在调血,善散血化瘀消肿,多用于跌打损伤、脘腹血瘀作痛。故古有"活血伸筋乳香为优,散瘀止痛没药为雄"之说。

4. 丹参与牡丹皮

两药均味苦,性微寒,均入心、肝经,入血分,能活血散瘀,清热凉血,调经止痛,主治血瘀诸症兼热者。还能清热消肿疗痈,主治痈肿疮毒等。丹参活血化瘀力强,尚能清心安神除烦,既治热病伤营、心烦失眠,又治心血不足之心悸失眠,且可用于风湿热痹、血滞心胸之脘腹疼痛的治疗;牡丹皮味辛,为清凉行散之品,善清热凉血,尚能退虚热,透阴分伏热;既治血热兼瘀之斑疹、吐衄,无论外感热病或内火入血者均宜,又治久病伤阴之无汗骨蒸、热病后期之阴虚发热,且可用于经前发热、肠痈腹痛。

5. 莪术与三棱

二者均能破血行气,消积止痛,常用癥瘕积聚、经闭瘀阻、食积脘腹胀痛。然破血之力三棱大于莪术,行气之功莪术大于三棱。

6. 土鳖虫、水蛭与虻虫

三药均为破血逐瘀消之品,可治瘀血经闭、癥瘕积聚、蓄血发狂、跌打损伤瘀滞等证。三药比较,虻虫作用最为强烈,不若水蛭作用缓慢持久,土鳖虫作用较缓,兼能接骨续筋。

7. 红花与藏红花

两药均能活血化瘀,通经止痛。用于血滞经闭、痛经、产后瘀阻腹痛、癥瘕,以及跌打损伤、瘀血作痛;尚用于斑疹,色不红活因于血滞者。然红花辛温,为常用的活血化瘀药,临证用红花量大则能破血,量小能和血,量中则能活血,活血作用弱于藏红花。藏红花甘寒,除活血祛瘀外,尚能凉血解毒,主治热病热入营血之高热烦躁、发斑发疹、色不红活。

8. 川牛膝、怀牛膝与土牛膝

三者皆味苦酸而性平,归肝、肾经。性善下行,均能活血祛瘀,补肝肾,强筋骨,利尿通淋,引火(血)下行等,都可用于跌打损伤、风湿关节痛、经闭痛经、淋病、水肿、吐血衄血、咽喉肿痛、口舌生疮等。然川牛膝长于活血祛瘀,祛风利湿,宣通关节,多用于瘀血阻滞之跌打损伤、妇女经闭痛经,以及风湿腰膝疼痛;怀牛膝长于补益肝肾,强壮筋骨,多用于肝肾亏虚之腰膝酸痛、痿软无力;土牛膝虽有类似牛膝的活血散瘀作用,但无补益的功效,长于清热解毒利尿,活血通淋,多用于跌打肿痛、咽喉肿痛、诸淋等。

化痰止咳平喘药

凡具有化痰或止咳平喘作用的药物,称为化痰止咳平喘药。其又可分为化痰药与止咳平喘药两类。化痰药主要适用于痰多的咳喘,以及由痰引起的癫痫惊厥、瘿瘤瘰疬、阴疽流注等证。止咳平喘药主要适用于由内伤或外感引起的咳喘。使用本类药物当根据病情选择配伍。如外感咳喘配伍解表药;内伤咳喘当配伍补益药;兼有里热者配伍清热药;兼有里寒者配伍温里药。至于由痰引起的癫痫惊厥配伍安神药和平肝息风药;瘿瘤瘰疬配伍软坚散结药;阴疽流注配伍散寒通滞药。使用注意:咳嗽兼咯血者,不宜用燥烈的化痰药。

一、化 痰 药

本类药物分别具有温化寒痰和清化热痰的作用,可以随证选用。温化寒痰药性偏温燥,适用于寒痰、湿痰,不宜于热痰、燥痰;清化热痰药适用于热痰、燥痰,不宜于寒痰、湿痰。

(一) 常用单味药

1. 白附子

(1) 性能概要

白附子辛、甘,大温,燥烈有毒,归胃经。功能燥湿化痰,祛风止痉。本品性极燥烈,能升能散,功能祛风化痰解痉,善引药势上行,善治头面之疾,多用于中风痰盛、口眼歪斜、痰厥头痛及破伤风证。此外,本品外用能祛湿止痒,以治湿疹及疥癣风疮之瘙痒症。白附子有关白附、禹白附之分,前者毒烈之性尤甚。孕妇忌服。

(2) 配伍应用

a. 用于中风痰壅,口眼歪斜、语言謇涩及偏正头痛等症。如牵正散,以之配伍息风止痉药全蝎、僵蚕,治中风口眼歪斜、半身不遂;配伍南星、半夏、天麻、全蝎、蜈蚣等,如白附饮,治风痰壅盛,抽搐呕吐;玉真散,即配伍防风、南星、白芷、天麻等,治破伤风;治痰厥头痛,则与南星、半夏等祛痰药同用,如三生丸。

b. 用于湿疹瘙痒,可与羌活、白蒺藜等祛风药同用。

此外,外用可治毒蛇咬伤及瘰疬痰核,可单味捣烂外敷。

(3) 用量用法

内服:3~5g;外用:适量,捣烂外敷。

(4) 使用注意

本品燥烈伤阴,故阴虚有热动风及孕妇忌用。

2. 白芥子

(1) 性能概要

白芥子味辛,性温,归肺经。本品气锐走散,为辛散温通之品,既能利气祛痰,又善通络止痛。既善于祛寒痰,更长于祛除皮里膜外之痰。为治寒痰壅滞之喘咳、胸满胁痛,痰湿阻滞经络之肢体疼痛或麻木,以及阴疽流注等症的要药。

(2) 配伍应用

a. 用于寒痰壅滞,胸胁支满、咳嗽上气等症。以本品配伍苏子、莱菔子,如三子养亲汤,用治高年咳嗽,气逆痰痞;同甘遂、大戟配伍,如控涎丹,用于痰饮积于胸胁,咳喘胸痛、不能转侧之症。

b. 用于痰注肢体,关节疼痛及阴疽痰核等症。如白芥子散,即以之同木鳖子、没药、桂心、木香等为散剂,酒服,治痰滞经络,肩臂痛牵背胛;本品与熟地、鹿角胶、肉桂、麻黄等同用,如阳和汤,治阴疽流注、鹤膝风等阴寒之证。

(3) 用量用法

内服:3~10g;外用:适量。

（4）使用注意

本品燥烈辛散，易耗气伤阴动火，故久嗽肺虚、阴虚火旺者忌服。

3. 皂荚

（1）性能概要

皂荚味辛、咸，性温，有小毒，归肺、大肠经。辛温走窜，咸以软坚消痰，入鼻则嚏，入喉则吐，服之能豁痰导滞，祛湿，通利二便，为作用峻烈的祛痰药，适用于顽痰壅盛、喘急胀满。又有开窍的作用，可治中风口噤、关窍阻闭。内服或捣碎外敷可消肿止痒，用治痈肿疮毒，功效亦良。大者称皂荚，化湿痰力胜，故治湿痰较好；小者名猪牙皂，开窍力较强，故治风痰口噤较优。体虚、孕妇及咯血患者忌服。皂刺辛温，善消肿溃脓，为外科消肿托毒溃疮常用之品。

（2）配伍应用

a. 用于痰多阻塞，咳喘上气之证，如皂荚丸，单用皂荚制蜜丸，以枣糕汤送服，治咳逆上气，时时吐浊，但坐不得眠。以生皂荚去皮、子，研末，每服少许，以箸头点肿处，更以醋调药末，厚敷项下，治急喉闭。钓痰膏，即以本品熬膏，再配伍半夏及明矾，合柿饼捣为丸，治胸中痰结证，使痰涎易于吐出。

b. 用于卒然昏迷，口噤不开及癫痫痰盛等关窍阻闭病证。如通关散，用本品配伍细辛、生南星等药为末，吹鼻取嚏，治卒中风，口噤、昏迷不省人事者；用牙皂、明矾研末，如稀涎散，温水调灌，取吐，治中风牙关紧闭。

此外，内服或外敷可消肿止痒，除湿毒杀虫。如皂角丸，单用一味皂荚制丸，治大风诸癞。

（3）用量用法

内服：1.5～5g，宜入丸、散剂用；外用：适量。

（4）使用注意

本品辛散走窜，易伤正气，非实邪痰痼者，以及虚弱人、孕妇和有咯血倾向者均忌用。

4. 桔梗

（1）性能概要

桔梗辛、苦，平，质轻上浮。功能开宣肺气，解表祛痰。本品辛散苦泄，质轻升浮，善于开提肺气，宣肺解表利咽，祛痰排脓。多用于外邪犯肺，肺气不宣之咳嗽痰多、胸闷不畅、咽痛音哑等症，为肺痈之要药。古有桔梗为"诸药舟楫，载之上浮"之说，多用于胸膈以上的疾病。

（2）配伍应用

a. 用于风寒咳嗽痰多，以本品配伍杏仁、苏叶、半夏、生姜等，如杏苏散。用于风热咳嗽，痰稠难咳，可与桑叶、菊花、杏仁等配伍，如桑菊饮。用于咽痛音哑，可与甘草、薄荷、牛蒡子等配伍，如加味甘桔汤。对于气滞痰阻，胸闷不畅之证，又常与枳壳配伍应用。

b. 用于肺痈及痈疽肿毒，如桔梗汤，即以本品配伍甘草，治疗肺痈之胸痛、咳吐脓血。近年来常合千金苇茎汤应用。

（3）用量用法

内服：5～10g。

（4）使用注意

阴虚久咳及咳血者不宜服用。

5. 旋覆花

（1）性能概要

旋覆花味苦、辛、咸，性微温，归肺、胃、大肠经。本品苦降辛散，咸以软坚消痰，温以宣通壅滞，善降肺胃之气，消痰行水，善治痰涎壅肺、咳嗽痰多、胸胁胀满、呕吐噫气等症。其地上部分名为金沸草，功效与旋覆花相似。

（2）配伍应用

a. 用于痰壅气逆及痰饮蓄结所致的咳喘多痰。旋覆花汤，即以之配伍桔梗、桑白皮、大黄、槟榔等药，治疗痰饮蓄结，胸膈痞实、大便秘涩、喘逆气促之症；金沸草散，以之配伍荆芥、细辛、前胡、半夏等药，治疗咳嗽痰喘而有表证者；若痰结胸痞，唾如胶者，又常与海浮石配伍。

b. 用于脾胃虚寒，痰湿内阻所致的呕吐、噫气等。如旋覆代赭汤，以之配伍代赭石、半夏、生姜、人参、甘草、大枣等药，用于吐下后心下痞，噫气不除者；旋覆半夏汤，以之配伍半夏、茯苓、青皮等药，治疗痰饮在胸膈呕不止，心下痞哽者。

（3）用量用法

内服：5~10g，包煎。

（4）使用注意

本品温散降逆，故阴虚劳嗽、风热燥咳及脾虚大便溏泄者，均不宜用。

6. 白前

（1）性能概要

白前味苦、辛，性微温，归肺经。本品长于降气，气降则痰涎自消，咳嗽白止，为降气消痰止咳之品，素有"肺家要药"之称。性微温而不燥烈，长于祛痰，降肺气以平咳喘。专治肺气壅塞，咳嗽痰多之证。不论属寒属热，经适当配伍均可应用。

（2）配伍应用

凡肺气壅实，痰多者均可用之。如治咳嗽，喉中作声不得眠，即单用白前焙捣为末，温酒服；配伍紫菀、半夏、大戟，治久咳上气，体肿短气胀满，昼夜倚息不得卧，喉中作水鸡声者，如白前汤；咳痰偏热者，又可与桑白皮等配伍。

（3）用量用法

内服：5~10g。

（4）使用注意

凡咳嗽气逆属气虚，气不归元者，不宜应用。

7. 前胡

（1）性能概要

前胡味苦、辛，性微寒，归肺经。苦降辛散，微寒清热，既能宣肺解表，又能下气消痰，为祛痰治咳之常用药。适用于外邪犯肺，咳嗽痰多，或肺有痰热之喘满。对咳喘上气、痰黄难咳而兼有表证者,用之最宜。

（2）配伍应用

用于肺热咳嗽、痰黄黏稠、胸闷不舒之症,可与杏仁、桑白皮、贝母等配伍,如前胡散。用于外感风热,咳嗽痰多、气急咽痛之症,可与白前、桑叶、桔梗、薄荷、牛蒡子等配伍,如二前汤。

（3）用量用法

内服:3~10g。

（4）使用注意

阴虚火炽及寒痰咳嗽者均不宜应用。

8. 瓜蒌

（1）性能概要

瓜蒌甘寒滑润,功能清火化痰,润肺下气,滑肠通便,常用于痰热咳嗽、胸痹、结胸、大便秘结等症。此外还有消肿散结之功,可治痈肿疮毒,尤宜于乳痈肿痛。瓜蒌古方全用,今常皮仁分用,皮偏于清火化痰,下气宽胸;仁偏于润肺化痰,润肠通便。反乌头。

（2）配伍应用

a. 用于痰热咳嗽,痰稠难咯之症。如清气化痰丸,配伍黄芩、枳实、胆星等,治疗痰热咳嗽、胸膈痞满;独用瓜蒌实,治小儿咳喘。

b. 用于胸痹胸痛,常与薤白等药同用,如瓜蒌薤白半夏汤。用于痰热互结胸膈,满闷作痛之结胸证,常与黄连、半夏配伍,如小陷胸汤。

c. 用于乳痈、肺痈、肠痈等。如神效瓜蒌散,即以瓜蒌配伍生甘草、当归、乳香、没药,治疗乳痈及一切痈疽初起。治疗乳痈又常与蒲公英等同用,如瓜蒌牛蒡汤。

d. 用于肠燥便秘,即用本品配伍干葛,研末用水冲服。

（3）用量用法

内服:全瓜蒌 12~30g、瓜蒌皮 6~12g、瓜蒌仁 10~15g。

（4）使用注意

寒饮及脾虚便溏者忌用。反乌头。

9. 贝母

（1）性能概要

贝母为润肺化痰之品,主要用于痰热咳嗽、阴虚燥咳、劳嗽咯血等症。兼有清热开郁、解毒散结的功效,可治心胸忧郁烦闷、痈肿疮毒、瘰疬痰核。贝母有川贝母、浙贝母之分。川贝母宜于阴虚肺燥的虚证,浙贝母宜于风邪或痰热郁结的实证。反乌头。

（2）配伍应用

a. 用于外感风邪,痰热郁肺所致的咳嗽痰黄而稠之症,宜以浙贝母配伍知母、黄芩、杏仁、甘草等。如贝母丸,配伍杏仁、甘草,治肺热咳嗽多痰、咽喉干痛;二母丸,贝母与知母同用,治肺热咳逆。

b. 用于肺热燥咳及虚劳咳嗽,宜以川贝母配伍紫菀、款冬花、麦冬、沙参等。如贝母散,配伍杏仁、紫菀、款冬花、麦冬等止咳养阴药,用于肺燥咳嗽及久咳。

c. 用于瘰疬痰核,浙贝母常与玄参、牡蛎同用,如消瘰丸。用于痈疡初起,可与连翘、蒲公英、天花粉等同用,如消痈散毒汤。用于痰热互结,或气郁化热而致的心胸郁闷疼痛,可与瓜蒌、郁金、香附等同用。

此外,配伍乌贼骨,如乌贝散,治疗胃溃疡胃痛。

（3）用量用法

内服:5~10g,研末冲服1~2g。

（4）使用注意

属寒湿痰嗽者,不宜用。反乌头。

10. 天竺黄

（1）性能概要

天竺黄能清心豁痰,息风定惊,凡热病神昏谵语,中风痰迷不语,以及小儿惊痫抽搐之有痰热者,均可用之。竹沥与天竺黄的功效相近而较寒滑,适用于痰热喘咳、中风痰迷不语及惊痫癫狂等症之痰热较重者。竹茹的主要功效是除烦热,止呕吐,兼可凉血安胎。

（2）配伍应用

用于小儿痰热壅盛,气急咳喘,可与黄连、僵蚕、朱砂、青黛等药配伍,如天竺黄丹。用于小儿惊风,痰壅抽搐,常与胆星、朱砂等同用,如抱龙丸。用于小儿惊热夜啼,可与蝉衣、僵蚕等同用,如天竺黄散。

（3）用量用法

内服:3~10g,研末冲服每次0.5~1g。

11. 礞石

（1）性能概要

礞石味甘、咸,性平,归肺、肝二经。质重镇坠,沉降下行,功专下气消痰、平肝镇惊,古有"治惊利痰圣药"之称。主治顽痰、老痰浓稠胶结所致的咳嗽喘急、惊痫癫狂。下泄之力较强。孕妇慎用。

（2）配伍应用

用于顽痰内结,喘逆不得平卧、大便秘结,或痰积癫痫、狂躁烦闷等症,常与大黄、黄芩、沉香等同用,如礞石滚痰丸。用于小儿急惊,痰热塞于咽喉,如夺命散,即以本品为末,以薄荷自然汁入蜜调服少许。

（3）用量用法

内服:10~15g,打碎先煎,宜包煎,入丸、散1.5~3g。

（4）使用注意

本品重坠,下泄之力甚强,凡非痰热实证均不宜用。孕妇忌服。

12. 黄药子

黄药子有散结消瘿、清热解毒、凉血止血之功效,主要用于瘿瘤。兼有止咳平喘的作用,亦可治疗咳嗽、气喘、百日咳等。本品有毒,不宜久服。

13. 胖大海

（1）性能概要

胖大海味甘、淡，性微寒，归肺、大肠二经。本品质轻宣散，功能开宣肺气，清热通便，利咽开音。适用于肺气闭郁，声音嘶哑、咽喉疼痛及痰热咳嗽等症，为咽喉科之要药；凡肺气不宣、痰热咳嗽、咽痛音哑、热结便秘等症，均可应用。但通便功力不强，只适用于轻证，重证尚须配合清热泻下药同用。

（2）配伍应用

a. 用于肺热声哑、咽喉肿痛及痰热咳嗽等症，可单味泡服或入复方中应用。如与蝉衣配伍名海蝉散，可治肺热音哑；配伍甘草，炖茶饮服，老幼者适加冰糖，治干咳失音、咽喉燥痛、牙龈肿痛等。

b. 用于上部火证，如头痛、目赤、牙痛等由热结便秘引起者，单味泡用即可奏效，但热结便秘重证尚须配伍清热泻下药。此外，也可用于肠热出血，可用胖大海数枚，开水泡发去核，加冰糖调服，治肠热便血。

（3）用量用法

内服：每次 2~3 枚，沸水泡服，散剂减半。

14. 猪胆汁

猪胆汁能清肺化痰，清热解毒。

（二）常用药物对比

1. 半夏与南星

二者均性温，燥烈有毒，都能燥湿化痰。半夏又为降逆止呕的要药，且可消痞散结；南星毒烈之性较半夏为甚，善祛风痰止痉，多用于中风痰涌、风痰眩晕、口眼歪斜、癫痫及破伤风等症。两药外敷均有散结消肿的功效。半夏反乌头，孕妇慎用。南星用牛胆汁制后称胆南星，味苦，性凉，功能清热化痰，息风定惊，而无燥烈伤阴之弊，适用于痰热神昏、惊痫抽搐等症。

2. 清半夏、法半夏、姜半夏、竹沥半夏、半夏曲与生半夏

六者为半夏不同的炮制品，均可化痰，但功效各有特点。其中，清半夏辛温燥烈之性较缓，长于燥湿化痰，适用于湿痰咳嗽、胃脘痞满、痰涎凝聚、咳吐不出；法半夏温性较弱，功能燥湿化痰，适用于痰多咳嗽、痰饮眩悸、风痰眩晕、痰厥头痛；姜半夏温中化痰，长于降逆止呕，适用于痰饮呕吐、胃脘痞满；竹沥半夏药性转凉，功能清化热痰，适用于胃热呕吐、肺热咳嗽，以及痰热内闭、中风不语等；半夏曲功能燥湿健脾、消食止泻，适用于脾胃虚弱、湿阻食滞、腹痛泄泻、大便不畅、呕恶苔腻；生半夏毒性较大，偏于解毒散结，供外用以治痈肿痰核。

3. 白附子与关白附

二者名称与功效相近，均能祛风痰解痉，但来源不同。白附子（禹白附）毒性较小，又能

解毒散结;而关白附为毛茛科植物黄花乌头的干燥块根,毒性大,功效偏于散寒湿止痛,现已较少应用。

4. 白附子与天南星

二者均为辛温燥烈有毒之品,具有燥湿化痰、祛风解痉之功,主治中风口眼歪斜、惊风癫痫、破伤风等。但天南星兼入肺经,又治寒性顽痰阻肺之喘咳、风痰眩晕、中风痰壅等,外用又能消肿散结止痛,用治痈疽肿痛、毒蛇咬伤。白附子辛温,其性上行,善祛风痰而解痉止痛,尤善治头面部诸疾,外用可治瘰疬痰核及毒蛇咬伤。

5. 浙贝母与川贝母

二者均性寒,味苦,入肺、心经,功用基本相同,均能清热化痰,散结消肿。然浙贝母苦寒,开泻力大,长于清肺化痰,宜治风热犯肺或痰热郁肺之咳嗽痰黄;川贝母性偏甘寒,长于润肺止咳,宜治肺热燥咳、虚劳咳嗽。至于清热散结之功,以浙贝母为胜,疗痰火郁结、疮痈瘰疬。

6. 瓜蒌皮、瓜蒌子、全瓜蒌与瓜蒌根

四者同出一源。其中,瓜蒌皮为瓜蒌的外皮,长于清热化痰,利气宽胸,散结消肿,多用治痰热咳嗽、结胸、痈肿;瓜蒌子为瓜蒌的种仁,偏于润燥化痰,润肠通便,多用治燥热咳嗽;全瓜蒌包括瓜蒌的皮、子及瓤,兼具瓜蒌的皮、子之功,既清热化痰,利气宽胸,又润肠通便,散结消肿;瓜蒌根,又名天花粉,味甘性寒,功能清热润燥,善治热病烦渴、燥热伤肺之干咳少痰、痰中带血等肺热燥咳证及内热消渴,又能消肿排脓以疗疮,用治肺痈及疮疡初起、热毒炽盛,未成脓者可使消散,脓已成者可溃疮排脓。

7. 天竺黄、竹茹与竹沥

三者皆来源于竹,性寒,均可清热化痰,治痰热咳喘。但竹沥、天竺黄又可定惊,用治热病或者痰热而致的惊风、癫痫、中风昏迷、喉间痰鸣。天竺黄入心、肺、胆经,定惊之力尤胜,多用于小儿惊风、热病神昏。竹沥入心、肺、胃经,性寒滑利,清热涤痰力强,成人惊痫中风、肺热顽痰胶结难咳者多用。竹茹入胆、胃经,长于清心除烦,多用治痰热扰心之心烦失眠。

8. 浮海石与海蛤壳

二者均为清肺化痰、软坚散结之品,常同用以治痰热咳嗽、瘿瘤、瘰疬、痰核等证。浮海石还能利尿通淋,治血淋、砂淋,尿涩作痛;海蛤壳又可利尿退肿,煅用治胃痛吐酸,研末油调可敷治烫伤。

9. 海藻与昆布

二者均为咸寒之品,皆能软坚消痰,同为瘿瘤、瘰疬之常用药。兼消腹中包块,睾丸肿痛,又能清热利尿退肿。海藻反甘草。

二、止咳平喘药

本类药物主要适用于咳嗽喘息之病。由于喘咳的病因有外感、内伤之别,其症状又有寒

热、虚实之异,故应选用适当的药物,并进行恰当的配伍。

(一) 常用单味药

1. 杏仁

(1) 性能概要

杏仁味苦,性温,有毒,归肺、大肠经。本品苦降,温散,质润,既有下气止咳平喘之功,又有疏散肺经风寒痰湿之能,且善润肠燥。故凡外邪侵袭,痰浊内蕴,以致肺气失降,而为痰多咳喘及肠燥便秘之证,用之无不相宜。本品有苦、甜之分。苦杏仁苦温润降,功能止咳平喘,润肠通便,善治外邪犯肺,肺气不降的喘咳痰多之症,又治肠燥便秘。甜杏仁甘平润肺,专治虚劳喘咳。

(2) 配伍应用

a. 用于风寒感冒,咳嗽痰多者,可与苏叶、半夏、茯苓等同用,如杏苏散;喘促明显者,可与麻黄、甘草等配伍,如三拗汤。用于风热咳嗽,当与桑叶、菊花等疏散风热药配伍,如桑菊饮。用于肺热咳喘,应配伍清热药生石膏等,如麻杏石甘汤。

b. 用于肠燥便秘,润肠丸,即配伍火麻仁、桃仁、当归、生地等,治疗老年人或产后肠燥便秘。

此外,取其疏通肺气之性,配伍白蔻仁、薏苡仁等,治疗湿温初起,头痛身重、胸闷不饥、午后身热之证,如三仁汤。

(3) 用量用法

内服:5～10g。

(4) 使用注意

苦杏仁有毒,用量当控制。阴虚咳嗽及大便溏泄者不宜用。

2. 百部

(1) 性能概要

百部味甘、苦,性微温,归肺经。功能润肺止咳,杀虫灭虱。甘润苦降,微温不燥,无偏寒偏热之性,既有较好的润肺下气止咳作用,为润肺止咳之良药,不论新久咳嗽、寒嗽、劳嗽均可用之,又能灭虱杀虫,可治蛲虫、蛔虫,外治疥癣虫虱。百部治肺病,与紫菀、款冬花的性质近似,寒热虚实之咳嗽均可用之。但本品善于治肺痨咳嗽,并能杀虫、灭虱。

(2) 配伍应用

a. 对新、久、寒、热咳嗽都有疗效。如百部丸,以本品配伍麻黄、杏仁,蜜丸服,治小儿寒嗽;止嗽散,配合桔梗、荆芥、紫菀等药,治疗外感咳嗽,咳痰不爽;百部汤,配伍百合、麦冬、薏苡仁、桑白皮、白茯苓、沙参、黄芪、地骨皮等药,治久嗽不已,咳吐痰涎,渐成肺痿,午后低热等;百部散,同紫菀、贝母、葛根、石膏、竹叶,治小儿肺热,咳嗽烦热。

近年,又常将本品配伍白及、贝母、三七等药治疗肺结核;制成糖浆治疗小儿肺结核。

b. 单用酒浸液或水煎液外用,可治头虱、体虱、阴虱,以及皮癣、疥疮、阴道滴虫。煎剂内服可驱杀蛲虫、蛔虫;对蛲虫亦可作保留灌肠。

（3）用量用法

内服:5~10g;外用:适量。

（4）使用注意

本品易伤胃滑肠,故脾虚便溏者不宜用。

3. 苏子

苏子辛温,功能降气消痰,平喘止咳,常用于喘咳痰多之症。兼能润肠通便,故适用于气壅痰滞的喘嗽及肠燥便秘之证。

苏叶、苏梗、苏子三者均能调气,作用略有不同。苏叶和中气,止呕哕而散表邪;苏梗宽畅中气而利胸膈;苏子降肺气而化痰浊,润肠燥。

4. 桑白皮

（1）性能概要

桑白皮甘寒,泻肺平喘,利水消肿。味甘性寒降,主入肺经,甘淡能行肺中痰水而利小便,善清肺火兼泻肺中水气而平喘,又利小便,适用于肺热喘咳、水肿胀满、小便不利。

桑白皮、桑叶、桑枝均出自桑树,但作用不同。桑白皮走肺性降,能泻肺中之火而行肺中痰水;桑叶质轻性升,善疏散肺、肝二经之风热;桑枝走络,祛风湿,利关节。

（2）配伍应用

a. 用于肺热咳嗽、喘促,如泻白散,即地骨皮、桑白皮、甘草同用,治小儿肺热气急喘嗽。

b. 用于肺气壅实之水肿胀满喘急,小便不利。配伍麻黄、桂枝、杏仁、细辛、干姜,治水饮停肺,胀满喘急;五皮散,配伍茯苓皮、大腹皮等,治全身肌肤浮肿、小便不利。

（3）用量用法

内服:5~10g。行水宜生用,平喘止咳宜蜜炙。

（4）使用注意

肺虚无火、小便利及肺寒咳嗽者不宜用。

5. 葶苈子

（1）性能概要

葶苈子苦辛大寒,归肺、膀胱、大肠经。本品辛散苦泄,主泄肺实,而有下气定喘、利水退肿的功效。肺为水之上源,肺气壅实,则膀胱气化不行,肺气通则水道利,所以又能下行逐水,兼可泄大便。适用于痰饮阻肺之咳嗽喘促、水肿胀满、肺痈初期喘不得卧等症。葶苈子有甜、苦两种,大抵甜者下泄之性缓,虽泄肺而不伤胃;苦者下泄之性急,既泄肺而易伤胃。临床为防备苦葶苈伤胃,常以大枣辅之。

（2）配伍应用

用于肺气壅实,痰饮壅塞所致之咳嗽喘满、面目浮肿、胸腔积液、腹水等。如葶苈大枣泻肺汤,用大枣辅佐,治痰饮咳喘不得卧,一身面目浮肿或肺痈初起;配伍大黄、芒硝、杏仁,治结胸证,胸胁积水,大便不利等,如大陷胸丸;治胸腔积液、腹水,小便不利而属实证者,如己椒苈黄丸。

（3）用法用量

内服:3～10g。

（4）使用注意

本品专泻肺气之实而行痰水,故凡肺虚喘促、脾虚肿满,均当忌用。

6. 枇杷叶

（1）性能概要

枇杷叶苦,微寒。本品性善降泄,既能泄降肺热以化痰止咳,又能清降胃热以止呕哕,除烦渴,为清肺化痰、和胃降气之品。适用于肺热咳喘、咯血、衄血,以及胃热呕哕、烦渴等症。

（2）配伍应用

a. 凡风热燥火等引起的咳嗽、咯血、衄血均可应用。治妇人肺热久嗽,身如火炙,以枇杷叶、木通、款冬花、紫菀、杏仁、桑白皮、大黄等药配伍应用;配伍沙参、炙桑白皮、山栀子等药,治肺热咳喘、痰黄而浓、口燥咽干之症,即枇杷清肺饮;单用本品研末,茶服一二钱,以治衄血不止。

b. 用于呕哕、烦渴等症。如枇杷叶散,用本品配伍党参、半夏、茯苓、茅根、生姜等药,治胃气上逆,恶心呕哕;枇杷饮子,与白茅根等量煎水服,治温病有热,饮水呕哕;若用于胃热呕哕,可与竹茹、芦根、生姜、陈皮等同用。

（3）用量用法

内服:6～12g。止咳宜炙用,止呕宜生用。

（4）使用注意

本品清降苦泄,胃寒呕哕及寒嗽者不宜用。

7. 白果

白果为苦降涩敛之品,上能敛肺气、平痰喘,下能止带浊、缩小便,适用于痰多哮喘、带下白浊、小便频数等症。

8. 洋金花

（1）性能概要

洋金花辛温有毒,归肺、肝经。作用峻烈,既能止咳平喘,又能止痛镇痉,可治寒痰喘咳、心腹冷痛、风湿痹痛、惊痫抽搐等症,又为中药麻醉的常用药物。此外,还具有息风止痉的功效,可治癫痫及小儿慢惊。

（2）配伍应用

a. 用于寒痰喘咳及哮喘,可单用,或与烟叶等量燃烟吸,亦可入复方中水煎内服,但必须严格控制剂量,以防中毒。

b. 用于脘腹冷痛、风湿痹痛、跌打损伤等症,单味内服有效。古今中药麻醉方中,本品均为主要成分,如整骨麻药方,即以本品配伍川乌、草乌、姜黄等药组成。近年以本品配伍生草乌、当归、川芎等制成的中药麻醉品,用于外科手术。

c. 用于癫痫及惊风抽搐,多与天麻、全蝎等息风止痉药同用。如干蝎天麻散,配伍全蝎、天麻、天南星、丹砂、乳香等为末,薄荷汤调下,治小儿慢惊。

（3）用量用法

内服：散剂 0.3~0.6g，吞服。如作卷烟吸，每日量不超过 1.5g，分次用。外用：适量。

（4）使用注意

应严格控制剂量，以免中毒。服本品后妨碍出汗，故表证未解者忌用；热咳痰稠，咳痰不利者慎用；青光眼患者亦不能服用。

（二）常用药物对比

1. 紫菀与款冬花

二者的作用相近，均有润肺下气、消痰止咳的功效，且温润不燥，凡咳嗽不论寒热虚实均可应用。紫菀偏于化痰，款冬花止咳功胜。

2. 紫苏子与苦杏仁

二者均能降气止咳平喘，润肠通便，用于肺气上逆咳喘及肠燥便秘。但苦杏仁兼能宣肺平喘，可用于多种咳喘证；紫苏子兼有化痰之功，且长于降气，善治寒痰、湿痰阻肺，肺气上逆之咳喘证。

安 神 药

凡具有安定神志作用的药物，称为安神药。本类药物适用于阳气躁动、心悸失眠、惊痫发狂、烦躁易怒；或心肝血虚、心神失养所致的心悸怔忡、失眠多梦等症。使用本类药物时，应根据不同的病因做必要的配伍。如虚证需配伍滋阴养血药；实证需配伍平肝潜阳药、清心泻火药；癫狂惊风要配伍化痰开窍及平肝息风药。本类药物中，有部分矿物药，易伤脾胃，故不宜久服；个别药有毒，当慎用。

（一）常用单味药

1. 朱砂

（1）性能概要

朱砂甘寒，有毒，归心经。本品微寒清热，"重可镇怯"，能清心热，镇心神，兼可解毒，明目。多用于心悸失眠、惊痫癫狂等症，又治疮疡肿毒及目疾。入汤剂当研末冲服，或入丸、散。

（2）配伍应用

a. 用于心神不安之症。如朱砂安神丸，以本品配伍黄连、生地、当归、甘草，治心烦、惊悸失眠；归神丹，配伍灯心草、麦冬等药，治癫痫、狂乱；配伍牛黄、犀角，治小儿惊热夜啼。

b. 用于热毒疮疡、目暗不明。如玉枢丹，以本品配伍山慈菇、千金子、雄黄、麝香等药，研末外涂，消疮毒肿痛；玉钥匙，配伍冰片、西瓜霜等研末吹口，治咽喉肿痛、口舌生疮。

（3）用量用法

内服：0.3~1.0g，研末入散服，入汤剂可研末冲服。可作丸药挂衣。外用：随方配制。

忌用火煅。

（4）使用注意

本品不能过量服用或持续服用,以防中毒。

2. 磁石

（1）性能概要

磁石辛、咸,性寒。有重镇安神的作用,可治恐怯怔忡、失眠癫痫。其安神之力不及朱砂,然能补肾潜阳、聪耳明目、纳气平喘,又可用于肾虚精亏、耳鸣耳聋、目暗不明,肝阳上升之头晕目眩,肾不纳气之虚喘诸症。入汤剂宜先煎,入丸、散不宜久服。

（2）配伍应用

a. 用于肾虚精亏,耳鸣耳聋、目暗不明。如耳聋左慈丸,以本品配伍熟地、山药、山萸肉、茯苓、泽泻、丹皮、石菖蒲,治肾虚耳鸣、耳聋;配朱砂、神曲,治肾虚目暗不明,如磁朱丸。

b. 用于肝阳上亢,头晕目眩,多与石决明、生牡蛎等平肝潜阳药配伍。

c. 用于肾不纳气的虚喘,可配伍熟地、山药、山萸肉、五味子、沉香等药。

（3）用量用法

内服:10～30g。入汤剂宜打碎先煎,入丸、散内服,必须煅透,否则令人腹痛。

3. 龙骨

（1）性能概要

龙骨生用镇惊安神,平肝潜阳,为治惊狂烦躁、心悸怔忡、失眠多梦,以及肝阳上升之头晕目眩的要药。煅用又可收敛固涩,内服治自汗盗汗、遗精滑精、小便不禁、久泻久痢、妇女崩漏带下不止;外敷治溃疡不敛、湿疮流水。龙齿只有镇惊安神的作用,专治惊狂烦躁、心神失眠等。龙骨、龙齿入汤剂宜先煎。

（2）配伍应用

a. 用于惊狂烦躁,如桂枝去芍加蜀漆牡蛎龙骨救逆汤,即由桂枝、炙甘草、生姜、大枣、蜀漆、龙骨、牡蛎所组成,治伤寒证因亡阳而惊狂、卧起不安者。用于心悸怔忡、失眠多梦,多与牡蛎、酸枣仁、远志、茯神、朱砂等药同用。

b. 用于肝阳上升,头晕目眩,可以本品配伍牡蛎、龟甲、白芍、代赭石、牛膝等,如镇肝熄风汤。

c. 用于自汗、盗汗,多与牡蛎、五味子同用,属阳虚自汗,可加黄芪、白术、附子;属阴虚盗汗,可加生地、白芍、麦冬等。用于遗精、遗尿,配韭菜子治遗精、滑精;龙骨配桑螵蛸治遗尿不止。用于泻痢不止,如龙骨散,以本品配伍诃子、没食子、罂粟壳、赤石脂等。用于崩漏带下,如清带汤,即以本品配伍牡蛎、山药、黄芪、生地、白芍、海螵蛸、茜草等治赤白带下、月经过多或过期不止。

此外,用本品配枯矾等份研末,掺于患处,治溃疡不敛、湿疮流水及金疮出血等症。

（3）用量用法

内服:10～30g。入汤剂宜先煎。镇惊安神潜阳宜生用,收敛固脱当煅用。外用:适量,研末掺或调敷。

（4）使用注意

有湿热、实邪者忌服。

4. 琥珀

（1）性能概要

琥珀味甘,性平,归心、肝、肺、膀胱经。本品入心、肝二经血分,能定惊安神,治惊风癫痫、心悸失眠;又散瘀血,治瘀血作痛、经闭、癥瘕;且甘淡入肺,能使肺气下降,通调水道,下输膀胱,可利尿通淋。外用止血生肌敛疮。入汤剂当研末冲服,或入丸、散。

（2）配伍应用

a. 用于惊风癫痫、心悸失眠。琥珀抱龙丸即以本品配伍朱砂、胆南星、天竺黄、金箔等药,治小儿惊风,痰壅抽搐;琥珀寿星丸,以本品配伍朱砂、制南星等,治癫痫;琥珀多寐丸,以本品配伍羚羊角、远志、茯神、人参、甘草、金箔,治肝阳上扰,心悸失眠。

b. 用于血淋尿道涩痛、小便不利,可配伍蒲黄、海金沙、没药,如琥珀散。

（3）用量用法

内服:1.0~3.0g,多入丸、散,入汤剂可研末冲服。

（4）使用注意

阴虚内热之小便不利及无瘀滞者忌服。

5. 酸枣仁

（1）性能概要

酸枣仁甘酸平,味甘,入心、肝经,能养心阴,益肝血而有安神之效,为补肝安神之品,可敛汗生津,常用于虚烦不眠、惊悸多梦、体虚多汗、津少口渴等。生用、熟用均可,炒熟用兼有醒脾之功。

（2）配伍应用

a. 用于虚烦不眠、惊悸多梦,如酸枣仁汤,以本品为主药,配伍川芎、知母、甘草、茯苓,治血不养肝,虚火扰心引起的上述各症。

b. 用于体虚多汗、津亏口渴,可以本品配伍人参、麦冬、五味子等药。

（3）用量用法

内服:10~20g,入汤剂应捣碎,研末服每次1.8g。治失眠睡前服。

（4）使用注意

有实邪郁火者不宜服。

6. 柏子仁

（1）性能概要

柏子仁味甘,性平,归心、脾、肝、肾经。甘平油润,为养心安神之品,心主血、藏神,汗为心液,因能补心益血,所以有安神止汗等功效,多用于心阴不足,心血亏虚,心神失养之心悸怔忡、虚烦不眠、头晕健忘;且可止汗,润肠,适用于惊悸失眠、体虚多汗及肠燥便秘;又可滋补阴液,还可用治阴虚盗汗、小儿惊痫。

（2）配伍应用

a. 用于惊悸失眠，可配伍酸枣仁、远志、五味子、茯神等药，如养心汤。

b. 用于阴虚盗汗，可配伍煅牡蛎、五味子、麻黄根等药，如柏子仁丸。

c. 用于肠燥便秘，常与桃仁、杏仁、松子仁、郁李仁等药同用，如五仁丸。

（3）用量用法

内服：10～20g，入汤剂应捣碎。

（4）使用注意

便溏及痰多者忌服。

7. 远志

（1）性能概要

远志味辛、苦，性温，归心、肾、肺经。辛散苦泄温通，长于交通心肾，有安神益智之效，兼可祛痰开窍，消肿止痛，适用于心肾不交之惊悸、失眠、健忘，痰浊内阻之神志恍惚、咳嗽痰多及痈疽肿毒之症。

（2）配伍应用

a. 用于惊悸失眠、迷惑善忘，如安神定志丸，以本品配伍石菖蒲、龙齿、茯苓、茯神、人参、朱砂等，制丸剂服，治惊悸失眠；不忘散，以本品与石菖蒲、茯苓、茯神、人参同用，治迷惑善忘。

b. 用于寒痰咳嗽，多配伍半夏、陈皮、杏仁、桔梗、紫菀等。

c. 用于痈疽肿毒，以本品为末，浸酒服，渣敷患处，有效。

（3）用量用法

内服：3～10g。

（4）使用注意

阴虚火旺及有实热之证者忌服。

8. 合欢皮

（1）性能概要

合欢皮甘平，为解郁安神之品。善治心神不安、忧郁失眠；又能和血消肿生肌，可治肺痈；并治筋骨折伤及痈肿。但本品药力缓和，需重用久服方能见效。合欢花既能解郁安神，又能理气开胃，可用于忧郁失眠、胸闷食少。

（2）配伍应用

a. 用于心神不安，忧郁失眠，可以单用，也可与柏子仁、龙齿、琥珀、首乌藤等配成复方应用。

b. 用于肺痈，即单用本品煎汤服，治肺痈唾浊，咳嗽胸痛；合欢饮，以本品配白蔹同煎服，治肺痈日久不愈。

（3）用量用法

内服：10～15g。

（二）常用药物对比

1. 磁石与朱砂

两药均为常用的重镇安神药，性寒质重，入心经，均能镇心安神。朱砂镇心清心而安神，善治心火亢盛所致的心神不安、胸中烦热、惊悸不眠，安神之功较磁石强，但无补益之功；且能解毒疗疮，治疗疮疡肿毒等。磁石主入肝、肾经，长于益肾阴，潜肝阳，安神定惊，故常用于肾虚肝旺、肝火扰心所致的心神不宁、烦躁不安、心悸失眠、头晕头痛等；又能纳气平喘，聪耳明目，可治肾虚气喘及肝肾不足之耳鸣耳聋、视物昏花。朱砂有毒，不可过服，忌火煅；磁石入煎剂宜打碎先煎。

2. 石决明与决明子

两药均性寒凉，入肝经，有清肝明目之功，均可治疗肝热目赤肿痛、翳膜遮睛。但石决明咸寒质重，凉肝镇肝，滋养肝阴，无论实证、虚证之目疾皆可应用，临床多用于肝阴虚之羞明、目暗、青盲等；并善治阴虚阳亢之头痛眩晕。决明子苦寒，功偏清泻肝火而明目，常用治肝经实火之目赤肿痛；并能润肠通便，用于肠燥便秘。

3. 牡蛎与龙骨

两药均属质重沉降之品，均有重镇安神、平肝潜阳之功，常相须为用，用治肝阳上亢之头晕目眩、心神不宁、惊悸失眠，如桂枝甘草龙骨牡蛎汤。煅后又均能收敛固涩，以治遗精、遗尿、崩漏、带下、自汗、盗汗等滑脱证，如金锁固精丸。然牡蛎平肝潜阳功效显著，尚具咸味，又能软坚散结，可用于痰火郁结之痰核、瘰疬及瘀血阻滞之癥瘕积聚等症；煅牡蛎还可制酸止痛，用治胃痛泛酸。龙骨主入心经，长于镇惊安神，可治疗神志不安、心悸失眠、惊痫癫狂，为重镇安神之要药；煅龙骨外用还能收湿敛疮，治疗湿疹瘙痒、疮疡久溃不敛等症。

4. 代赭石与磁石

二者均为铁矿石类重镇之品，均能平肝潜阳，降逆平喘，用于肝阳上亢之眩晕头痛、烦躁易怒及气逆喘息之症。但代赭石主入肝、胃经，平肝潜阳，主治肝阳眩晕；又善凉血止血，降肺胃之逆气，治疗血热吐血、衄血、崩漏下血，以及呕吐、呃逆、噫气等症。磁石主入肾经，偏于益肾阴而镇浮阳，纳气平喘，聪耳明目，用治肝肾阴虚之耳鸣、耳聋、目暗不明及肾虚喘促；又善镇惊安神，主治惊悸、失眠、心神不宁等。

平肝息风药

凡具有平肝阳、息肝风作用的药物，称为平肝息风药。本类药物适用于肝阳上亢、头晕目眩、肝风内动、惊痫抽搐及破伤风证。在使用本类药物时，当注意选择配伍。如因热动风者，当配伍清热降火药；风痰内盛者，当配伍化痰息风药；阴血不足之虚风内动者，当配伍滋阴养血药；肝阳上扰兼心神不安、失眠多梦者，当配伍安神药等。本类药物药性寒凉，不宜于脾虚慢惊风及无热之证;药性温燥,不宜于阴亏血虚之证。

(一) 常用单味药

1. 羚羊角

（1）性能概要

羚羊角咸寒,归肝、心、肺经,为清肝火、息肝风、解热毒之要药。肝主风,开窍于目而藏血,所以有明目、平肝息风、散血解毒等作用,适用于肝火上升之头痛、目赤、眩晕;肝风内动之神昏痉厥或惊痫抽搐;血热毒盛之斑疹、痈肿疮毒等症。山羊角功近羚羊角而力弱,大量应用可代替羚羊角。

（2）配伍应用

a. 用于肝火上升,目赤翳障、头痛眩晕,如羚羊角散,即以本品配伍龙胆草、栀子、黄芩、决明子、车前子等药。

b. 用于热甚风动,神昏痉厥或惊痫抽搐。如羚羊钩藤汤,与钩藤、鲜生地、生白芍、桑叶、菊花、茯神、川贝、竹茹、甘草同用,治肝风内动,手足瘛疭;羚羊角散,以本品配伍防风、独活、川芎、当归、杏仁、薏苡仁、甘草等药,治子痫。

c. 用于斑疹、痈肿、疮毒。以本品配伍犀角加入白虎汤中治温热病,壮热神昏谵语、斑疹不透;本品配伍清热解毒药,又可治痈肿、疮毒血热毒盛者。

（3）用量用法

内服:3~6g,搓末或磨汁冲服 0.6~1.5g。

（4）使用注意

本品为泻火散邪之品,无火热之证者忌服。

2. 石决明

（1）性能概要

石决明味咸,性寒,归肝、肺经,能清热补肝阴,为平肝潜阳、明目之佳品,常用于肝阳上亢之头目眩晕、肝经有热之目赤翳障或肝阴不足之视物昏花。对肝热风动之惊风抽搐,可以大量本品代羚羊角用。此外,本品还能清肺热,治骨蒸劳热。

（2）配伍应用

a. 用于肝阳眩晕,常与菊花、枸杞子、白芍、生地、牡蛎等药同用。用于惊风抽搐,可以大量木品配伍龙胆草、钩藤、鲜生地、白芍等药。

b. 用于目赤翳障、青盲雀目。如千里光汤,即以本品配伍菊花、甘草等药,治目赤羞明;石决明散,以本品配伍菊花、桑叶、枸杞子、谷精草、蛇蜕等药物,治目生翳障。

（3）用量用法

内服:10~30g。入汤剂应先煎。生用作用较强,煅用药力则缓。外用:研末水飞点眼。

（4）使用注意

脾胃虚寒者不宜服。

3. 牡蛎

（1）性能概要

牡蛎微寒质重，生用育阴潜阳、镇心安神、软坚散结，常用于热病伤阴，虚风内动和肝阳上亢所致的头目眩晕、惊狂烦躁、心悸失眠、癥瘕结块、瘰疬痰核等症。煅用能收敛固涩，可治自汗、盗汗、遗精、滑精、崩漏、带下等证；且治胃痛吐酸，可以制酸止痛。入汤剂当先煎。

（2）配伍应用

a. 用于热病伤阴，虚风内动，如二甲复脉汤，即以本品配伍鳖甲、炙甘草、生地、麦冬、阿胶、白芍。用于肝阴不足，肝阳上亢，如镇肝熄风汤，即以本品配伍龙骨、龟甲、玄参、麦冬、代赭石、牛膝等药所组成。

b. 用于自汗、盗汗，以本品与黄芪、麻黄根、浮小麦同用，治自汗；如牡蛎散，以本品配伍柏子仁、人参、五味子、麻黄根等药，治盗汗，如柏子仁丸；用于遗精、崩带，如金锁固精丸，用煅龙骨、煅牡蛎、沙苑子、芡实、莲须、莲肉等，制丸剂服，治遗精、滑精；清带汤，以本品配伍龙骨、海螵蛸、山药、茜草、生地、白芍等，治赤白带下，亦治崩漏。

c. 用于瘰疬、痰核，如消瘰丸，以牡蛎、玄参、贝母等份研末蜜丸服。

此外，用治胃痛吐酸，可以单用本品煅后研末服。

（3）用量用法

内服：10~30g。入汤剂先煎。益阴潜阳、镇惊安神、软坚散结宜生用，收敛固涩宜煅用。外用：适量，研末，可作扑粉。

（4）使用注意

属虚寒证者不宜服。

4. 珍珠

（1）性能概要

珍珠甘、咸，性寒。主清心肝之火，有镇心定惊之效，可治心悸失眠、惊风癫痫等症。外用能明目退翳，收敛生肌。此外还可清热解毒，生肌敛疮，用治喉痹、口疮、溃疡不敛等症。内服入丸、散，外用研细末。

珍珠母咸寒。功能平肝潜阳，明目安神，用治肝阳上亢之头目眩晕、癫狂惊痫、目生翳障、心悸失眠等症。兼能止血，治吐衄、血崩。外用，能燥湿收敛，用治湿疮瘙痒、溃疡久不收口、口疮等症。入汤剂当先煎。

（2）配伍应用

a. 用于惊悸怔忡、惊风癫痫。单用本品研末，蜜和服，治惊悸不安；本品配伍生石膏研末服，治小儿惊风抽搐；金箔镇心丸，配伍牛黄、琥珀、朱砂、胆南星、天竺黄、雄黄、麝香、金箔等药，治惊悸怔忡、惊风癫痫等症。

b. 用于目赤翳障，以本品配伍琥珀、水晶、龙齿、石决明、熊胆、冰片各等份，研细末，外用点眼，明目消翳，如七宝膏。

c. 用于喉痹、口疮，腐烂肿痛，以及溃疡不敛。如珠黄散，即珍珠3分，牛黄1分，研细末吹口，治喉痹、口疮；珍珠散，以本品配伍炉甘石、琥珀、龙骨、朱砂、赤石脂、钟乳石、冰片、血竭、象皮等药,共为细末,外敷疮口,治溃疡不敛。

（3）用量用法

内服:0.3~1.5g,研细末入丸、散;外用:适量。

（4）使用注意

《本草纲目》云本品"主难产,下死胎胞衣",故孕妇不宜服。

5. 玳瑁

（1）性能概要

玳瑁甘、寒,归心、肝经。本品能清心肝之火而有平肝镇心、清热解毒的功效,主要用于热病惊狂谵语、小儿惊风抽搐、中风肝阳亢盛及痈肿痘毒等症。

（2）配伍应用

用于热病惊狂谵语、小儿惊风抽搐,本品与犀角、羚羊角、生石决明、钩藤、鲜生地、黄连等药配伍。治中风肝阳亢盛,可与羚羊角、石决明、生白芍、生牡蛎、龟甲、牛膝等药同用。

（3）用量用法

内服:10~15g,或研末入丸、散。

6. 紫贝齿

（1）性能概要

紫贝齿咸平。功能平肝明目安神。味咸性平,主入肝经,具有显著的平肝潜阳作用,适用于肝阳上亢之眩晕头痛,可以清热平肝;用于肝阳上亢之目赤肿痛,可以清肝明目;用于肝阳扰心之心悸失眠,可以平肝安神。入汤剂当先煎。

（2）配伍应用

a. 用于肝阳上升,眩晕头痛,可配伍菊花、白芍、牡蛎、龟甲等药。

b. 用于肝火上炎,目赤肿痛,可配伍黄连、决明子等药。

c. 用于惊惕失眠,常与紫石英、龙骨、牡蛎、茯神、酸枣仁、麦冬等药配伍。

（3）用量用法

内服:10~15g,入汤剂应先煎。

7. 代赭石

（1）性能概要

代赭石苦、寒,归肝、心包经,为重镇降逆之要药,且有清火平肝、凉血止血的功效。常用于气逆不降之噫气、呃逆、呕吐、喘息,肝火上升之头目眩晕,可以清火平肝;血分有热之吐衄下血,可以凉血止血。入汤剂当先煎。孕妇慎用。

（2）配伍应用

a. 用于噫气、呃逆、呕吐、喘息等症。如旋覆代赭汤,即以本品配伍旋覆花、半夏、生姜、人参、甘草、大枣,治虚气上逆,痰浊内阻引起的上述各症。

b. 用于肝火上升之头目眩晕,可配伍龙骨、牡蛎、龟甲、牛膝、白芍等药,如镇肝熄风汤。

c. 用于吐衄下血,单用本品研末,生地黄汁调服。

（3）用量用法

内服：10~30g，入汤剂应先煎。降逆、平肝宜生用，止血宜煅用。

（4）使用注意

本品苦寒重坠，故属寒证者及孕妇慎用。

8. 钩藤

（1）性能概要

钩藤味甘、性凉。本品微寒质轻，善清肝与心包之火，为清热平肝、息风止痉之品，是肝火上升、肝阳上亢、肝风内动之常用药。兼具轻清疏泄之性，能清热透邪，故又可用于外感风热，头痛目赤及斑疹透发不畅之症。但药力较轻，重证不宜单独应用。入汤剂不宜久煎。

（2）配伍应用

a. 用于肝热风动，惊痫抽搐，如羚羊钩藤汤，即以本品与羚羊角、鲜生地、白芍、桑叶、菊花等配伍，治热动肝风，手足抽搐；钩藤饮，以本品配伍犀角、天麻、全蝎等药，治小儿惊风。用于肝火上升，头目眩晕，多配伍天麻、夏枯草、黄芩、菊花、白芍、生石决明等药。

b. 用于斑疹透发不快，有清透作用，如紫草散，以本品与紫草茸各等份为末，每服 5 分，温开水下。

（3）用量用法

内服：10~15g，入汤剂宜后下。

9. 天麻

（1）性能概要

天麻甘平。肝藏血主风，肝血不足则虚风内动。本品甘平柔润入肝经，而有平肝息风定惊之效，为平肝息风止痉的良药，主要用于眩晕头痛、惊痫抽搐。也可与散风药同用，治风湿痹痛、麻木瘫痪等症，但只有平息内风之功，而无疏散外风之力。甘润息风，并无燥烈之弊，故虽血虚津伤之证，亦可应用。

（2）配伍应用

a. 用于肝阳上升，眩晕头痛，常以本品配伍钩藤、生石决明、黄芩、山栀等药，如天麻钩藤饮；痰多者当配伍半夏、白术、茯苓等药，如半夏白术天麻汤。用于惊痫抽搐，可配伍僵蚕、全蝎等药，如天麻丸。

b. 用于风湿痹着，肢体酸疼或麻木，以及中风瘫痪等症者。如秦艽天麻汤，即以本品配伍秦艽、羌活、当归、川芎、桑枝等药，治风湿肩背作痛。

（3）用量用法

内服：3~10g。

10. 刺蒺藜

（1）性能概要

刺蒺藜味辛、苦，性微温，归肝经。功能平肝疏肝，祛风明目。辛散苦泄，轻扬疏散，善疏肝经风热而明目祛翳，又能疏肝解郁，行气破血。常用于头痛眩晕、目赤多泪、风疹瘙痒、胸胁不舒、经闭、乳少、癥瘕等症。孕妇慎用。

蒺藜有两种:一种为白蒺藜,即刺蒺藜,为蒺藜科植物的果实;另一种为沙苑蒺藜,即潼蒺藜,又名沙苑子,为豆科植物扁茎黄芪的种子。沙苑蒺藜味甘性温,为补益肝肾、明目固精之品,与白蒺藜功效不同,用当区别。

（2）配伍应用

a. 用于肝经风热,头痛眩晕、目赤多泪、风疹瘙痒。本品常与菊花、蔓荆子、钩藤、稀豆衣、苦丁茶等药配伍,治肝风头痛眩晕;配伍菊花、连翘、决明子、青葙子等药,治目赤多泪,如白蒺藜散;配伍蝉衣、荆芥、豨莶草、地肤子等药,治风疹瘙痒。

b. 用于胸胁不舒或疼痛,常与香附、郁金、青皮、橘叶等药同用。

c. 用于经闭、乳难、癥瘕等症。与当归同用,治经闭;单用本品研末服,治乳汁不下,乳房胀痛;配伍小茴香、乳香、没药,治疝瘕。

（3）用量用法

内服:5~10g。

（4）使用注意

气血虚弱者及孕妇慎用。

11. 决明子

（1）性能概要

决明子甘、苦、咸,微寒,归肝、大肠经。主入肝经,清泄肝火,兼益肾阴,目为肝窍,瞳子属肾,故为明目之佳品,功善清肝明目而治肝热目赤肿痛、羞明多泪,同时又兼能平抑肝阳。既可清肝明目,又可润肠通便。

（2）配伍应用

a. 用于肝胆郁热而致之目赤头痛、羞明多泪,单用本品内服,治目赤多泪;也可配伍菊花、黄芩、石决明等。用于肝肾阴亏,目暗不明者,常配伍枸杞子、沙苑子、女贞子等。

b. 用于内热肠燥大便秘结,或习惯性便秘,可单用本品煎服。

此外,本品有降血压、降血脂的作用,用治高血压及高脂血症,均有一定疗效。

（3）用量用法

内服:10~30g。用于通便不宜久煎。通便、降脂均生用。

12. 豆衣(稀豆衣)

（1）性能概要

豆衣甘、平。功能补肾平肝,适用于肝肾阴虚或血虚肝旺引起的头痛眩晕,并能除虚热,止盗汗,可治阴虚盗汗。

（2）配伍应用

a. 用于肝阳上升,眩晕头痛,多与白蒺藜、白菊花、枸杞子、生地、白芍等药配伍。

b. 用于阴虚盗汗,可配伍牡蛎、五味子、地骨皮等药。

（3）用量用法

内服:3~10g。

13. 白僵蚕

白僵蚕咸、辛,平,归肝、肺、胃经,为祛风止痉、化痰散结之品,多用于风热头痛、风疹瘙痒、中风口眼㖞斜、惊痫抽搐、咽喉肿痛、瘰疬痰核等症。

14. 地龙

（1）性能概要

地龙咸、寒。性走窜，善于通经络，有清热息风、平喘、通络、利尿等功效。用治壮热狂躁、惊痫抽搐，可以清热定惊；肺热喘咳，可以清肺平喘；风湿痹痛，半身不遂，可以行经通络。此外，还有利尿作用，治疗热结膀胱之小便不利。

（2）配伍应用

a. 用于高热狂躁、惊风抽搐，单用本品煎服或绞汁服；本品与钩藤、全蝎、生石膏、金银花、连翘等配伍，如地龙解痉汤。

b. 用于肺热喘咳，可以单用本品研末服，也可与麻黄、杏仁、白果等药同用。

c. 用于风湿痹痛或半身不遂。如小活络丹，即以本品配伍川乌、草乌、乳香、没药、制南星等药，治风湿疼痛；补阳还五汤，以本品配伍黄芪、当归、赤芍、桃仁、红花、川芎等药，治半身不遂。

此外，本品还可用于小便不通，单用本品打烂，加冷水过滤服；也可与滑石、木通、车前子等同用。

（3）用量用法

内服：5～10g，研末吞服每次3～4g。

（4）使用注意

本品咸寒能伤脾胃，故无实热及脾胃虚弱者忌服。

15. 罗布麻

罗布麻味苦性凉，专入肝经，有平肝、清热、利尿的作用，可治肝阳上亢或肝火上升之头痛、眩晕，兼有较好的清热利尿作用，治小便不利而有热者。

（二）常用药物对比

1. 羚羊角、水牛角与山羊角

三药皆为牛科动物的角，均为咸寒之品，入心、肝经，能清热解毒，用于温热病热入营血之高热烦躁、神昏狂乱、吐衄发斑、抽搐惊厥等。但羚羊角为牛科动物赛加羚羊的角，善清肝热，息风止痉，可用于肝经热盛所致的多种病变，尤为高热引动肝风所致的惊厥抽搐效果好，为治疗惊厥抽搐之要药；又能清肝明目，用于肝火炽盛所致的目赤头痛；可平降肝阳，用于肝阳上亢所致的头晕目眩等。水牛角为牛科动物水牛的角，又具苦味，善清心热，清热凉血，泻火解毒；主治温热病热入营血之高热、神昏谵语及血热妄行之斑疹、吐衄等。山羊角为牛科动青羊的角，功能平肝镇惊，多作为羚羊角的替代品使用，临床用量为羚羊角的5～10倍。

2. 天麻与钩藤

两药均能息风止痉，平抑肝阳。治疗肝风内动之痉挛抽搐及肝阳上亢之头晕目眩。但钩藤息风止痉作用和缓，为治肝风内动、痉挛抽搐的常用药，多用于小儿；又能清热平肝，治疗高血压属实者。天麻甘平质润,作用平和,对肝风内动,不论虚实寒热均可应用;善治眩晕头痛,为止眩晕之良药;又能祛风通络,治疗中风手足麻木、肢体不遂及风湿痹痛。

3. 全蝎与蜈蚣

两药均辛散有毒,均有较强的息风止痉、通络止痛之功效,每相须为用,治疗肝风内动之痉挛抽搐、风中经络之口眼歪斜、风湿顽痹、筋脉拘挛、顽固性头痛等症。且均能攻毒散结,用治疮疡肿毒、瘰疬痰核等症。然全蝎性平,毒性较小,息风止痉、攻毒散结之力不及蜈蚣;蜈蚣力猛性燥,善走窜通达,息风止痉较优,毒力大,通痹止痛、解毒疗疮之功突出。孕妇均慎用。

开 窍 药

凡以通关开窍、苏醒神智为主要作用的药物,称为开窍药。开窍药适用于神志不清的病证,如热病神昏、中风不醒、突然昏厥,以及惊风、癫痫等。神志不清有虚实之分:实证即闭证,其症状为两手握固、牙关紧闭、脉象有力等,当用开窍药。如闭证见面青肢冷、苔白脉迟等寒象者,称为寒闭,宜温开宣窍,并须配伍祛寒药;如闭证见身热面赤、苔黄脉数者,称为热闭,宜凉开宣窍,并当配伍清热药。虚证即为脱证,症见神志不清、冷汗淋漓、肢冷脉微等,当用人参、附子等药回阳固脱,禁用开窍药,以免耗散元气。

（一）常用单味药

1. 麝香

（1）性能概要

麝香辛温香散,通行十二经。其开窍醒神、活血通络、消肿止痛之力颇强,为治中风、痰厥、热病等引起的窍闭神昏之主药;并可用于经络阻滞所致的疼痛、经闭、癥瘕、难产、死胎或胞衣不下等;对痈疽肿毒或跌打损伤疼痛,其消肿止痛之功尤为显著,又为外伤科良药。多入丸、散内服,外用研末入膏药中敷贴。孕妇忌用。

（2）配伍应用

a. 用于中风、痰厥、高热神昏等症,多用本品研末,制成丸、散服。如常用的安宫牛黄丸、至宝丹等,都有使神志清醒的功效。

b. 用于经闭、癥瘕,可配伍桃仁、红花、赤芍、川芎等活血化瘀药。用于难产、死胎、胞衣不下,可用香桂散,即麝香5厘、肉桂5分,研末分两次服。

c. 用于痈疽肿毒、跌打损伤。如六神丸,即本品配伍牛黄、冰片、雄黄、珍珠、蟾酥等研末为小丸,治痈肿疮毒、咽喉肿痛有良效;七厘散,以本品配伍冰片、血竭、乳香、没药、红花、朱砂、儿茶等,制成散剂,治跌打损伤,瘀血肿痛,确有功效。又以本品研末,配伍乳香、没药等,制成膏药外贴,消肿止痛的功效也很显著。

（3）用量用法

内服:0.1~0.2g,多入丸、散服;外用:0.3~0.6g,研末入膏药中敷贴。

（4）使用注意

孕妇忌用。

2. 冰片

（1）性能概要

冰片辛苦，微寒，芳香走窜，能散郁热，有类似麝香的开窍醒神作用，但药力较逊，可以作为麝香的辅助药，用于中风、痰厥、热病等引起的神昏不醒之症。外用能清热止痛生肌，为外科、伤科、眼科、喉科所常用。入丸、散服，外用研末。孕妇慎用。

（2）配伍应用

a. 用于中风、痰厥、高热神昏等症，多与麝香同用，如安宫牛黄丸、至宝丹等开窍醒神的成药中均有本品。

b. 为常用的外用药，如生肌散，以本品配伍珍珠、象皮、乳香、没药、血竭、白蜡等研细末，用少许掺患处，治痈疽疮疡溃后不敛；八宝眼药，以本品配伍炉甘石、硼砂、琥珀、煅珊瑚、朱砂、熊胆、珍珠、麝香等组成，研细末点眼，治目赤肿痛、目生云翳；冰硼散，以本品配伍硼砂、元明粉、朱砂等研细末，外用吹口，治咽喉肿痛或口舌生疮。

（3）用量用法

内服 0.03~0.1g，入丸、散，不入煎剂；外用：少量，研细末。

（4）使用注意

孕妇慎用。

3. 苏合香

（1）性能概要

苏合香味甘、辛，性温，归心、脾经。辛散温通，芳香辟恶，有类似麝香的开窍作用，但药力较逊，多用于神志昏迷属于寒闭之证。并治心腹冷痛，有温通止痛之效。能温能通，故为治疗冻疮的良药。入丸、散服。

（2）配伍应用

用于卒然昏倒，牙关紧闭，不省人事而属于寒闭者，以及心腹卒痛。多用于成药，如苏合香丸，即以本品为主药，由麝香、冰片、丁香、木香、乳香、香附、荜茇、檀香、安息香等药所组成，可治上述病证。

（3）用量用法

内服：0.03~0.1g，入丸、散服。

（4）使用注意

本品为温开之药，只适用于闭证之有寒者，如属热闭或正气虚脱者忌服。

4. 石菖蒲

（1）性能概要

石菖蒲辛、苦性温，芳香燥散，为除痰开窍之品，适用于痰浊阻窍、神志不清及健忘耳聋等症。又可去湿开胃，治湿阻脾胃，脘痞不饥。兼能芳香化湿，行胃肠之气，可治湿浊、热毒蕴结肠中所致之水谷不纳、痢疾后重等。本品善去痰浊，主要适用于痰浊蒙蔽清窍之证，其开窍作用较弱。一般除痰开窍可用九节菖蒲,热病神昏当用鲜菖蒲,祛湿开胃宜用石菖蒲。

（2）配伍应用

a. 用于痰浊蒙蔽清窍,配伍郁金、连翘、竹叶、天竺黄、栀子等,可治热病神昏,如菖蒲郁金汤;配伍远志、龙齿、茯神等,可治癫狂,如安神定志丸;配伍人参、茯苓、远志,治健忘,如开心散。又以本品配伍柴胡、熟地黄、山萸肉、山药等,治肾虚耳鸣、耳聋,如耳聋左慈丸。

b. 用于湿阻脾胃,胸脘胀闷、苔腻不饥,多与苍术、厚朴、陈皮等配伍。用于噤口痢,如开噤散,配伍黄连、石莲子、冬瓜仁、陈皮、人参、茯苓等药。

（3）用量用法

内服:5～10g;外用:适量,研末敷患处或煎汤洗。

（4）使用注意

凡阴亏血虚及精滑多汗者,均不宜服。

（二）常用药物对比

1. 麝香与冰片

两药皆气味芳香,归心、脾经,均能开窍醒神。两药寒温并用,常配伍应用,治疗多种闭证神昏。但麝香辛散温通,开窍通闭作用强,为醒神回苏之要药,寒闭、热闭均可使用;又有活血通经、催生下胎之功,可治心腹暴痛、血瘀经闭、癥瘕、跌打损伤、风寒湿痹、难产、胞衣不下等;其活血、消肿、止痛之功,可治疗疮疡肿毒、咽喉肿痛。冰片开窍醒神之力不及麝香,且味苦性微寒,故更宜用治热闭神昏;其亦具有清热、泻火、止痛之功,可治疗目赤肿痛、口疮咽痛及疮疡肿痛、溃后不敛等,为五官科常用药。

2. 麝香与苏合香

两药皆为辛温之品,同归心、脾二经,均具有开窍醒神、芳香辟秽、止痛之功,常相须为用,治疗寒闭神昏。但麝香辛香走窜之性强,开窍醒神力大,寒闭、热闭皆可配用;还有活血通经、止痛、催产之功,可用于瘀血阻滞诸症及胎死腹中、胞衣不下等。苏合香较麝香药力弱,主治中风痰厥、卒然昏倒的寒闭证;又有辟秽止痛之效,也可治痰浊、瘀血、寒凝气滞之胸脘痞满冷痛之症。

╬ 补 虚 药 ╬

凡能补益人体气血阴阳不足和增强人体功能活动以治疗各种虚证的药物,统称补虚药。补虚药可分为补气、补血、补阳、补阴四类。由于人是一个有机的整体,气血阴阳有着相互依存的关系。气虚和阳虚是机体活动能力的衰减,阳虚可包括气虚,气虚亦易导致阳虚。阴虚和血虚表明体内津血精液不足,阴虚多兼血虚,血虚也易导致阴虚。亦有气血两亏、阴阳俱虚的病证,因此,补虚药虽分四大类而常须配合使用。切忌滥用补药。服用补虚药时,当顾护脾胃,以免影响消化吸收。

一、补 气 药

补气药适用于气虚证,因气能生血,又能生津,所以在补血或生津方中,常配合同用以增强疗效。服用补气药如出现胸闷腹胀、食欲不振等症,可适当配伍理气药。

(一) 常用单味药

1. 人参

(1) 性能概要

人参甘、微苦,微温,归脾、肺经。具有大补元气的功能,元气充沛,可以益血生津液、安神增智慧,故又适用于血虚、津亏及精神不安之证。总之,人参为虚劳内伤第一要药,凡一切气、血、津液不足之证,皆可应用。人参之野生者称野山参,人工培植者称园参。因加工方法不同,有生晒参、红参、白参、参须等规格,以生晒参、红参质量较好,白参、参须较差。生晒参适用于气阴不足者,白参功同而力弱,红参性偏温,适用于气弱阳虚者。产于朝鲜者名别直参,功同红参。入汤剂宜另煎兑入,或研末吞服。反藜芦,畏五灵脂。

(2) 配伍应用

a. 适用于大失血、大吐泻,以及一切疾病因元气虚衰而出现的体虚欲脱、脉微欲绝之症。可单用本品大量浓煎服,即独参汤;如兼见汗出肢冷等亡阳现象者,可加附子同用,以增强回阳的作用,如参附汤。

b. 用于脾胃气虚,生化无力,精神倦怠、食欲不振及吐泻等症,常配伍白术、茯苓、炙甘草等药,如四君子汤。

c. 用于肺气不足,气短喘促、脉虚自汗,可配合蛤蚧,如人参蛤蚧散。

d. 用于热病,气津两伤,身热而渴、汗多、脉大无力,多与石膏、知母、甘草、粳米同用,如白虎加人参汤。如热伤气阴,口渴多汗、气虚脉弱者,又可与麦冬、五味子配伍,如生脉散。用于消渴证,口渴多尿,常配伍生地、玄参、麦冬、山药等养阴生津药同用。

e. 用于气血亏虚引起的心神不安、失眠多梦、惊悸健忘之症,常配伍当归、龙眼肉、酸枣仁、茯神、远志等养血安神药,如归脾汤。

此外,还可用于血虚、阳痿之证。治疗血虚,多配伍熟地、当归、白芍等补血药,可以益气生血,以增强疗效;治疗阳痿,多与鹿茸、胎盘等补阳药同用,可以起到益气壮阳的效果。对体虚外感或里实正虚之证,可与解表、攻里药同用,以扶正祛邪。

(3) 用量用法

内服:5~10g,宜文火另煎,将参汁加入其他药汁内饮服;研末吞服每次1~2g,日服2~3次。如挽救虚脱,当用大量15~30g,煎汁分数次灌服。平素体虚者,服人参调补,也可5~7日服一次。

(4) 使用注意

a. 阴虚阳亢、骨蒸潮热、血热吐衄、肝阳上升、目赤头晕、肺有实热或痰气壅滞的咳嗽,以及一切火郁内实之证均忌服。

b. 反藜芦,畏五灵脂,恶皂荚,均忌同用。

c. 服人参,防其太热助火,可配生地、天冬等凉润药;防其碍气作胀,可配陈皮、砂仁等理气药。

d. 服人参不宜喝茶和吃萝卜,以免影响药力。

e. 服人参腹胀者,用莱菔子煎汤服可解。

2. 西洋参

（1）性能概要

西洋参苦、微甘,寒,归心、肺、肾经。功能补气养血,清肺火,生津液,适用于气阴虚而有火之证,如阴虚火旺之咳嗽痰中带血、热病气阴两伤之烦倦口渴、津液不足之口干舌燥及肠热便血等症。反藜芦。

（2）配伍应用

用于阴虚火旺,喘咳痰血,多与天冬、麦冬、阿胶、地骨皮、知母、贝母等药同用。用于热病气阴两伤,烦倦口渴,可与鲜生地、鲜沙参、鲜石斛、麦冬等药配伍。用于津液不足,口干舌燥,可单用本品水煎服。用于肠热便血,以本品蒸龙眼肉服用。

（3）用量用法

内服:3~6g,另煎兑服。

（4）使用注意

中阳衰微,胃有寒湿者忌服。忌铁器及火炒。反藜芦。

3. 党参

（1）性能概要

党参甘,平。善补中气,又益肺气,为脾、肺气虚之常用药。气能生血、气旺生津,所以又有养血、生津液的功效,也适用于血虚津亏之证。人参、党参古时不分,凡古今成方之用人参者,每以党参代之。但党参虽能补脾肺之气,益血生津,药力亦较人参为弱,所以轻证和慢性疾病可以党参代人参用。

（2）配伍应用

a. 用于中气不足,脾胃虚弱,食少便溏、四肢倦怠等症,常与白术、茯苓、炙甘草同用,如四君子汤。

b. 用于肺气亏虚,气短喘咳、言语无力、声音低弱等症,可与黄芪、五味子、紫菀等药同用,如补肺汤。

c. 用于气血两虚或血虚萎黄、头晕、心慌等症,当配伍熟地、当归、白芍等补血药。

d. 用于热伤气津,气短口渴,常配伍麦冬、五味子,如生脉散。

此外,本品也可与解表药、泻下药同用,治体虚外感或里实正虚之证,可以扶正祛邪。

（3）用量用法

内服:10~15g。如代人参,可用人参量的4倍。

（4）使用注意

党参对虚寒证者最为适用,如属实证、热证不宜单独应用。

4. 太子参

（1）性能概要

太子参味甘,微苦,性微寒,归脾、肺经。古称"人参之小者",今为石竹科植物孩儿参的根块。为清补之品,既能益气,又可养阴,适用于脾肺亏虚,气阴不足者。但药力薄弱,需较大剂量,持续服用,方能见效。

（2）配伍应用

用于气阴不足,神倦食少、多汗心悸、气短咳嗽、津伤口渴,以及小儿病后体弱等症。如配伍山药、扁豆、谷芽,治神倦食少;配伍五味子、酸枣仁,治多汗、心悸、失眠;配伍沙参、麦冬,治肺虚燥嗽;配伍石斛、天花粉,治津伤口渴等。

（3）用量用法

内服:10~30g。

5. 黄芪

（1）性能概要

黄芪甘,温微,为补气要药,且有升举阳气的作用。常用于脾肺气虚之证,而对中气下陷引起的久泻脱肛、子宫下垂、胃下垂等症尤为适用。"气能摄血",所以也常用于气虚不能摄血的便血、崩漏。气虚则表不固而汗自出,因能补气固表,故可用于止汗。气血不足可以引起疮疡内陷、脓成不溃或溃后脓出清稀、久不收口,因能补气,可以托疮生肌。气虚不能运化水湿,导致浮肿、小便不利,因能补气利尿,故可治气虚水肿。气虚血滞可引起痹痛麻木或半身不遂,用之能补气而行滞。对血虚津亏之证,能补气生血,生津止渴。

（2）配伍应用

a. 用于脾肺气虚,神倦乏力、食少便溏、气短懒言、自汗等症,如与人参同用,可增强补气的作用;配白术,则补气健脾;配附子,则补气助阳;配当归,则补气生血。用于中气下陷,久泻脱肛、子宫下垂、胃下垂等,多与党参、白术、炙甘草、柴胡、升麻等同用,如补中益气汤。用于气虚不能摄血,便血、崩漏,常配伍党参、白术、当归、龙眼肉、酸枣仁、远志等,如归脾汤。

b. 用于气虚血滞,肢体麻木、关节疼痛或半身不遂。以之配伍桂枝、芍药、生姜、大枣,如黄芪桂枝五物汤,治肢体麻木;配伍防风、羌活、当归、赤芍、片姜黄、炙甘草,如蠲痹汤,治肩臂风湿痹痛;以本品为主药,再配伍当归、川芎、赤芍、桃仁、红花、地龙等活血化瘀药,如补阳还五汤,治卒中后遗症半身不遂。

c. 用于体弱表虚,肌表不固的自汗、盗汗。本品配伍牡蛎、麻黄根、浮小麦,如牡蛎散,治自汗;配伍当归、生地、熟地、黄连、黄芩、黄柏,如当归六黄汤,治盗汗。

d. 用于痈疽疮疡。由于气血不足,内陷不起,脓成不溃或溃后脓出清稀,久不收口,配伍当归、川芎、穿山甲、皂角刺,如透脓散,可以托疮排脓;配伍熟地、当归、白芍、川芎、党参、白术、茯苓、甘草、肉桂,如十全大补汤,可以生肌敛疮。

e. 用于气虚不运引起的小便不利,肢体面目浮肿,多配伍白术、防己等同用,如防己黄芪汤。

此外,本品也可用于多饮、多食、多尿的消渴证,常配伍生地、山药、麦冬、天花粉等,有益气生津的功效。

（3）用量用法

内服:10~20g,大量30~60g。补气升阳宜蜜炙用,其他则宜生用。

（4）使用注意

本品性质温升,可以助火,又能补气固表,所以外有表邪,内有积滞,气实胸满,以及阳盛阴虚、上热下寒、肝旺多怒、痈疽初起或溃后热毒尚盛等症,均不宜用。

6. 白术

（1）性能概要

白术甘、苦,性温,有补中益气、燥湿利水的作用,为健脾之要药,适用于脾虚气弱,食少便溏;脾不健运,水湿停聚而致的痰饮、水肿。因能补气健脾,故还可用于脾虚气弱肌表不固的自汗。兼有安胎功效,可治妊娠气弱脾虚,胎气不安之证。

（2）配伍应用

a. 用于气弱脾虚,运化失常所致的食少便溏、脘腹胀满、倦怠无力等症,常与党参、茯苓、炙甘草同用,如四君子汤。用于脾胃虚寒,脘腹冷痛、大便泄泻,可与党参、干姜、炙甘草同用,如理中汤。用于脾胃虚而有积滞,食欲不振、脘腹痞满,可用白术健脾,配枳实消除痞满,以攻补兼施,如枳术丸。

b. 用于脾虚不能运化,水湿停留而为痰饮、水肿等症。以之配伍桂枝、茯苓、甘草,如苓桂术甘汤,消痰饮;配伍陈皮、大腹皮、茯苓等,可去水肿。

c. 用于脾虚气弱,肌表不固的自汗,多配伍黄芪、五味子、浮小麦等补气止汗药。

d. 用于妊娠气弱脾虚,胎气不安之证,多配伍黄芩,有益气安胎之效,如安胎丸。如兼气滞胸腹胀满者,可加苏梗、陈皮、砂仁、大腹皮等理气药;兼气虚少气无力者,可加党参、茯苓、炙甘草等补气药;兼血虚头晕心慌者,可加熟地、当归、白芍等补血药;兼胎元不固,腰酸腹痛者,可加杜仲、续断、阿胶、艾叶等以增强保胎作用。

（3）用量用法

内服:5~15g。补气健脾、止汗安胎宜炒用,燥湿利水宜生用。

（4）使用注意

本品燥湿伤阴,故只适用于中虚有湿之证。如属阴虚内热或津液亏耗,燥渴、便秘者,均不宜服。

7. 山药

（1）性能概要

山药甘、平。既可补气,又能养阴,为平补脾、肺、肾三经之药,适用于气阴不足之证。且兼涩性,故有收敛的作用。凡脾虚气弱、食少体倦、大便泄泻或溏薄,用之可以补脾而止泻;肺虚气阴不足,气短、多汗、久咳或虚喘,用之可以补肺而治喘咳;肾虚腰酸、腿软、遗精、小便频数、妇女白带过多,用之可以补肾固经、缩尿、止带。此外,还可用于消渴病,也是属于补气养阴之功效所治。

（2）配伍应用

a. 用于脾虚便溏或泄泻者,常与党参、白术、茯苓、炙甘草、莲子、扁豆、薏苡仁等同用,如参苓白术散。

b. 用于肺虚久咳或虚喘者,可配伍党参、麦冬、五味子等。

c. 用于肾虚遗精者,常与熟地、山药、山萸肉、知母、黄柏等配伍,如知柏地黄丸。用于肾虚尿频者,配伍益智仁、乌药,如缩泉丸。用于脾虚或肾虚白带过多,如脾虚有湿者,多配伍党参、苍术、车前子等健脾利湿药,若白带发黄有湿热者,再加黄柏;肾虚不固者,多配伍熟地、山萸肉、菟丝子、五味子等补肾、收涩药。

此外，用于消渴病，可以补气养阴而止渴，单用大量，水煎代茶饮，也可与生地、花粉、麦冬、黄芪等养阴补气药同用。

（3）用量用法

内服：10~30g，大剂量60g。补阴宜生用，健脾止泻宜炒黄用。

（4）使用注意

本品养阴能助湿，故湿盛中满或有积滞者不宜单独用。

8. 扁豆

（1）性能概要

扁豆甘，微温，归脾、胃经，为补脾化湿药。由于补脾不腻，化湿不燥，故常用于脾虚有湿之证，而对病后体虚初进补剂，用之尤为合宜。暑常夹湿，如暑湿伤中，脾胃失和，用之也能补脾化湿，因此说它能"消暑"。扁豆衣的功效虽逊于扁豆，然无壅滞之弊，多用于脾虚有湿或暑湿吐泻，以及脚气浮肿等症。扁豆花功能消暑化湿，夏伤暑湿、发热泄泻或下痢，并治妇女赤白带下。

（2）配伍应用

a. 用于脾虚有湿，体倦乏力、食少便溏或泄泻，以及妇女脾虚，湿浊下注，白带过多，可配伍党参、白术、山药、莲子等，如参苓白术散。

b. 用于夏伤暑湿，脾胃失和，呕吐泄泻、脘腹胀痛，单用本品水煎服，也可与香薷、厚朴等祛暑除湿药配伍，如香薷散。

c. 用于中酒毒、河豚毒及一切药毒，可单用研末服或水煎服，也可生研水绞汁服。

（3）用量用法

内服：10~20g。消暑、解毒宜生用，健脾止泻宜炒用。

9. 甘草

（1）性能概要

甘草甘，平，有益气、补脾、润肺、解毒、缓急、和药等作用，用治脾胃虚弱，中气不足，能补脾益气；用治脉结代、心动悸及妇女脏躁、心神不安，可以养心安神；用治肺失肃降，咳嗽气喘，能润肺祛痰；用治痈疽疮毒、食物或药物中毒，能解疮毒、食毒和百药毒；用治腹痛挛急、四肢挛急作痛或脚挛急不伸，能缓解拘挛而止疼痛。还可缓和药性，如与热药同用能缓和其热，以防燥烈伤阴；与寒药同用能缓和其寒，以防伤及脾胃阳气；与寒药、热药同用，能调和药性，以得其平；与峻烈药同用，又能缓和其作用。用于清火解毒多生用；用于补中益气多炙用。但甘缓壅气，能令人中满，故湿盛胸腹胀满者忌服。

（2）配伍应用

a. 用于脾胃虚弱，中气不足，气短乏力、食少便溏之症，常配合党参、白术、茯苓等，如四君子汤。

b. 用于心虚脉结代、心动悸，常配合人参、阿胶、麦冬、桂枝、生地等，如炙甘草汤。用于妇女脏躁、心神不安，配合大枣、小麦，如甘麦大枣汤。

c. 用于咳嗽、气喘，配伍麻黄、杏仁，如三拗汤，可治风寒犯肺喘咳；上方加生石膏，如麻杏石甘汤,用治肺有郁热喘咳。

d. 用于痈疽疮毒等外证,如配桔梗治咽喉肿痛即甘桔汤;配银花治疮疡肿毒等即银花甘草汤。也适用于食物中毒、药物中毒及农药中毒等,可单用本品煎汤服,或与绿豆同用,以加强疗效。

e. 用于脾胃虚寒,脘腹挛急作痛,常配桂枝、白芍、生姜、大枣、饴糖,如小建中汤。用于营血受伤,四肢挛急作痛或脚挛急不伸,配伍白芍,如芍药甘草汤。

f. 用于缓和药性,调和百药。如与附子、干姜同用,能缓和附子、干姜之热,以防伤阴;与石膏、知母同用,能缓和石膏、知母之寒,以防伤胃;与大黄、芒硝同用,能缓和大黄、芒硝的泻下作用,使泻而不速;与党参、黄芪、熟地、当归等同用,能缓和补力,使作用缓慢而持久;与半夏、干姜、黄芩、黄连等寒药、热药同用,又能起调和药性的作用。

(3)用量用法

内服:2~10g。清火宜生用,补中宜炙用。尿道疾病可用甘草梢。

(4)使用注意

甘缓壅气,能令人中满,故湿盛而胸腹胀满及呕吐者忌服。反大戟、芫花、甘遂、海藻,均忌同用。久服较大剂量甘草,易引起浮肿,使用也当注意。

10. 大枣

(1)性能概要

大枣甘,温,为补中益气、养血安神之药。常用于脾胃虚弱、食少便溏,或气血亏损、体倦乏力、面黄肌瘦,以及妇女血虚脏躁、精神不安之证。又有缓和药性的作用,与峻烈药同用,可使药力缓和,且不伤脾胃。

(2)配伍应用

a. 用于脾胃虚弱,中气不足,食少便溏,多与党参、白术、茯苓、炙甘草、陈皮、生姜等药同用。

b. 用于血虚失养,面黄肌瘦、头晕眼花,多与熟地、当归、白芍等药同用,以增强补血的作用。用于妇女血虚脏躁,精神恍惚、睡眠不安,常配伍甘草、小麦,可以起到养血安神的作用,如甘麦大枣汤。

c. 用于缓和药性,如大枣配葶苈子,如葶苈大枣泻肺汤,能泻肺平喘,利尿而不伤肺气;与大戟、芫花、甘遂同用,如十枣汤,能泻水逐痰而不伤脾胃。

(3)用量用法

口服:3~12枚,劈开煎汤;或去皮核捣烂为丸服。

(4)使用注意

本品助湿生热,令人中满,故湿盛脘腹胀满、食积、虫积、龋齿作痛,以及痰热咳嗽者均忌服。

11. 饴糖

(1)性能概要

饴糖甘,温。功能补脾益气,缓急止痛,润肺止咳,性味甘温,为具有营养作用的补脾益气药,可改善脾气虚弱及营养不良症状。兼能润肺止咳,治疗咽喉干燥、喉痒咳嗽等。此外,还能缓和药性,解草乌、川乌、附子毒。

（2）配伍应用

a. 用于中气不足,气短乏力、纳食减少等症,常与黄芪、党参、炙甘草、大枣等补中益气药同用。

b. 用于虚寒腹痛,喜温喜按,得食则痛减等症,常配伍桂枝、白芍、炙甘草、生姜、大枣,如小建中汤。如气虚较重者可加黄芪,名黄芪建中汤;血虚较重者可加当归,名当归建中汤。又如大建中汤,即以本品配蜀椒、干姜、人参,治胸腹大寒作痛。

c. 用于肺虚咳嗽、气短作喘、干咳无痰之症,可以单用本品,也可与杏仁、百部等止咳平喘药同用。

此外,单服饴糖可治中草乌、川乌、附子毒;也可用于粘裹异物,如误吞稻芒、鱼骨等。

（3）用量用法

内服:30~60g,入汤剂分两三次溶化服;也可熬膏或为丸服。

（4）使用注意

饴糖能助湿生热,令人中满,故湿热内郁,中满吐逆、痰热咳嗽、小儿疳积等症,糖尿病患者,均不宜服。

12. 蜂蜜

（1）性能概要

蜂蜜味甘,性平,归肺、大肠经。本品质地滋润,可润燥滑肠;生用性凉,熟能补中。能缓急止痛,且可解毒,调和药性,适用于大便干燥、口干燥咳、脾虚食少、心腹作痛等症。又能解乌头毒,"和百药"。外用可治烫伤、疮疡;唯其久服令人中满,湿盛中满者忌服。

（2）配伍应用

a. 用于体虚津枯,肠燥便秘,可单用本品冲服,也可制成栓剂使用,如蜜煎导法。又可用治慢性便秘,可与养血润燥的黑芝麻同用。

b. 用于肺燥干咳、肺虚久咳,如常用的止咳化痰药款冬花、紫菀、百部、枇杷叶等,多用蜜炙,以增强润肺止咳的作用。用于肺脾两虚,虚劳咳嗽,干咳咯血,常与生地、茯苓、人参等同用。

c. 用于脾胃虚弱,脘腹作痛,常用本品与陈皮、白芍、甘草煎液兑服,如蜜草煎。用于寒疝腹痛,手足厥冷,可用乌头煎液与本品兑服,如大乌头煎。因本品能滋补脾胃,凡滋补丸药,多用蜜炙,皆取本品有补养、矫味、防腐、黏合及缓和药性等作用。

此外,本品还可解乌头毒。外用可治烫伤、疮疡。

（3）用量用法

内服:10~30g,冲调内服,或入丸、煎剂。

（4）使用注意

湿热积滞,胸痞不舒者慎用。

（二）常用药物对比

1. 人参、党参、西洋参与太子参

四参均有补益脾肺之气的作用,适用于脾肺气虚证。人参补气之力最强,长于大补元气,固脱复脉,善于治疗气虚欲脱、脉微欲绝,单用即效;兼益心补肾,安神增智,常用于心悸、失眠、健忘及肾不纳气之虚喘;又能生津止渴,治疗热病气津两伤之口渴及消渴。党参补气之力不及人参,偏于补脾益肺,适用于脾胃气虚之倦怠乏力、食欲不振、大便溏泄及肺虚喘嗽等;又兼养血,气血两虚证常用。西洋参性凉,长于益气养阴,又清火生津,适用于热病气阴两伤之口干舌燥及阴虚火旺之咳喘带血等。太子参性平力薄,作用缓和,长于补气生津,用于气阴两虚者最宜。

2. 黄芪与党参

二者均入肺、脾经而具有补脾肺气之功,为补气常用药,常相须为用,治脾肺气虚诸症。然黄芪补气长于升阳固表,利水托疮生肌,主治中气下陷,自汗易感,气虚水肿、小便不利,疮疡内陷等;党参功专补中益肺、益气生血,不燥不腻,治肺脾气虚及气血两亏、气津两伤诸症,常代人参用于肺脾气虚轻证及慢性病。

3. 白术与苍术

二者古代不分,同属菊科植物,同归脾、胃经,均能燥湿健脾,用治脾虚湿阻证及寒湿带下、大便溏薄等,临床合用如完带汤。然白术为补气药,以补脾见长,偏于益气健脾而除湿,又能止汗、安胎,适用于脾胃虚弱而夹湿者及气虚自汗、胎动不安等;苍术为化湿药,善燥脾湿,又能发汗解表,祛风胜湿,多用于湿邪困脾之实证,以及风寒感冒、风湿痹证、夜盲症等。

4. 白术与黄芪

二者皆能补气健脾,利水消肿,固表止汗,同用治脾胃虚弱、水肿停饮、卫表不固定之证。然黄芪补气之力较强,长于益气升阳,兼能托疮生肌,用于脾阳不升、中气下陷,以及疮疡内陷、脓成不溃或溃久不敛等;白术专补脾胃之气,又兼益气安胎,可用于脾虚气弱、胎动不安。

二、补 阳 药

补阳药多用于阳虚证。肾为元阳之本,对人体脏腑起着温煦生化的作用,阳虚诸证往往与肾阳不足有十分密切的关系。肾阳虚的主要症状是畏寒肢冷、腰膝酸软冷痛、阳痿、宫冷、白带清稀、夜尿增多、脉沉苔白等。补阳药具有补肾阳、益精髓、强筋骨等作用,故适用于阳虚各证。补阳药性多温燥,阴虚火旺者不宜服。

（一）常用单味药

1. 鹿茸

（1）性能概要

鹿茸甘,温,为补肾阳、益精血之品。凡肾阳不足、精血亏虚之病均可用之。又有强筋骨

的作用,可治筋骨无力,小儿发育不良。此外,又能调冲任,固带脉,还可用于阳虚精血不足引起的崩漏带下及阴疽久溃不敛、脓出清稀等症。

（2）配伍应用

a. 用于肾阳不足、精血亏虚所致的畏寒肢冷、腰膝疼痛、小便频数、阳痿早泄、宫冷不孕、头晕耳聋、精神疲乏等症。可以单用本品,也可配成复方应用,如参茸固本丸。

b. 用于精血不足,筋骨无力,以及小儿发育不良,骨软行迟、颅囟过期不合等,可以单用本品,也可配合熟地、山萸肉、山药等,如加味地黄丸。

c. 用于冲任虚寒,带脉不固的崩漏不止、白带过多。如鹿茸散,即以本品与龙骨、熟地、肉苁蓉、炙乌贼骨等同用,治崩漏不止,虚损羸瘦。以本品配伍狗脊、白蔹等,治白带过多。

d. 用于阴疽久溃不敛、脓出清稀者,可与黄芪、当归等补气养血药同用。

（3）用量用法

用量:1~3g,研细末,一日3次分服,或入丸、散,随方配制。

（4）使用注意

a. 服用鹿茸,宜从小量开始,缓缓增加,不宜骤用大量,以免阳升风动,头晕目赤,或伤阴动血,吐衄下血。

b. 本品性偏补阳,凡阴虚火旺,血分有热,或肺有痰热及有胃火者忌服。外感热病禁用。

2. 鹿角

鹿角味咸,性温,归肝、肾经。本品熟用补肾助阳,强筋健胃,功效与鹿茸相似,但药力薄弱。生用行血散瘀消肿,可治疮疡肿毒;熟用益肾助阳,强筋健骨,但药力薄弱。鹿角熬膏即为鹿角胶,残渣即为鹿角霜。鹿角胶温补精血虽不如鹿茸,但兼有止泻的作用。鹿角霜温补肾阳,药力甚微,但兼有收涩之功。

3. 巴戟天

（1）性能概要

巴戟天味辛、甘,性微温,归肾经。本品功能补肾阳,强筋骨,祛风湿,为补肾阳益精之品,可治阳痿尿频、宫冷不孕、月经不调、少腹冷痛等症;又有强筋骨、祛风湿的作用,适用于肾虚兼有风湿之腰膝疼痛或软弱无力。

（2）配伍应用

a. 用于男子阳痿、尿频,女子宫冷不孕、月经不调,以及少腹冷痛等症。如毓麟丸,以本品配伍覆盆子、怀山药、人参等药,治阳痿、不孕;以本品配伍益智仁、桑螵蛸、菟丝子等,治小便不禁;巴戟丸,以本品配伍良姜、肉桂、吴茱萸、紫金藤等,治月经不调、少腹冷痛。

b. 用于肾虚兼有风湿所致之腰膝疼痛或软弱无力,如金刚丸,即以本品与萆薢、苁蓉、杜仲、菟丝子、鹿胎、紫河车等组成,用治上述病症。

（3）用量用法

内服:10~16g。

（4）使用注意

本品只适用于阳虚有寒之证,如属阴虚火旺或湿热之证者均忌服。

4. 肉苁蓉

（1）性能概要

肉苁蓉甘、咸、温。味甘能补,甘温助阳,质润滋养,咸以入肾,为补肾阳、益精血之良药。性温而柔润,功能补肾助阳,可治阳痿、不孕、筋骨软弱等症。又能润肠通便,可治肠燥便秘,但药力缓慢。

（2）配伍应用

a. 用于阳痿、不孕。如肉苁蓉丸,以本品配伍熟地、五味子、菟丝子,治肾虚精亏、肾阳不足而致的阳痿;配鹿角胶、当归、熟地、紫河车,可治精血亏虚不能怀孕。又可用于腰膝冷痛、筋骨无力,多与巴戟天、萆薢、杜仲、菟丝子等同用,如金刚丸。

b. 用于肠燥津枯,大便秘结,可与火麻仁、沉香同用,如润肠丸。

（3）用量用法

口服:10~20g。

（4）使用注意

本品补阳不燥,药力和缓,入药少则不效,故用量宜大。因能补阳滑肠,故阴虚火旺及大便泄泻者忌服。胃肠实热便秘者亦不宜用。

5. 淫羊藿

（1）性能概要

淫羊藿味辛、甘,性温,归肝、肾经,为补肾壮阳药,且可强筋骨,适用于阳痿及腰酸无力;又有祛风湿作用,也可用于风寒湿痹、疼痛麻木之症。对肾阳虚兼风湿之证尤宜。

（2）配伍应用

a. 用于阳痿、腰膝无力,可以单用浸酒服,也可与熟地、枸杞、仙茅、蛇床子、韭菜子、苁蓉等补肾壮阳药同用。

b. 用于风寒湿痹,疼痛麻木,如仙灵脾散,即以本品配伍威灵仙、苍耳子、桂心、川芎等药;又如淫羊藿酒,治风寒湿痹,疼痛麻木,也治阳痿。

此外,还可用本品配伍助阳、滋阴药仙茅、巴戟天、当归、知母、黄柏同用,如二仙汤,治妇女月经不调证见阴阳两虚者,对妇女更年期高血压也有效。

（3）用量用法

内服:10~15g。

（4）使用注意

本品燥烈,伤阴助火,阴虚火旺者不宜服。

6. 仙茅

仙茅的功能与淫羊藿相似,但更燥烈伤阴,善补命门而兴阳道,治疗命门火衰,阳痿早泄及精寒不育。且其培补肝肾,治肝肾亏虚,须发早白,目昏目暗。不宜久服。

7. 胡芦巴

（1）性能概要

胡芦巴苦、温，归肾经，有温肾阳、逐寒湿、温经止痛的作用，可治肾阳不足、寒湿气滞之证，如肾脏虚冷、腹胁胀满、寒湿脚气、腿膝冷痛、寒疝等症。

（2）配伍应用

用于肾脏虚冷、腹胁胀满，如胡芦巴丸，以本品配伍炮附子、硫黄，研末为丸服。用于寒湿脚气，可以本品配伍补骨脂、木瓜同用。用于寒疝，小腹连睾丸作痛，如胡芦巴丸，以本品配伍吴茱萸、川楝子、巴戟天、茴香、炮川乌研末为丸服。

（3）用量用法

内服：3~10g。

（4）使用注意

阴虚火旺或有湿热者忌服。

8. 狗脊

（1）性能概要

狗脊苦、甘，温。功能补肝肾、强腰膝，兼可除风寒湿邪。常用于腰背强痛、俯仰不利、膝痛脚弱、筋骨无力等症，而对肝肾不足兼有风寒湿邪者最为适宜；又治肾虚不固的小便不禁及妇女白带过多，有温补固涩的作用。

（2）配伍应用

a. 用于腰背强痛、俯仰不利、膝痛脚弱、筋骨无力等症，如狗脊饮，即以本品配伍杜仲、续断、牛膝、虎骨胶、木瓜、海风藤、桑枝、松节、熟地、桂枝、秦艽等，治肝肾不足，兼感风湿引起的上述证候。

b. 用于小便不禁、妇女白带过多。配伍木瓜、五加皮、杜仲，治腰痛、小便过多；以本品配伍鹿茸、白蔹，治妇女冲任虚寒，带下纯白。

（3）用量用法

内服：10~16g。

（4）使用注意

因有温补固摄作用，所以肾虚有热、小便不利或短涩黄赤、口苦舌干者，均忌服。

9. 骨碎补

（1）性能概要

骨碎补苦，温，入肾、肝经。功能补肾、活血、止血续伤，善止疼痛，适用于肾虚腰痛、耳鸣、耳聋、牙痛及久泻，可起补肾、止痛、止泻的作用；并治跌仆闪挫或金创损伤筋骨，可起活血止血、止痛续伤的功效。

（2）配伍应用

a. 用于肾虚腰痛、耳鸣、耳聋、牙痛、久泻。如神效方，以骨碎补1两、补骨脂3两、桂心1两、牛膝1两、槟榔2两、安息香2两，入胡桃仁捣匀，蜜丸，治肾虚腰脚疼痛；以骨碎补4两，熟地、山萸肉、茯苓各2两，丹皮1.5两、泽泻8钱，研末蜜丸，每服5钱，治肾虚耳鸣、耳聋及牙痛；单用骨碎补研末，入猪肾中煨熟食，治肾虚久泻。

b. 用于跌仆闪挫或金疮,损伤筋骨。如骨碎补散,以骨碎补、自然铜、虎胫骨、炙龟甲、没药,治金疮,伤筋断骨,痛不可忍;用骨碎补,浸酒服用,另用骨碎补晒干研末外敷,治跌仆损伤。

（3）用量用法

内服:10~20g,或入丸、散;外用:适量,捣烂或晒干研末敷。

（4）使用注意

阴虚内热及无瘀血者不宜服。

10. 冬虫夏草

（1）性能概要

冬虫夏草味甘,性平,归肺、肾经。既补肺阴,又益肾阳,兼止血化痰。可治肺气亏损、肺阴耗伤、久咳虚喘或劳嗽咯血、肾阳不足、腰膝酸痛、阳痿遗精、病后体虚不复、自汗畏寒等。但药力缓和,久服方能见效。

（2）配伍应用

a. 用于久咳虚喘、痨嗽咯血,多与沙参、麦冬、阿胶、川贝等养阴清肺、止血化痰药同用。

b. 用于腰膝酸痛、阳痿遗精,宜与杜仲、淫羊藿、巴戟天、肉苁蓉等补肾助阳药同用。

（3）用量用法

内服:5~10g;或与鸡、鸭、猪肉等炖服;研末服每次1~2g,一日3次。

（4）使用注意

阴虚火旺者,不宜单独应用。

11. 蛤蚧

（1）性能概要

蛤蚧咸,平。功能补肺气、助肾阳、定喘嗽、益精血,为治肺虚咳嗽、肾虚作喘之良药。对肾不纳气的虚喘,尤为有效。兼治肾阳不足、精血亏损的阳痿、消渴等证。风寒或实热咳嗽者忌服。

（2）配伍应用

a. 用于肺虚咳嗽、肾虚作喘、虚劳喘咳,多配伍人参、杏仁、炙甘草、知母、贝母、桑白皮、茯苓等药同用,如人参蛤蚧散。

b. 用于阳痿,可以单用本品浸酒服,也可与人参、鹿茸、淫羊藿、巴戟天、苁蓉等药同用,以加强疗效。

（3）用量用法

内服:3~7g;研末服每次1~2g,一日3次;浸酒服日1~2次。

（4）使用注意

风寒及痰饮喘咳者不宜服。

12. 胡桃肉

（1）性能概要

胡桃肉甘,温,归肾、肺、大肠经。本品为补肾,温肺,润肠药。能补肾助阳,强腰膝,可治腰痛脚弱,又能温肺定喘咳,治虚寒喘咳。兼能润肠通便,治肠燥便秘。

（2）配伍应用

a. 用于腰痛、脚弱、腰间重坠、起坐困难等症，如青娥丸，以本品配伍杜仲、补骨脂。

b. 用于虚寒喘咳，如人参胡桃汤，与人参、生姜同用。

c. 用于老年人或病后津液不足，肠燥便秘，可单用，也可与火麻仁、肉苁蓉、当归等润肠药配伍同用。

（3）用量用法

内服：10~30g，或入丸、散。定喘止嗽宜连皮用，润肠通便宜去皮用。

（4）使用注意

阴虚火旺、痰热咳嗽及便溏者均不宜服。

13. 紫河车

（1）性能概要

紫河车甘、咸、温，归肺、肝、肾经。有益精、养血、补气的作用，凡精血不足、气血亏虚之证皆可应用，但需长期服用才有疗效。兼能补肺气，益肾精，纳气平喘，用治肺肾虚喘，具有助阳的作用，但药力缓和。

（2）配伍应用

用于身体虚弱、虚劳发热、久咳虚喘、阳痿遗精、不孕或乳少，以及癫痫久发等症，临床可以单独服用。如气虚，加补气药；血虚，加补血药；精亏，加补精药；阴虚发热，加养阴清热药；阳虚畏寒，加温补助阳药等。河车大造丸，即以本品为主药，配伍熟地、龟甲、黄柏、天冬、麦冬、杜仲、牛膝、人参等组成，治虚劳损伤、咳嗽发热等症。

（3）用量用法

内服：2~4g，研末装胶囊吞服，每日2~3次，重证用量加倍；也可入丸、散。如用鲜胎盘，每次半个至一个，水煮服食，一周2~3次。现已制成胎盘注射液，可供肌肉注射。

（4）使用注意

阴虚内热者，不宜单独应用。

14. 锁阳

（1）性能概要

锁阳味甘，性温，归肝、肾经。本品作用、用途与肉苁蓉相近，可以补肾阳，益精血，润燥滑肠，常代肉苁蓉治疗肾阳不足、精血亏虚引起的阳痿、不孕，以及肠燥津枯便秘等症；而对腰膝软弱、筋骨无力之症，应用尤多。

（2）配伍应用

用于阳痿、不孕，可代肉苁蓉。用于肠燥津枯便秘，可单用本品，浓煎加蜂蜜收膏，开水或热酒化服；也可与火麻仁、当归等润肠药同用。用于腰膝痿弱、筋骨无力，多与熟地、龟甲、知母、黄柏、白芍、虎骨等补阴养血、强筋骨药同用，如虎潜丸。

（3）用量用法

口服：10~16g。

（4）使用注意

性欲亢进、阴虚火旺、脾虚泄泻及实热便秘者均忌用。

15. 黄狗肾

黄狗肾味咸,性温,归肾经。功能壮阳益精,温而不燥,补而不峻,治疗肾阳不足,阴精亏虚所致的阳痿宫冷、健忘耳鸣、神思恍惚、腰酸腿软等症。为补肾壮阳之品。宜入丸、散。

16. 韭子

（1）性能概要

韭子辛、甘、温。功能补肾壮阳,可治阳痿、腰膝酸软冷痛。又有固涩的作用,治肾气不固、遗精、尿频、白带过多。阴虚火旺者忌服。

（2）配伍应用

a. 用于阳痿、腰膝冷痛,可以单服本品,或与补肾助阳药同用。

b. 用于遗精、遗尿、小便频数、白带过多。单用本品研末蜜丸服,治遗精、白带;配伍茴香、补骨脂、益智仁、鹿角霜、鹿角胶、煅龙骨等,治肾与膀胱虚冷,小便频数。

（3）用量用法

内服:5～10g,或入丸、散服。

（4）使用注意

阴虚火旺者忌服。

17. 阳起石

（1）性能概要

阳起石咸、温。有温肾壮阳之功,适用于阳痿、宫冷、腰膝冷痹。

（2）配伍应用

用于阳痿、宫冷。单用本品煅研末,治阳痿;阳起石丸,配伍鹿茸为丸,治宫冷。

（3）用量用法

内服:3～6g,入丸、散服。

（4）使用注意

阴虚火旺者忌服。不宜久服。

（二）常用药物对比

1. 杜仲与菟丝子

二者均味甘,性温,归肝、肾经,皆具补肝肾、安胎之功,同治肾虚腰痛或软弱无力、阳痿遗精、遗尿尿频,肝肾不足之胎动不安、妊娠下血。然菟丝子质润平和而兼固涩,入脾经,为平补阴阳之品,既固精缩尿,补脾止泻,又能养肝明目,善治肝肾亏虚之目暗不明;杜仲性偏温燥,补益力更强,长于补肝肾,强筋骨,兼益下元,还能降血压,善治肝肾亏虚之腰膝酸痛、筋骨软弱,下元虚寒之阳痿、宫冷,以及肾虚或肝阳上亢之高血压。

2. 续断与牛膝

二者均归肝、肾经,皆具有补益肝肾、强筋健骨、通利血脉的功效,同治肝肾不足之腰膝酸痛、筋骨软弱等。然牛膝味苦降泄，直达肝、肾二经，能行血脉，消瘀血，破癥瘕，长于活血化瘀，通经止痛，治疗风寒湿邪浸淫、瘀血阻滞、肝肾亏虚之痿痹诸症尤为适宜。又能导热，引血下行，利水通淋，常用于小便不利，以及头痛、眩晕、吐血等火热上炎之症。续断味苦辛，性微温，温补力较强，且补而不滞，又能疗伤续折、消肿止痛，可用于跌打瘀肿、骨折损伤及痈肿疮毒。

3. 三七与续断

二者均归肝经，具有疗伤止痛的功效。然三七散瘀消肿，止痛效果尤佳，为外伤科良药，多用于跌打损伤、筋断骨折、痈疽肿痛；又为止血良药，且止血不留瘀，对人体内外各种出血夹瘀滞者尤为适宜。无论内服外用、单味复方，皆有殊功。续断辛以行散，温以通脉，有通利血脉、续筋接骨之效，为骨伤科要药，常用于跌打损伤、瘀血肿痛、筋骨折伤；又可补益肝肾，强筋健骨，调理冲任，固经安胎，适用于肝肾不足之腰膝酸痛、胎动不安，或兼外感风寒之腰膝痹痛、拘挛麻木。

4. 菟丝子与沙苑子

二者均味甘，归肝、肾经，皆能补肾助阳，养肝明目，固精缩尿，既可治肾虚腰痛、阳痿遗精、遗尿尿频及带下清稀；又可治肝肾不足之目暗不明、视力减退。临床常相须为用。然菟丝子为平补阴阳之品，并治肾虚消渴；又归脾经，善补脾止泻，治脾虚便溏或泄泻；尚能安胎，治肝肾亏虚之胎动不安。沙苑子味甘，性温而不燥，固涩力较强，故善于温补固涩，多用于肾阳不足之遗精尿频、带下清稀。

三、补 血 药

补血药主要适用于血虚证。可治血虚面色萎黄、头晕耳鸣、心悸怔忡、失眠健忘及月经不调等症，如血虚兼阴虚者当配伍补阴药；血虚用补血药效果不显著或兼气虚者当配补气药；脾胃虚弱者当配健脾胃药。湿浊中阻、脘腹胀满、食少便溏者忌用。

（一）常用单味药

1. 当归

（1）性能概要

当归甘润补血，辛温活血，且可行气止痛，为妇科良药。对妇女月经不调、经闭、痛经、胎前产后诸病均可应用。又常用于痈疽、仆损、痹痛、血滞及血虚等证。兼有润肠通便的作用，可治肠燥便秘。总之，可治一切血虚血滞的病证，而血分有寒者最为适用。

（2）配伍应用

a. 用于月经不调、经闭、痛经，如四物汤，即由当归、川芎、熟地、白芍四味药所组成，为妇科调经的基本方剂。若经闭不通，可加桃仁、红花；经行腹痛，可加香附、延胡索等。用于痈疽、疮疡等外科疾病，如仙方活命饮，配伍银花、生甘草、赤芍、炮山甲、皂角刺等，可以消肿止痛；配伍黄芪、党参、熟地、白芍、肉桂等，如十全大补汤，可以排脓生肌。用于瘀血作痛，或跌仆损伤，如活络效灵丹，以本品配伍丹参、乳香、没药，治疗肢体瘀血作痛；复元活血汤，配伍大黄、天花粉、桃仁、红花、炮山甲等，治跌仆损伤。用于虚寒腹痛，如当归建中汤（当归、桂枝、白芍、炙甘草、生姜、大枣、饴糖)、当归生姜羊肉汤(当归、生姜、羊肉),均用本品。用于痹痛麻木,多与羌活、独活、桂枝、秦艽、海风藤等祛风湿药同用,如蠲痹汤。用于血虚萎黄,常配合黄芪,如当归补血汤。

b. 用于肠燥便秘,多配伍肉苁蓉、生首乌、火麻仁等养血润肠药。

（3）用量用法

内服:5~15g。补血用当归身,破血用当归尾,和血(补血活血)用全当归。

（4）使用注意

湿盛中满、大便泄泻者忌服。

2. 熟地黄

（1）性能概要

熟地黄甘而微温,归肝、肾经,为滋阴养血、生精补髓之要药,凡肾阴不足、肝血亏虚及精血两伤之证,用之均有良效。但腻膈碍胃,故宜与砂仁同用。地黄因加工方法不同,而有鲜生地、生地、熟地之别。鲜生地长于清热凉血;生地长于凉血滋阴;熟地长于滋补精血。

（2）配伍应用

用于一切阴虚、血少、精亏之证。如六味地黄丸,为补阴的主要方剂,即以熟地为主药,配伍山药、山萸肉、丹皮、茯苓、泽泻等,治疗肝肾阴虚、虚火上炎所致的腰膝酸软、头目眩晕、耳鸣、耳聋、盗汗、遗精,或潮热,或手足心热,或虚火牙痛,以及须发早白等症。又如四物汤,为补血调经的主要方剂,也以熟地为主药,配伍当归、白芍、川芎,治疗血虚萎黄、头晕、目眩、心悸,以及妇女月经不调、痛经、崩漏等症,都可随症加减应用。如兼气虚可加党参、黄芪;兼瘀血可加桃仁、红花;兼崩漏可加阿胶、艾炭等。

（3）用量用法

内服:10~30g,大剂量可用 30~60g。宜与健脾胃药如砂仁、陈皮等同用。熟地炭用于止血。

（4）使用注意

本品滋腻,较生地更甚,能助湿滞气,妨碍消化,凡气滞痰多、脘腹胀满、食少便溏者忌服。

3. 何首乌

（1）性能概要

何首乌制用补肝肾、益精血,兼能收敛精气,且不寒、不燥、不腻,所以为滋补良药,可治肝肾精血亏虚、头晕眼花、须发早白、腰膝酸痛、遗精及崩带等症。生用补益力弱,且不收敛,能截疟、解毒、润肠通便,治久疟、痈疽、瘰疬、肠燥便秘。熟地黄补肝肾、益精血作用虽较制首乌为优,但滋腻太甚,亦腻膈碍胃;制首乌不滋腻、不碍胃,为熟地黄所不及。

（2）配伍应用

a. 用于肝肾精血亏虚之证。七宝美髯丹,以本品配伍当归、枸杞子、菟丝子、牛膝、茯苓、补骨脂等药组成,可治精血亏虚,头眩眼花、须发早白、腰膝酸痛等症;与当归、白芍、川芎、熟地等同用,可治妇女月经不调及崩漏、带下等症。

b. 用于久疟,如何人饮,以本品配伍人参、当归、陈皮、煨姜等,治气血两虚,久疟不止,有扶正祛邪之效。用于痈疽、瘰疬,如何首乌散,以本品配伍苦参、防风、薄荷等,治遍身疮肿痒痛;以本品配伍夏枯草、土贝母、香附、当归、川芎,治瘰疬。用于精血不足,肠燥便秘,可单用本品1两,水煎服,也可配伍当归、肉苁蓉、火麻仁、黑芝麻等养血润肠药。

（3）用量用法

内服:10~20g。

4. 白芍

（1）性能概要

白芍苦酸微寒,有养血、敛阴、平肝、柔肝的作用。适用于肝血不足、肝阴亏损、肝失柔和、肝阳偏亢引起的头痛眩晕、胁肋疼痛、四肢拘挛作痛,或肝脾失和、腹中挛急作痛,以及泻痢腹痛等症。又治妇女血虚月经不调、自汗、盗汗,可以补血调经,敛阴止汗。当归、白芍均能补血,然当归性温,适用于血虚有寒者;白芍微寒,适用于血虚有热者。两药均能止痛,但当归补血活血,行气止痛;白芍养血敛阴、平肝止痛,止痛虽同,作用各异。

（2）配伍应用

a. 用于血虚肝旺,头晕目眩、胁肋疼痛,或四肢拘挛作痛。例如,配合生地、山药、牛膝、代赭石、龙骨、牡蛎、柏子仁等,如建瓴汤,治肝阳上亢,头晕目眩;配合柴胡、当归、白术、茯苓、炙甘草等,如逍遥散,治血虚肝郁,胁肋疼痛;配合甘草,治血虚引小腿拘挛作痛及肝脾失和,腹中挛急作痛或泻痢腹痛,如芍药甘草汤,有寒可加肉桂,有热可加黄芩等;以本品配伍防风、白术、陈皮,如痛泻要方,治腹痛泄泻;以本品配伍当归、木香、槟榔、黄芩、黄连等,如芍药汤,治下痢腹痛。

b. 用于妇女月经不调,如四物汤,以本品与川芎、当归、熟地同用,组成养血调经的基本方剂。

c. 用于自汗、盗汗。如配伍桂枝、生姜、大枣、龙骨、牡蛎等,治阳虚自汗;配伍牡蛎、五味子、柏子仁等,治阴虚盗汗。

（3）用量用法

内服:5~10g,大量15~30g。

（4）使用注意

阳衰虚寒之证不宜单独应用。反藜芦。

5. 阿胶

阿胶甘、平,为滋阴补血之良药,且有清肺润燥止血的作用,凡血虚阴亏,或劳热喘咳,以及一切血证,如吐血、衄血、咯血、便血、尿血、崩漏等证,均可应用。此外,还兼有利尿润肠的作用,可治阴虚小便不利,下痢脓血或肠燥便秘之证。然性质黏腻,胃弱者不宜服。入汤剂应烊化冲服。

6. 龙眼肉

（1）性能概要

龙眼肉甘、温,有补心脾、益气血的作用。既不滋腻,又不壅气,为滋补之良药。常用于思虑过度、劳伤心脾引起的心悸怔忡、失眠健忘、食少体倦、脾气虚弱、便血崩漏。也适用于一般气血不足之证。

（2）配伍应用

用于心脾两虚、惊悸、怔忡、失眠、健忘等症，单用本品即有效；也可配伍黄芪、党参、白术、炙甘草、当归、酸枣仁、远志、茯神等补气养血安神药，如归脾汤。用于气血亏虚，神倦乏力、面色不华，可以单用本品30g与白糖3g，蒸熟开水冲服；配伍西洋参3g，如玉灵膏（又名代参膏），可起补气养血、清虚热的作用。

（3）用量用法

内服：10～15g，大剂量30～60g。

（4）使用注意

湿阻中焦或有停饮、痰火者忌服。

（二）常用药物对比

1. 当归与鸡血藤

二者均味甘性温，入肝经，皆具补血活血调经之功，既治血虚之面色萎黄，又治血虚或血虚兼瘀有寒之月经不调、痛经、闭经，以及跌打损伤、血痹痛麻、风湿痹痛、中风瘫痪。然鸡血藤味苦，又入肾经，药力较弱，又善舒筋活络，适用于血瘀或脉络痹阻者。当归味辛入心、脾经，兼能止痛，血瘀痛甚有寒者宜投，并治虚寒之脘腹痛、疮肿日久不溃或溃不收口；尚可润肠，用治血虚之肠燥便秘。

2. 何首乌与首乌藤

二者均来源于蓼科植物何首乌，均味甘，入肝经，而具有补血的作用。何首乌为其块根入药，首乌藤为其藤茎或带叶藤茎入药。然首乌藤性平又入心经，善于养心安神，祛风通络，可用治虚烦之失眠多梦及血虚之风湿痹痛；煎汤外洗，又能祛风止痒，治皮肤瘙痒。何首乌性微温，又入肾经，制用甘补兼涩，功善补肝肾，益精血，为滋补良药，可用治血虚之面色萎黄、精血亏虚之头晕眼花、须发早白、腰膝酸软、遗精滑泄；生用补益力弱，功能截疟、解毒、润肠通便，用治久疟、痈疽、瘰疬及肠燥便秘，又能降血脂，治高脂血症。

3. 何首乌与熟地黄

地黄、首乌同为生用、制用功效迥异之品。二者制用均性微温，归肝、肾经，皆善补肝肾，益精血，皆治肝肾亏虚之腰膝酸软、头晕眼花、须发早白，又治血虚之面色萎黄、心悸心慌、月经不调及崩漏等，两药常相须为用。然熟地黄滋补之力较强，且滋腻碍胃；又善滋阴，治肾阴亏虚之潮热盗汗等。制首乌滋补力稍弱，但不滋腻，又能收敛精气，兼滑脱者宜之。

4. 白芍与赤芍

赤芍、白芍一物二种，古时通用，宋元始分。二者虽均性微寒，但效用迥异。赤芍味苦归肝经，为清凉行散之品，功善清热凉血，祛瘀止痛，尤宜于血热血瘀者，既善治肝火上攻之目赤肿痛、肝郁化火之胁肋痛，又善治热入营血、血热之斑疹吐衄、瘀血经闭、痛经、跌打损伤及火毒疮疡。白芍味酸苦，归肝、脾经，为补血敛阴、柔肝止痛之品，尤宜于阴血亏虚肝旺者，既善治血虚之面色萎黄、四肢或脘腹挛急作痛，以及血虚之月经不调、痛经等，还可治阴虚盗汗。

5. 白芍与石决明

两药均入肝经,具有平肝潜阳的功效,用于肝肾阴虚、肝阳上亢所致的头痛、眩晕等。然石决明咸寒入肝经,又可清泻肝火,滋补肝阴而有明目退翳之效,为治目疾的要药,无论虚证、实证均可配用。白芍甘补酸收,有补血敛阴、调经止痛之效,既可用治肝脾血虚之面色萎黄、头晕眼花、心悸乏力,又可治月经不调、经多崩漏、经行腹痛。白芍又可敛阴而止汗,为止汗之佳品,适用于阴虚之盗汗不止。白芍又有补血柔肝、缓急止痛之功,既可治血虚肝旺之气郁胁痛,肝脾不和之腹部挛急作痛或肝血不足、筋脉失养之四肢挛急作痛,又可治脾虚肝郁之腹痛泄泻,以及下痢脓血、里急后重。

四、补 阴 药

补阴药适用于阴虚证。最常见的有肺阴虚、胃阴虚、肝阴虚、肾阴虚等。在使用时,如热病伤阴而热邪未尽的,应与清热药同用;阴虚内热较盛的,当与清虚热药同用;阴虚阳亢的,当与潜阳药同用;阴虚兼血虚的,当与补血药同用;阴虚兼气虚的,当与补气药同用。补阴药大都甘寒滋腻,故凡脾胃虚弱、痰湿内阻、腹胀溏泻者均不宜服。

(一) 常用单味药

1. 北沙参

(1)性能概要

北沙参甘,微寒,为清热养阴生津之品。能清肺热、养肺阴,适用于肺热阴虚、燥咳痰黏、劳嗽咯血;又能养胃阴、生津液,常用于热病伤津、舌干口渴等症。南、北沙参功效相似,南沙参药力较差,然兼有祛痰益气作用,用于气津两伤之肺热燥咳、劳嗽有痰。鲜沙参即南沙参之鲜者,清热养阴生津之力较好,多用于热病伤阴之证。反藜芦。

(2)配伍应用

a. 用于燥咳痰黏或劳嗽咯血。如沙参麦冬汤,以本品配伍麦冬、天花粉、玉竹、生扁豆、生甘草、冬桑叶,治燥热伤阴,干咳少痰、咽干口渴;配伍知母、贝母、麦冬、熟地、鳖甲、地骨皮,治阴虚劳热、咳嗽咯血。

b. 用于胃热伤阴,舌干口渴、食欲不振,如益胃汤,以本品配伍麦冬、生地、玉竹、冰糖,治上述病证。如热病津伤较重,咽干口渴、舌绛少津,常用鲜沙参与鲜生地、鲜石斛同用。

(3)用量用法

内服:10~15g,鲜者 15~30g。

(4)使用注意

属虚寒者证忌服。反藜芦。

2. 麦冬

(1)性能概要

麦冬甘、微苦,微寒。功能清养肺胃之阴而生津液,且可清心除烦。适用于肺阴亏损之燥咳痰黏,或劳热咳嗽之吐血、咯血,胃阴不足之舌干口渴,以及心阴虚、心火旺而致的心烦失眠等症。此外,还可用于热病伤阴,肠燥便秘,有滋阴、润肠、通便的作用。

（2）配伍应用

a. 用于燥咳痰黏、劳热喘咳、吐血、咯血。如清燥救肺汤,以本品配伍桑叶、杏仁、胡麻仁、阿胶、枇杷叶、生石膏、人参、甘草等药,治温燥伤肺,干咳气逆、咽干鼻燥等症;二冬膏,用麦冬、天冬等份加蜂蜜收膏,治燥咳痰黏、劳热喘咳、吐血、咯血。

b. 用于胃阴不足,舌干口渴及津亏消渴,多配伍沙参、生地、玉竹等,如益胃汤。治疗肠燥便秘,如增液汤,以本品与生地、玄参同用,治阴虚肠燥,大便秘结。

c. 用于心烦失眠。如清营汤,以本品配伍生地、玄参、丹参、竹叶心、黄连等,治热病,热邪入营,身热夜甚,烦躁不安;天王补心丹,配伍丹参、茯神、五味子、酸枣仁、柏子仁、远志、生地、玄参等,治阴虚有热,心烦失眠。

（3）用量用法

内服:8～25g。清养肺胃之阴多去心用,滋阴清心火多连心用。

（4）使用注意

感冒风寒或有痰饮湿浊的咳嗽,以及脾胃虚寒泄泻者均忌服。

3. 天冬

（1）性能概要

天冬甘、苦,大寒,功能清肺火,滋肾阴,润燥滑肠,适用于肺肾阴虚有热之证,如劳热咳嗽、吐血、咯血;热病伤阴,舌干口渴或津亏消渴;肠燥津枯,大便秘结。

（2）配伍应用

a. 用于劳热咳嗽、咯血、吐血,如二冬膏,即由天冬、麦冬所组成,水煎浓缩加蜂蜜收膏,可治燥咳痰黏、劳嗽吐血等症。用于热病伤阴,舌干口渴或津亏消渴,如三才汤,由天冬、生地、人参所组成,可治气阴两伤的上述病证。

b. 用于肠燥津枯,大便秘结,如六成汤,以本品配伍麦冬、熟地、肉苁蓉、当归、白芍同用,可以润肠通便。

（3）用量用法

内服:7～15g。

（4）使用注意

脾胃虚寒,食少便溏者忌服。

4. 石斛

（1）性能概要

石斛甘微寒,为养胃阴、生津液、滋肾阴、除虚热之品,多用于热病伤津,舌绛烦渴,或消渴,以及阴虚津亏而有虚热之证。因能滋肾阴,所以又有明目、强腰膝等作用,可治肾阴亏损、视力减退或腰膝软弱等症。

鲜石斛的清热生津之力较大,所以热病伤津、舌绛烦渴,当用鲜石斛;一般阴虚舌干可用干石斛。石斛又有各种不同的品种,茎圆外皮铁绿色者称为"铁皮石斛",作用最好;茎扁外皮黄绿色者称为"金钗石斛",作用较弱;产安徽霍山者名"霍山石斛",适用于老人、虚人津液不足,不宜大寒者;以石斛的嫩尖加工,称为"耳环石斛",生津而不寒凉,可以代茶饮。

（2）配伍应用

a. 用于热病伤津,舌绛苔黑、口干烦渴,或津亏消渴。如清热保津法,用鲜石斛配伍生地、麦冬、天花粉等养阴清热生津药,治热病伤津烦渴;祛烦养胃汤,以本品配伍石膏、天花粉、沙参、麦冬、山药、玉竹等药,治津亏消渴。

b. 用于阴虚津亏,虚热不退,多配伍沙参、麦冬、玉竹、白薇、生地等药。此外,以本品配伍菊花、菟丝子、青葙子、枸杞子、生地、熟地、草决明等药同用,可治视力减退,如石斛夜光丸;配伍熟地、山药、山萸肉、枸杞子、牛膝等药,可治肾阴亏损,腰脚软弱。

（3）用量用法

内服:6~15g,鲜用15~30g。入汤剂较好。宜先煎、久煎。

（4）使用注意

味甘能敛邪,使邪不外达,故温热病不宜早用;甘凉又能助湿,如湿温、湿热尚未化燥者忌服。

5. 玉竹

（1）性能概要

玉竹甘平,有补阴润燥、生津止渴的作用,善治肺胃阴虚燥热之证,或燥热咳嗽、阴虚劳嗽、热病伤阴烦渴,或平素胃阴不足之舌干口渴等症。但药力较缓,久服方能见效。石斛、玉竹均有养阴生津的作用,但石斛养胃阴、生津液之力较强,且可益肾阴、清虚热;玉竹甘平柔润,养肺胃之阴而除燥热,作用缓慢。

（2）配伍应用

用于肺胃阴伤,燥热咳嗽、舌干口渴。如加减葳蕤汤,以本品配伍葱白、豆豉、薄荷、桔梗、白薇、甘草,有滋阴解表的作用,可治阴虚感冒,发热咳嗽、咽干口渴等症;玉竹麦冬汤,以本品配伍麦冬、沙参、生甘草,治肺胃阴伤,燥热咳嗽、舌干少津;益胃汤,即由玉竹、沙参、麦冬、生地、冰糖所组成,治温病后期,损伤胃阴,口干咽燥、食欲不振等。

（3）用量用法

内服:10~15g。

（4）使用注意

脾虚而有痰湿者忌服。

6. 黄精

（1）性能概要

黄精甘、平,为补脾药,能补脾气、益脾阴,兼有润肺燥、益肾精的作用。所以用于脾胃虚弱,可以补气而益阴;用于肺虚燥咳,可以补肺而润燥;用于肾虚精亏,腰酸、足软、头晕之症,可以补肾而益精;用于肾虚经亏、阴液不足引起的消渴证,也可补虚而止渴。本品性质平和,作用缓慢。

（2）配伍应用

a. 用于脾胃虚弱。若脾气不足,神倦、乏力、食欲不振、脉象虚软者,可配伍党参、白术、茯苓、甘草、陈皮等补气健脾药;如胃阴亏虚,口干、食少、饮食无味、大便干燥、舌红无苔者,可配伍沙参、麦冬、玉竹、谷芽等养阴开胃药。

b. 用于肺虚燥咳,可单用本品熬膏服,或与沙参、麦冬、知母、贝母等养阴清肺药配合应用。

c. 用于肾虚精亏,如二精丸,以黄精、枸杞子等份,晒干研末,蜜丸服。

此外,治消渴,本品多与黄芪、山药、天花粉、生地、玄参等益气养阴药同用。

（3）用量用法

内服:10~20g,或熬膏或入丸、散。

（4）使用注意

本品性质滋腻,易助湿邪,凡脾虚有湿、咳嗽痰多者均不宜服。

7. 枸杞子

（1）性能概要

枸杞子甘,平,为滋补肝肾明目之药,适用于肝肾阴虚,头晕目眩、视力减退、腰腿酸软、消渴、遗精等症。兼有润肺的作用,可治肺肾阴虚的虚劳咳嗽。

（2）配伍应用

a. 用于肝肾阴虚的病证。例如,杞菊地黄丸,以本品配伍菊花、熟地黄、山药、山萸肉、丹皮、茯苓、泽泻,治肝肾阴虚,头晕目眩、视力减退;枸杞丸,配伍干地黄、天冬,治肝肾阴虚,腰膝酸软、遗精;民间验方单用本品蒸熟嚼食,治消渴。

b. 用于阴虚劳嗽,可配伍麦冬、五味子、知母、贝母等药。

（3）用量用法

内服:5~10g。

（4）使用注意

因能滋阴润燥,脾虚便溏者不宜用。

8. 百合

（1）性能概要

百合甘、淡,微寒,归肺、心、胃经,有润肺止咳、补阴清热、清心安神的作用,适用于肺热咳嗽、劳嗽咯血、热病后期虚烦惊悸、失眠多梦等症;尚能养胃阴、清胃热,可用于胃阴虚有热之胃脘疼痛。

（2）配伍应用

a. 用于肺热咳嗽、劳嗽咯血。如百花膏,即百合与款冬花等份研末蜜丸服,治肺热久咳或痰中有血;百合固金汤,以本品配伍熟地、生地、玄参、贝母、桔梗、甘草、麦冬、白芍、当归,治虚劳发热,咳嗽咽痛、咯血。

b. 用于虚烦惊悸、失眠多梦。如百合知母汤,以本品为主药,配合知母;或配合生地如百合地黄汤,以治热病后,余热未清,出现的上述证候。

（3）用量用法

内服:10~30g。

（4）使用注意

本品为寒润之物,故风寒咳嗽或中寒便溏者忌服。

9. 桑椹

（1）性能概要

桑椹甘、酸,寒,归肝、肾经,有滋阴补血润肠的作用,亦能凉血退热,可治阴血不足,眩晕失眠、目暗、耳鸣、须发早白、津伤口渴或消渴,以及肠燥便秘等症。

（2）配伍应用

a. 用于眩晕、失眠、目暗、耳鸣、须发早白,可单用本品水煎过滤取汁加蜂蜜熬膏服,或用干品研末蜜丸服,也可与熟地、制首乌、枸杞子、女贞子、旱莲草等滋补肝肾药同用。

b. 用于津伤口渴或消渴,多与沙参、麦冬、生地、玄参、山药、天花粉等药同用。

c. 用于肠燥便秘,配伍生首乌、黑芝麻等。

（3）用量用法

内服:10~15g。桑椹膏 15~30g,温开水冲服。

（4）使用注意

脾胃虚寒作泻者忌服。

10. 墨旱莲

墨旱莲甘、酸,寒,归肝、肾经,有滋肾阴、乌须发、凉血、止血的作用,适用于肾虚腰痛,须发早白,血热妄行的吐血、衄血、便血、尿血、崩漏等症。

11. 女贞子

（1）性能概要

女贞子甘、苦,凉,能补益肝肾之阴,善清虚热,且可明目、乌发,适用于肝肾阴虚之发热、眩晕、耳鸣、腰膝酸软、目暗不明、须发早白等。以黄酒拌后蒸制,可增强滋补肝肾的作用,并可使苦寒之性减弱,避免滑肠。

（2）配伍应用

用于肝肾阴虚。如以本品配伍地骨皮、青蒿等,治阴虚发热;配伍旱莲草,如二至丸,治肝肾阴虚,头昏、目眩、耳鸣、须发早白、腰膝酸软;配伍熟地黄、枸杞子、菟丝子、车前子等,治目暗不明。

（3）用量用法

内服:10~15g。

（4）使用注意

本品虽补而不腻,但性质寒凉,如脾胃虚寒泄泻及阳虚者忌服。

12. 黑芝麻

（1）性能概要

黑芝麻甘、平,归肝、肾、大肠经。其性平和,甘香质润,为滋养佳品。功能补益精血,可治精血不足,须发早白、头晕眼花;又能润燥滑肠,治肠燥便秘。

（2）配伍应用

a. 用于须发早白、头晕眼花,可以单用本品蒸熟,或炒香研末服,或与枣膏或蜂蜜为丸服;也可配成复方应用,如桑麻丸,即本品与桑叶等份研末蜜为丸。

b. 用于肠燥便秘,可与当归、肉苁蓉、杏仁、柏子仁等同用。

(3) 用量用法

内服:10~30g。宜炒熟用。

(4) 使用注意

大便溏泄者忌服。

(二) 常用药物对比

1. 天冬与麦冬

二者均为百合科植物的块根,皆能养阴清肺润燥,同治肺热燥咳、劳嗽咯血、内热消渴及肠燥津枯便秘,临床常相须为用,如二冬汤、月华丸。然天冬味苦,性寒,入肾经,又滋肾阴,清火润燥之力较强,可治肾阴亏虚、阴虚火旺之潮热盗汗、遗精等;麦冬性微寒,味微苦,入心、胃经,清热润燥之力较小,又能益胃生津,清心除烦,善治胃阴不足之口干舌燥、阴虚有热或温病热入营血之心烦不眠等。

2. 天冬与石斛

二者均能养阴清热,用于热病津伤之低热烦渴及阴虚有热之劳嗽、潮热、盗汗等。然天冬滋阴力强,偏走肺、肾经,多用于肺肾阴虚有热之咳嗽等;石斛药性甘淡,偏入胃经,多用于胃阴不足之热病津伤口渴及阴虚消渴等。

3. 龟甲与鳖甲

二者均为滋阴潜阳要药,常用于阴虚阳亢之证。但龟甲滋阴力强,且能益肾强骨、养血止血,可治筋骨痿软,阴虚血热引起的便血崩漏、月经过多等症;鳖甲退热功胜,且能散结软坚,又治肝脾肿大、久疟、经闭等症。

收 涩 药

凡以收敛固涩为主要作用的药物,称为收敛药,又称固涩药。本类药大都具有酸、涩性味,能收敛固涩,分别具有敛汗、止泻、固精、缩尿、止带、止血、止嗽等功效。适用于久病体虚、元气不固所致的自汗、盗汗、久泻、久痢、脱肛、遗精、早泄、遗尿、尿频、带下崩漏不止、久嗽虚喘等症。收涩药的应用,只是治病之标,防其滑脱不禁导致正气衰竭,变生他证。滑脱证的根本原因是正气虚弱,故需与补虚药配合应用,以"标本兼固"。如气虚自汗、阴虚盗汗,当分别与补虚药、养阴药同用;脾肾虚弱的久泻、久痢、带下日久不愈,当配伍补肾药;冲任不固,崩漏下血,当配伍补肝肾、固冲任药;肺肾虚损、久咳虚喘,当配伍补肺、益肾、纳气药等。

(一) 常用单味药

1. 五味子

(1) 性能概要

五味子味酸,性温,归肺、心、肾经。本品五味俱备,以酸为主,酸温不燥,为温补固涩之品。上能敛肺气而止咳喘,下能滋肾水以固涩下焦,内能益气生津、宁心止烦渴,外能收敛止汗。且可涩精、止泻。多用于肺虚喘咳、肾虚遗精、滑精、津伤口渴、自汗、盗汗、久泻不止等。此外,还有宁心安神的作用,可治心悸、失眠、多梦。

（2）配伍应用

a. 用于肺虚或肺肾不足的咳喘。如五味子丸,配伍罂粟壳,治肺虚久嗽;都气丸,以本品配伍六味地黄丸,治肾虚咳喘;上述六味地黄丸再加麦冬为麦味地黄丸,治虚喘咳血,均使用本品敛肺滋肾,而平喘止咳。对肺寒咳嗽,本品也可应用,但需配伍辛温之品,如五味细辛汤,配伍细辛、干姜等温肺化饮之品,治肺经感寒,咳嗽不已。

b. 用于肾虚精滑不固及五更泄泻等症。如五味子膏,单用本品,治梦遗虚脱;桑螵蛸丸,以之配伍桑螵蛸、龙骨等,治精滑不固;四神丸即是以之配伍补骨脂、肉豆蔻、吴茱萸,治脾肾虚寒,五更泄泻。

c. 用于气阴两伤所致的心悸怔忡、失眠多梦、口渴心烦、自汗、盗汗等症。如生脉散,配伍人参、麦冬,治热伤气阴,体倦多汗、心悸脉虚之症;天王补心丹,配伍生地、枣仁、人参、丹参等药,治心肾阴血亏损所致的虚烦不眠、心悸多梦;柏子仁丸,配伍柏子仁、人参、麻黄根、牡蛎等,治阴虚盗汗。此外,治消渴证,也常用五味子配伍黄芪等应用,如黄芪汤、玉液汤,均以本品配伍黄芪、天花粉等药,治疗消渴多饮之证。

（3）用量用法

内服:2~10g。

（4）使用注意

本品酸涩收敛,凡表邪未解,内有实热及痧疹初发者慎用。

2. 乌梅

（1）性能概要

乌梅酸、涩、平,归肝、脾、肺、大肠经。以敛肺涩肠为主,可治久咳、久泻、久痢。且可生津清热,又为安蛔良药。其酸涩入大肠经,有良好的涩肠止泻痢作用,为治疗久泻久痢之常用药。此外,外用有消疮毒及去胬肉外突的功效。

（2）配伍应用

a. 用于肺虚久咳。治久咳,即以本品配伍罂粟壳等份为末,睡时蜜汤调下;治肺虚久咳,亦可与罂粟壳、半夏、杏仁、阿胶等配伍。

b. 用于久泻、久痢。如固肠丸,以之配伍肉豆蔻、诃子、罂粟壳、苍术、党参、茯苓、木香等,治久痢滑泻;配伍黄连,治下痢不能食。

c. 用于蛔虫引起的腹痛、呕吐,常与黄连、花椒等配用,如乌梅丸。

d. 用于便血、尿血、崩漏等。如单用本品烧存性,研末用醋糊丸,治大便下血不止;以本品烧灰为末,以乌梅汤调下,治妇人崩漏不止。

e. 用于虚热烦渴,可单味煎水服或配入复方用。如玉泉丸,以之配伍天花粉、葛根、党参、麦冬、黄芪、甘草,治虚热烦渴。用于胃呆不饥,可与木瓜、石斛同用。

此外,对于外疡胬肉可以乌梅炭敷之。

（3）用量用法

内服:3~10g,大剂量30~60g;外用:适量,捣烂或炒炭研末外敷。止泻、止血宜炒炭。

（4）使用注意

本品酸敛之性颇强，故外有表邪及内有实热积滞者均不宜服。

3. 五倍子

（1）性能概要

五倍子酸、涩，性寒，归肺、大肠、肾经。内服能敛肺降火，涩肠固精，收汗止血；凡肺虚久咳，以及久泻、久痢、崩漏下血、遗精、滑精、小便不禁、自汗、盗汗、消渴等症，皆可用之。外用能解毒消肿，收湿敛疮，可治疮疖肿毒、湿疮流火、溃疡不敛、肛脱不收、子宫脱垂等。宜入丸、散服。湿热泻痢者忌用。

（2）配伍应用

a. 用于肺虚久咳，可与五味子、罂粟壳等敛肺药同用。

b. 用于久泻、久痢、脱肛等症，可单用，或与其他涩肠止泻药同用。单用五味子半生半烧，为末制丸，治泻痢不止；玉关丸，配伍枯矾、诃子、五味子为丸，治久泻、便血等症。用于崩漏、便血、尿血等出血证，可单味应用，也可入复方。

c. 用于遗精、遗尿，如玉锁丹，以之配伍白茯苓、龙骨，治虚劳遗浊。

d. 用于盗汗、消渴，可单味应用。如治盗汗、治消渴多饮，皆用单味五倍子。

此外，外用治疮癣肿毒、皮肤湿烂，以及肛脱不收、子宫脱垂等，可单味研末外敷或煎水熏洗，也可配合枯矾同用。

（3）用量用法

内服：1.5~6g；或入丸、散用；外用：适量，煎汤熏洗或研末撒敷。

（4）使用注意

本品酸涩收敛，故外感咳嗽及湿热泻痢者忌用。

4. 浮小麦

（1）性能概要

浮小麦甘、凉，归心经。本品甘能益气，凉以除热，又入心经，益气除热止汗为其所长。盖汗为心液，有益气除热止汗的功效，可治自汗、盗汗、骨蒸劳热。小麦养心除烦，善治妇女脏躁。其药力平和，一切虚汗及骨蒸劳热、妇女低热均可应用。表邪汗出者忌用。

（2）配伍应用

用于虚汗，有单用者，也可入复方配伍应用。如独圣散，单用本品，文火炒焦研末，米汤频频送服，治盗汗及虚汗不止；单用浮小麦炒焦水煎服，治表虚自汗；牡蛎散，以本品配伍牡蛎、麻黄根、黄芪等，治体虚自汗，夜卧尤甚、心悸惊惕、短气烦倦。用于骨蒸劳热，可配伍地骨皮、生地、女贞子等煎服。

（3）用量用法

内服：10~30g。

5. 糯稻根须

糯稻根须甘、平，归心、肝经。功能固表止汗，且益胃生津，止汗退热，适用于自汗、盗汗、虚热不退。

6. 麻黄根

（1）性能概要

麻黄根甘、微涩,平,归肺经。本品收涩,行于表分,功专止汗,甘平性涩,入肺经而能行肌表、实卫气、固腠理、闭毛窍,为敛肺固表止汗之要药。可治自汗、盗汗。有表邪者忌用。

（2）配伍应用

用于自汗、盗汗等症,通常随症而配入复方中使用,如麻黄根散,以本品为主,配伍当归、黄芪,治产后虚汗不止。用于阴虚盗汗,常与熟地、山萸肉、龙骨、牡蛎等滋阴收敛药同用。

（3）用量用法

内服:3~10g;外用:适量。

（4）使用注意

本品功专止汗,有表邪者忌服。

7. 椿皮

椿皮味苦、涩,性寒,有小毒。既有收涩的作用,又能清热燥湿,适用于久泻、久痢、便血、崩漏、赤白带下。此外,还有杀虫、止痒的功效,内服治蛔虫,外用治疥癣。

8. 石榴皮

（1）性能概要

石榴皮酸、涩,温,归大肠经。功能涩肠止泻,兼可杀虫。可治久泻、久痢、脱肛,以及虫积腹痛。兼能收敛止血,又可用于崩漏带下。外用尚有杀虫止痒的作用,故牛皮癣也宜用之。

（2）配伍应用

a. 用于久泻、久痢、脱肛,可单味煎服或研末冲服,也可与黄连等配用。如黄连汤,即以本品与黄连、当归、阿胶、干姜、黄柏、甘草同用,治久痢不止;用石榴皮、陈壁土、白矾浓煎熏洗,再加五倍子炒研敷托,治脱肛。

b. 用于蛔虫,也可用于绦虫、蛲虫,与槟榔配伍煎服或研末冲服。

此外,本品内服可治崩漏、带下。外用治牛皮癣,以石榴皮炒炭研末油调涂。

（3）用量用法

内服:3~10g,或入丸、散;外用:适量,研末调敷或煎水熏洗。

（4）使用注意

泻痢初期忌服。

9. 诃子

（1）性能概要

诃子苦、酸、涩平,归肺、大肠经。本品苦则降气,酸涩收敛,生用入肺,既能涩肠敛肺下气,又可清肺利咽开音,适用于久泻、久痢、脱肛、久咳、虚喘及音哑等症。收敛固涩宜煨用,清肺开音宜生用。

（2）配伍应用

a. 用于久泻久痢,可根据证候的寒热不同而适当配伍。如诃子散,以之配伍黄连、木香、甘草,治痢疾腹痛偏热者;诃子皮散,以之与干姜、罂粟壳、橘皮等配伍,治虚寒久泻或脱肛。

b. 用于肺虚喘咳、久嗽失音。如诃子汤,以之配伍桔梗、甘草,治失音不能言语者;诃子饮,以之配伍杏仁、通草、煨姜,治久咳语言不出。

此外,本品还可用于崩漏、带下、遗精、尿频,此也取其固涩之性。

（3）用量用法

内服:3~10g。用当去核。敛肺降火开音宜生用,涩肠止泻宜煨用。

（4）使用注意

本品酸涩收敛,有留邪之弊,故痰嗽及泻痢初期者忌用。

10. 肉豆蔻

（1）性能概要

肉豆蔻辛、温。本品芳香而性燥,且具收涩之性,有温中开胃、行气止痛、涩肠止泻的功效,适用于脾胃虚寒食少、气滞脘腹胀痛、肠滑不固的久泻等症。煨熟用可增强温中止泻的作用。

（2）配伍应用

a. 用于脾胃虚寒气滞所致的脘腹胀痛、食欲不振、呕吐反胃等,常与温中行气开胃药配伍,如以本品配伍木香、姜半夏为丸,治胃寒少食、呕吐及气滞胸满作痛。

b. 用于虚寒性的久泻不止,常与益气、温阳、固涩药同用。如养脏汤,即用本品与党参、白术、肉桂、诃子、白芍等药配伍,治脾胃虚寒,久泻不止;四神丸,配伍补骨脂、吴茱萸、五味子,治脾肾阳虚,五更泄泻。

（3）用量用法

内服:3~10g,散剂1.5~3g。煨熟去油可增强温中止泻的功能。

（4）使用注意

本品温中固涩,故湿热泻痢者忌用。

11. 罂粟壳

（1）性能概要

罂粟壳味酸、涩,性平,归肺、大肠、肾经。功专收敛,既可敛肺止咳,又可涩肠止泻,故可治肺虚久咳、久泻、久痢之证。又有良好的止痛作用,可治心腹筋骨诸痛。然为有毒之品,慎用为宜。

（2）配伍应用

a. 用于肺虚久咳不止,如小百劳散,以之配伍乌梅,治虚劳喘嗽不已、自汗者。

b. 用于久泻、久痢不止。以此配伍乌梅肉、大枣肉煎服,治水泄不止;木香散,配伍木香、黄连、生姜,治久痢及血痢等。

c. 用于心腹及筋骨、肌肉疼痛,可单用或配入复方中应用。

此外,本品也可用于肾虚遗精、滑泄之证。

（3）用量用法

内服:3~10g。止咳可蜜炙用,止泻、止痛、止遗可醋炒用。

（4）使用注意

本品酸涩收敛，故咳嗽及腹泻初起者不宜用。本品有毒，不宜过量及持续服用。

12. 莲须、莲子

（1）性能概要

莲须味甘、涩，性平。功能益肾固精、安神健脾，涩精止血。为收涩之品，多用于遗精、滑精。莲子心主清心热，常用于热病神昏。莲房炭消瘀止血，可治崩漏下血。荷叶清暑利湿，升阳，止血。

（2）配伍应用

a. 用于脾虚久泻，常与补脾益胃药白术、党参、茯苓、山药、砂仁等并用，如参苓白术散。

b. 用于心肾不交，下元虚损，不能固摄所致的遗精、白浊、崩带及虚烦不眠等症，常与其他滋养固涩药同用。如莲肉散，以本品配伍益智仁、龙骨各等份为末，每服 2 钱，清米饮调下，治小便白浊、梦遗泄精；清心莲子饮，以本品为主，配伍茯苓、车前子、麦冬、人参等，治心火上炎，肾阴不足，小便赤涩、烦躁不眠、淋浊崩带、遗精滑泄之症。

（3）用量用法

口服：6~15g。

13. 山茱萸

（1）性能概要

山茱萸酸，微温。本品既具收敛之性，以秘藏精气固摄下元，又能补益肝肾，以滋养精血而助元阳之不足，为补益肝肾、填精助阳之药，常用于肝肾亏虚，头目眩晕、腰膝酸软、阳痿等症。又治遗精、滑精、小便不禁、虚汗不止。此外，还能收敛止血，可治妇女崩漏或月经过多。

（2）配伍应用

a. 用于肝肾不足，精气失藏之证。如六味地黄丸，以之配合熟地、山药、泽泻等，治肝肾阴亏、腰膝酸软、头目眩晕之症；以之配伍补骨脂、当归、麝香，治肝肾亏虚，腰酸、眩晕、阳痿精滑、小便频数不禁等症，如草还丹。与茜草、乌贼骨、棕榈炭等配用，治冲任损伤，崩漏及月经过多，如固冲汤。

b. 用于大汗欲脱及久病虚脱，常与党参、龙骨、牡蛎等同用，如来复汤；也可配合四逆汤、参附汤同用。

（3）用量用法

内服：6~15g，大剂量可用 30g。

（4）使用注意

本品温补收敛，故命门火炽，素有湿热，以及小便不利者不宜用。

14. 乌贼骨

（1）性能概要

乌贼骨咸、涩，微温。本品咸能走血，涩能收敛，微温和血，为收敛止血药，长于止血止带，多用于妇女崩漏带下，并治肺胃出血；又有固经作用，可治遗精。此外，用治胃痛吐酸，有制酸止痛的功效。研末外用，能收湿生肌，敛疮、止血，还可用治疮多脓水、阴囊湿痒、下肢溃疡等症。多服易致便秘。

（2）配伍应用

a. 用于肺胃出血,常与白及等份为末服,即乌及散。用于妇女崩漏下血,常与棕榈炭、茜草、黄芪等同用,如固冲汤。单用焙黄研粉服,可用治便血、痔血。单用研粉外敷,又治外伤出血;若配地骨粉、蒲黄炭等份,研极细制成止血粉,加压外敷,对多种外伤出血,均有良好的止血之效。

b. 用于男子遗精、滑精,常与山萸肉、沙苑子、菟丝子等同用。用于女子赤白带下,常配伍白芷、血余炭,如白芷散。

c. 用于胃脘疼痛,泛吐酸水,或溃疡病出血,常用本品配伍大贝母、瓦楞子、甘草为散剂调服;若疼痛较重,也可配伍延胡索、枯矾,研末蜜丸服,均效。

d. 用于疮多脓水,可单用外敷,也可配煅石膏、煅龙骨、枯矾白芷、红升、冰片,共研细末,撒敷患处,即祛湿排脓散。用于湿疮湿疹,可与黄连、黄柏、青黛等研末外敷。用于阴囊湿痒,可配蒲黄研粉扑之。用于下肢溃疡,用本品配制炉甘石、赤石脂、煅石膏研末外用有效。

（3）用量用法

内服:6~12g,入散剂酌减;外用:适量。

15. 刺猬皮

（1）性能概要

刺猬皮苦、涩、平,归肾、胃、大肠经。本品味苦泄降,炙炒后又有收敛之性,而有固精缩尿、收敛止血、化瘀止痛的功能。可治便血、痔疮出血,能收敛止血;也可用于遗精、遗尿,能固经缩尿。此外,还治气滞血瘀之胃痛,能化瘀止痛。

（2）配伍应用

a. 用于遗精、遗尿、小儿尿频等症,可单味炒炙研末服,也可配伍益智仁、龙骨等温肾固涩药。

b. 用于痔漏下血、脱肛等,可内服,也可外敷。如猬皮丸,以本品配伍槐角子、当归研末,蜜丸服,治痔漏;治痔疮如虫啮,以猬皮烧末,生油和敷之。

c. 用于血瘀气滞所致的胃脘疼痛,可单味猬皮炒炙研末,每服 3g,温黄酒送服。

（3）用量用法

内服:6~10g,入丸、散 2~3g;外用:适量。

（二）常用药物对比

1. 五倍子与五味子

二者均味酸收敛,有敛肺止咳、敛汗、涩精止遗、涩肠止泻的作用,都可用于肺虚久咳、自汗盗汗、遗精滑精、久泻不止等症。两药常相须为用。然五倍子性寒,又具清肺降火及收敛止血之功,可治肺热咳嗽、崩漏下血、便血、尿血及外伤出血等;其外用能解毒消肿,收涩敛疮。又能降火,但无滋养之功。而五味子性温而兼补,能滋肾益气,生津止渴,宁心安神,可治肺肾虚喘、津伤口渴及心悸失眠等症。

2. 肉豆蔻、豆蔻与草豆蔻

三药均具有温中、行气、止呕的作用,均可治胃寒气滞呕吐。但豆蔻以化湿行气为主,用于湿滞中焦及脾胃气滞的脘腹胀满、不思饮食等;草豆蔻长于燥湿化浊,温中散寒,行气消胀,故脾胃寒湿偏重、气机不畅者宜之;肉豆蔻既能涩肠止泻,又能温中暖脾,多用于脾肾虚寒久泻。

3. 山茱萸与吴茱萸

两药名称相似,均入肝、肾二经。但吴茱萸性热祛寒,能散肝经之寒邪,解肝气之郁滞,为治肝寒气滞诸痛之要药;又能温中止呕,用于胃寒呕吐之症;还能温脾益肾,助阳止泻,为治脾肾阳虚,五更泄泻之常用药。山茱萸味酸微温,其性温而不燥,既能补益肾精,又能温肾助阳,为补益肝肾之要药,用于肝肾亏虚之头晕目眩、腰膝酸软、阳痿等症;又能固精止遗,固冲任,止汗固脱,用于遗精、遗尿、崩漏下血、月经过多、大汗不止、体虚欲脱症。

4. 赤石脂与禹余粮

两药均有涩肠止泻、收敛止血的作用,常同用治下焦不固、肠滑不禁的久泻、久痢,兼治崩漏、带下不止。赤石脂外用可收涩生肌敛疮。两药孕妇均当慎用。

5. 金樱子、桑螵蛸与覆盆子

三药均有固经、缩尿之功,皆可用于遗精、滑精、遗尿、尿频等症。金樱子兼可涩肠止泻;桑螵蛸、覆盆子均可补肾助阳;覆盆子还有明目之功。

涌 吐 药

凡以促使呕吐为主要作用的药物为涌吐药,又称催吐药。涌吐药的作用是促使呕吐,以排除咽喉、胸膈停留的痰涎、宿食、毒物等,达到因势利导、祛邪外出的目的。本类药物适用于误食毒物,停留胃中;宿食不化,脘部胀痛;痰涎壅塞,咽喉梗阻;痰涎上涌,癫痫发狂;停痰蓄饮,头眩心悸。本类药的使用注意:涌吐药大都峻烈有毒,不可过量,以免中毒;服用涌吐药后,宜多饮热开水或用探吐方法,以使涌吐作用迅速发生;涌吐后不能马上进食,待胃肠功能恢复后方可进食;妊娠、产妇、小儿、老人、体弱患者和吐血、咯血、肝阳眩晕、心虚惊悸者均忌用。

1. 瓜蒂

（1）性能概要

瓜蒂苦寒,有毒。内服涌吐热痰、宿食、毒物,用治癫痫发狂、烦躁不眠、喉痹喘息、宿食停留、误食毒物;外用研末吹鼻可引去湿热,又可治湿热黄疸、湿家头痛、身面浮肿。唯毒性较强,不可过服。但吐药能伤胃气,故胃弱者及病后、产后皆宜慎用。

（2）配伍应用

a. 用于痰热郁于胸中所致的癫痫发狂、喉痹喘息、烦躁不眠。如治发狂欲走;治风癫、缠喉风所致的痰涎涌盛,呼吸困难,均单用瓜蒂研末取吐。用于宿食、痰涎在上脘,如瓜蒂散,合赤小豆为末,香豉煮汁,温服以吐之,亦可用治食物中毒,以涌吐有害毒品。东垣治诸风膈痰、诸痫涎涌者,用瓜蒂炒黄为末,量人以酸齑水调下取吐。

b. 用于湿热黄疸、湿家头痛、身面浮肿。如瓜丁散,用瓜丁细末如一大豆许,纳鼻中,令患者吸入,令鼻中黄水出,治黄疸目黄不除;又用瓜蒂末,治湿家头中寒湿,头疼鼻塞而烦者。

（3）用量用法

内服:2.5~4.5g,入丸、散0.3~1.0g;外用:适量,研末嗅鼻,待鼻中流出黄水即停药。

（4）使用注意

体虚、失血及上部无实邪者忌服。

2. 常山

（1）性能概要

常山苦、辛寒,有毒。既能吐胸中痰水,又能行胁下痰水,故可用治老痰积饮、胸膈胀满、欲吐不能者。本品能开痰行水,泄热破积,又有良好的截疟之功,还可用治多种疟疾。涌吐可生用,截疟宜酒炒用。常山嫩枝叶入药称蜀漆,性味、功效、应用与常山略同,然涌吐之力较常山为强。

（2）配伍应用

a. 用于老痰积饮,胸膈胀满,欲吐不能吐者,本品配甘草煎汤,加蜜温服。

b. 用于一切新、久疟疾。如常与草果、厚朴、槟榔等同用,即截疟七宝饮,用治疟疾夹湿的病证,以增强祛邪、燥湿、止疟之功;如邪热较甚者,本品又可与知母、贝母、草果等同用,以增强清热、化湿、止疟的作用,即常山饮。但由于本品有引起恶心、呕吐的副作用,临床应用本品时常与半夏、陈皮、藿香等同用,以减少其胃肠道反应。

（3）用量用法

内服:4.5~10g,或入丸、散。治疗疟疾应在寒热发作前服用为宜。

（4）使用注意

正气虚弱,久病体弱者忌服。

3. 胆矾

（1）性能概要

胆矾酸、辛,寒,有毒。本品辛散酸涩,寒能清热,涌吐之功甚捷,又有燥湿、蚀疮、去腐、解毒之效。内服涌吐风痰毒物,治风痰壅塞、喉痹、癫痫及误食毒物;外用解毒收湿,蚀疮去腐,还可用于风眼赤烂、口疮、牙疳、肿毒不破、胬肉疼痛。药性毒烈,内服宜慎。

（2）配伍应用

a. 用于涌吐风热痰涎,以及风痰癫痫、喉痹等症。以之为末,温醋汤调下涌吐风痰;二圣散,配伍僵蚕为末,吹喉吐涎,以治喉痹。现代临床主要用治误食毒物,单服催吐即可。

b. 用于风眼赤烂、牙疳、口疮等症。以之烧研,泡汤洗目,治风眼赤烂;胆矾散,以之同儿茶、胡黄连研末敷,治牙疳;治肿毒不溃;治胬肉疼痛,均以本品研细外涂,亦治痈疽腐肉不脱。

（3）用量用法

内服:0.3~0.6g,研末水调服。用于催吐,每次极量为0.9g,限服1次。外用:适量,煅研末敷。若洗目,应作千倍之水溶液用之。

（4）使用注意

体虚者忌服。

4. 藜芦

（1）性能概要

藜芦辛、苦,寒,有毒。内服善吐风痰,治中风痰涌、喉痹、癫痫;外用又有杀虫止痒的功效,还可治疥癣秃疮;研末外掺有灭虱之效。毒烈之品,内服宜慎。反细辛、芍药、人参、沙参、丹参、玄参。服藜芦吐不止,服葱汤可以解其毒。

（2）配伍应用

a. 用于风痰壅塞所致的中风不语、喉痹不通、癫痫等症。如治诸风痰饮,多配伍郁金为末,温浆水和服探吐;治中风不语,痰涎壅盛,喉中如曳锯,口中涎沫者,又配伍天南星。又用本品配瓜蒂、防风同用,涌吐痰涎、毒物,如三圣散。

b. 用于疥癣、秃疮。用本品细捣为末,以生油调之,治疥癣;又以藜芦为末,腊月猪脂调涂治白秃虫疮。头生虮虱,用藜芦末掺之,有灭虱之效。

（3）用量用法

内服:0.3~0.9g,宜作丸、散;外用:适量,加生油调成软膏外涂。

（4）使用注意

体虚气弱及孕妇忌服。反细辛、芍药及诸参。动物实验证明,其中毒症状为心律不齐、血压下降、呼吸抑制或停止呼吸,故不宜内服,多作外用。

外用药及其他

外用药是指常以外用为主的一部分药物。外用药分别具有解毒消肿、化腐排脓、生肌敛疮、杀虫止痒等作用,适用于痈疽疔疮、疥癣、外伤、蛇虫伤、五官疾患等。使用方法:药膏、膏药、敷药、吹口药、熏洗、滴鼻、点眼、熨烫等。使用注意:本类药物大都具有一定的毒性,需配制以后使用;可内服的也宜制成丸、散剂服。适当控制用量,防止中毒。

1. 硫黄

（1）性能概要

硫黄酸,温,有毒。杀虫止痒,外用治疥疮有良效,并可治癣及皮肤湿痒。内服壮阳、通便,治肾阳不足、阳痿、尿频、寒喘、腰膝冷痛、虚冷便秘。孕妇忌服。

（2）配伍应用

a. 用于顽癣瘙痒,可与枯矾、冰片等药同用。用于疥疮,可单用,以硫黄为末,香油调涂;亦可配伍大风子、轻粉、黄丹之类解毒、杀虫、收湿、止痒药。用于阴蚀瘙痒,可与蛇床子、明矾同用。

b. 用于肾虚火衰微,下元虚冷诸证。如治寒喘,常与附子、肉桂、黑锡等配伍,如黑锡丹;治火衰阳痿、小便频数、腰膝冷痛等症,可配伍鹿茸、补骨脂等药;治虚冷便秘,可配伍半夏,如半硫丸。

（3）用量用法

外用:适量,内服:1~3g,入丸、散。

2. 雄黄

（1）性能概要

雄黄味苦、辛,性温,有毒,归肝、胃经,为解毒杀虫之品,内服、外用治痈疽疔疮、疥癣、中毒蛇伤;并可内服治虫积腹痛。此外,还可用于哮喘、疟疾、惊痫,有燥湿祛痰、截疟、定惊等功效。孕妇忌服,忌用火煅。

（2）配伍应用

a. 用于疮痈疔毒、疥癣、虫毒蛇伤等症,二味拔毒散,即以之配伍白矾外用,可治上述诸症;治疗毒恶疮,亦可与蟾酥配伍使用。

b. 用于蛔虫等肠道虫积,可配伍槟榔、牵牛子、大黄,如牵牛丸。用于疟疾,常同山慈菇、红芽大戟等配伍,如紫金锭。

（3）用量用法

内服:0.05~0.1g,入丸、散;外用:适量。以外用为主,内服忌火煅。

（4）使用注意

孕妇忌服。

3. 砒石

（1）性能概要

砒石味辛、大热,有大毒,入肺经。外用蚀疮去腐,治腐肉不脱、癣疮、瘰疬、牙疳、痔疮等症。内服有劫痰平喘、截疟、止痢等功效,可治寒痰哮喘、疟疾、痢疾。然有大毒,内服宜慎,孕妇忌服。

（2）配伍应用

a. 本品腐蚀作用很强,外用痈疽、瘰疬、痔疮,能蚀死肌去腐烂。如治瘰疬,以本品为末。枯痔散,以红砒、枯矾、朱砂、乌梅肉共研末,治痔疮突出;金枣散,以砒石、枣去核仁包裹煅炭研末,外敷治走马牙疳。

b. 用于疟疾疗效可靠,但只能暂用,不可持续和大量服用,如一剪金,用本品同醋煮硫黄、绿豆等份为末作丸,空心服,治疗疟疾。

（3）用量用法

内服:一次量 0.001~0.004g,入丸、散;外用:适量。

（4）使用注意

不能持续服用,以防中毒。孕妇忌服。

4. 轻粉

（1）性能概要

轻粉辛、寒,有毒,归大肠、小肠经。外用攻毒杀虫,治疗癣、梅毒、疮疡溃烂。内服逐水通便,治水肿膨胀、二便不利。毒性强烈,内服宜慎,孕妇忌服。

（2）配伍应用

a. 用于梅疮及疥癣等症，多作外用。可单用，或配伍青黛、珍珠研细末外掺，治下疳腐烂作痛，如月白珍珠散；亦可内服，如用轻粉、大风子肉等份为末，治杨梅疮。

b. 用于水肿臌胀，二便不利者，可配伍大黄、牵牛、甘遂、大戟、芫花等，如舟车丸，治水肿便闭。

（3）用量用法

内服：0.09~0.15g，入丸、散；外用：适量，研末敷患处。

（4）使用注意

本品内服毒性强烈，不能过量或持续服用，以防中毒；服后要及时漱口，以防口腔糜烂。孕妇忌服。

5. 铅丹

（1）性能概要

铅丹辛、微寒，有毒，归心、肝经。外用解毒止痒、生肌敛疮，为外科常用品，常用于疮疡肿毒、溃疡久不收口及黄水湿疮等；内服虽能截疟、镇惊坠痰，但易中毒，应用较少。

（2）配伍应用

a. 用于痈疽溃烂久不收口、黄水湿疮，多以本品与煅石膏研末外用，如桃花散。

b. 用于疟疾寒热，可单用本品内服；也可配伍使用，如用本品与青蒿同研为末，内服。此外，古时本品尚作镇惊、坠痰之用，因易积蓄中毒，故近代极少作内服药用。

（3）用量用法

内服：一次不超过1.5g，入丸、散；外用：适量。

（4）使用注意

不宜过量或持续服用。

6. 炉甘石

（1）性能概要

炉甘石味甘，性平，归胃经。本品专供外用，功能明目祛翳，收湿生肌，多作眼科外用药，眼科多用于眼缘赤烂、多泪怕光、眼生翳膜、胬肉等症；兼有生肌敛疮、收湿止痒解毒之效，也可用于溃疡不敛、皮肤湿疮。然而本品药力和缓，如目疾、疮疡热毒重者，当与清热解毒药配合使用。

（2）配伍应用

a. 用于眼缘赤烂、翳膜胬肉，多与冰片、硼砂、玄明粉共研极细粉，点眼，如《证治准绳》白龙丹。

b. 用于疮疡溃疡、脓水淋漓、久不收口，可与黄柏、煅石膏、青黛等配合外敷，能增强收湿敛疮、解毒防腐生肌的功效。

（3）用量用法

外用：适量。

7. 硼砂

（1）性能概要

硼砂味甘、咸，性凉，归肺、胃经。本品甘凉清热，咸可软坚，外用清热解毒，多用于口舌生疮、咽喉肿痛、目赤翳障，而且局部刺激性小，故为五官科外治口舌生疮、咽喉肿痛、目赤翳膜之良药；内服虽有清肺化痰之功，适用于肺热壅滞，痰黄黏稠、久咳声嘶喉痛之症，但应用较少。

（2）配伍应用

a. 如冰硼散，即以本品配伍冰片、玄明粉、甘草而成，用治肺胃郁火，口舌糜烂、咽喉肿痛或痰火久嗽声嘶喉痛。四宝丹，以之配伍冰片、甘草、雄黄为末，蜜水调涂，治鹅口疮。对于目赤肿痛或生翳膜者，可用本品水溶液洗眼，亦可与炉甘石、冰片、玄明粉等配制成点眼剂，如白龙丹。

b. 用于痰火壅滞，痰黄黏稠、咳吐不利，可与天花粉、贝母、青黛、竹沥等同用，以增强其清肺化痰的作用。

（3）用量用法

外用：适量；内服：1.5~3g，入丸、散。

8. 明矾

（1）性能概要

明矾味酸、涩，性寒，归肺、大肠、肝经。内服善祛风痰，治痰热内扰、癫痫发狂。又有祛湿热、退黄疸之效。经火煅后为枯矾，外用解毒杀虫、收湿止痒，治痈肿疮毒、湿疹、疥癣、口舌生疮、耳中流脓等症；内服收敛止血、止泻，治各种血证及久泻。

（2）配伍应用

a. 用于痈肿，可配雄黄研末，浓茶调敷，如二味拔毒散。用于湿疹、疥癣瘙痒，常与硫黄、冰片同用。用于耳中流脓，可同铅丹研末，吹敷患处。用于口疮，流涎气臭，可同黄柏、青黛、冰片等研细粉，外搽。

b. 用于各种出血证，可与五倍子、血余炭等配伍同服，有收敛止血的作用。用于久泻，宜配伍五倍子、诃子、五味子，如玉关丸，有涩肠止泻的功效。

c. 用于风痰壅盛，喉中痰声如曳锯，可与牙皂、半夏、甘草、姜汁配伍使用，如稀涎千缗汤。用于癫痫痰盛的稀涎散，以明矾与牙皂同研，温水调灌。

（3）用量用法

外用：适量；内服：1.5~3g，多入丸、散。

9. 皂矾

皂矾外用有解毒燥湿、杀虫止痒的功效，可治疮毒、疥癣。煅后名绛矾，内服燥湿杀虫补血，可治黄肿病、钩虫病。孕妇忌用，服药期间忌茶。

10. 毛茛

毛茛有毒，外用发泡，治鹤膝风、偏头痛、牙痛等症。又可杀蛆和孑孓。

11. 大蒜

大蒜外用能消肿毒,疗癣疮。内服解毒作用甚强,可治肺痨、顿咳、痢疾、泄泻;并可杀虫,治钩虫病、蛲虫病。此外,可防治流感及食蟹中毒。

12. 斑蝥

（1）性能概要

斑蝥味辛,性寒,有毒。外用有攻毒蚀疮的功效,可治瘰疬、顽癣、疮疽死肌。内服有破癥散结的作用,可治癥瘕经闭、狂犬咬伤,现有用治胃癌、肝癌者。但毒烈之品,慎用为宜,孕妇忌服。

（2）配伍应用

a. 多作外用,以之研末涂恶疮;用之同白砒、青黛、麝香等研末掺入疮口,治瘰疬瘘疮,如生肌干脓散。以斑蝥配合樟脑、木槿皮浸酒,外用,治诸顽癣。

b. 用于癥瘕积块,与元明粉同用,内服治癥瘕。

（3）用量用法

内服:0.03~0.06g,入丸、散;外用:适量。

（4）使用注意

本品毒性剧烈,内服剂量稍大即可出现泌尿系统、胃肠系统刺激症状,个别有出现阵发性心动过速者,对皮肤黏膜有强烈的刺激性,能引起发赤起泡。孕妇忌服。

13. 蟾酥

（1）性能概要

蟾酥味甘、辛,性温,有毒,归胃、心经。功能解毒消肿,止痛开窍。治痈疽疔疮、咽喉肿痛、牙痛等症,不论内服、外敷,均有功效;又治吐泻腹痛神昏等症,则有解毒止痛、开窍醒神的作用。有毒,孕妇忌服。

（2）配伍应用

a. 用于痈疽疔疮、咽喉肿痛等症。如《外科正宗》蟾酥丸,治疗各种疔毒恶疮;六神丸,治咽喉肿痛,均用本品。

b. 用于吐泻腹痛、神志昏迷,如《集验简易良方》蟾酥丸,即以本品配伍苍术、雄黄、丁香、麝香、朱砂等为丸服。

（3）用量用法

内服:0.015~0.03g,入丸、散;外用:适量,研末涂患处。

（4）使用注意

孕妇禁用。外用时不可入目。

14. 马钱子

（1）性能概要

马钱子味苦,性寒,有大毒,归肝、脾经,有通络散结、消肿定痛的功效,适用于痈疽肿痛、跌打损伤、风湿痹痛、拘挛麻木等症;今有用治癌症及小儿麻痹后遗症者。毒烈之品,炮制后用,孕妇忌服。

（2）配伍应用

a. 用于风湿顽痹,麻木拘挛者,可与羌活、川乌、乳香、没药等祛风湿、活络止痛药配伍。

b. 用于跌仆损伤,骨折等瘀滞肿痛,可配伍自然铜、骨碎补、䗪虫、乳香等。用于痈疽肿痛,可与炮山甲、制僵蚕配合使用。

（3）用量用法

内服:0.3~0.6g,炮制后入丸、散。

（4）使用注意

本品有兴奋脊髓、延髓等作用,服用过量可引起肢体颤动、惊厥、血压升高、呼吸困难,甚至昏迷等中毒症状。故须严格控制用量。孕妇忌服。

15. 蛇床子

（1）性能概要

蛇床子味辛、苦,性温,归肾经,为温肾壮阳、散寒祛风、燥湿杀虫之品,能治阳痿、宫冷、寒湿带下、湿痹腰痛、阴痒、湿疹、湿疮、疥癣等症。外用可治阴囊湿疹、女子阴痒、疥癣湿疮,以及一切皮肤风湿瘙痒之证。

（2）配伍应用

a. 用于男子阳痿或妇女宫冷不孕,如三子丸,即以本品配伍五味子、菟丝子,等份研末蜜丸服,用治上述病证。

b. 内服治寒湿带下、湿痹腰痛。如治寒湿带下,用本品配伍山茱萸、南五味子、车前子、香附、枯白矾等;治湿痹腰痛,可配伍桑寄生、杜仲、牛膝、独活、秦艽等益肾祛风湿药。外用可燥湿杀虫止痒,如单用本品水煎汤洗,治阴囊湿疹;又蛇床子散,用本品研末加白粉少许,和匀为丸如枣大,绵裹纳阴道中,治妇人阴寒;现用本品5钱水煎,灌洗阴道。

（3）用量用法

内服:3~10g,或入丸、散;外用:15~30g,水煎洗或研末敷,也可研末作为坐药。

（4）使用注意

阴虚火旺或下焦有湿热者不宜内服。

16. 血竭

（1）性能概要

血竭味甘、咸,性平,归肝、心包经。本品味咸,专入血分,外用止血生肌敛疮,为外伤科良药。内服活血散瘀止痛,除治跌打损伤外,还可用治瘀血经闭、癥瘕、产后瘀阻,以及一切瘀血阻滞作痛。

（2）配伍应用

a. 用于跌打损伤、瘀血肿痛,常与乳香、没药、儿茶等同用,如七厘散,内服、外敷,均可使用。也可与没药、当归、白芷、赤芍、桂心等同用,如麒麟血散,对伤损筋骨,痛不可忍,也有良好的止痛效果。本品还可用于妇女瘀血经闭、痛经、产后瘀阻腹痛,以及一切瘀血阻滞、心腹刺痛,常与当归、三棱、莪术等同用,即和血通经汤。

b. 用于恶疮痈疽久不收口、金疮出血创口不合,常用本品与乳香、没药、儿茶等同用,等份为末,外敷即可,如生肌散。

（3）用量用法

内服:1~1.5g,或入丸、散;外用:研末撒敷,或制成膏药贴敷。

（4）使用注意

凡无瘀血者不宜服。

17. 樟脑

樟脑有毒,外用除湿杀虫、止痒止痛,多用于疥癣、牙痛、跌打损伤。内服开窍辟秽,可治痧胀、腹痛、昏迷。孕妇忌服。

18. 大风子

（1）性能概要

大风子味辛,性热,有毒,归肝、脾、肾经,能祛风燥湿、攻毒杀虫,适用于麻风、梅毒、疥癣等疾,为治麻风病之常用药。

（2）配伍应用

用于麻风及梅毒恶疮,用本品煅后,同轻粉共研末,麻油调涂;治大风诸癞,用本品同苦参为末,酒糊作丸服。用于疥疮,常与硫黄、轻粉、樟脑配制软膏,局部涂搽;治癣,多配伍斑蝥、土槿皮、轻粉等作酒浸涂搽液,如治顽癣方。

（3）用量用法

外用:适量;内服:0.3~1g,入丸剂服。

（4）使用注意

本品毒性强烈,内服对胃肠有强烈的刺激作用,易致呕吐、恶心及胸腹疼痛等反应,甚则出现肝肾损害,故勿过量或持续服用。

19. 木槿皮

（1）性能概要

木槿皮味甘,性平,归大肠、小肠经。清热杀虫止痒,多外用治皮肤疥癣。内服可治带下泻痢。土槿皮有毒,专治疥癣。

（2）配伍应用

用于癣疮,即以木槿皮浸液磨雄黄,外涂;亦可配伍苦参、明矾、大风子、蛇床子、白鲜皮等煎汤洗疥癣。

（3）用量用法

外用:适量;内服:3~10g。

20. 丝瓜络

丝瓜络能祛风通络解毒,常用于风湿痹痛、筋脉拘挛、胸胁疼痛及乳汁不通等症;兼治痰多咳嗽,有化痰止咳的功能。

21. 松香

松香多外用,治疥癣湿疮,能燥湿杀虫止痒;治痈疽疔疮,能拔毒生肌。

22. 儿茶

（1）性能概要

儿茶味苦、涩，性平，归肺经。外用有生肌敛疮、收湿止血的功效，多用于溃疡不敛、牙疳口疮、下疳、湿疮流水、外伤出血等。内服虽有清肺化痰、生津止血、止泻等功效，可用于肺热痰嗽、暑热伤津烦渴、泻痢不止及内伤出血等症，但应用甚少。

（2）配伍应用

用于湿疮流黄水，常配合煅龙骨、冰片、血竭等外用，如腐尽生肌散。用儿茶配伍珍珠粉、冰片研细粉，外敷下疳阴疮。治口疳、牙疳，以本品配伍青黛、黄柏、冰片、薄荷等解毒清热生肌止痛药。

（3）用量用法

外用：适量。

23. 瓦楞子

（1）性能概要

瓦楞子味咸，性平，归肺、胃、肝三经。本品既走气分，又入血分，有消痰化瘀、软坚散结的功效，适用于瘰疬、瘿瘤、癥瘕痞块等。煅用可治胃痛吐酸，能制酸止痛。

（2）配伍应用

a. 用于顽痰积聚，稠黏难咳之症，可与海浮石、贝母、旋覆花等同用。

b. 用于妇女癥瘕、痞块等。如瓦楞子丸，单用瓦楞子煅以醋淬，制醋膏丸服用，治一切气血癥瘕；瓦楞子丸，配伍香附、桃仁、丹皮、川芎、大黄、当归、红花，治临经阵痛血不行，按之硬满，属实痛者。

c. 用于气滞血瘀之胃疼吐酸，如用煅瓦楞子配伍乌贼骨、广陈皮治胃痛吐酸、噫气，甚则吐血者。

（3）用量用法

内服：10~15g，宜久煎。消痰散结宜生用，制酸止痛宜煅用。

第六章　临床用药验案精选

　　颜教授治验甚众,精于内、外、妇、儿多科病证的诊疗,本部分内容精选颜教授治疗胃痛、胃下垂、痞满、反酸、泄泻、便秘、感冒、咳嗽、哮喘、心悸、胸痹、眩晕、头痛、中风、汗证、淋证、水肿、喉痹等病证的验案,并对诊疗经验进行归纳总结,论案结合,较全面地呈现了颜教授临证用药思想精华。

胃　痛

　　胃痛是以上腹胃脘部疼痛为主症的病证,常见于西医消化道溃疡、胆汁反流性胃炎、浅表性胃炎、胃神经官能症等病。中医学对胃痛的认识始于《黄帝内经》。《素问·六元正纪大论》云:"木郁之发,民病胃脘当心而痛,上支两胁,膈咽不通,食饮不下。"《素问·至真要大论》云:"厥阴司天,风淫所胜,民病胃脘当心而痛。"汉代张仲景在《金匮要略》中对胃痛的辨证治疗进行了论述,云:"按之不痛为虚,痛者为实"。唐代孙思邈的《千金方》载有9种"心痛",其实际是对"心胃痛"病因和临床表现的精辟分类,其中亦包括胃痛。唐代王焘《外台秘要·心痛方》云:"足阳明为胃之经,气虚逆乘而心痛,其状腹胀归于心而痛甚。谓之胃心痛也。"其亦指胃痛而言。金元时期,李东垣《兰室秘藏》单列"胃脘痛"一门,详细论述了胃痛的病因病机和常用方药。明清以降,王肯堂、顾靖远等名医对胃痛一病的论治均进行了详细的阐述。颜正华教授辨治胃痛一病师古而不泥,灵活有章。

一、学 术 思 想

　　颜正华教授认为,胃痛的基本病机乃脾胃升降失常,气血瘀滞不行,即"不通则痛"。

(一) 辨证要点

　　辨证时关键须把握气、血、寒、热、虚、实六点,并结合患者发病之缓急,全面、准确地判断疾病的性质与特征。具体而言可分为以下三方面。

1. 辨气血

　　根据胃痛的性质,辨别病位在气分还是在血分。一般来讲,初病在气,久病入血;病在气分以胀痛、窜痛、时作时止、情绪变化影响明显为特点;病在血分多为持续性刺痛,痛处固定,夜间为甚,纳后加重,舌质紫暗。

2. 辨虚实

新病者多体实,症见疼痛拒按,食后痛甚,腹胀便秘,属邪实正不虚;久病者,痛喜温喜按,饥饿时痛甚,多为正气已伤的虚证。

3. 辨寒热

如满痛拒按、纳呆、喜温暖为寒客胃府;若疼痛喜温喜按,遇冷加剧为虚寒;若伴烦渴,喜冷恶热,小便赤黄,大便秘结,苔黄少津,脉弦数,多为胃中实火,或郁火犯胃的热证。

颜正华教授同时认为,胃痛之虚实、寒热、缓急虽变化多端,却总以虚实为纲,治疗不外补泻两途;补泻之中兼参寒热缓急。寒者散寒,停食者消食,气滞者理气,热郁者泄热,血瘀者化瘀,阴虚者益胃养阴,阳弱者温运脾阳。

(二) 论治要点

具体辨证论治常从肝气犯胃、胃络瘀阻、寒邪伤胃、饮食失节、湿热阻胃、脾胃虚寒、胃阴亏虚等方面着手。

1. 肝气犯胃

肝气犯胃以窜痛、嗳气、苔白、脉弦为主症,易受情绪变化的影响;治以疏肝理气。颜正华教授喜用香苏饮、柴胡疏肝散加减。气郁化热者加金铃子散;反酸烧心者加左金丸;便秘者酌用当归、郁李仁、火麻仁、全瓜蒌、决明子;嗳气重者酌选代赭石、旋覆花、沉香、乌药、苏梗;纳呆者酌加麦芽、谷芽、神曲、山楂;窜痛胀闷甚者选用佛手、绿萼梅等;肝郁化火者,酌加化肝煎、加味逍遥合左金丸、金铃子散;热伤胃阴者以六味地黄丸加减或以滋水清肝饮化裁。

2. 胃络瘀阻

症见痛有定处,日久、食后加重,夜甚,舌质暗,舌下静脉曲张,脉涩。治以活血通络,化瘀行气。颜正华教授喜用丹参饮合失笑散加减。痛甚者加乌药、香附、延胡索;大便秘结者加大黄;大便色黑,用大黄粉或三七粉冲服;呕血者加白及、蒲黄炭。

3. 寒邪伤胃

症见胃痛暴作,恶寒喜暖,脘腹得温则痛减、遇寒则痛增,喜热饮,苔薄白,脉弦紧。颜正华教授喜用良附丸加减,重用高良姜,或加干姜、吴茱萸暖胃散寒;夹食积者加神曲、鸡内金;寒邪日久化热用半夏泻心汤加减;夹气滞者选用青陈皮、枳壳。

4. 饮食失节

症见嗳腐,呕吐,纳呆,打呃,大便不畅,口中黏腻,苔厚垢,脉滑。治以消食导滞,和胃止痛。颜正华教授喜用保和丸、枳实导滞丸加减。胀甚者加大腹皮、厚朴等;积而化热者加黄连、连翘;兼运化失职者加白术、茯苓;便秘者加大黄、槟榔等。

5. 湿热阻胃

症见胃脘痞满,口中黏腻,苔黄厚腻,大便溏或秘结,肛门灼热,脉弦滑。治以化湿清热和胃。颜正华教授喜用半夏泻心汤加减。湿重者加半夏、干姜；热甚者重用黄芩、黄连；痞满甚者加厚朴、大腹皮、泽泻。

6. 脾胃虚寒

症见胃痛日久，以隐痛为主，喜暖喜按，口泛清水，纳差，疲乏，大便溏薄，舌淡苔白，脉虚弱。治以温阳益气健中。颜正华教授喜用黄芪建中汤加减。寒甚者加良附丸；吞酸者去饴糖，加黄连、吴茱萸；平时调理用香砂六君子汤加减。

7. 胃阴亏虚

症见胃痛隐隐，口燥（渴）咽干，大便干结，五心烦热，舌红少苔，津少，呃逆，纳后不适感加重，脉细数。治以养阴和胃。颜正华教授喜用益胃汤、一贯煎加减。津伤重者加芦根、石斛；泛酸者加煅瓦楞子；痛甚者加芍药甘草汤；纳差甚者加陈皮、谷芽、麦芽等。

二、医案举隅

案1 张某，女，42岁。初诊：2006年5月20日。

主诉：胃胀痛3个月余。

现病史：患者3个月前突发胃痛，以胀痛感为显，遇劳累或紧张时痛感加剧，兼见烧心感、嗳气、纳差。胃脘部喜温喜按，并伴疲劳、多梦易醒等症，二便正常。舌质暗红，苔薄黄，脉弦滑。西医诊断"慢性浅表性胃炎"。既往有咽炎病史，现正值月经期。

辨证：肝胃不和，气机郁滞。

治法：疏肝和胃，理气止痛。

处方：苏梗10g，香附10g，陈皮10g，旋覆花（包）10g，煅瓦楞子（先煎）30g，丹参20g，当归6g，砂仁（后下）5g，生龙牡各（先煎）30g，炒枣仁20g，木蝴蝶5g，绿萼梅6g，佛手6g，益母草15g，茺蔚子12g。7剂，水煎服，日1剂。

二诊：2006年5月27日。药后胃痛、烧心感明显减轻，胃胀、嗳气、疲劳感亦好转，但出现咽干、胸闷、心慌、气短等症。在原方疏肝、理气、和胃的基础上增用党参、白芍补气养血，加玄参清热凉血利咽。

处方：党参12g，玄参12g，白芍15g，苏梗10g，香附10g，陈皮10g，旋覆花（包）10g，煅瓦楞子（先煎）30g，丹参20g，当归6g，砂仁（后下）5g，生龙牡各（先煎）30g，炒枣仁20g，木蝴蝶5g，绿萼梅6g，佛手6g。14剂，水煎服，日1剂。

三诊：2006年6月10日。服上药后，胸闷、心慌、气短明显好转。然近1周来进食冷饮，食后胃痛复作，隐隐作痛，按之亦痛，饭后痛甚，嗳气，有轻微烧心感，纳多则胸脘不适，仍觉咽干、咽痒，舌红少苔，脉弦细滑。颜正华教授仍效初诊处方遣药，并加神曲以消食强健脾胃。

处方：苏梗10g，香附10g，陈皮10g，旋覆花（包）10g，煅瓦楞子（先煎）30g，白芍15g，生龙牡各（先煎）30g，炒枣仁20g，当归6g，丹参20g，绿萼梅6g，木蝴蝶5g，神曲12g，佛手6g。7剂，水煎服，日1剂。

药后诸症显著缓解，随访3个月，胃痛未再复发。

按语　本案证属肝郁不舒,胃失和降,治以疏肝和胃。颜正华教授临证多用香苏饮加减,药由苏梗、香附、陈皮、白芍等组成。伴呃逆、嗳气者加旋覆花;兼郁热者加延胡索、川楝子;脾虚者加党参、黄芪、白术、茯苓、薏苡仁;兼吞酸者加煅瓦楞子;病久有瘀者加丹参;纳呆者加焦三仙、谷芽;并善用绿萼梅、佛手为佐药,以增强疏肝、理气、止痛之力。

本案中,颜正华教授三诊均用香苏饮加味,并灵活加减变化。针对眠差加生龙牡、炒枣仁安神;针对舌苔黄腻、纳差,有湿阻中焦之嫌,加砂仁化湿行气;针对舌质暗且在经期,加丹参、当归活血养血调经。再者,凡女性患者带经期,颜正华教授每在方中加用益母草和茺蔚子或单用益母草调经。如方中活血药较多则每嘱患者经期停药,待经期过后再服药。从中可见颜正华教授一丝不苟的治学态度和精深严谨的用药思想。

案2　马某,女,25岁,中学教师。初诊:2009年8月8日。

主诉:胃脘胀痛5年。

现病史:胃脘胀痛5年,近3个月加重。现呃逆,食多则吐,口干,口苦,眠差,睡后易醒,易上火,牙痛,牙龈出血,便溏,每日3次,小便正常。末次月经:7月28日。舌微红,苔黄腻,脉弦滑。

辨证:痰湿中阻,肝胃失和。

治法:理气化痰,和胃降逆。

处方:苏梗10g,香附10g,藿香10g,法半夏10g,茯苓30g,陈皮10g,旋覆花(包)10g,煅瓦楞子(先煎)30g,黄连3g,吴茱萸1g,炒神曲12g,炒枣仁20g,首乌藤30g,佛手6g,赤白芍各15g。7剂,水煎服,日1剂。

二诊:2009年8月15日。患者诉,药后胃脘胀痛感明显减轻,打呃症状亦减轻,口干有异味,睡眠可,大便量少难解,隔日1次。舌暗,苔薄微黄,脉弦滑。

处方:清半夏10g,黄芩10g,陈皮10g,枳壳10g,决明子30g,全瓜蒌30g,旋覆花(包)10g,煅瓦楞子(先煎)30g,黄连3g,吴茱萸1g,赤白芍各15g,绿萼梅6g。7剂,水煎服,日1剂。

服药后胃痛症状消失,随访半年未复发。

按语　脾为阴土,喜燥而恶湿,宜升宜健;胃为阳土,喜湿恶燥,宜降宜和。痰湿中阻,土虚木郁,皆可影响脾胃气机升降。本案患者胃脘胀痛、呃逆、食多则吐、便溏,显然为中焦气机壅滞,升降失常所致。苔黄腻,脉弦滑,说明兼有湿阻。患者虽易上火,牙痛,牙龈出血,口干苦为内有积热之象。但颜老在一诊当中重点针对痰阻气滞,用药以理气化痰、和胃降逆为主。藿香、法半夏、茯苓、陈皮、旋覆花、煅瓦楞子健脾化痰;陈皮、炒神曲、苏梗、香附、佛手疏肝理气,和胃降逆;炒枣仁、首乌藤养心安神;黄连、吴茱萸、赤白芍为肝胃郁热而设。待二诊时胃脘胀痛止,打呃减轻,睡眠可,颜老综合病情,全盘考虑,去掉藿香、茯苓、香附、苏梗、炒神曲、炒枣仁、首乌藤、佛手。针对大便量少难解,加用枳壳、决明子、全瓜蒌以清热润肠下气;针对上焦有热,加用黄芩以清上焦之热。患者服14剂后,诸症遂愈。

案3　张某,女,27岁。初诊:2003年12月22日。

主诉:胃脘隐痛半年余。

现病史:半年前,因工作紧张,始感胃部不适,以隐痛感为主,饥饱时均有痛感。刻下口干,便秘,食欲差,腹胀,呃逆,无泛酸症状。舌红少苔,脉弦细。西医诊断"慢性萎缩性胃炎",曾服用复方氢氧化铝等治疗,无明显效果。

辨证:胃阴不足,中焦失和。

治法:养阴和胃,行气止痛。

处方:沙参15g,麦冬10g,生地12g,玉竹12g,白芍15g,当归10g,枸杞子12g,生麦芽、谷芽各15g,绿萼梅6g,佛手6g,生甘草6g,川楝子10g。7剂,水煎服,日1剂。

二诊:2003年12月29日。药后诸症减轻,但仍觉口干,且伴失眠,前方加石斛、芦根、首乌藤。

处方:沙参15g,麦冬10g,生地12g,玉竹12g,白芍15g,当归10g,枸杞子12g,生麦芽、谷芽各15g,绿萼梅6g,佛手6g,生甘草6g,川楝子10g,石斛10g,芦根15g,首乌藤30g。14剂,水煎服,日1剂。

服后诸症尽释。继嘱注意饮食调养,随访半年,未见复发。

按语 胃脘隐隐作痛、舌红少苔、口干属胃阴亏虚证候。颜正华教授认为,此类病证治当养阴和胃,方以益胃汤、一贯煎加减化裁。津伤重者加芦根;泛酸者加煅瓦楞子;痛甚者用芍药甘草汤;纳差甚者加陈皮、谷芽、麦芽等。

本案处方以一贯煎加减,其中,沙参、麦冬、玉竹、生地、枸杞子养胃阴,滋肾水,使机体阴液生化有源,以期从根本上保护胃之和降功能;佛手、绿萼梅疏肝和胃,调节升降,消痞除胀,针对胃失和降之气滞腹胀;生甘草、白芍、当归养血柔肝,缓急止痛,辅助养阴之品;川楝子疏肝泄热,理气止痛,针对气滞疼痛主症;谷芽、麦芽消食和中,助脾胃运化,解纳呆之症。纵观全方,阴柔轻灵而又显苍劲之力,颇具四两拨千斤之妙,虽效古方而来,却有临证巧变之玄机。

案4 崔某,女,13岁,北京某中学学生。初诊:2009年8月8日。

主诉:胃胀痛3年。

现病史:患者食后胃胀、时痛、呃逆3年,偶反酸,纳可,眠可,二便调。末次月经:7月17日。舌红,苔薄黄,脉弦细。

辨证:肝郁气滞,胃失和降。

治法:疏肝理气,和胃降逆。

处方:苏梗10g,香附10g,陈皮10g,旋覆花(包)10g,赤白芍各12g,炒神曲12g,佛手6g,煅瓦楞子(先煎)30g,砂仁5g,当归6g,乌药6g。7剂,水煎服,日1剂。

二诊:2009年8月22日。患者诉,服上药后症状减轻,仍有时食后有胀痛,打呃,二便调,纳可,眠可。末次月经:8月11日。舌尖红,苔薄微黄,脉弦细。

处方:苏梗10g,香附10g,陈皮10g,旋覆花(包)10g,赤白芍各12g,炒神曲12g,佛手6g,煅瓦楞子(先煎)30g,砂仁5g,当归6g,乌药6g,绿萼梅6g,炒枳壳6g。10剂,水煎服,日1剂。

药后诸症尽释。随访半年未再复发。

按语 本案患者食后常感胃胀,呃逆明显,脉弦,辨证为肝郁气滞,胃失和降。治以疏肝理气,和胃降逆。方中既用香附、佛手、绿萼梅疏肝解郁,又用枳壳、陈皮、苏梗宽胸理气,并配白芍、赤芍平肝柔肝、养血敛阴。上药合用散中有收,泄中有补,平和不偏。再合温中行气、化湿和胃的乌药、砂仁、炒神曲及性温补血活血的当归,既能散寒化湿,又能增强疏肝和胃之功。方中还加用旋覆花、煅瓦楞子温降胃气,制酸止痛,收效甚佳。二诊患者主要症状减轻,效不更方,只在原方的基础上加绿萼梅6g,炒枳壳6g以增强理气宽胸之力。如此证症结合,药到病除。颜老治疗肝胃不和之胃痛喜用苏梗、香附、佛手、绿萼梅、炒枳壳等理气之品,温而不燥,行而不伤,每收佳效。

案5 徐某,男,76岁。初诊:2006年8月28日。

主诉:胃脘胀痛3个月余。

现病史:3个月前,始感胃脘胀痛。刻下痛感加重,口干、口苦,纳差,困倦乏力,恶心,呕吐吞酸,有烧心感,大便干,3日1行,小便正常,舌质暗,苔厚微黄腻,舌下青紫,脉弦滑。西医诊断"胆汁反流性胃炎",既往有高血压病史。

辨证:肝胃郁热,中焦失和。

治法:疏肝泄热,理气和胃。

处方:黄连4g,吴茱萸15g,白芍18g,当归6g,丹参20g,香附10g,陈皮10g,炒神曲12g,炒谷麦芽各15g,砂仁(后下)5g,全瓜蒌30g,决明子30g,绿萼梅6g,佛手6g,生甘草5g。7剂,水煎服,日1剂。

二诊:2006年9月4日。药后胃痛、恶心、呕吐、吞酸等症明显改善,二便调,但仍感纳呆,眠差,舌质暗,苔厚微黄腻,舌下青紫,脉弦滑。治以补气健脾,宁心安神。

处方:党参10g,生白术12g,茯苓30g,陈皮10g,砂仁(后下)5g,神曲12g,生谷麦芽各15g,赤白芍各12g,丹参20g,生龙牡各(打碎,先煎)30g,炒枣仁20g,泽泻12g,乌药6g,黄连15g,绿萼梅6g。14剂,水煎服,日1剂。

药后胃痛症状消失,随访3个月未见复发。

按语 本案胃脘热痛,兼见呕吐吞酸、烧心感,辨证属肝热郁结犯胃,治以疏肝清热和胃。针对气滞兼有血瘀的特点,颜正华教授在选用香附、陈皮、砂仁、绿萼梅、佛手等疏肝理气、健脾化浊之品的同时,辅以丹参、白芍、当归活血养血,以使气行血畅,通则不痛。对于胃痛兼有呕吐吞酸者,颜正华教授善用左金丸加减治疗。其中,证属肝郁化火犯胃者,每重用黄连,少用吴茱萸,但不拘原方6:1的用量比例,而多为2:1,或3:1,或灵活配比。其中,吴茱萸用量多为1~15g,黄连用量多为3~6g,如本案用量为黄连4g,吴茱萸15g。若胃痛兼有呕吐吞酸属寒热错杂者,每随寒热变化灵活增减黄连、吴茱萸的用量,热较甚者,多用黄连,少用吴茱萸;寒多热少者,多用吴茱萸,少用黄连;寒热相当者则二者等量,如此每奏奇效。

颜正华教授临证颇为重视兼症的治疗。本案针对便秘之症,用全瓜蒌、决明子润肠通便;针对纳差之症,选炒神曲、麦芽、谷芽消食增纳;针对舌下青紫,选用丹参活血祛瘀,通络止痛;使患者全身得以综合调理,而助疾病痊愈。二诊时,考虑患者年逾古稀,恐久病正气已虚,故在原方的基础上加党参、白术、茯苓补中益气健脾,并针对失眠之兼症,加用炒枣仁、生龙牡宁心安神。同时,加泽泻以助利湿之功,加乌药以增行气之力。如此继服14剂后效甚显著。

案6 张某,女,33岁,公司员工。初诊:2006年7月11日。

主诉:胃隐痛2年。

现病史:胃隐痛2年,喜温喜按,胸口憋闷,打嗝,畏寒,肠鸣,大便不成形,2~3次/日。末次月经:6月9日,带经3日,腰痛,有血块。舌暗,苔薄黄,有瘀点,脉弦细无力。

辨证:脾胃虚寒。

治法:温中健脾,和胃止痛。

处方:生黄芪15g,党参12g,炒白术12g,茯苓30g,升麻3g,炒白芍18g,炙甘草6g,砂仁(后下)5g,炒薏苡仁30g,炒枳壳10g,大枣6g,生姜3片,木香3g。7剂,水煎服,日1剂。

二诊:2006年8月1日。患者诉,胃痛有所改善,按之痛减,大便溏薄,3次/日,脚凉。末次月经:7月21日。舌暗红苔黄,脉弦细无力。上方生黄芪加至18g,党参加至15g,木香加至5g,白芍减至15g。服7剂后,诸症均消。

按语 脾气主升,胃气主降,脾以升为健,胃以降为和。脾胃虚寒,致使胃失温养作痛、喜温喜按;脾胃虚寒,升降失常,脾气不升则大便不成形,次数增多,胃失和降则打嗝。治脾常用健脾、益气、升提之品;治胃多用和中、养胃、降逆之药。阳虚必兼气虚,故颜老方用黄芪建中汤合四君子汤加减化裁。用党参、炒白术、茯苓补气健脾;加甘温补气升阳之黄芪,以增强益气建中之力,使阳生阴长,诸虚不足者得益;再添少量升麻助阳气升提;兼配白芍、甘草缓急止痛、炒薏苡仁健脾止泻;大枣与生姜补气和中降逆;并佐砂仁、炒枳壳、木香温中、行气、止痛,使补而不滞。诸药合用,收效甚好。二诊根据证情变化,稍作变动,共服14剂后,病瘥。

案7 王某,女,61岁,机关退休干部。初诊:2008年7月4日。

主诉:胃胀痛1周。

现病史:胃胀痛、嗳气1周,伴两胁胀,大便稀,4次/日,疲乏,易汗,口干,纳眠可,小便调,舌黯,苔薄黄腻,有裂纹,舌下青紫,脉濡细。既往病史:子宫内膜癌(2008年3月手术),肠梗阻史。

辨证:脾胃虚弱,肝郁气滞。

治法:补脾益胃,行气消胀。

处方:炒白术15g,炒枳壳10g,青陈皮各6g,炒薏苡仁30g,茯苓30g,炒麦谷芽各15g,炒神曲12g,砂仁(后下)5g,佛手6g,绿萼梅6g。7剂,水煎服。

二诊:2008年7月11日。患者诉,胃胀痛减轻,昨日受寒又胀痛伴嗳气,大便成形,1日2行,口干缓解,仍口苦,纳眠可,小便调,舌黯,苔微黄,脉濡细。

处方:炒白术15g,炒枳壳10g,青陈皮各6g,炒苡仁30g,茯苓30g,炒麦谷芽各15g,炒神曲12g,砂仁(后下)5g,佛手6g,绿萼梅6g,赤白芍各15g,苏叶梗各5g。14剂,水煎服。

按语 本案患者年逾花甲,身体渐弱,又因子宫内膜癌行手术,元气大伤。疲乏、易汗、大便稀均为脾虚之征;胃胀嗳气、两胁胀为气滞之象。故治以补脾益胃,行气消胀。方中炒白术、炒薏苡仁、茯苓健脾益气,辅以炒麦芽、炒谷芽、炒神曲消食和胃,以促脾运;炒枳壳、青皮、陈皮、砂仁、佛手、绿萼梅合用疏肝理气消胀。二诊诸症减轻,但因受寒又胀痛,且口苦,舌黯,考虑有热、有瘀。在前方的基础上加苏叶、苏梗散寒行气;加赤芍、白芍清热凉血活血、养阴柔肝止痛。继服14剂,诸症自解。

案8 马某,女,35岁。初诊:2006年6月24日。

主诉:胃胀痛1年余,加重1个月。

现病史:1年前,突发胃胀,偶痛。近1个月来,疼痛加剧,情志不舒时痛甚,伴呃逆,嗳气,烧心,泛酸,口干,口苦,纳食较少。平素失眠,多梦,易醒,并有疲乏,头晕,头痛感。月经周期提前,月经时腰酸,白带较多。舌质暗淡,苔薄白,脉弦滑。

辨证:肝气郁结,胃失和降。

治法:疏肝和胃,理气止痛。

处方:柴胡 10g,香附 10g,郁金 12g,枳壳 10g,旋覆花(包)12g,煅瓦楞子(先煎)30g,赤白芍各 15g,川芎 10g,炒枣仁 30g,生龙牡各(打碎,先煎)30g,合欢皮 15g,黄连 4g,吴茱萸 2g,青陈皮各 6g,佛手 6g。7 剂,水煎服,日 1 剂。

二诊:2006 年 7 月 1 日。药后胃胀痛、呃逆、烧心、泛酸、腰酸等症均有所减轻,白带减少,睡眠好转,但仍梦多,咳大量白痰。月经将至。原方的基础上增燥湿、化痰、调经之品。

处方:柴胡 10g,香附 10g,枳壳 10g,旋覆花(包)12g,煅瓦楞子(先煎)30g,赤芍 15g,炒枣仁 30g,生龙牡各(打碎,先煎)30g,合欢皮 15g,青陈皮各 6g,佛手 6g,益母草 15g,茺蔚子 12g,绿萼梅 6g,清半夏 10g,茯苓 30g。7 剂,水煎服,日 1 剂。

三诊:2006 年 7 月 8 日。药后诸症好转,饮冷后易呃逆。素有鼻炎,前日发作,现鼻塞、喷嚏、流清涕、咽痛。月经逾旬未至。守上方,并加疏风调经之品。

处方:苏梗 6g,苏叶 6g,香附 10g,陈皮 10g,清半夏 10g,茯苓 30g,柴胡 10g,赤芍 12g,枳壳 10g,旋覆花(包)10g,煅瓦楞子(先煎)30g,炒枣仁 30g,合欢皮 15g,佛手 6g,益母草 30g,茺蔚子 15g。7 剂,水煎服,日 1 剂。

四诊:2006 年 7 月 15 日。服上药 2 剂后行经,带经 5 日。胃肠症状平复,睡眠不佳。上方为主加生龙牡、首乌藤等安神之品,继服 7 剂。经随访,上药 7 剂后诸症均释,半年胃痛未见复发。

按语 本案证属肝气郁结,胃失和降。颜正华教授以疏肝理气之法组方,以柴胡疏肝散加减应用,可谓方证相应,其效必现。方中柴胡、香附、郁金、枳壳、青陈皮、佛手为疏肝理气之常用药;川芎活血行气止痛;赤白芍清肝柔肝,相辅为用,增强疏肝止痛之功;旋覆花乃和胃降逆之佳品,针对呃逆、嗳气而施用;黄连、吴茱萸清肝火,泻胃热以治肝胃不和之烧心泛酸;煅瓦楞子乃制酸止痛之常用药,用治泛酸;生龙牡、炒枣仁、合欢皮重镇养心,解郁安神,以疗失眠等症。二诊时,症状大减,烧心感已释,故暂减黄连、吴茱萸;但咳痰较多,故加半夏燥湿化痰。考虑月经将至,故加入益母草、茺蔚子等调经之品。三诊、四诊仍以疏肝理气为主要治则化裁,随症加减,服药近 30 剂,诸症平复。

案 9 童某,女,37 岁,自由职业者。初诊:2010 年 1 月 2 日。

主诉:胃胀痛 2 周。

现病史:胃胀痛 2 周,伴烧心,午饭后腹胀,泻后腹痛减轻,纳眠可,腰痛,小便调。末次月经:12 月 24 日。舌红,苔薄黄,脉弦滑。

辨证:肝气犯胃,胃气失和。

治法:疏肝解郁,理气和胃。

处方:苏梗 10g,香附 10g,陈皮 10g,赤白芍各 15g,炙甘草 5g,砂仁 5g(后下),炒神曲 12g,佛手 6g,旋覆花(包)10g,煅瓦楞子(先煎)30g,茯苓 30g,炒薏苡仁 30g,炒麦谷芽各 15g。7 剂,水煎服。

二诊:2010 年 1 月 9 日。患者诉,胃胀痛渐愈,仍腹泻 3~6 次/日,纳眠可,小便调。末次月经:12 月 24 日。舌淡红,苔薄黄,脉弦滑。

处方:炒白术 12g,茯苓 30g,炒苡仁 30g,陈皮 10g,砂仁(后下)5g,炒神曲 12g,泽泻 12g,炒麦谷芽各 15g,佛手 6g,大枣 6g,生姜 2 片。7 剂,水煎服。

患者服药 7 剂后胃痛等诸症显著缓解。

按语 肝为刚脏,性喜条达而主疏泄,肝木失于疏泄,横逆犯胃,至气机阻滞,故胃胀痛,泛酸。治以疏肝解郁,理气和胃。颜老临证诊治胃痛一病,惯用苏梗、香附、佛手、陈皮、砂仁平和之品以疏肝解郁,理气和胃;并以茯苓、炒薏苡仁、炒神曲、炒麦谷芽补气健脾、和胃消食,驱邪不忘扶正;兼以赤芍、白芍、炙甘草清肝、柔肝,缓急止痛,旋覆花、煅瓦楞子降逆止呃,制酸止痛。二诊胃胀痛减轻,仍腹泻 3~6 次/日,故去疏肝理气之苏梗、香附及清肝凉血,柔肝止痛之赤芍、白芍、甘草,以防耗散正气、寒凉伤胃,加炒白术、大枣、生姜补气健脾,调和脾胃;并用泽泻利小便以实大便。药证相合,诸症自安。

案 10 罗某,女,21 岁,某重点大学本科生。初诊:2009 年 11 月 28 日。

主诉:胃痛 2 年。

现病史:饭后每感胃痛 2 年余,脱发 1 年,痛经,经期前后亦痛,痛甚则吐,泄泻 1~4 次/日,小便可,纳眠可。末次月经:11 月 8 日,提前 3~7 日。舌淡苔薄白,脉弦细。

辨证:肝气犯胃。

治法:理气调经和胃。

处方:苏梗 6g,香附 10g,陈皮 10g,赤芍 15g,炙甘草 5g,炒白术 12g,茯苓 30g,生薏苡仁 30g,泽泻 15g,炒麦谷芽各 15g,延胡索 10g,木香 5g,佛手 6g,益母草 15g,茺蔚子 12g。7 剂,水煎服。

二诊:2009 年 12 月 19 日。患者诉,腹泻改善,现大便稀日 1~2 次,胃痛打呃,不反酸,口干,痛经。末次月经:12 月 6 日,有血块,色暗。舌红苔薄黄,脉弦细。

处方:苏梗 6g,香附 10g,陈皮 10g,炙甘草 5g,炒白术 15g,茯苓 30g,生薏苡仁 30g,泽泻 15g,炒麦谷芽各 15g,延胡索 10g,木香 5g,佛手 6g,益母草 15g,茺蔚子 12g,白芍 15g,炒五灵脂 12g。7 剂,水煎服。

患者服药后诸症渐愈,随访半年未复发。

按语 肝与胃是木土乘克的关系,若忧思恼怒,气郁伤肝,肝气横逆,克脾犯胃,致气机阻滞,胃失和降而为痛。故立法以理气和胃为主,针对患者痛经,辅以调经止痛之品。方中苏梗、香附、陈皮、延胡索、佛手、木香疏肝理气,健脾和胃;炒白术、茯苓、生薏苡仁、炒麦谷芽健脾止泻,消食和胃;合泽泻利小便以实大便;赤芍、益母草、茺蔚子凉血活血,调经止痛;炙甘草缓急止痛,调和诸药。二诊腹泻改善,仍胃痛打呃,痛经。易赤芍为白芍,并加炒五灵脂增强缓急、活血止痛之力。药证相合,诸症明显改善。

胃 下 垂

胃下垂是指由于胃肌与腹壁张力松弛,导致站立位时胃的位置下降,从而产生一系列临床表现的病证。临床胃下垂多见于女性、瘦长无力体型者,也可见于产妇、老年人、慢性消耗性疾病患者。轻者多无明显症状;重者可有消化系统症状,如饱胀、消化不良、厌食、恶心、嗳气、上腹痞满不适、腹部隐痛及便秘等。症状常于餐后、久立及劳累后加重。

中医对胃下垂的认识由来已久,如《灵枢·本藏》云:"脾应肉,肉䐃坚大者胃厚;肉䐃么者胃薄。肉䐃小而么者胃不坚;肉䐃不称身者胃下……肉䐃不坚者胃缓。"意为身体肌肉坚壮者胃厚;肌肉消瘦者胃薄;肌肉消瘦与身材不相称、肌肉不坚实则胃下垂。其后,历代医家虽未对本病作专篇论述,但普遍认为,本病乃长期饮食失节、七情内伤或劳倦过度,致脾胃虚弱,中气下陷,升降失宜而发病;主要治则为益气升陷,健脾和胃。

一、学术思想

颜正华教授认为,胃下垂从病位上看首属脾胃,涉及肝、肾和肠等脏腑。病机虽以脾虚气陷为主,但常兼有肝胃不和、气阴两虚、气虚兼瘀、胃肠停饮等。临床多见气虚、气滞、血瘀、食积、痰饮相互夹杂,所以在考虑脾虚气陷的同时,也需关注脏腑、气血、痰、食等复杂因素,详审病因、病机,进行综合论治。颜正华教授强调,辨治胃下垂需详辨脾虚、肝郁、气阴不足、胃肠停饮等,主次兼顾、综合论治,方能有效地缓解症状。临床中主要从四个方面对该病进行分型论治。

1. 中气下陷型

此乃临床最常见的类型。通常患者形体消瘦,精神倦怠,食后脘痞、腹满或腹胀而坠,嗳气不舒,或有呕吐清水痰涎,舌淡苔白,脉虚弱。治以健脾强胃,补中益气。方用补中益气汤加减。

2. 气虚饮停型

中气下陷,运化无力则胃肠停饮。主要症状为胃脘胀满,有振水音或水在肠间辘辘有声,恶心,呕吐清水痰涎,或头昏目眩,心悸气短,苔白滑,脉弦滑或弦细。治以健脾和胃,逐饮祛痰。方用四君子汤合苓桂术甘汤加减。

3. 气阴不足型

此型患者脾胃虚弱不能上承津液,虚中有热。症见唇红口燥,口苦口臭,烦渴喜饮,嗳气频繁,或恶心呕吐,食后脘腹胀满,大便干结,舌红津少,脉象细数。治以益气养阴。方用益胃汤、生脉饮合四君子汤加减。

4. 肝郁脾虚型

此型患者中土素虚且有情绪不遂等诱因,肝木乘土,则木土失和。症见胃脘、胸胁胀满疼痛,食纳呆滞,嗳噫频作或嘈杂吞酸,郁闷烦躁,善太息,苔薄或薄黄,脉弦。治以疏肝理气,健脾和胃。方用柴胡疏肝散、加味逍遥散合四君子汤加减。

二、医案举隅

案1 翟某,女,81岁。初诊:2004年7月16日。

主诉:肠鸣、呃逆10余年。

现病史:纳差、吐清水2个月。刻下胃中有振水声,呕恶,口干不喜饮,纳后脘痞、呃逆、嗳气、肠鸣,大便溏软日1行,舌淡苔白根腻,脉濡滑。3个月前确诊为"胃下垂"。

辨证:脾虚湿盛。

治法:健脾益气化湿。

处方:党参 15g,生黄芪 18g,炒白术 15g,炒枳壳 10g,陈皮 10g,炒蔻仁(后下)6g,半夏 10g,炒神曲 15g,炒薏苡仁 30g,炒泽泻 15g,茯苓 30g,炙甘草 5g,桂枝 6g,炒麦谷芽各 15g。14 剂,水煎服,日 1 剂。

嘱食软食,禁刺激性食物。

二诊:2004 年 7 月 31 日。药后呕恶、嗳气、呃逆、肠鸣诸症减轻。原方继服 14 剂,药后自觉症状消失,随访 1 年未见复发。

按语 本案患者年逾耄耋,身体虚弱,饮食无欲,大便溏软,舌淡苔白根腻,脉濡滑,呈脾虚兼有痰湿之象,故治以健脾益气,化痰浊,以苓桂术甘汤合六君子汤加减。其中,六君子汤健脾化湿,苓桂术甘汤温化中焦水饮,两方合用共奏补中除湿之效。方中炒蔻仁、薏苡仁、半夏、泽泻均为利湿之品,共达芳香化湿、祛湿和胃之功;神曲、麦谷芽、陈皮可除中焦陈积以促运化;党参、黄芪、枳壳,行补互用,提补中气。纵观全方,平补平调,补而不腻,化而不泻,共奏健脾化湿、补中益气之效。

案 2 彭某,女,40 岁。初诊:2004 年 2 月 8 日。

主诉:胃脘隐痛、坠胀 1 年,加重半个月。

现病史:近半个月来,食欲差,脘腹隐痛、坠胀,咽干唇燥,口干不欲饮,眠差,心烦,肠鸣,大便秘结,小便黄,舌红少津,脉数无力。既往有胃下垂、子宫脱垂、胃炎病史。

辨证:气阴两虚。

治则:补气益阴,和胃通腑。

处方:党参 12g,生黄芪 15g,生白术 15g,炒枳壳 10g,陈皮 10g,葛根 5g,焦三仙各 12g,白芍 15g,炙甘草 5g,麦冬 15g,茯苓 30g,黄精 15g,玉竹 15g,当归 10g,制首乌 30g,火麻仁 12g。14 剂,水煎服,日 1 剂。

嘱食软食,禁刺激性食物。

二诊:2004 年 2 月 22 日。药后诸症缓解。效不更方,原方继服 14 剂。服后诸症均释,随访半年未见复发。

按语 本案患者系外企职员,平素因工作忙碌,压力较大,饮食极不规律,且年逾不惑,身体已有虚象。舌红少津,提示有阴虚之征,故辨证为气阴两虚,治以补气益阴,和胃通腑。方中党参、茯苓、陈皮、生白术健脾益气,促脾运化;生黄芪、葛根升提中气;白芍、麦冬、黄精、玉竹、制首乌滋阴润燥,益肾和胃;当归、火麻仁、炒枳壳养血润肠,通腑气。全方补润结合,升降相兼,益气扶中,和胃养阴,润燥通便,使阴生气复。

案 3 王某,女,46 岁。初诊:2005 年 3 月 8 日。

主诉:胃脘闷胀连及两胁 3 个月,加重半个月。

现病史:半个月前因情绪波动,致胃脘闷胀甚,牵连两胁,伴纳呆,时有烧心,呃逆,心烦起急,口干口苦,眠差梦多,乏力健忘。经前乳房胀痛,末次月经:2 月 15 日,周期正常。大便干稀不均。舌红苔黄,脉弦。2004 年底被当地医院诊为"胃下垂"。

辨证:肝郁犯胃,脾气虚弱。

治法:疏肝和胃,补气健脾。

处方:柴胡 10g,香附 10g,陈皮 10g,炒枳壳 10g,党参 10g,生白术 15g,黄连 5g,吴茱萸 15g,首乌藤 30g,栀子 10g,葛根 5g,焦三仙各 10g,煅瓦楞子(先煎)20g,生甘草 5g。7 剂,水煎服,日 1 剂。

二诊:2005 年 3 月 14 日。患者诉月经来潮,经前乳房未胀;胃脘仍感闷胀,但两胁已无胀闷,食欲、睡眠好转,口苦、烧心减,仍眠差多梦,时有呃逆、心烦。舌苔薄白,脉弦。宗前法,上方去煅瓦楞子、焦三仙,加旋覆花(包)10g,炒酸枣仁 20g。14 剂后诸症大减,随访 1 年未见复发。

按语　本案病情受情绪波动影响明显,肝郁犯胃心烦起急、烧心、泛酸、口干口苦、脉弦系肝郁之象。肝气不疏,气机壅滞不利,则两胁乳房胀痛,且纳呆、乏力。故辨证为肝气犯胃,脾气虚弱。治以疏肝解郁,补气健脾。颜正华教授施以柴胡疏肝散加减。方中柴胡、香附、陈皮、炒枳壳疏肝理脾,调理肝脾气机;党参、生白术、焦三仙、葛根健脾益胃,升提中气;黄连、吴茱萸、煅瓦楞子寒热并用,制酸止呕;首乌藤、栀子清热除烦安神。全方疏泄与补提并举,使疏而不虚,补而不滞,收到预期佳效。

案 4　苏某,男,42 岁。初诊:2004 年 2 月 25 日。

主诉:纳差、乏力两年半。

现病史:食欲不振,神倦乏力。食后脘腹作胀,隐隐作痛,有下坠感,平卧减轻,劳累后加重,大便不畅,2 年前某医院诊断为"胃下垂"。脉沉缓,舌质淡,有齿痕,苔薄白。

辨证:脾虚气滞,中气下陷。

治法:补中益气,理气导滞。

处方:党参 15g,炙黄芪 18g,炒白术 12g,炙甘草 5g,陈皮 10g,木香 6g,砂仁(后下)5g,炒枳壳 15g,焦三仙各 12g,当归 10g,炙升麻 5g,生姜 3 片,大枣 5 枚。7 剂,水煎服,日 1 剂。

二诊:2004 年 3 月 4 日。药后诸症减轻,党参改为 20g,炙黄芪改为 30g,炒枳壳改为 9g,共服 30 余剂。

三诊:2004 年 4 月 6 日。药后脘腹胀痛消失,食欲增加,大便畅,下坠感轻,改服补中益气丸 9g,香砂六君丸 9g,1 日 2 次。嘱常服上述丸药,忌食生冷油腻及难消化食物以巩固疗效,随访半年未见复发。

按语　食欲不振、神倦乏力,有下坠感平卧减轻,劳累后加重;舌质淡、有齿痕、脉沉缓均为脾虚不运、中气不足之症。食后脘腹作胀、隐隐作痛、大便不畅为气滞之象;故辨证为脾虚气滞,中气下陷,治以补中益气,兼理气导滞为法,方用补中益气汤加减。方中党参、黄芪、炒白术、炙甘草均为补中益气之良药;加升麻以升中气;陈皮、木香、砂仁、枳壳理气;焦三仙助消化;当归养血润肠;姜、枣健脾胃。上方获效之后,减轻枳壳之下气,加重党参、黄芪之补气。共服 40 余剂,气虚渐复,气滞渐消,诸症得以缓解。后改服补中益气丸补中益气,香砂六君丸健脾理气,嘱其注意饮食调养,巩固疗效。

案 5　刘某,女,55 岁。初诊:2004 年 7 月 15 日。

主诉:纳后胃脘胀痛 10 年。

现病史:经常食后脘腹胀满,嗳气不舒,肠鸣辘辘,有水声,有时呕吐痰涎清水,头晕目眩,便溏,1 日 2~3 次,神倦乏力,形体消瘦。脉弦滑,舌质淡,苔薄腻。既往胃下垂多年。

辨证:中气不足,脾阳不运,水饮内停。

治法:益气健脾,温阳化饮。

处方:茯苓 30g,炒白术 15g,桂枝 9g,炙甘草 6g,法半夏 12g,陈皮 9g,泽泻 15g,党参 12g,砂仁(后下)5g,炒枳壳 9g,焦三仙各 12g,生姜 3 片。7 剂,水煎服,日 1 剂。

药后症减,原方继服 15 剂,诸症消。大便日 1~2 次,渐成形。改服补中益气丸 9g,二陈丸 9g,每日 2~3 次。嘱经常服用上述丸药,忌食生冷油腻及难消化食物,以善其后。

按语 本案为中气不足,脾阳不运,不能温化水湿而致水饮内停,故症见食后脘腹胀满、嗳气不舒、肠间有水声、时有呕吐痰涎清水。头目眩晕乃痰湿中阻,清阳不升引起;形体消瘦、神倦乏力、便溏乃中虚之象;脉弦滑、舌质淡、苔薄腻为中虚而有痰饮之征。治以温化痰饮为主,兼顾益气健脾,方用苓桂术甘汤合四君子汤加味。方中茯苓、桂枝、白术、甘草、二陈均为温化痰饮之良药;加泽泻以增行水之力;党参、白术、茯苓、炙甘草益气健脾;砂仁、枳壳、焦三仙理气和胃以助消化。共服 20 余剂,痰饮渐消,中气渐复,诸症缓解。之后,改服补中益气丸、二陈丸以补益中气而化痰湿,并注意饮食调养以善其后。

案 6 王某,女,38 岁。初诊:2004 年 8 月 20 日。

主诉:纳后胃脘胀痛 4 年。

现病史:食后脘腹胀痛,大便秘结,2 日 1 行,神疲乏力,形体消瘦,口干欲饮,舌红少苔,脉细数。4 年前西医诊断为"胃下垂"。

辨证:气阴两伤,胃失和降。

治法:益气养阴,和胃通腑。

处方:太子参 30g,沙参 15g,麦冬 12g,玉竹 12g,生白术 30g,枳壳 9g,瓜蒌仁 15g,蜂蜜 30g,生地 10g,郁李仁 15g,白芍 18g,生甘草 5g,生麦谷芽各 15g。7 剂,水煎服,日 1 剂。

二诊:2004 年 8 月 27 日。药后症减,嘱守方继服 14 剂。

共服 21 剂。食后脘腹胀痛减轻,便秘亦见好转,嘱其耐心服药,宜少食多餐,忌进食难消化食物。药后诸症均释。

按语 本案患者为气阴两伤,津液亏损,胃失和降,肠燥便秘,故症见食后脘腹胀痛、大便秘结、神疲乏力、形体消瘦、口干、舌红少苔、脉细数等气阴两伤之症。因病情反复发作,故治疗颇为棘手;治以益气养阴,和胃通腑,方选益胃汤合芍药甘草汤加味。方中太子参、沙参补气阴;生地、麦冬、玉竹养阴生津;重用白术补气健脾;配以瓜蒌仁、郁李仁、蜂蜜润肠;白芍、甘草缓急止痛;枳壳行气除胀;生谷麦芽促消化健胃。药后症减,嘱守方继服,共服 21 剂,药后脘腹胀痛、便秘等症均见好转,仍嘱其耐心服药,以助气阴逐步恢复,脾胃升降复常。宜少食多餐,忌难消化食物,以辅助治疗。上述可以看出,临证治病首先在于辨证准确,立法、处方用药必须对证,方能获得良好的效果。

痞 满

痞满是指以自觉心下痞塞,胸膈胀满,触之无形,压之无痛为主要症状的病证。中医对痞满的认识源远流长。《黄帝内经》将痞满称为"否"、"满"、"痞塞"等,并对其病因病机进行了初步阐释。如《素问·异法方宜论》云:"藏寒生满病。"《素问·五常政大论》云:"备化之纪……其病痞。"《素问·至真要大论》云:"太阳之复,厥气上行……心胃生寒,胸膈不利,心痛否满。"这些论述均指痞满而言。张仲景《伤寒论》对痞满的理法方药论述颇详,如谓:"但满而不痛者,此为痞","心下痞,按之濡",提出了痞的基本概念,其所创的诸泻心汤一直为后世医家所效法。隋朝《诸病源候论》云:"其病之候,但腹内气结胀满,闭塞不通。"在痞满的治疗上,朱丹溪反对滥用利药攻下,认为中气重伤,痞满更甚。清代《类证治裁·痞满》

将痞满分为寒滞停痰、寒凉伤胃、脾胃阳微、中气久虚、精微不化、脾虚失运、胃虚气滞等若干证型,并分寒热虚实之不同进行辨证论治,对临床很有指导意义。胃脘痞满的临床表现与西医学的慢性胃炎(包括浅表性胃炎和萎缩性胃炎)、功能性消化不良、胃下垂等疾病相似。

一、学 术 思 想

颜正华教授认为,痞满的病因可概括为内因与外因两个方面。内因包括饮食内伤和情志失调两个方面。外因包括感受外邪,邪盛入里。痞满的基本病位在胃,与肝、脾密切相关。基本病机为中焦气机不利,脾胃升降失司。病因病机不外虚实两端,实即实邪内阻,如食积、痰湿、外邪、气滞等;虚如脾胃虚弱,虚实夹杂或二者兼而有之。一般初病多实,久病致虚,虚实夹杂。临证中,当注意区分胃脘痞满与胃痛。胃脘痞满与胃痛病位同在胃脘部,且常相兼出现。然胃痛以疼痛为主,胃脘痞满以满闷不适为患,可累及胸膈;胃痛病势多急,压之可痛,而胃脘痞满起病较缓,压无痛感,二者差别明显。

颜正华教授认为,痞满的治疗应首先辨别虚实,外邪侵犯、暴饮暴食、食滞内停、痰湿中生、湿热内蕴、情志失调等所成之痞为实;脾胃气虚,无力运化,或胃阴不足,失于濡养所致之痞属虚。治疗以调理脾胃升降、理气除痞消满为基本法则。实者泻之,虚者补之,虚实夹杂者补消并用。扶正重在补中益气或养阴益胃;祛邪则分别施以消食导滞、除湿化痰、理气解郁、清热祛湿等法。临床辨证颜正华教授常从以下几个方面着手。

1. 饮食内滞证

饮食内滞证以脘腹痞闷且胀,进食尤甚,拒按,吞酸,呕吐,大便不调,矢气频作,味臭如败卵,舌苔厚腻,脉滑为主症。治以消食和胃,行气消痞。常用方药为保和丸加减。若食积较重者,加谷芽、麦芽消食;脘腹胀满者,加枳实、厚朴理气除满;食积化热、大便秘结者,加决明子、全瓜蒌通腑消胀,或用枳实导滞丸推荡积滞,清利湿热,或用枳实消痞丸消除痞满。

2. 湿浊中阻证

湿浊中阻证以脘腹痞满不舒,胸膈满闷,头晕目眩,身重困倦,呕吐纳呆,口淡不渴,小便不利,舌苔白厚腻,脉沉滑为主症。治以除湿化痰,理气调中。常用方药为二陈汤、平胃散加减。若痰湿盛且胀满甚者,加枳实、苏梗、香附,或合用半夏厚朴汤以增强化痰理气之功;气逆不降、嗳气甚者,加旋覆花、代赭石、沉香、丁香、柿蒂;头重如裹,头晕目眩者,用半夏白术天麻汤加减;痰湿郁而化热,口苦、舌苔黄者,用黄连温胆汤加减治之;兼脾胃虚弱者,加用党参、白术、茯苓健脾和中。

3. 胃肠湿热证

胃肠湿热证以脘腹痞闷,嘈杂不舒,恶心呕吐,口干不欲饮,口苦,纳呆,舌红苔黄腻,脉滑数为主症。治以清热化湿,和胃消痞。常用方药为泻心汤合连朴饮加减。若恶心呕吐明显者,加竹茹、生姜止呕;纳呆不食者,加谷芽、麦芽、陈皮开胃导滞;嘈杂不舒泛酸者,加黄连、吴茱萸;便溏者,去大黄,加白术、山药、陈皮化湿和胃止泻。

4. 肝胃不和证

肝胃不和证以脘腹痞闷,胸胁胀满,心烦易怒,善太息,呕恶嗳气,或吐苦水,大便不爽,舌质淡红,苔薄白,脉弦为主症。治以疏肝解郁,和胃消胀。常用方药为越鞠丸合枳术丸加减。若气滞明显,胀满较甚者,酌加柴胡、苏梗,或用五磨饮子加减,以理气导滞消胀;郁而化火,口苦泛酸者,加黄连、黄芩、吴茱萸泻火降逆;呕恶明显者,加清半夏、生姜和胃止呕;嗳气呕逆甚者,加竹茹、沉香、旋覆花降逆和胃。

5. 脾胃虚弱证

脾胃虚弱证以脘腹满闷,喜温喜按,纳呆便溏,神疲乏力,少气懒言,语音低微,舌质淡,苔薄白,脉细弱为主症。治以补气健脾。常用方药为补中益气汤加减。若胀闷较重者,加炒枳壳、木香、香附理气运脾;四肢不温,阳虚甚者,加制附子、干姜温胃助阳,或配理中丸温胃健脾;纳呆厌食者,加麦芽、谷芽、砂仁、神曲理气开胃;舌苔厚腻,湿浊内蕴者,加清半夏、陈皮、茯苓,或改用香砂六君子汤以健脾祛湿,理气消胀。

6. 胃阴不足证

胃阴不足证以脘腹痞闷,嘈杂,饥不欲食,恶呕嗳气,口燥咽干,大便秘结,舌红少苔,脉细数为主症。治以养阴益胃。常用方药为益胃汤加减。若津伤较重者,加石斛、麦冬、天花粉生津;腹胀较甚者,加枳壳、苏梗理气消胀;食滞者加谷芽、麦芽消食化积;便秘者,加决明子、全瓜蒌、生首乌润肠通便。

二、医案举隅

案 1 冯某,女,67 岁。初诊:2006 年 12 月 9 日。

主诉:脘腹痞满 1 年余。

现病史:满闷腹胀 1 年,饭后尤甚,嗳气,纳食少,大便干燥,日 1 行,入睡难,多梦,晨起口干,舌暗、苔薄微黄,脉沉弦。西医诊断"浅表性胃炎、低张力胃、先天性胰头胰尾大、甲状腺左侧结节、乳腺增生"。

辨证:肝郁气滞,肝胃失和。

治法:疏肝和胃,消痞除胀。

处方:柴胡 10g,香附 10g,郁金 12g,枳壳 6g,青陈皮各 8g,川芎 6g,赤白芍各 12g,旋覆花(包)10g,生牡蛎(打碎,先煎)30g,全瓜蒌 30g,炒枣仁 30g,丹参 20g,佛手 6g,焦三仙各 15g,绿萼梅 6g,决明子 30g。7 剂,水煎服,日 1 剂。

二诊:2006 年 12 月 16 日。药后腹胀明显减轻,大便较前畅快,仍纳少,嗳气,口干,失眠,现时常咳嗽,咳痰。上方加大贝母 10g。7 剂,水煎服,日 1 剂。

三诊:2006 年 12 月 23 日。药后大便通畅,腹胀显著减轻,嗳气、纳少、失眠均好转,咳嗽、咳痰亦减轻。上方去决明子,继服 10 剂。药后诸症大消。

按语 本案属肝郁气滞,胃失和降。满闷腹胀、嗳气、脉弦且舌下青紫属肝郁气滞兼血瘀之象,故治以疏肝和胃,消痞除胀。方以柴胡疏肝散加减。方中柴胡疏肝解郁为君药;香附疏肝理气,川芎、郁金行气活血而止痛,三药合用助柴胡疏解肝经郁滞,增强行气止痛之功,共为臣药;陈皮、青皮、枳壳、佛手、绿萼梅理气行滞,生牡蛎重镇安神,丹参、焦三仙活血消滞,旋覆花和胃降气,全瓜蒌、决明子润肠通便,以上诸药或增强君、臣药的作用,或针对兼症治疗,共为佐药;甘草调和诸药,为使药。本方虽源自名方,却由颜正华教授精心化裁,配伍精巧,切中证候要害,故收效甚佳。

案 2　骆某,男,56 岁。初诊:2006 年 12 月 11 日。

主诉:胃脘痞满 2 年余,加重半个月。

现病史:近半个月来胃脘胀满不适,泛酸,嗳气,头晕目眩,身重困倦,呕恶纳呆,口淡不渴,小便不利,偶胃痛,大便正常,小便频数,夜尿 2~3 次/日,自汗,眠可,舌淡,苔白厚腻,脉弦滑。

辨证:痰饮内停,气机阻滞。

治法:化痰消饮,行气除胀。

处方:天麻 10g,清半夏 10g,生白术 12g,旋覆花(包)10g,煅瓦楞子(先煎)30g,乌贼骨(先煎)30g,白芍 18g,当归 10g,陈皮 10g,苏梗 10g,香附 10g,砂仁(后下)5g,佛手 6g。7 剂,水煎服,日 1 剂。

二诊:2006 年 12 月 18 日。药后脘胀、泛酸、嗳气、头晕均减轻,纳食可。仍小便频数,夜尿 2~3 次/日,自汗。上方去乌贼骨,加炙黄芪、益智仁、乌药。

处方:天麻 10g,清半夏 10g,生白术 12g,旋覆花(包)10g,煅瓦楞子(先煎)30g,白芍 18g,当归 10g,陈皮 10g,苏梗 10g,香附 10g,砂仁(后下)5g,佛手 6g,炙黄芪 15g,益智仁 10g,乌药 6g。7 剂,水煎服,日 1 剂。

三诊:2006 年 12 月 25 日。药后脘胀、泛酸、嗳气、头晕等症减,二便调,继用上方 7 剂。药后诸症尽解。

按语　脾胃失健,水湿不化,酿生痰浊,痰气交阻而成痞满;痰湿中阻,清阳不升,浊阴不降,故头晕目眩。本案患者嗳气、头晕目眩、身重困倦、呕恶纳呆乃典型的痰湿阻滞之象。因此,治以化痰消饮,行气除胀。方以半夏白术天麻汤为主,加陈皮、苏梗、香附、砂仁、佛手等行气消痞;旋覆花、煅瓦楞子降逆和胃。二诊针对患者平素自汗,尿频,故加黄芪健脾益气固表;益智仁、乌药温阳补肾缩尿。服后症状续减,三诊继服 7 剂诸症尽消。

案 3　陈某,男,26 岁。初诊:2004 年 4 月 6 日。

主诉:脘腹痞满 2 周。

现病史:厌食,腹胀,纳后胃脘不适加重,恶心,畏寒,眠差梦多,精神疲倦,四肢无力,面色萎黄消瘦,水样大便,日行 3 次,舌质淡,苔薄腻,脉濡滑。既往有胃下垂、慢性胃炎病史 3 年。

辨证:脾虚下陷。

治法:健脾益气,和胃安神。

处方:党参 18g,生黄芪 30g,升麻 3g,当归 6g,陈皮 10g,茯苓 30g,砂仁(后下)5g,炒神曲 12g,白术 12g,麦芽 15g,谷芽 15g,炒枣仁 20g,首乌藤 30g,大枣 6 枚。7 剂,水煎服,日 1 剂。

嘱食软食,禁刺激性食物。

二诊:2004 年 4 月 13 日。药后睡眠好转,腹泻停。效不更方,继服 14 剂,症状消失,随访半年未见复发。

按语 本案患者脘腹痞胀2周,并有畏寒、眠差多梦、精神疲倦、四肢无力、面色消瘦、水样大便等虚证证候,故治以补气健脾,以李东垣名方补中益气汤为基本方加减。方中党参、黄芪、升麻补中益气升举,为主药;陈皮、白术、砂仁、大枣温中健脾,以助运化;神曲、麦芽、谷芽、茯苓助脾化湿;远志、炒枣仁、首乌藤养心安神。诸药合用,共奏补中益气、温补脾胃、安神之功。此例治法周全,用药合宜,应手辄效。

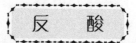

反酸乃吞酸和吐酸的总称。一般而言,反酸是吞吐酸水的症状,常与胃痛兼见,但亦可单独出现,常见于西医的消化性溃疡、慢性胃炎和消化不良等。中医对反酸的认识由来已久。隋代巢元方《诸病源候论》中云:"噫醋者,由上焦有停痰,脾胃有宿冷,故不能消谷,谷不消则胀满而气逆,所以好噫而吞酸。"刘完素在《素问玄机原病式》中认为,反酸是由热邪落于胃经而导致的,云:"酸者,肝木之味也,由火盛制金,不能平木,则肝木自甚,故为酸也。如饮食热则易于酸矣……"《丹溪心法》云:"吐酸……平时津液,随上升之气,郁积而久,湿中生热,故以火化,遂作酸味,非热而何? 其有郁积之久,不能自涌而出,伏于肺胃之间,咳不得上,咽不得下,肌表得风寒则内热愈郁,而酸吐刺心,肌表温暖,腠理开发,或得香热汤丸,津液得行,亦可暂解,非寒而何……"总之,反酸的发生与饮食、情志等因素有关。如情志不畅,气郁伤肝,肝失疏泄,横逆犯胃可致胃气上逆。饮食不节,损伤脾胃,胃失和降,气机阻滞亦可致呃逆反酸。

一、学术思想

(一) 辨证分型

颜正华教授认为,无论何种病因,反酸均当先辨别寒热。

1. 热证

热证以吞酸时作,嗳腐气秽,胃脘闷胀,两胁胀满,心烦易怒,口干口苦,咽干口渴,舌红,苔黄,脉弦数为主症;治以清肝泻火,和胃降逆;常用方剂为左金丸加味。为增强和胃制酸的作用,可酌加乌贼骨、瓦楞子;兼食滞者,加鸡内金、谷芽、麦芽、山楂等。

2. 寒证

寒证以吐酸时作,嗳气酸腐,胸脘胀闷,喜吐涎沫,饮食喜热,四肢不温,大便溏泄,舌淡苔白,脉沉迟为主症。治以温中散寒,和胃制酸。常用主方为香砂六君子汤加吴茱萸。如脾虚不运,湿浊留恋中焦,舌苔白腻不化者,可加藿香、佩兰、苍术、厚朴以化湿醒脾。

(二) 治疗方法

颜正华教授强调,反酸多由肝胃不和诱发,并认为疏肝当予通腑、活血等法并用方可收佳效。其临证治疗视病证具体情况采用三种不同的治疗方法,即疏肝和胃法、通腑降胃法和活血治胃法。

1. 疏肝和胃法

反酸所见之胃脘、胸骨后烧灼样疼痛、胀闷不适,常见诱因为情志不遂,肝气郁结,气逆犯胃。肝主疏泄,以条达为顺。胃主受纳,以通降为和。脾升胃降,肝气条畅,乃相因相用。肝胃一荣俱荣,一伤俱伤,生理上互相促进,病理上互相影响。颜正华教授临床将肝胃失和归纳为三种原因:一是多数患者先有精神刺激,脘腹不适随即出现。即情志不遂致肝失疏泄,肝气郁结致脾胃升降失调,出现"木不疏土"。症见脘腹胀痛、烧心、纳差、呃逆。二是肝气横逆,脾胃失和,浊气上逆,即"木横克土"。症见脘腹胀痛窜及胁肋、反酸、呕逆、嗳腐。三是饮食失节,脾胃失健,升降失枢致肝失条达,即"土壅木郁"或"土虚木贼"。症见食少纳呆,胃脘隐痛、胀闷,泛酸,呕恶。因此,反酸的主要病机不外肝胃失和。治疗的关键是肝胃同治,各有所重。颜正华教授擅用理气疏肝、通降和胃、肝胃同调之法,选择药物忌刚宜柔、升降相因,药性以轻灵见长,方用柴胡疏肝散加减。处方常用柴胡、香附、川楝子、佛手、香橼疏肝解郁,条达肝木;以陈皮、木香、代赭石、旋覆花、甘松、绿萼梅、谷芽、麦芽、枳壳降胃逆,通腑气,调脾胃;重用白芍配甘草,柔肝止痛,与理气药相辅相成,缓解肝胃上冲之逆气。此外,据症调整左金丸中黄连、吴茱萸的比例,可有效抑制反流。或以黄连炒吴茱萸,或用海螵蛸、煅瓦楞子以加强制酸的效果。

2. 通腑降胃法

颜正华教授认为,反酸现象乃胃气夹肝胆浊气上逆所致。胃乃六腑之一,胃气上逆不仅与肝郁密切相关,与腑中浊气不降亦相关。腑气相通,以降为和,通肠腑降胃气,事半功倍。治宜舒畅肝气,通降腑气。腑气通则胃气降,胃浊降则脾气升,中焦枢转得利,肝胃协调,诸症则消。反之,则影响脾脏升清,且横窜致肝失疏泄。凡肝胃不和、脾胃不和或胆胃不和均在疏肝调气之中辅以通腑降浊之法,使中焦气机顺畅,还胃受纳之功。治疗反酸伴有便秘者常用瓜蒌、决明子、当归、郁李仁、枳实、槟榔、大黄、生首乌等,不囿于攻下或润下,辨证灵活,驱浊外出。

3. 活血治胃法

颜正华教授临证善于观察患者的气血,他认为,反酸患者病程日久,久病入络,气血失和,瘀血阻滞;又因肝气郁结,气滞血停,血瘀胃络,气血相因相果,使病证加重难愈。临床所见患者胃脘痛持久、顽固,入夜尤甚,均为气滞血瘀所致。治疗中,颜正华教授提倡理气勿忘活血,治胃勿忘活血,常配川芎、赤芍、白芍、丹参、延胡索、失笑散、当归、大黄、乳香、没药等,并根据瘀血之轻重选用药物。

二、医案举隅

案1　李某,女,60岁。初诊:1996年11月18日。

主诉:反酸5年,加重1个月。

现病史:因家中发生变故,近1个月来病情加重。胸骨后烧灼感伴疼痛反复发作,入夜尤甚,拒按,剑突下胀闷,嗳气,泛酸,口干,不欲食,大便不成形,每日 1 次,体瘦,面色萎黄,乏力,懒言,舌淡,苔白,舌下青紫,脉沉弦。西医诊断为"反流性食管炎"。

辨证:肝胃气滞,瘀血阻络。

治法:疏肝和胃,理气活血。

处方:香附 10g,枳壳 10g,陈皮 10g,焦三仙 10g,赤芍 10g,丹参 10g,醋延胡索 10g,白芍 20g,当归 20g,太子参 30g,黄连 15g,吴茱萸 5g,炙甘草 6g。7 剂,水煎服,日 1 剂。

二诊:1996 年 11 月 25 日。药后烧灼感、疼痛、胀满症状减轻,仍神疲乏力,时有打呃儿、嗳气。治以活血益气,健脾养胃。上方去当归、焦三仙、赤芍、白芍、炙甘草,加白术 20g,砂仁(后下)5g,旋覆花(包)10g。调理半个月,诸症悉除。

按语 本案证属肝胃气滞,瘀血阻络,且疼痛感较重,治以疏肝和胃,理气活血。方中香附、枳壳、陈皮为疏肝理气之品,三者合用共奏疏肝和胃之功;赤芍、丹参、延胡索为活血化瘀止痛之品,三药配伍以达活血祛瘀之效;白芍、当归、太子参为补气养血之佳品,针对体瘦、面色萎黄、乏力、懒言等虚证而用;黄连、吴茱萸为制酸名方左金丸中之固定配伍,然考虑患者具体病证特点,灵活调整黄连与吴茱萸的用量。

纵观全方,攻补兼具,动静相宜,疏肝活血之中亦有补养之意。二诊时,针对患者打呃儿、嗳气之症较显,酌加旋覆花、砂仁以行气降逆,气逆得止则反酸自消。

案 2 赵某,女,59 岁,退休干部。初诊:2008 年 11 月 29 日。

主诉:反酸,烧心,呃逆时发 1 年余。

现病史:1 年来时发反酸,偶吐酸水,烧心,呃逆,纳食时好时坏,胃胀,背部放射性发热,略有便秘,眠可,口干渴,身烘热,舌红,苔黄,中部厚腻,脉弦细。

辨证:肝胃郁热。

治法:疏肝理气,泄热和胃。

处方:黄连 5g,吴茱萸 1.5g,赤白芍各 15g,旋覆花(包)10g,煅瓦楞子(先煎)30g,香附 10g,乌药 10g,百合 30g,全瓜蒌 30g,决明子 20g,炒枳壳 6g,佛手 6g,绿萼梅 6g。7 剂,水煎服,日 1 剂。

二诊:2008 年 12 月 6 日。患者诉,烧心、反酸减轻,仍打嗝,胃中嘈杂,胃胀,口干苦,口腔异味,纳可,二便调,眠可,无烘热感,舌红,苔黄,中部厚腻,脉弦细。

处方:黄连 4g,吴茱萸 1.5g,赤白芍各 15g,旋覆花(包)10g,煅瓦楞子(先煎)30g,香附 10g,乌药 10g,决明子 20g,炒枳壳 6g,佛手 6g,绿萼梅 6g,丹参 20g,青陈皮各 6g。14 剂,水煎服,日 1 剂。

三诊:2008 年 12 月 27 日。患者诉,诸症减轻,现偶呃逆,大便稀软,日 2 次,舌尖红,苔黄厚腻,脉弦数。

处方:黄连 4g,吴茱萸 1.5g,赤白芍各 15g,旋覆花(包)10g,煅瓦楞子(先煎)30g,香附 10g,蔻仁 5g,神曲 12g,炒枳壳 6g,佛手 6g,绿萼梅 6g,丹参 20g,青陈皮各 6g。14 剂,水煎服,日 1 剂。

药后诸症尽释。

按语 根据初诊症状,本案证属肝胃郁热。颜老喜用左金丸为基本方,调整剂量,随症加味治疗。其中,黄连苦寒泻火为主,佐少量吴茱萸既制黄连之寒,又辛热入肝降逆,以使肝胃和调。本方中配香附、佛手、绿萼梅、炒枳壳、乌药、旋覆花疏肝理气,和胃降逆;配赤白芍清肝凉血,养肝敛阴,柔肝止痛;兼以煅瓦楞子制酸止痛;佐百合养阴清心,以除烘热;全瓜蒌、决明子清热润肠,为便干而设。二诊时患者诉二便调,无烘热感,但胃胀明显,口干苦,口腔异味,故去清心除烦之百合及清热润肠之瓜蒌,而加青陈皮以增强理气除胀之力,兼加丹参凉血活血以使火降气顺。三诊时,患者大便稀软,故去润肠之决明子;仍舌尖红,苔黄厚腻,脉弦数,故易温热之乌药为化湿行气和胃之蔻仁与神曲。诸药合用,药证相参,灵活配伍,疗效甚著。

案3　赵某,女,37 岁,中学教师。初诊:2002 年 1 月 20 日。

主诉:反酸、胀气、烧心 1 年,加重 3 个月。

现病史:现感脘腹胀满牵及两胁,剑突下及胸骨后灼痛,食后尤甚,自觉时常有食物酸水上冲至咽喉,遇情绪波动时加重,伴纳差、心烦、口干苦、疲乏、睡眠差、舌红、苔白、脉弦滑。当地医院行胃镜检查,诊为"反流性胃炎-食管炎"。月经周期正常,色、质无异常,二便调。

辨证:肝胃失和。

治法:疏肝和胃降逆。

处方:柴胡 10g,香附 10g,焦三仙 10g,苏梗 10g,陈皮 10g,炒白芍 18g,炙甘草 6g,枳壳 12g,黄连 4g,吴茱萸 2g。7 剂,水煎服,每日 1 剂。

嘱患者忌食生冷、油腻及甘酸之品。

二诊:2002 年 1 月 27 日。患者服药后胃脘及胸骨后胀痛明显减轻,口苦减,纳食好转,仍有反酸烧心、口干等。守方加海螵蛸 20g,黄连改为 5g,吴茱萸改为 1.5g,以防气郁化热及加强制酸之功。

三诊:2002 年 2 月 10 日。患者服药后反酸等症状明显减轻,依效不更方原则继服 10剂,诸症大减,唯乏力、精力不支,以参苓白术散善后而安,随访 1 年未复发。

按语　本案患者脘腹胀满牵及两胁,且病情遇情绪波动时加重,表明证属肝郁不舒,气滞扰胃。故,治疗时方中多用柴胡、香附、苏梗、陈皮、枳壳等疏肝理气之品,并辅以芍药甘草汤,以增强柔肝止痛的作用,辅以左金丸以求制酸止呕。二诊时,针对患者反酸、烧心感明显,颜教授加用海螵蛸以增强制酸止痛之效用,收到了很好的治疗效果。纵观两诊处方,均精巧合法,简练精致,于平淡之中显奇效,实乃大师之作。

案4　孙某,女,44 岁,安徽人。初诊:2008 年 8 月 4 日。

主诉:反酸 4 个月。

现病史:今年 4 月份因反酸做胃镜后检查发现:浅表性胃炎,Hp(-)。经西医治疗效果不明显,故来就诊。现反酸,时胃痛,口干口黏,大便干,1~2 日 1 次,眠差,纳可。末次月经:8 月 3 日,带经 2 日。舌淡,苔薄微黄,脉弦细。

辨证:肝气郁结,胃失和降。

治法:疏肝理气,和胃降逆。

处方:柴胡 10g,炒神曲 12g,香附 10g,砂仁(后下)5g,陈皮 10g,佩兰 10g,苏梗 10g,佛手 6g,赤芍 12g,决明子 30g,旋覆花(包)10g,益母草 15g,煅瓦楞子(先煎)30g。7 剂,水煎服,日 1 剂。

二诊:2008 年 8 月 11 日。患者诉,反酸减轻,饿时仍胃疼,口干苦,睡眠改善,二便调,舌稍暗,薄黄苔,有齿痕,脉弦细。

处方:柴胡 10g,炒神曲 12g,香附 10g,砂仁(后下)5g,陈皮 10g,佩兰 10g,苏梗 10g,佛手

6g,赤芍 12g,决明子 30g,白芍 12g,绿萼梅 6g,旋覆花(包)10g,黄芩 6g,煅瓦楞子(先煎) 30g。7 剂,水煎服,日 1 剂。

药后半年随访,病情稳定,未再复发。

按语 肝气郁结,横逆犯胃,胃失和降,致反酸、胃痛等症。治当疏肝理气,和胃降逆。方以柴胡疏肝散加减化裁。方中柴胡、香附、苏梗、佛手、陈皮疏肝理气;炒神曲、旋覆花、煅瓦楞子和胃降逆,制酸止痛;口黏,为湿浊上泛,故加佩兰、砂仁芳化湿浊;由于正值经期,故加赤芍、益母草凉血化瘀,活血调经;用决明子以润肠通便。二诊症状改善,考虑辛散之药易耗阴助热,故加白芍养血柔肝;黄芩清化湿热;绿萼梅增强疏肝理气之力。调理半个月,诸症痊愈。

案 5 王某,男,34 岁。初诊:1997 年 3 月 3 日。

主诉:胃烧灼痛伴食后反酸、打呃儿 2 年。

现病史:胃烧灼痛,食后有食物伴酸水逆上,打呃儿,胸胁胀闷,纳可,烧心,口不干,小便黄,大便干结,3~4 日 1 次,舌红,苔薄黄,脉滑弦。曾以制酸、促消化、增进括约肌张力等法治疗,症状好转,但停药即加重。曾服香砂养胃丸、丹栀逍遥丸无效。西医诊断为"反流性胃炎"。

辨证:肝郁化热,胃浊上逆。

治法:清肝解郁,通腑泻浊。

处方:香附 10g,白蒺藜 10g,枳壳 10g,赤芍 10g,白芍 20g,黄连 5g,吴茱萸 15g,炙甘草 6g,决明子 30g,全瓜蒌 30g。7 剂,水煎服,日 1 剂。

嘱忌生冷油腻,戒烟酒。

二诊:1997 年 3 月 10 日。药后呃逆、烧心及胃脘胀闷大减,大便日 1 次,仍胃脘隐痛。上方去瓜蒌,加延胡索、佛手各 10g。继服 14 剂,以巩固疗效。

药后反酸感消失,随访半年未见复发。

按语 反酸兼见大便干结,3~4 日 1 次,舌红,苔薄黄,证属肝郁化热,腑气不通,胃浊上逆。治以清肝解郁,通腑泻浊。方中香附、白蒺藜、枳壳疏肝行气;赤芍与白芍合用,清肝,养肝,柔肝;黄连、吴茱萸配伍为制酸所用;决明子、全瓜蒌乃润肠通便之佳品,消积滞,泻浊污,通腑气。诸药合用,疏通有秩,收效甚佳。

泄 泻

泄泻是以排便次数增多,粪质稀溏或完谷不化甚如水样为主症的病证。泄泻首载于《内经》。《素问·气交变大论》中有"鹜溏"、"飧泄"、"注下"等病名,对其病因病机等有较全面的论述,并指出风、寒、湿、热皆可致病。《难经·五十七难》谓:"泄凡有五,其名不同:有胃泄,有脾泄,有大肠泄,有小肠泄,有大瘕泄",提出了五泄的病名。《金匮要略》将泄泻与痢疾统称为下利。至宋代以后才统称为泄泻。陈无择在《三因方》中提出,不仅外邪可导致泄泻,情志失调亦可引起泄泻。《景岳全书》提出了以利水之法治疗泄泻的原则,云:"凡泄泻之病多由水谷不分,故以利水为上策。"李中梓在《医宗必读·泄泻》中提出了著名的治泻九法,全面、系统地论述了泄泻的治法。清代医家对泄泻的认识,在病因上强调湿邪致泻的基本机制,病机上重视肝、脾、肾的重要作用。《临证指南医案》提出久患泄泻,"阳明胃土已虚,厥阴肝风振动,以甘养胃,以酸制肝"。西医学中的急性肠炎、炎症性肠病、肠易激综合征、吸收不良综合征、肠道肿瘤、肠结核等,或其他脏器病变影响消化吸收功能以泄泻为主症者,均可参考本病进行辨证论治。

一、学 术 思 想

颜正华教授认为,泄泻的发病原因主要有内因和外因两个方面。内因包括饮食所伤、情志失调、病后体弱及先天禀赋不足。外因主要为外感寒湿或暑热之邪,其中以湿邪最为多见。泄泻的病机关键是湿盛和脾虚,因湿盛而致脾虚者多为急性泄泻;因脾虚而后湿邪阻滞者多为慢性泄泻。泄泻之病位在肠,脾失健运是病机之关键,同时与肝、肾两脏密切相关。基本病机为脾胃虚损,湿困中焦,大肠功能失司。泄泻的主要治疗原则为运脾化湿。急性泄泻多以湿盛为主,重在化湿,佐以分利。再根据寒湿和湿热的不同,分别采用温化寒湿与清热化湿之法。兼有表邪者,佐以解表;夹有暑邪者,佐以解暑;兼有伤食者,佐以消食。久泻以脾虚为主,当以健脾为主;因肝气乘脾者,宜疏肝护脾;因肾阳虚衰者,宜温肾健脾;中气下陷者,宜升提;久泄不止者,宜固涩。暴泻不可重用补涩之品,以免关门留寇。颜正华教授临证多从以下几个方面论治。

1. 寒湿壅盛证

寒湿壅盛证以泄泻清稀如水,脘闷纳呆,腹痛肠鸣,舌质淡,苔白腻,脉濡缓为主症;若兼外感风寒,则有恶寒发热、头疼身痛、苔薄白、脉浮之症。治以散寒化湿。常用方药为藿香正气散加减。

2. 湿热伤中证

湿热伤中证以泄泻腹痛急迫,或泻而不爽,色黄褐,气味臭秽,肛门灼热,心烦口渴,小便黄赤,舌质红,苔黄腻,脉滑数为主症。治以清热利湿。常用方药为葛根黄芩黄连汤加减。

3. 饮食积滞证

饮食积滞证以腹痛肠鸣,泻下粪便恶臭,泻后痛减,脘腹胀满,嗳腐吞酸,不思饮食,舌苔厚腻,脉滑为主症。治以消食导滞。常用方药为保和丸加减。若食积较重,脘腹胀满,可因势利导,根据"通因通用"原则,加用大黄、枳实荡涤积滞,使邪去则正自安;食积化热可加黄连清热燥湿;兼脾虚可加白术补气健脾。

4. 肝脾不和证

肝脾不和证以素有胸胁胀闷、嗳气食少,每因抑郁恼怒,或情绪紧张之时发生腹痛泄泻、攻窜作痛、矢气频作,舌淡红,脉弦为主症。治以抑肝扶脾。常用方药为痛泻要方加减。

5. 脾气虚弱证

脾气虚弱证以大便溏泻,迁延反复,食少,食后脘闷不舒,稍进油腻食物则大便次数明显增加,面色萎黄,神疲倦怠,舌质淡,苔白,脉细弱为主症。治以补气健脾,化湿止泻。常用方药为参苓白术散加减。若脾阳虚弱,阴寒内扰用理中丸以温中散寒;若久泻不止,中气下陷,或兼有脱肛者,用补中益气汤以升阳举陷。

6. 肾阳虚衰证

肾阳虚衰证以黎明五更时分脘腹作痛,肠鸣泄泻,泻下完谷,泻后则安,形寒肢冷,腰膝酸软,舌淡苔白,脉沉细为主症。治以温肾健脾,固涩止泻。常用方药为四神丸加减。

二、医案举隅

案1 李某,女,70岁,退休干部。初诊:2009年10月24日。

主诉:腹泻反复发作3个月,加重半个月。

现病史:腹泻反复发作3个月,加重半个月。现腹泻疼痛,5~6次/日,胃灼热,口鼻干燥,双下肢痿软疼痛,双手关节僵硬,略肿痛,纳少,眠可,夜尿1~2次,舌淡,苔薄白腻,有齿痕,脉弦细。既往有干燥综合征、类风湿病史。

辨证:脾虚湿盛,胃阴不足。

治法:益气健脾,养阴和胃,渗湿止泻。

处方:西洋参(另煎)9g,炒白术12g,茯苓30g,生薏苡仁30g,炒怀山药18g,莲子肉15g,天花粉10g,石斛(先煎)15g,麦冬10g,煨诃子肉12g,炒白芍18g,炙甘草6g,穿山龙30g,桑枝15g,桑寄生30g,炒扁豆12g,炒麦谷芽各15g。7剂,水煎服,日1剂。

二诊:2009年10月31日。患者诉,腹泻减轻,现2~3次/日,仍有口干苦,胃脘嘈杂,合并尿路感染3日,小便时抽痛,舌淡苔薄白腻,有齿痕,脉弦细。

处方:西洋参(另煎)9g,炒白术12g,茯苓30g,生薏苡仁30g,炒怀山药18g,莲子肉15g,天花粉10g,石斛(先煎)15g,麦冬10g,煨诃子肉12g,炒白芍18g,炙甘草6g,穿山龙30,桑枝15g,桑寄生30g,炒扁豆12g,炒麦谷芽各15g,野菊花15,白茅根30g。10剂,水煎服,日1剂。

药后诸症平复。至今未再复发。

按语 腹泻多由湿盛与脾胃功能失调所致。本案患者年事已高,脾气虚弱,不能运化水湿,湿自内生,停留胃肠,发为泄泻。治当益气健脾,渗湿止泻。方用参苓白术散加减化裁。其中,西洋参、炒白术、茯苓、炙甘草平补脾胃之气为主,配以生薏苡仁、炒怀山药、莲子肉、煨诃子肉、炒扁豆既健脾,又收敛止泻。患者胃灼热,口鼻干燥,有胃阴不足之嫌,用天花粉、石斛、麦冬养胃生津,合炒麦谷芽消食和胃以促脾运;炒白芍与炙甘草相配,缓急止痛;穿山龙、桑枝、桑寄生合用补肝肾、舒筋活络,以缓解关节僵硬肿痛。二诊时合并尿路感染,故在原方的基础上加野菊花清热解毒,白茅根清热利尿。各药合用,诸症平复。本案诊治中,颜老考虑患者年事高,气阴两虚,恐不受人参之温补,而用西洋参代之,彰显孟河医派"醇正尚和缓,平淡见神奇"之用药神韵。

案2 张某,男,38岁。初诊:2001年6月20日。

主诉:泄泻半年余。

现病史:半年多来腹胀、腹痛时发时止,腹痛后泻下,泻后痛止,食欲欠佳,舌苔薄白,根苔微黄薄腻,脉濡滑。

辨证:肝气乘脾,湿热郁结。

治法:疏肝健脾,清化湿热。

处方:炒防风10g,炒白术15g,炒白芍18g,柴胡10g,炒枳壳10g,炙甘草6g,焦三仙各10g,黄连3g,木香6g,茯苓30g,生炒薏苡仁各15g,干荷叶10g。7剂,水煎服,日1剂。

二诊:2001年6月27日。药后脉症无明显变化,肠鸣较前增加,舌苔薄白,根苔微黄薄腻,脉濡滑。守方加佩兰、砂仁。

处方:炒防风10g,炒白术15g,炒白芍18g,柴胡10g,炒枳壳10g,炙甘草6g,焦三仙各10g,黄连3g,木香6g,茯苓30g,生炒薏苡仁各15g,干荷叶10g,佩兰10g,砂仁5g。7剂,水煎服,日1剂。

三诊:2001年7月5日。药后腹痛渐止,纳增,下腹仍胀,大便晨起1次,不成形,舌淡红,根苔微黄薄腻,脉濡滑。

处方:乌药10g,炒防风10g,炒白术15g,炒白芍18g,陈皮10g,柴胡10g,炒枳壳10g,炙甘草6g,焦三仙各12g,黄连3g,木香6g,茯苓30g,生炒薏苡仁各15g,干荷叶10g,砂仁6g,佩兰10g。7剂,水煎服,日1剂。

四诊:2001年7月12日。药后腹胀减轻,大便成形,嘱服香砂六君子丸、补中益气丸以巩固疗效。

随访1年,腹泻极少发生。

按语　大便溏泻兼有腹胀甚之症,且根苔微黄薄腻,脉濡滑,证属肝气郁结,肝胃不和,脾虚湿盛。因此,治以疏肝健脾,清化湿热。方中炒防风和炒白术配伍,燥湿健脾止泻;炒白芍与炙甘草合用,柔肝缓急止痛;柴胡和炒枳壳疏肝行气;黄连与木香燥湿行气止泻;茯苓与生炒薏苡仁、干荷叶配伍,利湿渗水止泻。诸药合用,补中有行,行中寓补,动静相宜。二诊时,湿证未退,故酌加佩兰、砂仁,以增化湿之效。三诊时,泻痢渐轻,但下腹仍胀,故加乌药以增强行气之力。其后,并嘱服香砂六君丸、补中益气丸。纵观本案,实乃肝郁、脾虚、湿阻互见之虚实错杂证候,治疗中,疏肝、祛湿与补脾法合用,故奏效甚佳。

案3　王某,男,52岁,机关干部。初诊:2009年7月25日。

主诉:腹痛腹泻5年。

现病史:腹痛腹泻5年,腹痛即泻,泻后痛止,每日3~4次,喜热怕冷,腰腹酸胀,腿无力,1年来睡眠差,口干苦,黏痰多,食后胃胀,舌偏红,苔黄腻,脉弦细。

辨证:肝郁脾虚,湿浊中阻。

治法:补脾抑肝,利湿化浊。

处方:炒白芍18g,炒白术15g,防风6g,陈皮10g,茯苓30g,生薏苡仁30g,生龙骨(先煎)30g,生牡蛎(先煎)30g,珍珠母(先煎)30g,首乌藤30g,炒枣仁30g,益母草15g,怀牛膝15g。14剂,水煎服,日1剂。

二诊:2009年8月15日。患者诉,睡眠明显改善,腹痛减轻,大便不成形,每日2次,口干痰多黏,腰腹酸胀,腿无力,舌暗,苔薄黄,脉弦细。

处方:炒白芍12g,炒白术12g,枳壳10g,陈皮10g,茯苓30g,生薏苡仁30g,生龙骨(先煎)30g,生牡蛎(先煎)30g,珍珠母(先煎)30g,首乌藤30g,炒枣仁30g,益母草30g,怀牛膝15g,桑寄生15g,赤芍12g。14剂,水煎服,日1剂。

药后诸症尽释。

按语 吴鹤皋云:"泻责之脾,痛责之肝,肝责之实,脾责之虚,脾虚肝实,故令痛泻。"本案腹痛腹泻是由土虚木乘,脾受肝制,升降失常而致。治以补脾抑肝为主,兼以利湿化浊。以痛泻要方为主,随症加味治疗。方用炒白术燥湿健脾,白芍养血泻肝,陈皮理气醒脾,防风散肝舒脾。四药合用,补脾土而泻肝木,调气机以止痛泻。合茯苓、生薏苡仁利湿健脾,以实大便。配生龙骨、生牡蛎、珍珠母、首乌藤、炒枣仁镇惊、养心安神,改善睡眠;再合怀牛膝、益母草补肝肾、强腰膝,活血利尿对症治疗。二诊症减,易防风为枳壳,再添桑寄生、赤芍以增强补肝肾、活血之力。诸药合用,证症相参,灵活配伍,药到病除。

案4 王某,男,18岁。初诊:2006年7月8日。

主诉:大便溏软1年余。

现病史:现脘腹痞闷,偶胀痛,纳呆,面色无华,恶食寒凉,大便溏软,排之不畅,舌暗红、少苔,脉弦细。曾患抑郁症,服多种西药,效均不佳,平素体质较弱。

辨证:脾虚气滞,胃阴不足。

治法:理气补脾,养阴护胃。

处方:生白术15g,枳实10g,焦三仙各12g,陈皮10g,砂仁(后下)5g,木香3g,麦冬10g,南北沙参各12g,生麦谷芽各15g,全瓜蒌30g,佛手6g。2剂,水煎服,日1剂。

二诊:2006年7月11日。药后大便仍不畅,但便质转干,余无不适。

处方:党参12g,南北沙参各12g,麦冬10g,生白术15g,枳实6g,枳壳6g,陈皮10g,砂仁5g,焦三仙各12g,木香3g,全瓜蒌30g,生谷芽15g,鸡内金12g,佛手6g,大枣5枚。5剂,水煎服,日1剂。

三诊:2006年7月16日。药后大便成形,排之通畅,1日1行,胃脘舒适,食欲仍不振,口干,疲乏。

处方:党参15g,枳壳10g,全瓜蒌20g,南北沙参各12g,麦冬10g,生白术15g,陈皮10g,砂仁(后下)5g,焦三仙各12g,木香3g,生首乌30g,决明子30g,生谷芽15g,鸡内金12g,佛手6g,大枣5枚。14剂,水煎服,日1剂。

嘱患者适当锻炼身体,进食易消化食物。

药后大便正常,脾肾不足诸症减轻。继以上方为主加减调理,随访1年,体质大为改善。

按语 纵观整个治疗过程,患者脘腹痞闷,偶胀痛,纳呆,面色无华,恶食寒凉,大便溏软,舌暗红、少苔,证属脾虚气滞,胃阴不足,故治以理气补脾,养阴护胃。初诊时,考虑患者平素体质较弱,并伴有阴虚征象,故先予2剂投石问路。方中南北沙参与麦冬同用,以求补益胃阴之效;枳实、陈皮、砂仁、木香、佛手均有理气之力,共奏行滞消胀之功;焦三仙和生谷麦芽能够增进肠胃运化,可助消化食积。二诊时加党参、大枣以图增强补益中气之功,用全瓜蒌30g润肠通便。本案虽病情较为复杂,然方证对应,丝丝入扣,故能药到病除。

案5 张某,男,37岁,外企职工。初诊:2009年9月12日。

主诉:腹泻2年。

现病史:腹泻2年,1~2次/日,黏滞,不易解,腹不痛,口干喜热饮,腰腹冷,肠鸣,小便不畅,量少,失眠,纳少,舌红,苔黄腻,脉数。

辨证:脾胃虚弱,大肠湿热。

治法:健脾益胃,清热燥湿。

处方:党参 12g,炒白术 12g,炮姜 6g,炙甘草 6g,黄连 4g,木香 6g,焦三仙各 12g,茯苓 30g,炒薏苡仁 30g,炒谷芽 15g,炒泽泻 12g。7 剂,水煎服。

二诊:2009 年 9 月 19 日。患者诉,腹泻减轻,黏滞稀便,腹胀嗳气,矢气频,纳呆,腰冷,小便色黄量少,失眠易醒,舌红苔黄腻,脉弦滑数。

处方:党参 12g,炒白术 12g,炮姜 6g,炙甘草 6g,黄连 4g,木香 6g,焦三仙各 12g,茯苓 30g,炒薏苡仁 30g,炒谷芽 15g,炒泽泻 15g,砂仁(后下)5g,肉豆蔻 10g。7 剂,水煎服。

患者服药后,腹泻停止,随访 3 个月,未复发。

按语　泄泻的病变主要在脾胃与大小肠,外因与湿邪关系密切,内因与脾虚关系最大,即"脾虚湿盛"是导致本病的重要因素。结合本案腹泻 2 年,久病多虚,又纳少,当属脾虚;大便黏滞,不易解,符合湿邪致病的特点:黏滞重浊;舌红苔黄腻,脉数,提示有湿热。故治宜健脾利湿清热。方用四君子汤加味。党参、茯苓、炒白术、炙甘草健脾益气,针对腰腹冷加炮姜温暖中焦;黄连配木香是治疗湿热泻痢的经典方;炒泽泻利尿力强,既为小便不畅、量少而设,又取"利小便以实大便"之意;焦三仙、炒谷芽、炒薏苡仁健脾消食,以增强主药健脾利湿之效。二诊,腹泻减轻,仍黏滞,纳呆,腰冷,小便色黄量少,失眠易醒;且腹胀嗳气,矢气频作,故立法不变,在原方的基础上加砂仁、肉豆蔻温中行气化湿、涩肠止泻。共服 14 剂,诸症均消。

案 6　彭某,男,39 岁。初诊:2006 年 7 月 24 日。

主诉:泄泻 1 年余。

现病史:腹泻,泄下如水,日 1~2 行,眠差,入睡难,周身乏力,舌苔黄,有齿痕,脉弦滑。既往有糜烂性胃炎、十二指肠球部溃疡、咽炎病史。

辨证:脾虚湿蕴。

治法:补脾除湿。

处方:炒白术 15g,炒山药 15g,茯苓 30g,炒薏苡仁 30g,泽泻 15g,车前子(包)15g,大腹皮 12g,炒谷麦芽各 15g,炒枣仁 20g,煅龙牡各(先煎)20g,首乌藤 30g,炒白芍 15g,生甘草 5g,砂仁(后下)5g,神曲 15g。7 剂,水煎服,日 1 剂。

二诊:2006 年 7 月 31 日。药后腹泻减轻,晨起胃痛,纳食不佳,舌苔黄腻,脉弦滑。上方加强补脾之力。

处方:党参 12g,炒白芍 20g,炒白术 15g,炒山药 15g,茯苓 30g,炒薏苡仁 30g,车前子(包)15g,大腹皮 12g,泽泻 15g,炒谷麦芽各 15g,炒枣仁 20g,煅龙牡各(先煎)20g,首乌藤 30g,生甘草 5g,砂仁(后下)5g,神曲 15g。7 剂,水煎服,日 1 剂。

三诊:2006 年 8 月 7 日。药后腹泻止,大便略稀,日 1 行,眠可,胃痛好转,舌苔略腻,脉弦滑。

处方:党参 15g,炒白芍 15g,炒白术 15g,炒山药 15g,茯苓 30g,生薏苡仁 30g,大腹皮 30g,泽泻 15g,炒谷麦芽各 15g,陈皮 10g,砂仁(后下)5g,神曲 15g,黄芩 6g,炒枣仁 20g,生龙牡各(先煎)20g,首乌藤 30g,生甘草 5g。10 剂,水煎服,日 1 剂。

四诊:2006 年 8 月 18 日。药后大便成形,1 日 1 行,胃仍痛,纳少,口中异味,舌苔黄腻,脉弦滑。治以健脾和胃除湿。

处方:佩兰 10g,清半夏 10g,陈皮 10g,黄芩 10g,茯苓 30g,生薏苡仁 30g,白芍 20g,生甘草 5g,旋覆花(包)10g,乌贼骨 15g,佛手 6g,神曲 12g,生谷麦芽各 12g。7 剂,水煎服,日

1剂。

药后,诸症均释。

按语 腹泻、泄下如水、周身乏力,且舌苔黄腻、有齿痕、脉滑系脾虚湿蕴型泄泻,故以参苓白术散加减施治。方中党参、白术、山药、莲子肉、白扁豆、甘草健脾益气;茯苓、薏苡仁渗湿健脾;砂仁和胃理气。三诊时水泻已止,故去车前子以防损伤正气;并适当加大党参的用量,以图补中益气。一至三诊,服药20余剂后,泄泻止,大便成形,仍胃痛、纳呆,继之用佩兰、煅瓦楞子等醒脾和胃、制酸止痛之品。后因舌苔黄腻,恐有化热,故加黄芩以清热燥湿。纵观本案治疗,颜正华教授始终以补脾除湿为基本治法,并根据每诊灵活变通加减,收放自如,于平淡之中尽收奇效。

案7 王某,男,39岁。初诊:2009年12月19日。

主诉:腹泻1周。

现病史:1周来,每日清晨腹泻,腹痛,日行2次,空腹时胃脘不适,反酸,口干喜饮,纳可,眠安,小便调,舌淡红,苔薄白,脉弦滑。

辨证:脾虚气滞。

治法:补气健脾,涩肠止泻。

处方:黄芩10g,茯苓30g,炒白术15g,生甘草6g,陈皮10g,木香6g,炒白芍18g,炮姜5g,肉豆蔻10g,炒薏苡仁30g,佛手6g,补骨脂10g,焦三仙各10g,五味子10g。7剂,水煎服。

二诊:2009年12月26日。患者诉,服上方后清晨腹泻缓解,仍便稀,2次/日,胃脘不适减轻,纳眠可,小便调。

处方:黄芩10g,茯苓30g,炒白术15g,生甘草6g,陈皮10g,木香6g,炒白芍18g,炮姜5g,肉豆蔻10g,炒薏苡仁30g,佛手6g,补骨脂10g,焦三仙各10g,五味子10g。7剂,水煎服。

患者服药后,腹泻痊愈,随访3个月,未复发。

按语 五更之时,阳气未振,阴寒较甚,患者脾肾两虚,易致泄泻。治宜补气健脾,涩肠止泻。方中茯苓、炒白术、炒薏苡仁、生甘草补气健脾止泻;炮姜、肉豆蔻温中涩肠止泻;陈皮、佛手、木香理气健脾,行肠中气滞;黄芩燥湿止泻;炒白芍养血柔肝,与甘草合用,缓解胃脘部不适。服药7剂,五更泻已愈,仍便稀,二诊立法不变,添补骨脂温肾止泻,五味子涩肠止泻,焦三仙消食和胃。诸药合用,补而不滞,行而不伤,收涩而不敛邪,终使脾运得健,胃肠调和,泄泻自止,疾病痊愈。

便 秘

便秘是指由于大肠传导功能失常导致的以大便排出困难,排便时间或排便间隔时间延长为临床特征的一种病证。便秘既是一种独立的病证,也是一个在多种急慢性疾病过程中经常出现的症状。中医对便秘有着丰富的治疗经验。先秦时期,《黄帝内经》中已经认识到便秘与脾胃受寒、肠中有热及肾脏病变有关。如《素问·厥论》曰:"太阴之厥,则腹满胀,后不利。"《素问·举痛论》云:"热气留于小肠,肠中痛,瘅热焦渴,则坚干不得出,故痛而闭不通矣。"张仲景对便秘已有较全面的认识,提出了寒、热、虚、实不同的发病机制,并提出以承气汤、麻子仁丸和厚朴三物汤等方剂治疗不同类型的便秘,为后世医家治疗便秘确立了基本原则。金元时期,李东垣强调饮食劳逸与便秘的关系,并指出治疗便秘不可妄用泻药。如《兰室秘藏·大便结燥门》云:"若饥饱失节,劳役过度,损伤胃气,及食辛热厚味之物,而助火邪,伏于血中,耗散真阴,津液亏少,故大便燥结","大抵治病,不可一概用巴豆、牵牛之类下之,损其津液,燥结愈甚,复下复结,极则以至引导于下而不通,遂成不救"。清代程钟龄《医学心悟·大便不通》将便秘分为"实秘"、"虚秘"、"热秘"、"冷秘"四种类型,并分别列出各类的症状、治法及方药,为后世治疗便秘提供了参考。

一、学术思想

颜正华教授认为,便秘的内因包括饮食失节、情志失调和年老体弱等,外因即感受外邪所致。从病因病机而言,燥热瘀结于肠胃者,属热秘;气机壅滞者,属气秘;气血亏虚者,为虚秘;寒邪积滞者,为冷秘。四者之中又以虚实为纲,热秘、气秘、冷秘属实,阴阳气血不足者属虚。

(一) 辨证分型

1. 热秘

热秘以大便燥结,腹胀且痛,口干口臭,面红心烦,小便短赤,舌红苔黄燥,脉滑数为主症。治以泻热导滞,润肠通便。常用方剂为麻子仁丸加减。常用药为大黄、枳实、厚朴、麻子仁、决明子、全瓜蒌、生首乌等。

2. 气秘

气秘以大便偏干,欲便不出,或便而不爽,肠鸣矢气,腹中胀痛,嗳气频作,胸胁痞满,舌苔薄腻,脉弦为主症。治以理气导滞。常用方剂为六磨汤加减。常用药为木香、乌药、大黄、槟榔、枳实等。

3. 冷秘

冷秘以大便干涩,腹痛拘急,胀满拒按,手足冰冷,呃逆,舌苔白腻,脉弦紧为主症。治以温里散寒止痛。常用方剂为温脾汤加减。常用药为附子、大黄、党参、干姜、甘草、当归、肉苁蓉、乌药等。

4. 气虚秘

气虚秘以大便略干硬,虽有便意,但排便困难,用力努挣则汗出短气,便后乏力,面白神疲,舌淡苔白,脉细弱为主症。治以补气润肠。常用方剂为补中益气汤、四君子汤加减。常用药为党参、茯苓、白术、黄芪、火麻仁、白蜜、陈皮等。

5. 血虚秘

血虚秘以大便干结,面色无华,眩晕心悸,健忘,口唇色淡,舌淡苔白,脉细为主症。治以养血润肠。常用方剂为四物汤合润肠丸加减。常用药为当归、生地、火麻仁、桃仁、枳壳等。

6. 阴虚秘

阴虚秘以大便干结,形体消瘦,头晕耳鸣,两颧红赤,心烦少眠,潮热盗汗,腰膝酸软,舌红少苔,脉细数为主症。治以滋阴通便。常用方剂为益胃汤合增液汤加减。常用药为玄参、麦冬、生地、当归、石斛、沙参等。

7. 阳虚秘

阳虚秘以大便略干,排出困难,小便清长,四肢不温,腹中冷痛,腰膝发冷,舌淡苔白,脉沉迟为主症。治以温阳通便。常用方剂为温脾汤合济川煎加减。常用药为肉苁蓉、锁阳、牛膝、当归、升麻、泽泻、枳壳、干姜、附子等。

(二) 治疗方法

颜正华教授在辨证论治的基础上,常用润肠、健运和攻下三法进行治疗。

1. 润肠法

该法为颜正华教授常用之法,临证常选用决明子、何首乌、瓜蒌仁、黑芝麻、火麻仁、肉苁蓉、当归、蜂蜜、郁李仁等。颜正华教授认为,临证治便秘不能唯以克伐为用,应以调节脏腑功能、调动机体内在因素为要,故喜用药力平和之品。对病情不急迫之便秘,选用以上药物为主治疗,每收良效,对其他疾病兼见大便不通者,亦常以本法辅助。其中,黑芝麻、肉苁蓉、当归、蜂蜜均为补益精血之品,温润多汁,用之通中有补,攻邪不伤正,适用于津血不足者;若兼有热象者,首选决明子、瓜蒌仁、何首乌等寒凉之品;气滞明显者,常配伍枳壳、枳实、槟榔等行气之品,以增强通腑之效。气滞轻者用枳壳,甚者用枳实,再甚者则用槟榔。润肠药虽药力和缓,但只要辨证准确,配伍合理,可收桴鼓之效,且安全性好,剂量易掌握,调理慢性习惯性便秘尤为稳妥。

2. 健运法

中气不足肠道推动无力,或年老体弱,气血虚衰而大便难下者,颜正华教授常重用一味生白术,以补益中州,健脾运肠。此类患者大便不甚干硬,唯排便困难,虚坐努责,用一般通便药难以奏效,必须以补为通,使脾胃得健,升降复常,肠腑乃通。白术通便首见于《金匮要略》和《伤寒论》桂枝附子去桂加白术汤。原文载:"若其人大便硬,小便自利者,去桂加白术汤主之。"俞嘉言认为,白术能"滋大便之干"。汪苓友认为"白术为脾家主药……燥湿以之,滋液亦以之"。颜正华教授临证常用魏龙骧白术通便方(白术、生地黄、升麻)加减,每获良效,伴燥结者合用大黄、芒硝;阳气虚衰者去生地黄,加肉苁蓉、当归、黄芪等;阴液不足者重用生地黄,并伍以瓜蒌仁、麦冬;年老体弱者加肉苁蓉、当归等补益精血。白术用量一般从15g 开始,也可视病情用 30~60g,以大便通畅不溏为度;若大便偏稀者,易生白术为炒白术,以增强健脾化湿之功。

3. 攻下法

阳明腑实肠道燥结之便秘,临床表现为"痞、满、燥、实",古今医家皆用大黄、芒硝之类峻下热结。颜正华教授对此法亦常用之。大便秘结时间较长,湿热征象明显者,或泻下轻剂难取效,而患者又无虚象者,均选用本法治疗。颜正华教授应用大黄必从小量开始,如效果不显,再加大剂量。一般大黄用6g,以大便每日4~5次为限,超过则减量,不足1次则加量。用芒硝时常选用通下力较缓和之玄明粉替代,使下而不伤正。临证运用芒硝、大黄,常配伍枳实、槟榔、厚朴等行气之品,以增强通腑之力。颜正华教授用本法,严格控制剂量,邪祛而不伤正。

便秘为临床常见病,常虚实夹杂,寒热相交,以上三法可单独应用,也常根据病情,两法或三法合用。一般习惯性便秘,热结不甚,虚象不明显,润下法常可奏效;热结明显或湿热壅滞者,常以攻下法为主;虚象明显者则首选健运法。临床应用需根据具体症情,明辨病机,灵活运用。

二、医 案 举 隅

案1 李某,女,74岁。初诊:2009年6月20日。

主诉:便秘2年余。

现病史:便秘难解,解不净,2~3日1行,多梦,偶有心慌,纳可,余正常,舌下青紫,舌暗苔黄腻,脉沉弦。

辨证:精血亏虚,湿热蕴结,气机阻滞。

治法:补益精血,化湿行气,润肠通便。

处方:全瓜蒌30g,薤白12g,丹参20g,陈皮10g,生首乌15g,火麻仁15g,郁李仁15g,当归12g,决明子30g,生黑芝麻30g,蜂蜜(冲)30g,蔻仁5g,枳实6g,枳壳6g。14剂,水煎服,日1剂。

嘱患者平时多食新鲜瓜菜和适当运动。

二诊:2009年7月4日。大便仍难解,日1次,打嗝,偶反酸,晨起口苦,小便有异味,舌暗苔黄腻,脉沉弦。

处方:全瓜蒌30g,薤白12g,丹参20g,陈皮10g,生首乌15g,蔻仁5g,枳壳10g,佩兰10g,火麻仁15g,郁李仁15g,当归12g,决明子30g,生黑芝麻30g。14剂,水煎服,日1剂。

药后大便易解,日1次,余无不适。

按语 便秘是由大肠传导功能失常所致。本案患者年过七旬,精血亏虚,润肠之力减弱;湿阻气滞,运化失灵,大便难解。治疗应当主以补精血、润肠燥,兼以化湿行气。万不能投以大量硝黄等苦寒攻伐之品,以求速效。方中选用全瓜蒌、生首乌、火麻仁、郁李仁、当归、决明子、生黑芝麻、蜂蜜以润肠通便,其中当归、生黑芝麻、蜂蜜又具补养精血、益气之功;薤白、陈皮、蔻仁、枳壳、枳实理气以行大肠气滞,促进胃肠蠕动;全瓜蒌、蔻仁、决明子兼有化痰湿、清热之效;针对舌下青紫,颜老喜用丹参凉血活血,以促血行,其清心安神又可兼顾多梦。二诊出现打嗝,反酸,加用佩兰以增强化湿之力,去行气力强的枳实。诸药合用,收效显著。同时,颜老还认为,适宜的饮食和适当的锻炼,是治愈便秘的重要措施。

案2 刘某,女,32岁。初诊:2007年3月2日。

主诉:便秘半年。

现病史:大便干燥,3日1次,排便困难,经前1周便秘明显,常四五日一解,纳呆,睡眠差,倦怠乏力,月经周期正常,舌红、苔黄,脉弦细。曾自购多种通便中成药服用,效果不佳。

辨证:脾虚失运,气机不畅。

治法:健脾理气,润肠通便。

处方:柴胡10g,枳实10g,当归10g,香附10g,赤芍12g,火麻仁15g,郁李仁15g,生首乌30g,瓜蒌仁30g,生黑芝麻30g,蜂蜜(冲)30g,决明子30g。7剂,水煎服,日1剂。

二诊:2007年3月9日。药后大便2日1次,便质软,排便通畅,上方以枳壳易枳实。7剂,水煎服,日1剂。

三诊:2007年3月16日。药后每日大便1~2次,便质正常,排便通畅,疲乏无力,偶头晕,小便不畅,睡眠饮食均佳,平素身体虚弱易感冒。治以益气健脾,养血润肠,佐以通利小便。

处方:太子参15g,滑石15g,生白术15g,枳壳10g,生何首乌30g,决明子30g,黑芝麻30g,瓜蒌仁30g,蜂蜜(冲)30g,鱼腥草(后下)30g,当归6g,通草6g,泽泻12g。14剂,水煎服,日1剂。

药后大便通畅,诸症减轻。续以补气养血为主调理3个月,体质好转。随访半年未见复发。

按语 长期便秘屡用攻下剂效不佳,可见非肠腑燥结所致。考虑为脾气不足,气机不疏,气机不畅则腑气不通,血虚阴亏不能濡润肠道,故大便干结难下。颜正华教授以养血理气润肠法治之。方中火麻仁、郁李仁、生首乌、瓜蒌仁、生黑芝麻、蜂蜜、决明子均具润肠通便之功;柴胡、枳实、香附疏理肝肠气机;当归、赤芍养血活血。全方简洁明快,疗效甚显。药后大便顺畅,诸症均减。三诊时,颜正华教授考虑脾胃为后天之本,脾胃不健则气血津液生化乏源,故再以补益脾胃为主,兼顾他症,缓图治其本。调理3个月后,脾胃健旺,阴血充盛,肝木条达则体质增强。

案3 张某,女,20岁,家住北京市朝阳区。初诊:2009年9月12日。

主诉:便秘2年,腹胀半个月。

现病史:便秘2年,4~5日1行,腹胀半个月,打嗝,恶心,口腔异味,纳、眠可,小便正常。末次月经:9月5日,平时经期提前推后不准,经量正常。舌红,苔黄腻,脉弦细。

辨证:脾虚气滞,阴亏肠燥。

治法:健脾行气,清热润肠。

处方:生白术30g,炒枳壳10g,全瓜蒌30g,当归12g,决明子30g,生首乌30g,郁李仁15g,白芍15g,火麻仁15g,益母草30g,甘草5g。7剂,水煎服,日1剂。

二诊:2009年9月19日。服药后大便基本正常,2日1行,腹胀,舌下青紫,边有齿痕,舌红苔黄腻,脉弦细。

处方:生白术30g,炒枳壳10g,全瓜蒌30g,当归12g,决明子30g,生首乌30g,郁李仁15g,赤白芍各15g,丹参15g,火麻仁15g,益母草30g,甘草5g,香附10g,生地黄15g。7剂,水煎服,日1剂。

经过上药调理半个月,诸症尽释。

按语 便秘虽为小恙,若不及时治疗,往往影响脾胃的纳运功能,甚至浊气上逆,变证丛生。本案证属脾虚气滞,阴亏肠燥。治以健脾行气,清热润肠。方中全瓜蒌、决明子、生首乌、郁李仁、火麻仁均为润肠通便之品;用生白术补气健脾,合当归、白芍,滋阴养血;配炒枳壳下气宽肠,补虚行滞,以促排便。益母草活血调经,针对月经不调而设,甘草调和药性。二诊腑气得通,浊气自降。在健脾理气、润肠通便的基础上,加入赤芍、丹参、香附、生地黄行气活血,清热养阴以调经。服药半个月,终使症除病安。每遇便秘,颜老均仔细审证,若属气虚推动无力,或阴血亏虚,肠燥便秘,喜用补虚润肠通便之药,缓收其功。切忌一见便秘,妄投硝黄之品,虽起一时之快,但久则加重便秘。

案4 李某,男,68 岁。初诊:2009 年 11 月 25 日。

主诉:便秘 1 年。

现病史:便秘 1 年,大便干燥,2~3 日 1 次,服润肠药可下,腹胀,纳呆,口干,小便、眠可,舌黯,苔灰白腻而干,脉弦。

辨证:脾胃虚弱,气血不足。

治法:补气养血,润肠通便。

处方:生白术 20g,当归 15g,生首乌 15g,决明子 30g,枳实 10g,柏子仁 15g,郁李仁 15g,槟榔 12g,全瓜蒌 30g,陈皮 10g,桃仁 10g,丹参 15g,藿香 10g。7 剂,水煎服。

二诊:2009 年 12 月 2 日。患者诉,大便干减轻,现已软,1~2 日 1 次,偶有腹胀,纳、眠可,小便调,舌暗红,苔薄白腻,脉弦。

处方:生白术 30g,当归 15g,生首乌 15g,决明子 30g,柏子仁 15g,郁李仁 15g,全瓜蒌 30g,陈皮 10g,藿香 10g,枳壳 10g,砂仁(后下)3g。7 剂,水煎服。

按语 患者年近古稀,脾胃虚弱,气血不足,推动无力,失于濡润,故见便秘。颜老治疗便秘,少用苦寒攻伐之品,恐伤正气,喜用平和润肠之药。方中生白术补气健脾润肠,当归养血润肠通便,合生首乌、决明子、柏子仁、郁李仁、全瓜蒌、桃仁润肠通便;配槟榔、陈皮、枳实行气消积导滞,促进排便。舌黯苔灰白腻,说明有瘀、有湿,用丹参凉血活血,藿香芳香化湿。二诊便秘减轻,偶有腹胀,故去行气消积力强之槟榔、枳实,改用力缓之枳壳,并减凉血活血之丹参,针对腹胀加行气化湿之砂仁。诸药合用,证症结合,病向痊愈。

案5 陈某,女,42 岁。初诊:2007 年 1 月 11 日。

主诉:大便干燥 1 年余。

现病史:患尿毒症 7 年余,每周血液透析 2 次,大便干燥,3 日 1 次,两胁胀满,后背热,失眠,入睡困难,纳可,无小便,面色晦暗,乏力倦怠,舌暗,苔白,脉细。

辨证:湿毒久蕴,气机不畅。

治法:疏肝行气,利湿排毒。

处方:柴胡 10g,香附 10g,车前子(包)15g,赤芍 15g,怀牛膝 12g,郁金 12g,青皮 8g,陈皮 8g,枳壳 6g,枳实 6g,生大黄(后下)6g,炒酸枣仁 30g,首乌藤 30g。7 剂,水煎服,日 1 剂。

嘱患者若大便每日超过 4 次则停用大黄。

二诊:2007 年 1 月 18 日。药后大便每日 1 次,失眠好转,面色转佳,仍觉后背发热。治以通腑疏肝排毒,佐以安神。

处方:生龙骨(先煎)30g,生牡蛎(先煎)30g,炒酸枣仁 30g,首乌藤 30g,炒栀子 10g,柴胡 10g,香附 10g,赤芍 15g,车前子(包)15g,怀牛膝 12g,郁金 12g,青皮 6g,陈皮 6g,黄柏 6g,枳壳 6g,枳实 6g,生大黄(后下)6g。7 剂,水煎服,日 1 剂。

药后大便每日 1 次,面色较前好转,余症亦减。

按语 湿毒内蕴日久,故面色晦暗;大便燥结,气机不畅则两胁胀满难忍。治以疏肝行气为主,气行则湿行,而通腑泄热。方中大黄通腑力专,因患者久病正虚,故嘱患者每日大便超过4次则停用1日,以防攻下太过,损伤正气。药后湿毒得下,气机畅通,面色较佳,失眠、倦怠等症亦随之减轻。二诊酌加车前子、牛膝、黄柏、栀子,使湿毒从小便分消;加牡蛎、龙骨、炒酸枣仁、首乌藤养心安神,以促进机体整体康复。

案6 刘某,女,32岁,现役军官。初诊:2007年3月2日。

主诉:便秘数月。

现病史:大便干燥,3日1次,排便困难,经前1周便秘明显,常4~5日1解,纳呆,睡眠差,倦怠乏力,月经正常,苔黄,舌红,脉弦细。曾自购多种中成药服用治疗,效果不佳。

辨证:阴血不足,肝气不舒,肠道津枯。

治法:养血疏肝,润肠通便。

处方:柴胡10g,枳实10g,当归10g,香附10g,赤芍12g,火麻仁15g,郁李仁15g,生首乌30g,瓜蒌仁30g,生黑芝麻30g,蜂蜜(冲)30g,决明子30g。7剂,水煎服。

二诊:2007年3月9日。患者服药后,大便2日1次,便质软,排便通畅,可减行气药,以枳壳易枳实。7剂,每日1剂,水煎服。

三诊:2007年3月16日。患者服药后,每日大便1~2次,体质正常,排便通畅,疲乏无力,偶头晕,小便不畅,睡眠饮食均佳,平素身体虚弱易感冒。治以益气健脾,养血润肠,佐以通利小便。

处方:太子参15g,滑石15g,生白术15g,枳壳10g,生何首乌30g,决明子30g,黑芝麻30g,瓜蒌仁30g,蜂蜜(冲)30g,鱼腥草(后下)30g,当归6g,通草6g,泽泻12g。14剂,每日1剂,水煎服。

患者服药后,大便通畅,诸症减轻。续以补气养血为主调理3个月,体质好转。随访半年未复发。

按语 患者长期便秘屡用攻下剂效不佳,可见非肠腑燥结所致,便秘每逢月经前更甚,考虑为阴血不足,肝气不舒疏,气机不畅则脏腑不通,血虚阴亏不能濡润肠道,故大便干结难下。颜教授以养血疏肝润肠法治之,其中火麻仁、郁李仁、生首乌、瓜蒌仁、生黑芝麻、蜂蜜(冲)、决明子均具润肠通便之功,柴胡、枳实、香附共奏疏肝理气之效,当归、赤芍养血活血。全方简洁明快,疗效甚显。患者服药后,大便顺畅,诸症均减。三诊时,颜教授考虑脾胃为后天之本,脾胃不健,则气血津液生化乏源,故再以补益脾胃为主,兼顾他症,缓图治其本。调理3个月后,脾胃健旺,阴血充盛,肝木条达则体质增强。

案7 崔某,女,79岁,退休职工。初诊:2006年11月18日。

主诉:便秘10余年。

现病史:大便3日未行,且3日未进食,胃脘痛,口苦,纳呆,口不渴,不喜饮水,舌暗,苔薄微黄,脉弦细。平素有慢性胃炎、胃下垂病史。

辨证:脾胃不健,热积肠腑,腑气不通。

治法:通腑泄热,健运脾胃。

处方:枳实10g,厚朴10g,大黄(后下)10g,玄明粉(冲)10g,白术30g,瓜蒌仁30g,决明子30g,冬瓜仁30g,焦三仙各12g,鸡内金12g,谷芽15g。3剂,水煎服。

二诊:2006年11月22日。患者服药后,大便已通,每日1次,质稀,口苦消失,胃脘痛减,仍纳呆。守方去大黄、玄明粉,加佩兰、炒枳壳、陈皮各10g,砂仁(后下)3g,龙胆草1.5g。

处方:枳实 10g,佩兰 10g,炒枳壳 10g,陈皮 10g,砂仁(后下)3g,龙胆草 1.5g,厚朴 10g,白术 30g,瓜蒌仁 30g,决明子 30g,冬瓜仁 30g,焦三仙各 12g,鸡内金 12g,谷芽 15g。7 剂,每日 1 剂,水煎服。

三诊:2006 年 11 月 29 日。患者服药后,胃脘舒畅,唯纳食不佳,大便偏干,数日 1 次。守方酌加滋润之品,补脾润肠和胃。

处方:郁李仁 15g,鸡内金 15g,瓜蒌仁 15g,火麻仁 15g,生何首乌 30g,蜂蜜(冲)30g,生黑芝麻 30g,生白术 30g,决明子 30g,冬瓜仁 30g,陈皮 10g,炒枳壳 10g,焦三仙各 12g,砂仁(后下)3g。14 剂,每日 1 剂,水煎服。

药后患者诸症均释,随访半年未复发。

按语 本案患者平素脾胃虚弱,中气不足,致肠道推动无力,糟粕积滞肠腑,蕴湿生热,出现便秘、口苦、苔黄,为肠腑热结。方用大承气汤为主,佐以润肠、开胃之品,并重用生白术以补中州,健脾运肠,与攻下剂合用,标本兼顾。二诊时,患者诉大便已通,便质偏稀,恐过下伤正,故颜教授停用大黄、玄明粉,以补脾润肠为主。患者便秘日久,加之脾胃虚弱,虚实夹杂,病程缠绵反复,故三诊时加大润下之力,以补脾润肠和胃之剂为主方,缓缓图之。纵观三诊治疗方药,既有力拔山兮之刚猛,又有涓涓细水之缠绵,国医大师用药风采尽在其中。

感 冒

感冒是感受风邪或时行疫毒,导致肺卫失和,以鼻塞、流涕、喷嚏、头痛、恶寒、发热、全身不适等为主要临床表现的外感疾病。中医对感冒的认识由来已久。《内经》首先提出感冒的主因及主症,主因为风邪,主症为寒热、头疼身痛。《诸病源候论》有时行之邪致病的论述。《丹溪心法》确立了感冒治疗的基本法则,即"辛温或辛凉之剂散之",被后世推崇。中医治疗感冒以解表达邪为主要原则。西医学的上呼吸道感染、流感可参考本病辨证论治。

一、学 术 思 想

感冒的病因主要为感受风邪疫毒,尤在气候突变、寒暖失常、正气虚弱的情况下易发。感冒病位主在肺卫。肺为五脏之华盖,居胸中,属上焦,主气,司呼吸,主宣发肃降,外合皮毛,职司卫外,且为娇脏,不耐邪扰。外邪侵袭,肺卫首当其冲,卫阳被遏,营卫失和,正邪相争则恶寒发热、头痛、身痛,肺失宣肃则鼻塞、流涕、咳嗽、咽痛。由于感受四时之气不同及禀赋素质的差异,故感冒的临床证候有风寒、风热、夹湿、夹暑、夹燥、夹虚的不同,在病程中又可见寒与热的转化及错杂。

1. 风寒型

风寒感冒以恶寒,发热,无汗,头痛,四肢酸痛,鼻塞,流清涕,舌苔薄白,脉浮为主症。治以辛温解表,宣肺散寒。颜正华教授常用方药为荆防败毒散加减。常用药物:荆芥、防风、羌活、独活、柴胡、前胡、川芎、枳壳、桔梗、甘草、茯苓。体质虚弱者加人参或党参、生姜。风寒感冒轻证颜正华教授喜用香苏散加味。常用药物:紫苏叶、生香附、陈皮、荆芥、防风、川芎、蔓荆子、秦艽、甘草。本方特别适用于外感风寒兼胸脘不舒者。

2. 风热型

风热感冒以发热,有汗或无汗,头痛且胀,咳嗽,喉部嫩红作痛,口干欲饮,舌苔薄白微黄,脉浮数为主症,治以辛凉解表,清热解毒。常用方药为银翘散加减。常用药物:金银花、连翘、荆芥、薄荷、牛蒡子、桔梗、生甘草、竹叶、豆豉、芦根。如果是流感,发热较重,常加板蓝根、贯众;如遇高热烦渴,颜正华教授喜加生石膏、知母。

3. 夹湿型

如湿从外受,病在于表,其症为恶寒、身热、头胀如裹、骨节疼痛、沉重;如脾胃有湿,复感风寒,其症为恶寒、身热、胸闷、呕恶、纳呆、苔腻等。风湿外袭者,治以发汗散风湿。颜正华教授常用方药为羌活胜湿汤加减。常用药物:羌活、独活、蔓荆子、川芎、防风、藁本、甘草。外感风寒,内有湿邪者,治以外散风寒,内化里湿。颜正华教授常用方药为藿香正气散加减。常用药物:藿香、苏叶、白芷、白术(或苍术)、厚朴、陈皮、半夏曲、茯苓、炙甘草、桔梗、生姜、红枣。

4. 夹暑型

夹暑型感冒多以身热有汗,心烦口渴,小便短赤,舌苔黄腻,脉濡数为主症。治以解表清暑,芳香化湿。颜正华教授常用方药为新加香薷饮加减。常用药物:香薷、厚朴、扁豆花、金银花、连翘,或加佩兰、藿香、滑石。

二、医案举隅

案1 张某,男,5 岁。初诊:1998 年 3 月 26 日。

主诉:感冒发热持续 2 个月余。

现病史:患儿平素体弱,2 个月前感冒,止而复作,几无止期。刻下发热,体温38.5℃,咽部红肿疼痛,颈部淋巴结肿大,尿黄便干,舌红根苔黄腻,脉细滑数。实验室检查:白细胞计总数 6.8×10^9/L,中性粒细胞 76% ,淋巴细胞 24% 。听诊:双肺未闻及干湿性啰音。西医诊断:急性上呼吸道感染。

辨证:风热客表犯肺,热毒蕴结咽喉。

治法:辛凉解表,清热解毒散结。

处方:荆芥穗 5g,金银花 10g,连翘 10g,桔梗 5g,甘草 3g,牛蒡子 8g,青蒿 10g,白薇 10g,赤芍 8g,夏枯草 10g,滑石(包)10g,通草 6g。4 剂,水煎服,每日 1 剂,分 3 次服。

二诊:1998 年 3 月 30 日。患者体温复常,颈部咽部肿痛大减,唯仍咳嗽,鼻流黄涕。此系热毒渐解,余邪未清,仍居上焦。颜教授治以解表清里,化痰止咳。

处方:荆芥穗 5g,金银花 10g,连翘 6g,杏仁 5g,桔梗 3g,生甘草 3g,浙贝母 6g,鱼腥草(后下)10g,冬瓜仁 15g,紫菀 6g,百部 6g,白前 6g。4 剂,每日 1 剂,水煎服。

患者服上药 4 剂后,感冒诸症皆释。

按语 颜教授认为,本案系风热客于肺卫,热毒蕴结咽喉,故症见发热、咽部红肿疼痛、颈淋巴结肿大。治当辛凉解表、清热解毒散结，故用银翘散加减，初诊方中荆芥、金银花、连翘、桔梗、生甘草、牛蒡子共起辛凉解表、清热解毒之功，且牛蒡子能散结消肿；选用青蒿、白薇以退热降温；赤芍、夏枯草以散结；滑石、通草以清利小便，药后热退，咽喉肿痛渐消。二诊，患者体温复常，颈部咽部肿痛大减，故去退热之青蒿、白薇，散结消肿之牛蒡子、赤芍、夏枯草，清利小便之滑石、通草；针对患者仍见咳嗽，鼻流黄涕，颜教授于方中选加杏仁、浙贝、紫菀、百部、白前、冬瓜仁、鱼腥草以增清肺止咳化痰之功，药证相当，故能速效。

案2 姜某，女，68岁。初诊：2009年1月11日。

主诉：感冒5日。

现病史：感冒5日。现畏寒，咳嗽，喷嚏，涕带血丝，口疮，流泪，大便偏干，2~3日1次，咽不红，舌淡，苔白水滑，脉浮滑。口腔溃疡反复发作30年。

辨证：外邪犯肺，肺失宣肃。

治法：疏风解表，化痰止咳。

处方：荆芥5g，防风5g，桔梗6g，生甘草5g，杏仁10g，大贝母10g，决明子30g，连翘10g，秦艽10g，陈皮10g，茯苓30g，生姜3片。6剂，水煎服，日1剂。

二诊：2009年1月17日。感冒、咳嗽已愈，大便仍干，3日1次，量少，小便不利，色黄，纳差，咽红，口干不欲饮，眠可，舌淡水滑，脉浮滑。

处方：荆芥穗6g，桔梗6g，生甘草6g，金银花15g，决明子30g，连翘10g，紫黄花地丁各15g，丹皮10g，赤芍12g，金钱草30g，白花蛇舌草30g，全瓜蒌30g，茅芦根各30g。14剂，水煎服，日1剂。

患者服药后，诸症均释。

按语 感冒俗称伤风，是感触风邪或时行病毒，引起肺卫功能失调的一种外感病。病变部位主要在肺卫，外邪袭表，郁遏卫阳，失于温煦，则畏寒；邪从口鼻而入，肺气不利，则咳嗽、喷嚏。本案属典型的外邪袭表犯肺证，治当疏风解表，宣降肺气，化痰止咳。方中荆芥、防风、连翘、秦艽疏散外邪；桔梗、杏仁、甘草、大贝母、陈皮、茯苓共收宣降肺气、化痰止咳之功；决明子润肠通便。

二诊时，感冒咳嗽已愈，针对口疮难愈、小便不利、色黄、咽红、舌面水滑等症，考虑患者内有湿热，故处方变动较大，去掉疏散之品防风与秦艽及降气化痰的杏仁与大贝母，加用金银花、紫黄花地丁、丹皮、赤芍、金钱草、白花蛇舌草、白茅根、芦根以清热解毒、凉血活血、利湿通淋。诸药合用，而收良效。

案3 陈某，女，31岁。初诊：2009年2月7日。

主诉：感冒5日。

现病史：感冒5日，发热，鼻塞，流涕，口干，咽红充血。腹泻1年余，2~3次/日，泻前腹痛，泻后痛减，纳可，脐下右侧压痛，眠差，头晕，目干涩。末次月经：2月5日，带经3日。舌淡，苔薄黄，脉细。

辨证：风热感冒，血热瘀滞。

治法：疏风透表，凉血解毒。

处方：荆芥5g，防风5g，金银花12g，连翘10g，桔梗6g，生甘草6g，赤芍15g，陈皮10g，炒扁豆12g，茯苓30g，益母草15g，炒麦谷芽各15g，生薏苡仁30g。7剂，水煎服，日1剂。

二诊：2009年2月14日。晨起鼻塞，鼻涕渐消，咽红，口干，大便每日1次，晚间右少腹压痛,睡眠较前改善,后背凉,目干涩,纳可,舌红苔薄黄,脉细弱。

处方:苏梗 6g,香附 10g,陈皮 10g,桔梗 6g,生甘草 6g,杏仁 10g,生薏苡仁 30g,连翘 10g,大贝母 10g,白菊花 10g,乌药 6g,竹茹 6g。7 剂,水煎服,日 1 剂。

三诊:2009 年 2 月 21 日。仍鼻塞有涕,咽干,有异物感,目涩,纳可,二便调,眠差,右少腹仍有压痛,舌红苔薄白,脉细弱。

处方:桑叶 10g,杏仁 10g,大贝母 10g,天花粉 12g,桔梗 6g,枳壳 6g,炒川楝子 10g,乌药 6g,百合 15g,炒枣仁 30g,首乌藤 30g,清半夏 10g,麦冬 10g。14 剂,水煎服,日 1 剂。

药后随访,诸症尽消。

按语 本案初诊发热、鼻塞、流涕、口干、咽红充血,为风热感冒。首当疏散风热,以银翘散为主加减治疗。用荆芥、防风、金银花、连翘疏风透表,清热解毒,合桔梗、生甘草宣肺利咽。脐下右侧压痛,考虑为慢性阑尾炎,故用赤芍、益母草凉血活血,生薏苡仁消肿排脓;用陈皮、炒扁豆、茯苓、炒麦谷芽健脾止泻、理气和胃。二诊表邪已解,热毒未清,故去疏散之荆芥、防风、金银花;大便已调,去健脾和胃止泻之炒扁豆、茯苓、炒麦谷芽;而用大贝母、竹茹加强清热散结之力;患者兼目干涩、后背凉,选用白菊花清肝养肝明目,乌药助阳散寒。三诊颜老考虑热邪伤阴,故针对病情变化,调整处方,有养阴润肺之桑叶、杏仁、麦冬;有清心养心安神之麦冬、百合、炒枣仁、首乌藤;有行气止痛之枳壳、川楝子;有化痰散结消肿之清半夏、大贝母、天花粉。在整个治疗过程中,根据病情发展变化,灵活加减选用药物,终使新病久恙向愈。

案 4 陈某,男,16 岁。初诊:1999 年 8 月 22 日。

主诉:感冒 20 余日。

现病史:患者于 20 余日前因感冒发热,入当地医院输液治疗,但发热持续加重,遂转入北京某医院,治疗效果不明显,连日发热 38～39℃,时轻时重。初始怀疑"胆囊炎",后排除。因患者有时小腹痛,又怀疑"慢性阑尾炎",经手术切除阑尾,仍发热如初。各种检查指标均正常,遂来颜正华教授处就诊。刻下发热仍近 39℃,恶心,纳呆,身重,眠可,二便调,脉细滑数,舌质红,苔薄黄腻,根部略厚。

辨证:暑湿感冒。

治法:清解暑湿。

处方:清豆卷 12g,金银花 15g,连翘 10g,青蒿 10g,白薇 12g,丹皮 10g,清半夏 10g,黄芩 10g,茯苓 30g,滑石 15g,通草 6g。3 剂,水煎服,日 1 剂。

服 3 剂后,发热减。效不更方,原方再服 3 剂,热尽退。后以益气养阴、清解余热之法以收全功。

按语 本案感冒发热,病程长达近 1 个月。西医各项检查均正常。刻下,患者脉数舌红,舌苔薄黄,根部略厚,为暑热之邪郁于气分,兼及营分,舌苔薄黄,根部略厚,又兼湿热内蕴之象。故,治以清热解暑。

颜教授用清豆卷清解暑热;用金银花、连翘,清透气分及营分之热;青蒿、白薇、丹皮泄营分之热;半夏、茯苓化湿和胃;茯苓清湿热;滑石、通草清利小便,使湿热从小便出。上药合用,共奏清解暑热之功。全方辨证、立法、用药准确精湛,故收奇效。

案 5 俞正荣,男,36 岁。初诊:2009 年 12 月 6 日。

主诉:感冒 1 周未愈。

现病史:感冒、咳嗽 1 周,伴咽干痒,无痰,胸闷,纳眠可,二便调,舌尖红苔黄腻,脉弦滑。

辨证:风热犯表,痰热阻肺。

治法:疏风解表,清热化痰止咳。

处方:荆芥 10g,桔梗 6g,生甘草 5g,牛蒡子 10g,金银花 12g,连翘 10g,杏仁 10g,大贝母 10g,枳壳 10g,郁金 12g,制僵蚕 10g,竹叶 6g,芦根 30g。7 剂,水煎服。

二诊:2009 年 12 月 13 日。患者诉,咳嗽明显减轻,咽干痒减轻,有少量黄痰,纳、眠可,二便调,舌红,苔薄黄腻,脉弦滑。

处方:荆芥 10g,桔梗 6g,生甘草 5g,牛蒡子 10g,金银花 12g,连翘 10g,杏仁 10g,大贝母 10g,枳壳 10g,郁金 12g,制僵蚕 10g,竹叶 6g,芦根 30g,黄芩 10g,鱼腥草(后下)30g。7 剂,水煎服。

按语　本案患者感冒咳嗽,舌尖红,苔黄腻,脉弦滑,属风热犯表,痰热阻肺之证。治以疏风解表,清热化痰止咳。方中荆芥、牛蒡子、金银花、连翘疏散风热,兼清热解毒;桔梗、生甘草、杏仁、大贝母、郁金、制僵蚕宣肺降气,清热化痰止咳;枳壳宽胸理气,竹叶、芦根清热生津;二诊咳嗽减轻,但有少量黄痰,原方加黄芩、鱼腥草加强清泄肺热之力,诸药合用,表里同解,共服 14 剂,诸症尽释。

案 6　徐某,男,77 岁。初诊:2008 年 3 月 29 日。

主诉:恶寒、发热、头痛半个月余。

现病史:恶寒,发热,头痛,鼻塞、流黄浊涕,干咳,偶有黄痰,但不易咳出,夜间喘憋,气粗,口干咽痛,便干,三四日一行,纳差,眠安,舌红苔微黄,脉浮滑。

辨证:风热犯肺,痰热内蕴。

治法:辛凉解表,止咳化痰。

处方:荆芥穗 10g,桔梗 6g,前胡 6g,杏仁 10g,苏子 6g,紫菀 12g,陈皮 10g,冬瓜仁 30g,全瓜蒌 30g,决明子 30g,连翘 10g,款冬花 10g,枳壳 10g,杭白菊 10g,生甘草 5g。7 剂,水煎服,日 1 剂。

药后感冒症状基本消失,继服 5 剂后痊愈。

按语　本案证属风热袭表犯肺,痰热内蕴。风热袭卫表,则发热、恶寒;肺失清肃则咳嗽;风热炼液成痰,故痰色黄难咳;鼻为肺窍,肺气失宣,且津液为风热所熏灼,故鼻塞、流黄浊涕;风热上犯头咽,灼伤津液则头痛、口干、咽痛。颜正华教授在诊治此案时以"辛凉解表,清肺透邪"的银翘散为基本方。方中荆芥、菊花、连翘发散风热;桔梗、杏仁一升一降,宣肃肺气,和谐有秩;前胡、苏子、紫菀、陈皮、款冬花止咳化痰;全瓜蒌、冬瓜仁、决明子润肠通便,通腑肃肺。纵观全方,诸药配伍精巧,组方灵活有序,共奏疏风解表、止咳化痰之效。患者连服 7 剂之后症状大为改善,又继服 5 剂则完全病愈。

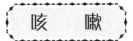

咳　嗽

咳嗽是指肺失宣降,肺气上逆,发出咳声,或咳吐痰液的一种肺系病证。咳嗽既是肺系疾病的一个主要症状,又是一种独立性的疾患。《黄帝内经》云:"五藏六府皆令人咳,非独肺也。"《伤寒杂病论》对咳嗽的辨证施治做了具体的论述,如《伤寒论》治疗伤寒不解、心下有水气、干呕发热而咳的小青龙汤,《金匮要略》治表邪夹寒饮咳喘气逆的射干麻黄汤等。隋代巢元方《诸病源候论》将咳嗽分为十类,即风咳、寒咳、支咳、肝咳、心咳、脾咳、肺咳、肾咳、胆咳、厥阴咳。金元时期,《儒门事亲》认为外因六气皆可致咳。明代《景岳全书》将咳嗽分外感与内伤两类,认为外感咳嗽为六淫外邪犯肺所致,内伤咳嗽由脏腑功能失调、内邪干肺引起。不论邪从外入,或邪自内生,均可致使肺失宣降,而引发咳嗽。一般而言,外感咳嗽多为新病,属邪实,治以宣肺散邪为主。内伤咳嗽多为宿病,常反复发作,多属邪实正虚,治当祛邪扶正,标本兼治。西医学的上呼吸道感染、急慢性支气管炎、支气管扩张、肺炎、肺结核、肺气肿等以咳嗽为主症的疾病,皆可参照本病辨证论治。

一、学 术 思 想

颜正华教授推崇《景岳全书》对咳嗽成因、症状及证候分类的认识,认为咳嗽主要分为外感与内伤两类。外感咳嗽可分为风寒咳嗽、风热咳嗽、燥热咳嗽等。内伤咳嗽又可分痰湿蕴肺、肝火犯肺、肺气亏虚、肺肾阴虚、肾阳不足等,临证主张审因辨证,灵活用药。

(一)外感咳嗽治验

1. 风寒咳嗽

风寒咳嗽多以咳嗽痰稀,鼻塞流涕,头疼,恶寒无汗,舌苔薄白,脉浮为主症。治以宣肺散风寒。咳吐稀痰者当加燥湿化痰药。颜正华教授常用杏苏散加减。常用药物:杏仁、苏叶、生甘草、桔梗、前胡、枳壳、法半夏、橘红、茯苓、生姜。

2. 风热咳嗽

风热咳嗽多以咳痰黄稠,口渴咽痛,身热,头疼,恶风,有汗,舌苔薄黄,脉浮数为主症。治以散风热,宣肺。颜正华教授常用桑菊饮加减。常用药物:桑叶、杭菊花、连翘、薄荷、桔梗、杏仁、生甘草、芦根。有痰者,常加前胡、瓜蒌皮、浙贝母;发热较重者,常用银翘散加减。

3. 燥热咳嗽

燥热咳嗽以干咳无痰,或痰如线粉,不易咳出,鼻燥咽干,咳甚则胸痛,舌尖红,苔薄黄,脉细数为主症。治以清肺润燥。颜正华教授常用桑杏汤加减。常用药物:桑叶、豆豉、杏仁、浙贝母、栀子、沙参、梨皮。燥咳甚者加沙参、麦冬、天花粉;痰多者加浙贝母、瓜蒌。此外,也可以选用清燥救肺汤加减。

4. 外感久咳

颜正华教授临证遇外感咳嗽,缠绵不愈者,每用止嗽散加减,屡见奇效。常用药物:荆芥、桔梗、橘红、紫菀、百部、白前。风寒外感者加苏叶、防风;风热外感者加金银花、连翘、薄荷;久咳不止者加杏仁、大贝母、款冬花;痰多者加半夏、茯苓;肺热者加桑白皮、黄芩、鱼腥草;久咳气虚者,酌加党参、白术;阴虚者酌加沙参、麦冬、五味子。

（二）内伤咳嗽治验

1. 痰湿蕴肺型

痰湿蕴肺型以咳嗽痰多,痰白而稀,胸脘作闷,苔白厚,脉濡滑为主症。治以健脾燥湿,化痰止咳。颜正华教授常用二陈汤加厚朴、杏仁治之。常用药物:半夏、橘红、茯苓、甘草、厚朴、杏仁。如兼外感风寒者,常用杏苏散加减;如寒热错杂者,常用止嗽散加减;如痰湿化热,痰火犯肺者,常用清气化痰汤加减。

2. 肝火犯肺型

肝火犯肺型以气逆咳嗽,面红喉干,咳引胁痛,舌苔薄黄少津,脉弦数为主症。治以清肺、平肝、降火。颜正华教授常用泻白散加减。常用药物:桑白皮、地骨皮、生甘草、粳米。如痰中带血,甚至咯血气急,去粳米,加黛蛤散、黄芩、天花粉等。

3. 肺气亏虚型

肺气亏虚型以久咳,气短,自汗,脉虚为主症。治以补肺气,止咳喘。颜正华教授常用人参胡桃汤合四君子汤加减。常用药物:人参(或党参)、胡桃肉、炒白术、茯苓、炙甘草、紫菀、款冬花、百部、陈皮。如肺肾两虚,久咳、气短、乏力、自汗、腰膝酸软者用补肺汤加减,常用药物:人参、黄芪、熟地、五味子、炙桑白皮、紫菀;气阴两虚者用生脉饮。

4. 肺肾阴虚型

肺肾阴虚型以咳嗽,咽喉干燥或痛,手足烦热,或痰中带血,舌红少苔,脉细数为主症。治以滋阴,润肺,止咳。颜正华教授常用百合固金汤加减。常用药物:生地、熟地、麦冬、玄参、百合、生甘草、当归、白芍、川贝母、桔梗等。

5. 肾阳不足型

肾阳不足型以咳嗽反复发作、痰涎清稀,头晕心悸,畏寒肢冷,兼小便不利,舌苔白润,脉沉滑为主症。治以温阳散寒,化气行水。颜正华教授常用肾气丸合苓桂术甘汤加减。常用药物:茯苓、桂枝、白术、干地黄、山药、山茱萸、泽泻、茯苓、丹皮、桂枝、附子等。

二、医　案　举　隅

案1 李某,女,36岁。初诊:2009年2月14日。

主诉:咳嗽1个月。

现病史:咳嗽1个月,痰多色白质黏,胸闷。平素喜食,食后易胃胀、反酸、打嗝,口腔有异味,口干,大便偏干,2日1行,小便正常,易急躁,易自汗。末次月经:2月12日,色黑,量可。舌尖红,苔薄黄,脉弦细。

辨证:痰湿阻肺,肝胃失和。

治法:理气化痰,和胃通腑。

处方:荆芥穗 6g,桔梗 6g,陈皮 10g,杏仁 10g,大贝母 10g,全瓜蒌 30g,决明子 30g,香附 10g,神曲 12g,生麦谷芽各 12g,炒枳壳 10g,佛手 6g,益母草 15g。7 剂,水煎服,日 1 剂。

二诊:2009 年 2 月 21 日。药后情绪改善,仍喜食、纳多,咳嗽、胸闷气短,痰多色灰黄,鼻塞涕黄,咽痒痛,左胁下压痛,大便调,小便黄,舌尖红,脉细滑。

处方:荆芥穗 6g,金银花 15g,黄芩 10,鱼腥草(后下)30g,桔梗 6g,生甘草 5g,杏仁 10g,大贝母 10g,瓜蒌皮 12g,陈皮 10g,郁金 12g,枳壳 10g,紫菀 12g,款冬花 10g,竹茹 6g。14 剂,水煎服,日 1 剂。

三诊:2009 年 3 月 14 日。咳嗽痰多,色白易咳,易怒,咽痒,大便时溏,舌尖红苔薄白,脉细滑。

处方:荆芥 6g,鱼腥草(后下)30g,桔梗 6g,生甘草 6g,紫菀 12g,款冬花 10g,百部 10g,白前 10g,陈皮 10g,茯苓 30g,生薏苡仁 30g,香附 10g,益母草 20g。14 剂,水煎服,日 1 剂。

四诊:2009 年 3 月 28 日。咳嗽胸闷减轻,咽痒红,二便调。末次月经:3 月 26 日。舌红苔薄白,脉细滑。上方去香附、益母草。待月经完,加大贝母 10g,金银花 12g,连翘 10g。继服 10 剂,诸症均释。

按语 本案患者平素喜食,饮食不节,损伤脾胃,脾运失健,致痰湿内生,上渍于肺,则咳嗽痰多。痰阻气机,胃失和降,故见胃胀、反酸、打嗝、口腔有异味等。颜老抓住病机之关键,选用桔梗、陈皮、杏仁、大贝母、全瓜蒌以理气化痰。加少许荆芥穗以疏散外邪。针对患者易急躁,又正值经期,故在方中加用佛手、香附、益母草以理气活血调经。用神曲、生麦谷芽、炒枳壳以消食和胃,决明子一药专为便干而设。二诊时患者仍咳嗽,但为黄痰,提示已化热,且出现鼻塞涕黄,咽痒痛,故在一诊处方的基础上加用金银花、黄芩、鱼腥草、竹茹以疏散、清热;加用紫菀、款冬花以增强止咳化痰之力。随后在三诊、四诊中根据病情变化,灵活加减药物,最终使疾病痊愈。

案 2 邱某,女,31 岁。初诊:1998 年 7 月 19 日。

主诉:咳嗽 3 个月余,加剧 1 周。

现病史:3 个月前感冒,反复发作,伴咳嗽。近日咳嗽加剧,胸闷痛,痰黄量多,牙龈肿痛,发热,体温 37.5℃,微恶寒,口干喜饮,纳可,二便调,舌红苔黄,脉细滑。胸部 X 线检查示:肺纹理增粗。西医诊断:支气管炎。

辨证:风热袭肺,痰热内蕴。

治法:疏风清热,化痰止咳。

处方:荆芥 6g,金银花 12g,连翘 10g,杏仁 10g,浙贝母 10g,生甘草 5g,紫菀 10g,百部 10g,白前 10g,郁金 12g,鱼腥草(后下)30g。4 剂,水煎服,日 1 剂。

二诊:1998 年 7 月 25 日。服药 4 剂后,咳嗽等诸症平息。效不更方,在前方的基础上略施调整。

处方:荆芥 5g,金银花 12g,连翘 10g,杏仁 10g,浙贝母 10g,桔梗 5g,生甘草 5g,陈皮 6g,黄芩 10g。7 剂,水煎服,日 1 剂。

随访知,继服 7 剂,病痊愈,半年咳嗽未见复发。

按语 颜正华教授认为,本案患者虽咳嗽 3 个月余,然发热、恶寒之症犹在,说明表邪尚未祛除,仍在肺卫作祟,故施以疏风清热、化痰止咳之法,以止嗽散合银翘散加减施治。方中紫菀、百部为君,两药味苦,均入肺经,性温而不热,润而不寒,对于新久咳嗽均可使用。桔梗味苦辛,善于开宣肺气;白前味辛甘,长于降气化痰;杏仁亦为降气止咳之佳品。三者协同,宣降相成,为臣药,以增强君药止咳化痰之力。荆芥辛而微温,疏风解表,以除在表之余邪,为佐药。甘草既有利咽止咳之功,又有调和诸药之能,为佐使之品。颜正华教授详知本案患者有牙龈肿痛、痰黄、舌红、苔黄等热象,故而施以金银花、连翘、鱼腥草、大贝母清热化痰。纵观三诊处方,升降兼备,清散同施,于看似简凡配伍之间,尽显颜正华教授用药之精妙。

案3 方某,女,56岁。初诊:2008年8月8日。

主诉:咳嗽痰多20年。

现病史:咳嗽痰多20年。常年大便不成形,排便不畅,一日2~3次,现腰酸背痛,乏力,足跟痛,关节痛,腹胀,鼻干,两目干涩,纳可,眠可,易上火,舌下青紫,舌暗苔薄黄,脉弦滑。

辨证:痰浊阻肺,脾肾两虚。

治法:止咳化痰,补脾益气,强筋健骨。

处方:杏仁10g,薏苡仁30g,大贝母10g,化橘红10g,紫菀12g,百部10g,白前10g,生甘草5g,炒枳壳10g,炒白术12g,茯苓30g,黄芩6g,枇杷叶(去毛)10g,桑枝10g,桑寄生15g,川断15g。14剂,日1剂,水煎服。

二诊:2008年10月18日。药后诸症减轻,效不更方,继服14剂。

三诊:2008年12月6日。现大便成形,每日1次。仍有咳嗽,但痰量减少。于半个月前又感冒,咽红,鼻干,低热,自汗出,舌暗红,苔薄白。

处方:金银花12g,连翘10g,桔梗6g,生甘草5g,大贝母10g,化橘红10g,紫菀12g,百部10g,白前10g,制僵蚕10g,炒枳壳10g,炒白术12g,茯苓30g,黄芩6g,生薏苡仁30g,竹茹10g。7剂,水煎服,日1剂。

患者服药后随访,感冒痊愈,其他症状亦明显改善。

按语 脾为肺之母,患者咳嗽痰多20年,肺病日久,累及母脏,出现乏力、大便不成形等脾虚之象,久病必穷及肾,肾主骨,则见腰酸背痛、足跟痛等症。

故本案辨为痰浊阻肺,脾肾两虚。颜振华教授综合病情全面考虑,选用了三组药物:用杏仁、大贝母、化橘红、紫菀、百部、白前、生甘草、枇杷叶止咳化痰;用生甘草、炒枳壳、炒白术、茯苓、薏苡仁理气健脾,其中茯苓、薏苡仁兼能利湿以减少痰湿的生成;用桑枝、桑寄生、川断补肾强骨,通络止痛。药证相合,诸症减轻。二诊时,针对感冒,用金银花、连翘、制僵蚕以散风,解毒。如此随证灵活选药,终使宿疾得以显著改善。

案4 马某,女,14岁。初诊:2008年11月29日。

主诉:咳喘时轻时重1个月,发热3日。

现病史:本月两次发生咳喘,痰黄量多。3日前突发高热,体温38.5℃,服西药抗生素体温降至37.5℃。手脚易汗,纳少,眠可,大便稀,日1次。末次月经:11月10日。舌红,苔薄黄,脉滑略数。

辨证:痰热郁肺,风温初起。

治法:疏风透热,止咳化痰。

处方:金银花12g,荆芥6g,连翘10g,桔梗6g,杏仁10g,大贝母10g,化橘红10g,竹叶6g,鱼腥草(后下)30g,生甘草5g,芦根30g,牛蒡子10g,青蒿10g。7剂,水煎服,日1剂。

二诊:2008年12月6日。药后热退1周,仍有痰咳,流涕,手脚心汗多,纳可,眠可,二便调,舌红少苔,脉滑略数。上方去荆芥、牛蒡子、青蒿,加黄芩10g,紫菀12g,款冬花10g。7

剂,水煎服,日 1 剂。连服 14 剂后病愈。

按语 患者 1 个月当中连发两次咳喘,痰黄量多,未加重视。内有蓄热,易致外感,风温初起则发热。本案颜老以银翘散加减治疗,方中用金银花、连翘、荆芥、牛蒡子、青蒿解表透热,用竹叶清上焦热,在辛凉中配以少量辛温之品,且又温而不燥,既利于透散表邪,又不背辛凉之旨;用桔梗、杏仁、大贝母、化橘红、鱼腥草、生甘草、芦根清泄肺热,止咳化痰。二诊时,患者热退,表证已解,故减去透散之荆芥、牛蒡子、青蒿,而加黄芩、紫菀、款冬花以增强清热化痰止咳之力。针对内有痰热,外有表邪,一诊解表清里并用;二诊表邪已去,专攻清里,最终邪去正安,患者康复。

案 5 刘某,女,53 岁。初诊:2006 年 3 月 2 日。

主诉:咳嗽缠绵不愈,已近 1 年。

现病史:1 年前患感冒,经治疗,发热、头痛等症均解,唯咳嗽一直未愈,曾服中西药及藏药等治疗,时轻时重。近半个月咳嗽加重,痰多,黄而黏稠,心烦急躁,呼吸不畅,咽红,大便干,3 日 1 次,脉弦滑数,舌红苔黄腻。

辨证:痰热阻肺,肺失清肃。

治法:清热化痰,肃肺止咳。

处方:桑白皮 12g,地骨皮 15g,黄芩 10g,天花粉 15g,知母 10g,浙贝母 10g,化橘红 10g,海浮石(先煎)15g,海蛤壳(先煎)20g,枳实 10g,全瓜蒌 30g,杏仁 10g,紫菀 12g,百部 10g,白前 10g,生甘草 6g,竹茹 10g。7 剂,水煎服,日 1 剂。

二诊:2006 年 3 月 9 日。药后咳嗽大减,痰明显减少,心烦急躁亦减轻,大便日 1 次,仍干,呼吸渐畅,脉弦滑数,舌红,苔黄腻略减。效不更方,以首诊方继用 7 剂。

三诊:2006 年 3 月 20 日。药后咳嗽已轻,偶有喉痒作咳,痰亦少,但仍自觉有少量黏痰不易咳出,偶有口干、气短,大便日 1 次,偏干,舌红,苔薄黄,脉弦细滑。颜正华教授认为,患者痰热渐化,而肺部现气阴不足之象,需补肺阴,益肺气,遂将原方去枳实、海浮石、海蛤壳,加南北沙参各 15g,冬瓜仁 20g,枇杷叶(去毛)10g,10 剂。

随访得知,服药后,咳止,痰消,病痊愈。

按语 本案属顽固咳嗽,缠绵近 1 年,服中西药及藏药等治疗无效,而且逐渐加重。初诊咳嗽痰多,痰黄而稠,呼吸不畅,心烦急躁,咽痛,便干,脉弦滑数,舌红,苔黄厚腻,当属痰热阻肺之象,故用泻白散加味,以桑白皮、地骨皮、黄芩、知母清肺热;全瓜蒌、枳实、天花粉、大贝母、海浮石、海蛤壳、化橘红、竹茹清痰热;辅以杏仁、百部、白前、紫菀化痰止咳,药证相符,效如桴鼓。二诊效不更方,继服 7 剂,咳轻,痰少,心烦急躁渐除,偶有喉痒、口干、气短、大便略干,表明痰热渐清,而肺之气阴已伤,故去枳实、海浮石、海蛤壳等下气化痰药,加南北沙参益气阴,冬瓜仁止咳润肠,枇杷叶肃肺化痰,再服 10 剂,终使久治不愈之顽咳得以痊愈。

案 6 卢某,女,82 岁。初诊:2009 年 7 月 11 日。

主诉:咳嗽,痰中带血 3 个月余。

现病史:咳嗽,痰中带血 3 个月余。现咳嗽,咯血,痰稀,咳嗽时易致恶心,大便干,2~3 日 1 行,服芦荟胶囊后缓解,眠差梦多,右手肿,舌红,苔黄厚腻,脉细滑。

辨证:痰热郁肺。

治法:化痰止咳,清热肃肺。

处方:杏仁 10g,大贝母 10g,清半夏 10g,陈皮 10g,茯苓 30g,紫菀 12g,百部 10g,白前

10g,全瓜蒌30g,枳壳10g,黄芩6g,竹茹6g,炒枣仁20g,首乌藤30g。7剂,水煎服,日1剂。

二诊:2009年7月18日。咳嗽改善,有痰,大便仍难解,量少,睡眠改善,手肿改善,纳可,舌红,苔黄厚腻,脉细滑。

处方:杏仁10g,大贝母10g,清半夏10g,陈皮10g,茯苓30g,紫菀12g,百部10g,白前10g,全瓜蒌30g,枳壳10g,黄芩6g,竹茹6g,炒枣仁20g,首乌藤30g,枳实6g,炒神曲12g。7剂,水煎服,日1剂。

三诊:2009年7月25日。咳痰减,大便仍难解,近3日未解,用药灌肠始解,纳可,小便可,舌偏红,苔黄厚腻,脉细滑。

处方:杏仁10g,大贝母10g,清半夏10g,陈皮10g,茯苓30g,紫菀12g,百部10g,白前10g,全瓜蒌30g,枳壳10g,黄芩6g,竹茹6g,炒枣仁20g,首乌藤30g,决明子30g,炒神曲12g。14剂,水煎服,日1剂。

四诊:2009年8月8日。晚饭后痰多,咳嗽,大便少,每日1次,舌红,苔黄厚腻,脉细滑。

处方:杏仁10g,大贝母10g,清半夏10g,陈皮10g,茯苓30g,紫菀12g,百部10g,白前10g,全瓜蒌15g,枳壳10g,黄芩6g,竹茹6g,炒枣仁20g,首乌藤30g,决明子30g,炒神曲12g。7剂,水煎服,日1剂。

如此服用30余剂后,诸症得以改善。

按语 本案证属痰热郁肺,肺失清肃,而致咳嗽。治以化痰止咳,清热肃肺。方以清气化痰丸加减化裁。用大贝母、清半夏、全瓜蒌、黄芩、竹茹清泄肺热,化痰止咳;杏仁、紫菀、百部、白前降气化痰止咳。痰阻气机,肺失肃降,气逆于上,易致呕恶,竹茹尚能清胃止呕;再合陈皮、枳壳下气开痞,消痰散结。"脾为生痰之源,肺为贮痰之器",故佐茯苓健脾渗湿。炒枣仁、首乌藤养心安神,为改善睡眠而设。二诊大便仍难解,考虑痰热郁肺,肺失清肃,致腑气不通,故在原方的基础上加下气除痞、消积导滞之枳实及消食和胃之神曲以助便解。三诊大便更难解,故易枳实为决明子,加强润肠之力。四诊症状改善,按三诊处方继服7剂,终使热清火降,气顺痰消,诸症自解。

案7 赵某,男,19岁。初诊:2008年3月3日。

主诉:咳嗽20余日,近1周加重。

现病史:1个月前因不慎着凉后出现恶寒发热、咽痛等症状,西医诊断为"急性上呼吸道感染",服西药后症状无显著改善,并继发咳嗽。2日前去西医院,被诊断为"急性气管-支气管炎"。继服西药2日后症状仍不见改善。现咳嗽加剧,痰色黄量少,二便调,纳可,眠安,舌红,苔黄腻,脉弦滑。

辨证:风热犯肺,肺失宣降。

治法:清热宣肺,止咳化痰。

处方:桔梗6g,生甘草6g,杏仁10g,大贝母10g,陈皮6g,紫菀12g,百部10g,白前10g,黄芩10g,鱼腥草(后下)30g,竹茹6g,荆芥6g。7剂,水煎服,日1剂。

二诊:2008年3月10日。服上方7剂后,症状有所改善,咳嗽渐轻,痰色白,质黏,量少,难咳,口苦微干,喜饮,便稀,日1行,纳可,眠安。平素午后常犯头晕,胃脘部不适,食后尤甚。舌尖红,苔薄黄腻,脉弦滑。颜正华教授认为,患者刻下虽脾胃不适,但仍以湿痰阻肺为主证,因此必须以化痰清肺为要务,痰湿除则脾胃之困亦能解,遂在上方的基础上加清半夏、茯苓,改陈皮为10g,以健脾化痰。

处方:桔梗6g,生甘草6g,杏仁10g,大贝母10g,陈皮10g,紫菀12g,百部10g,白前10g,黄芩10g,鱼腥草(后下)30g,竹茹6g,荆芥6g,清半夏10g,茯苓30g。7剂,水煎服,日1剂。

三诊:2008年3月17日。药后症状有所改善。现偶尔咳嗽,但受凉、运动后加重,痰白量少,易咳出,二便调,纳可,眠安,胃脘部不适感消失,舌尖红,苔薄黄腻,脉弦滑。去清半夏,改竹茹为10g,加生薏苡仁、枇杷叶。

处方:桔梗6g,生甘草6g,杏仁10g,大贝母10g,陈皮10g,紫菀12g,百部10g,白前10g,黄芩10g,鱼腥草(后下)30g,竹茹10g,茯苓30g,生薏苡仁30g,枇杷叶10g,荆芥6g。7剂,水煎服,日1剂。

随访知,药后咳嗽症状消失,3个月未见复发。

按语 本案西医诊断为"急性气管-支气管炎",中医辨证属风热犯肺。风热犯肺,肺失清肃而肺气上逆,则咳嗽。风热炼液为痰,故痰色黄难咳。"咽喉为肺之门户",故风热之邪犯肺易致咽痛。颜正华教授诊治此案时以清热宣肺、止咳化痰为基本治则,又考虑咳嗽已近1个月,故以止嗽散为主方加减,并辅以清肺化痰之品。方中大贝母、黄芩、鱼腥草、竹茹清肺泄热化痰;百部、紫菀、白前、陈皮、桔梗止咳化痰;荆芥疏风透邪。全方药简力专,直达病所。二诊时,患者有明显的胃部不适感,颜正华教授并未依胃痛诊治,而是针对主症,用茯苓、半夏等健脾化痰之品,故而收到很好的治疗效果。

案8 刘某,男,77岁,家住北京市海淀区。初诊:2009年10月10日。

主诉:咳嗽咳痰50余年,伴喘憋5年余,加重1周。

现病史:2005年因咳血入院治疗,诊断为"慢性支气管炎合并肺部感染,冠心病"。1周前因受凉出现喘憋加重,夜间不能平卧,现症见喘憋气促,活动后加剧,时有胸闷,咳嗽咳痰,痰黏色黄量多,纳眠可,小便可,大便偏稀,一日数次,舌体胖大,边有齿痕,舌暗苔白腻,脉沉细。既往冠心病史3年;前列腺肥大病史,于2005年行前列腺电切术。

辨证:痰瘀互结,肺失宣降。

治法:益气化痰,活血化瘀。

处方:炙黄芪12g,赤芍10g,红花6g,川芎10g,归尾10g,地龙10g,茯苓15g,车前子(包)15g,益母草15g,薏苡仁30g,黄芩10g,生甘草6g。7剂,水煎服,日1剂。

嘱清淡饮食,注意保暖。

二诊:2009年10月17日。服上方7剂后,喘憋感明显减轻,寐可平卧,现仍有咳嗽咳痰,痰量减少,色黄,二便调,纳眠可,舌暗苔薄白腻,脉细滑。

处方:陈皮10g,清半夏10g,茯苓15g,生甘草6g,桃仁10g,杏仁10g,赤白芍各12g,川芎10g,当归10g,黄芩10g,薏苡仁30g,地龙10g。7剂,水煎服,日1剂。

药后诸症明显改善。

按语 该患者属慢性支气管炎发作期,但既往有肺系疾病病史,久病肺虚,累及脾肾,痰浊内停,气虚无力行血,血滞为瘀,痰瘀交阻,肺失宣降,发为咳喘,属虚实夹杂,本虚为主,治以益气化痰止咳、活血化瘀之法。方用补阳还五汤加减。方中用黄芪补脾胃之气,使气旺以促血行;归尾养血活血,祛瘀而不伤血;赤芍、红花、川芎、益母草助归尾活血化瘀;佐地龙通经活络;茯苓、薏苡仁、车前子健脾利湿既断痰液生成之路,又实大便;黄芩清热燥湿,以除上焦郁火;生甘草化痰止咳,又调和诸药。二诊喘憋感明显减轻,寐可平卧,仍有咳嗽咳痰,痰量减少,改用化痰止咳、活血化瘀之法,方用二陈汤合桃红四物汤加减,收效甚好。

案9　周某,男,70岁。初诊:2008年12月7日。

主诉:呼吸困难伴咳嗽咳痰3个月。

现病史:呼吸困难伴咳嗽咳痰3个月。刻下症见咳喘,声低气短,呼吸困难,痰白黏难咳,动则喘咳,口干喜热饮,恶寒背冷,二便调,纳眠尚可。BP:130/90mmHg。舌尖红,苔少有裂纹,脉浮滑数。既往有间质性肺炎、甲状腺功能减退症20年,以及高血压、高脂血症、干燥综合征。

辨证:气虚痰阻,肺失宣降。

治法:降气平喘,益气化痰。

处方:苏子10g,清半夏10g,炙甘草5g,当归10g,白前10g,杏仁10g,炒莱菔子12g,旋覆花(包)10g,陈皮10g,白果10g,紫菀10g,党参10g,沉香4g。7剂,水煎服,日1剂。

二诊:2008年12月14日。喘咳减轻,痰少,大便不成形,2次/日,小便正常,纳眠可,舌尖红,苔少有裂纹,脉浮滑数。

处方:清半夏10g,炙甘草5g,白前10g,百部10g,泽泻10g,茯苓20g,炒莱菔子12g,旋覆花(包)10g,陈皮10g,白果10g,紫菀10g,党参10g,沉香4g,白术10g。7剂,水煎服,日1剂。

按语　患者年老体弱,肺气不足,水津不布,聚而为痰,痰湿阻肺,肺失宣降,则咳喘。治宜降气平喘,益气化痰。方选苏子降气汤合三子养亲汤加减。苏子、杏仁、清半夏、陈皮、白前、旋覆花、炒莱菔子、紫菀共奏降气化痰、止咳平喘之功;合白果敛肺祛痰、止咳平喘;再配炙甘草祛痰止咳;当归养血活血,既补其虚,又善治咳逆上气;兼合党参补益肺脾之气,沉香温肾纳气平喘。二诊时由于大便稀,故加白术、茯苓、泽泻健脾利湿,既实大便,又补虚固本,且咳、喘、痰减轻,去杏仁、苏子,改用百部。诸药合用,驱邪不忘扶正,虚实兼顾,使气降痰消,咳喘自平。由于患者有高血压,故不用麻黄。

案10　林某,男,30岁。初诊:2000年4月10日。

主诉:咳嗽1周,近2日加剧。

现病史:患者于1周前,因洗澡不慎着凉,出现咳嗽、鼻塞、流涕、恶寒发热、头痛等症状,经西医抗感冒治疗,鼻塞、流涕、发热恶寒、头痛等症状大减,但咳嗽仍频作。西医诊断为"急性气管-支气管炎",予喷托维林(咳必清)等镇咳药治疗,效果不佳。现咽痛,咳嗽,痰色黄量多、易咳,口干欲饮,便稀质黏,日一二行,纳可,眠安,舌尖红,苔薄微黄,脉细滑。

辨证:风热袭肺,肺失宣降。

治法:疏风清热,宣肺止咳化痰。

处方:荆芥6g,防风6g,桔梗6g,生甘草5g,杏仁10g,大贝母10g,陈皮10g,鱼腥草(后下)30g,金银花10g,连翘10g,茯苓30g,生薏仁30g,芦根30g。7剂,水煎服,日1剂。

二诊:2000年4月17日。药后鼻塞、流涕、发热恶寒、头痛等症状已愈,然仍咽痛、咳嗽、胸痛等,痰黄质稠,易咳出,夜间加重,汗出,大便不成形,日2行,舌红,苔黄腻,脉细滑。颜正华教授认为,患者表证已解,然咳嗽缠绵难愈,当着力润肺止嗽,清热化痰。

处方:荆芥6g,桔梗6g,生甘草5g,杏仁10g,大贝母10g,陈皮10g,鱼腥草(后下)30g,茯苓30g,生薏苡仁30g,紫菀12g,百部10g,白前10g,黄芩6g,竹茹6g。7剂,水煎服,日1剂。

经随访,服药3剂后,咳嗽即渐愈。7剂后,诸症尽释。

按语　本案咳嗽证属风热犯肺,颜正华教授在治疗中以疏风清热、宣肺止咳化痰为基本原则,以银翘散为主方加减。方中荆芥、防风、金银花、连翘疏散风邪;桔梗、杏仁宣降结合,止咳化痰;浙贝母、鱼腥草清热化痰。三组药合用,共奏疏风清热、宣肺化痰止咳的功效。陈皮、茯苓、薏苡仁健脾利湿,芦根清透肺热,生津止渴,同为佐使之品。诸药合用,证症结合,药到病除。患者一诊后出现咳嗽夜间加重和咳嗽时伴胸痛的症状,说明疾病已向内发展,故在上方的基础上去防风、金银花、连翘等疏散风邪药,加紫菀、百部、白前、黄芩、竹茹等清热宣肺、止咳化痰药,以增强清热止咳之力。诸药合用,咳嗽渐息。本案整个治疗过程充分体现了颜正华教授审因用药、灵活变通的诊治思路。

案 11 张某,女,44 岁。初诊:2009 年 8 月 1 日。

主诉:咳嗽半个月余。

现病史:咳嗽半个月余,无痰,咽干,心悸 1 个月,晨起心慌,伴干呕,纳呆,眠差。末次月经:7 月 10 日,痛经,有瘀块。舌黯,苔薄白,脉弦细。

辨证:气郁痰阻,肺失清肃。

治法:降气化痰止咳。

处方:杏仁 10g,陈皮 10g,大贝母 10g,紫菀 12g,款冬花 10g,茯苓 30g,炒枣仁 30g,远志 10g,合欢皮 15g,首乌藤 30g,丹参 12g,香附 10g,玫瑰花 6g。7 剂,水煎服,日 1 剂。

二诊:2009 年 8 月 8 日。仍咳嗽,无痰,晨起心悸,干呕。末次月经:8 月 2 日,痛经减轻。舌暗,苔微黄腻,脉弦细。

处方:杏仁 10g,大贝 10g,陈皮 6g,紫菀 10g,茯苓 30g,炒枣仁 30g,远志 10g,首乌藤 30g,党参 10g,炙甘草 4g,大枣 10g,炒黄柏 6g,生薏苡仁 30g。14 剂,水煎服,日 1 剂。

药后诸症明显改善,随访半年未再复发。

按语 脏腑功能失于调节,影响及肺,肺失清肃,则上逆为咳嗽。本案病情较为复杂,既有咳嗽,又有心悸、失眠,并且虚实夹杂,治疗时要分清主次。初诊时患者咳嗽明显,故用杏仁、陈皮、大贝、紫菀、款冬花降气化痰止咳;茯苓健脾利湿,使痰湿生成无源;炒枣仁、首乌藤、远志、合欢皮、丹参养心、宁心、解郁、清心安神;合香附、玫瑰花疏肝解郁,以使气顺、痰消、瘀去,病体自安。二诊考虑患者本有虚象,过用行散之品易耗气伤正,故去款冬花、合欢皮、丹参、香附、玫瑰花,并减陈皮至 6g,而加用补气之党参、炙甘草、大枣;苔微黄腻,提示内有湿热,故加炒黄柏、生薏苡仁清热燥湿利湿。纵观整个治疗过程,初诊驱邪为主,二诊驱邪扶正并进,终使药到病除。

案 12 王某,男,57 岁。初诊:2000 年 1 月 31 日。

主诉:咳嗽、气短 2 年。

现病史:咳嗽,痰色微黄,质黏,清晨加重,气短渐行性加重,口干夜甚,便稀,日 2 行,舌暗红,苔黄腻,舌下青紫,脉细滑结代。西医诊断为"慢性阻塞性肺病"。有冠心病、室性期前收缩病史。

辨证:痰热郁肺,肺失宣降。

治法:清热化痰,肃肺止咳。

处方:炙桑白皮 12g,黄芩 10g,清半夏 10g,浙贝母 10g,陈皮 10g,紫菀 12g,款冬花 10g,丹参 30g,百部 10g,白前 10g,茯苓 30g,降香 6g。7 剂,水煎服,日 1 剂。

嘱患者避寒凉。

二诊:2000 年 2 月 7 日。服上方 7 剂后,症状有所改善,咳嗽渐轻,痰黄质黏,仍感口干,夜甚,二便调,纳可,眠安,舌暗苔黄腻,舌下青紫,脉细滑结代。效不更方,继服14剂。

三诊:2000年2月21日。药后症状明显减轻。现偶咳,痰少质黏,易咳出,口干喜饮,二便调,纳可,眠安,舌暗,苔黄腻,舌下青紫,脉细滑结代。原方去清半夏,加远志。

处方:炙桑白皮12g,黄芩10g,远志6g,大贝母10g,陈皮10g,紫菀12g,款冬花10g,丹参30g,百部10g,白前10g,茯苓30g,降香6g。7剂,水煎服,日1剂。

随访知,服药7剂后,咳嗽症状消失,基本无痰涎等症。

按语　本案西医诊断为"慢性阻塞性肺病"急性发作期,经辨证属痰热郁肺。颜正华教授在治疗时以清热化痰、肃肺止咳为基本原则。方中清半夏、陈皮、茯苓源自二陈汤;紫菀、百部、白前源自止嗽散;炙桑白皮、黄芩、大贝母擅清热化痰,三组药共奏清热除湿、化痰止咳之效。同时,颜正华教授考虑患者有舌质暗、舌下青紫、脉结代等象,故在清热化痰、肃肺止咳的基础上加入了活血化瘀药,如丹参、降香。诸药合用,主次分明,证症结合,主症与兼症同治,患者三诊后痊愈即是对方药灵验的最好验证。

案13　王某,女,40岁,家住北京市朝阳区。初诊:2009年3月14日。

主诉:胸闷,咳嗽1年。

现病史:胸闷,咳嗽1年,痰少,因事睡眠差,难入睡,右背痛。末次月经:3月3日。舌稍红,苔薄白,脉弦细。

辨证:痰湿阻滞,肺失宣降。

治法:健脾理气,化痰止咳。

处方:党参12g,白花蛇舌草30g,全瓜蒌12g,大贝母10g,清半夏10g,炒枣仁30g,茯苓20g,首乌藤30g,杏仁10g,丹参20g,薤白10g,郁金12g,姜黄10g,降香6g。14剂,水煎服,日1剂。

二诊:2009年5月16日。睡眠正常,眼干涩,胸闷改善,仍咽干咳嗽。末次月经:5月5日。舌偏红,苔黄腻,脉弦细。

处方:竹茹6g,茯苓20g,白菊花10g,陈皮10g,杏仁10g,全瓜蒌12g,炒枣仁30g,白花蛇舌草30g,降香6g,丹参30g,炙紫菀12g,薤白10g,大贝母10g,首乌藤30g,郁金12g。14剂,水煎服,日1剂。

药后诸症明显好转。

按语　"脾为生痰之源,肺为贮痰之器"。脾虚不运,痰湿内生,上阻于肺,气机阻滞,肺失宣降,则胸闷、咳嗽。治应健脾理气,化痰止咳。方中党参、茯苓补气健脾;全瓜蒌、清半夏、大贝母、杏仁降气化痰,止咳平喘;合薤白以行气宽胸,通阳散结;佐丹参、郁金、姜黄、降香活血行气止痛;辅以白花蛇舌草清热解毒;炒枣仁、首乌藤养心安神,为眠差而设。二诊胸闷改善,仍咽干咳嗽。去党参、姜黄、清半夏,加竹茹、炙紫菀以增清热化痰之力,以防温燥之品伤阴助热;另将丹参加至30g,以改善血液循环。药证相合,28剂后,病向痊愈。

哮　喘

哮喘是哮证和喘证的统称。哮证是由于宿痰伏肺,遇诱因引触,导致痰阻气道,气道挛急,肺失肃降,肺气上逆所致的发作性痰鸣气喘疾患。哮病发作时,喉中哮鸣有声,呼吸气促困难,甚则喘息不能平卧。喘证是由肺失宣降、肺气上逆,或肺肾出纳失常所致的以呼吸困难,甚至张口抬肩,鼻翼翕动,不能平卧等为主要临床表现的一种常见病证。临床中,哮证与喘证往往同时伴发,故合称为哮喘。中医对哮喘的认识始于《黄帝内经》。如《素问·阴阳别论》云:"阴争于内,阳扰于外,魄汗未藏,四逆而起,起则熏肺,使人喘鸣。"《素问·通评虚实论》云:"喘鸣肩息。"张仲景《伤寒论》中虽无哮喘病名,但"喘家作,桂枝加厚朴杏子佳",即是指素有哮喘史患者的治疗原则。《金匮要略》中"咳而上气,喉中水鸣声","其人喘,目如脱状","咳逆上气,时时唾浊,但坐不得眠",即是对哮喘发作时哮鸣有音、不能平卧等临床特点的描述。隋代《诸病源候论》对哮喘的病机进行了精辟的解释,云:"肺主于气,邪乘于肺,则肺胀,胀则肺管不利,不利则气道涩,故气上喘逆,鸣息不通。"金元时期,朱丹溪在《丹溪心法》中首次以"哮喘"作为独立的病名成篇。他认为"哮喘必用薄滋味,专注于痰"。并将哮喘的治法精辟地概括为"未发以扶正气为主,既发以攻邪气为急"。西医学的支气管哮喘、喘息性支气管炎及其他肺部过敏性疾患所致的以哮喘为主要临床表现者,可参考本病辨证论治。

一、学 术 思 想

颜正华教授论治哮证每每以寒热为纲,辨证喘证往往以虚实为要,从寒哮、热哮、实喘、虚喘四种证型进行论治。

1. 寒哮

寒哮以呼吸喘促,喉中有哮鸣音,泡沫痰、质清稀,胸膈满闷,口不渴或渴喜热饮,舌苔白滑,脉浮紧为主症,或兼见头痛、恶寒、无汗等。治以温肺散寒,豁痰平喘。颜正华教授常用方药为射干麻黄汤加减。常用药物:射干、炙麻黄、半夏、紫菀、款冬花、细辛、五味子、生姜、大枣。

遇风寒痰饮较重者,颜正华教授喜用小青龙汤加减。常用药物:炙麻黄、桂枝、白芍、半夏、细辛、干姜、五味子、炙甘草。如寒哮兼见烦躁者,每加生石膏等。

2. 热哮

热哮以呼吸喘促,喉中有哮鸣音,痰黄黏稠,排吐不畅,烦闷不安,口渴喜饮,舌红苔黄腻,脉滑数为主症,或兼有头痛、发热、有汗等。治以宣肺清热,化痰平喘。颜正华教授常用方药为定喘汤加减。常用药物:炙麻黄、苏子、杏仁、甘草、款冬花、葶苈子、半夏、桑白皮、黄芩、白果。遇阵咳剧烈者,每加蝉衣、僵蚕、全蝎、蜈蚣、地龙等息风止痉药,以增强疗效。

3. 实喘

颜正华教授认为,实喘又有风寒实喘和痰浊实喘之别。风寒实喘者以气喘,咳嗽,痰白而稀,口不渴,脉浮数为主症,初起多兼恶寒、头痛、无汗等症。治以宣降肺气平喘。颜正华教授善用三拗汤或麻黄汤加减。常用药物:炙麻黄、桂枝、杏仁、炙甘草、苏子、苏梗等。

如表虚自汗、脉浮缓者,用桂枝加厚朴杏仁汤。常用药物:桂枝、白芍、炙甘草、生甘草、生姜、大枣、厚朴、杏仁、款冬花、枇杷叶等。

如风寒在表,肺有郁热,咳喘汗出、口渴烦闷,甚则身热不退、气急鼻翕者,宜宣肺、泄热、平喘。颜正华教授喜用麻杏石甘汤加减。常用药物:炙麻黄、杏仁、生石膏、炙甘草等。痰多者加大贝母、全瓜蒌;阴伤者加鲜生地、玄参、麦冬等。

痰浊实喘者又有偏于寒和偏于热之区别,偏于寒者以喘咳痰多、痰白而稀、胸中满闷、舌苔白腻、脉滑为主症,治以降气化痰平喘。颜正华教授喜用方药为苏子降气汤加杏仁。常用药物:苏子、半夏、橘红、厚朴、前胡、肉桂、当归、炙甘草、款冬花、紫菀、贝母、杏仁等。

偏于热者以喘咳痰多、痰黄而稠、烦热口干、苔黄腻、脉滑数为主症,治以清热化痰,降气平喘。颜正华教授喜用方药为清气化痰汤加减。常用药物:制半夏、陈皮、茯苓、胆南星、桑白皮、枳实、全瓜蒌、黄芩、杏仁、苏子、竹茹等。

4. 虚喘

颜正华教授认为,虚喘主要有肺虚和肾虚两类。肺虚者以喘促气短、自汗恶风、口干、苔少、脉细弱为主症,治以补气生津平喘。颜正华教授喜用方药为生脉饮加减。常用药物:人参或党参、南北沙参、麦冬、五味子、甜杏仁、川贝母、玉竹等。

肾阴虚者以喘促日久,动则喘甚,气不得续,多汗,咽干口燥,舌红,脉细数为主症。辨证为肾阴不足,肾不纳气。治以补肾阴,纳肾气。颜正华教授喜用方药为都气丸合生脉饮加减。常用药物:生地、山萸肉、山药、五味子、沙参、麦冬、西洋参、蛤蚧、白果。

肾阳虚者以喘促日久,动则喘甚,气不得续,汗出,肢冷,舌淡,脉细弱为主症。治以补肾阳,纳肾气。颜正华教授常用方药为金匮肾气丸加减。常用药物:熟地、山萸肉、五味子、肉桂、补骨脂、胡桃肉、人参、蛤蚧、白果。

二、医案举隅

案1 吴某,女,36岁。初诊:2000年1月10日。

主诉:咳喘反复发作3年余,加重1周。

现病史:恶寒,呼吸急促,咳嗽,痰清稀呈泡沫状,易咳出,喉间有痰鸣音,胸膈满闷如塞,口干欲饮,纳可,眠安,二便调,脉弦滑,舌尖红,苔薄白。月经正常。

辨证:寒痰束肺。

治法:宣肺散寒,止咳化痰。

处方:炙麻黄5g,杏仁10g,甘草6g,化橘红10g,大贝母10g,紫菀12g,款冬花10g,鱼腥草(后下)30g,清半夏10g,竹茹6g,白果10g。7剂,水煎服,日1剂。

二诊:2000年1月17日。服上方7剂后,诸症缓解。但仍呼吸急促,咳嗽,痰白,易咳出,喉间有痰鸣音,口干欲饮,纳可,眠安,二便调,脉弦滑,舌尖红,苔薄白。月经正常。上方去白果,加白前、百部,将炙麻黄用量降至3g。

处方:炙麻黄3g,杏仁10g,甘草6g,化橘红10g,大贝母10g,紫菀12g,款冬花10g,鱼腥草(后下)30g,清半夏10g,竹茹6g,白前10g,百部10g。14剂,水煎服,日1剂。

三诊:2000年1月31日。服上方14剂后,诸症基本消失。痰净,口干欲饮,脉弦滑,舌尖红,苔薄白。上方去款冬花、清半夏、竹茹,加金银花、连翘、桔梗、芦根。

处方:炙麻黄3g,杏仁10g,甘草6g,化橘红10g,大贝母10g,紫菀12g,金银花12g,鱼腥草(后下)30g,白前10g,百部10g,连翘10g,桔梗6g,芦根30g。14剂,水煎服,日1剂。

药后,诸症尽释,随访半年未见复发。

按语　本案证属寒痰束肺。颜正华教授认为,外感风寒,内束于肺,肺郁不宣,肺气上逆,故喘咳,胸部闷胀;寒邪伤肺,炼液成痰,故痰多稀薄色白。颜正华教授以宣肺散寒、止咳化痰为基本治法,三诊均以三拗汤(麻黄、杏仁、甘草)为基本方加味,并酌病情需要,加入化橘红、大贝母、紫菀、款冬花、鱼腥草、清半夏、竹茹、白果等止咳平喘、敛肺化痰药,使宣中有敛,既不耗损肺气,又能止咳化痰。随后因余邪化热,加入金银花、连翘、芦根,以达邪去而正不虚之效。

案2　喻某,女,38岁。初诊:2008年5月24日。

主诉:哮喘20年,反复发作,加重5日。

现病史:阵咳,痰量少色黄,黏稠不易咳出,咽痛,口干喜饮,汗出,胸闷喘息,喉中可闻及喉鸣声,纳可,眠安,二便调,舌红苔微黄,脉细滑。

辨证:痰热壅肺。

治法:宣降肺气,清肺化痰。

处方:炙麻黄3g,杏仁10g,生甘草6g,苏子6g,大贝母10g,金银花12g,连翘10g,鱼腥草(后下)30g,牛蒡子10g,紫菀12g,百部10g,白前10g,竹茹6g,黄芩6g。14剂,水煎服,日1剂。

二诊:2008年6月23日。服上方14剂后症状有所缓解。近日因天气变化而突发感冒致原有症状加重。现阵咳频作,严重时伴呼吸困难,痰量少、质黏、色黄,口干苦,喜饮,纳可,眠安,二便调,正值月经期。脉细滑,舌淡,苔厚微黄腻。

处方:炙麻黄5g,杏仁10g,苏子10g,款冬花10g,大贝母10g,陈皮6g,炙桑白皮10g,黄芩10g,白果10g,炙香附10g,益母草30g,生甘草5g。7剂,水煎服,日1剂。

三诊:2008年6月30日。药后症状减轻。偶咳,无呼吸困难,痰少,口干喜饮,纳可,眠安,二便调,舌质淡红,苔微黄腻,脉细滑。上方去香附、益母草,改炙麻黄为3g,加紫菀、百部、白前。

处方:炙麻黄3g,杏仁10g,苏子10g,款冬花10g,大贝母10g,陈皮6g,炙桑白皮10g,黄芩10g,白果10g,生甘草5g,紫菀12g,百部10g,白前10g。7剂,水煎服,日1剂。

药后,诸症均释,随访1年未见复发。

按语　本案证属痰热壅肺。颜正华教授认为,痰热壅肺,肺失清肃,肺气上逆,故喘而气促,喉中有痰鸣声,咳呛阵作。热蒸炼液成痰,痰热胶结,故痰黏色黄不易咳出。病因于热,热伤津液,故口干喜饮。颜正华教授组方遣药以宣降肺气、清肺止咳化痰为基本原则,初诊以定喘汤为基本方加减。方中炙麻黄宣肺定喘,黄芩、金银花、连翘、牛蒡子、大贝母、鱼腥草清泄肺热;杏仁、苏子、紫菀、百部、白前、竹茹降气平喘化痰;甘草祛痰止咳,调和百药。诸药合用,以求药到病除之效。二诊时,加大了炙麻黄和苏子的用量,以增宣肺定喘之功。另加入款冬花、陈皮、炙桑白皮等清肺止咳化痰药和敛肺祛痰定喘药白果。考虑患者月经将至,故加入炙香附、益母草,以疏肝活血调经。三诊时,针对咳嗽一症仍存,在二诊处方的基础上加入了紫菀、百部、白前。纵观整个治疗过程,颜正华教授始终以宣降肺气、清肺止咳化痰为组方遣药的基本原则,以定喘汤为基本方,并在初诊处方的基础上根据临床症状加减化裁,动静之间,拿捏自如。

案3 郭某,女,30 岁。初诊:2000 年 1 月 31 日。

主诉:哮喘 2 个月余。

现病史:1999 年 11 月底因食辣后咳嗽频作,痰多色白,易咳出,喉部有哮鸣音,呼吸气促困难,咽痒,口干喜饮等,西医诊断为"过敏性哮喘"。刻下咳嗽频作,痰量多,色白,易咳出,喉部有哮鸣音,呼吸气促困难,咽痒,口干喜饮,纳可,眠安,二便调,末次月经:1 月 26 日,经色、量正常,无痛经。脉细滑,舌红,苔微黄腻。

辨证:痰饮郁结,肺气上逆。

治法:降气平喘,清肺化痰。

处方:炙麻黄 6g,射干 6g,杏仁 10g,甘草 5g,大贝母 10g,紫菀 12g,款冬花 10g,黄芩 10g,鱼腥草(后下)30g,白前 10g,百部 10g,白果 10g。14 剂,水煎服,日 1 剂。

二诊:2000 年 2 月 14 日。药后症状有所改善。喘憋减轻,阵咳偶作,痰色白,量少易咳,喉中哮鸣音较前减轻,纳可,眠安,二便调,舌红,苔微黄,脉细滑。上方加陈皮、枳壳,去射干,改炙麻黄为 3g。

处方:炙麻黄 3g,杏仁 10g,甘草 5g,大贝母 10g,紫菀 12g,款冬花 10g,黄芩 10g,鱼腥草(后下)30g,白前 10g,百部 10g,白果 10g,陈皮 10g,枳壳 6g。7 剂,水煎服,日 1 剂。

三诊:2000 年 2 月 21 日。药后仍阵咳,痰量少,色白易咳,纳可,眠安,二便调,舌红苔黄,脉弦滑。上方改炙麻黄为 4g,加射干。

处方:炙麻黄 4g,杏仁 10g,甘草 5g,大贝母 10g,紫菀 12g,款冬花 10g,黄芩 10g,鱼腥草 30g,白前 10g,百部 10g,白果 10g,陈皮 10g,枳壳 6g,射干 6g。7 剂,水煎服,日 1 剂。

药后,诸症均解,随访 2 年未见复发。

按语 本案证属痰饮郁结,肺气上逆。颜正华教授认为,寒邪郁滞,痰饮客肺,肺失宣降,肺气上逆则咳喘;痰饮伏肺,阻塞气道,呼吸不畅,故胸中窒闷,痰喘哮鸣。本案患者病程迁延日久又有化热之倾向,如口干喜饮、咽痒、舌红苔微黄腻、脉细滑等症。颜正华教授审时度势,辨证精微,在治疗此案时以降气平喘、清肺化痰止咳为基本原则,方以射干麻黄汤为基本方加减。方中麻黄宣肺气;射干开痰郁;杏仁、大贝母、紫菀、款冬花、黄芩、鱼腥草、白前、百部清热除痰下气;白果敛肺气;甘草祛痰止咳,调和诸药。患者在连服近 40 剂后痊愈。纵观整个治疗过程,颜正华教授始终以降气平喘、清肺化痰止咳为组方遣药的基本原则,并结合病情变化灵活施变,应对自如,故而显效。

心 悸

心悸是指气血阴阳亏虚,或痰饮瘀血阻滞等致心失所养,心脉不畅,心神不宁,引起心中急剧跳动,惊慌不安,不能自主为主要表现的一种病证。心悸发作时常伴有气短、胸闷,甚至眩晕、喘促、晕厥,脉象或数,或迟,或节律不齐。现代医学中,各种原因引起的心律失常,如心动过速、心动过缓、期前收缩、心房颤动或扑动、房室传导阻滞、病态窦房结综合征、预激综合征、心功能不全及心神经官能症等,凡具有心悸的表现均可参照本病辨证论治。

中医对心悸的认识源远流长。汉代张仲景在《金匮要略》云:"寸口脉动而弱,动即为惊,弱则为悸。"唐代孙思邈《千金方·心藏脉论》提出因虚致悸,认为"虚则惊,掣心悸,定心汤主之"。宋代严用和《济生方·惊悸怔忡健忘门》也认为,惊悸是因虚所致,并对惊悸怔忡的变证、治法作了较为详细的论述:"心虚胆怯之所致也,且心者君主之官,神明出焉。胆者中正之官,决断出焉。心气安逸,胆气不怯,决断思虑得其所矣。或因事有所大惊,或闻虚响,或见异相,登高涉险,惊忤心神,气与涎郁,遂使心悸。惊悸不已,变生诸症,或短气悸乏,体倦自汗,四肢浮肿,饮食无味,心虚烦闷,坐卧不安,皆心虚胆怯之候也。治之之法,宁其心以壮胆气,无不瘥者矣"。治宜选用温胆汤、远志丸。明代王肯堂《证治准绳》中也认为,心悸的病因有汗、吐、下后正气内虚,以及"营卫涸流"等多种。

一、学 术 思 想

颜正华教授认为,心悸的病位主要在心,但与脾、肾、肺、肝四脏功能失调有关。如脾失健运,气血化生无源,或劳心过度,血液耗损过多,可致心脾两虚而出现心悸;若肾水不足不能上济心阴以涵养心阳,使心火独亢而出现心悸;若肺气虚损或肺的宣降失常,影响宗气的生成或气机阻滞不畅,势必影响心主血脉之功能,导致血液运行不畅而出现心悸;若肝血不足,牵及心血亏虚亦可出现心悸。心悸的病位在心,但可因他脏的功能失调而引起,故临床应审证求因,辨证论治。

颜正华教授认为,本证的基本病因病机是"本虚标实"。本病虽以虚证居多,但仍可由虚致实,虚实夹杂。虚者常表现为脏腑气血阴阳亏虚,痰浊、血瘀、水饮内停,可一脏受损,也可累及多脏。初起以心气虚为常见,表现为心气不足、心脾两虚、心肺气虚、心虚胆怯等证;阳虚者则表现为心阳不振、脾肾阳虚,甚或水饮凌心之证;阴虚血亏者多表现为心血不足、肝肾阴虚、心肾不交等证。病久正气耗伤,阴损及阳,阳损及阴可出现气阴两虚、气血不足、阴阳俱损之候。肝郁气滞或心脾气虚均可导致痰浊、痰血内生,而成痰浊阻络或心脉瘀阻之证。若病情恶化,心阳暴脱,患者可出现厥脱、抽搐等危候,甚至死亡。

(一) 治疗原则

针对心悸"本虚标实"的病机,颜正华教授确定本病的治疗大法为补虚泻实,调整气血。

1. 益气养阴,安神定志

颜正华教授认为,心悸病多见于中年以后,人体生理功能的衰退期;或年老体衰,肾精亏损,化血无源;或饮食不节,脾胃受损,化生不足,均可导致气血虚弱,心脉不充,失于荣养。治宜益气养阴,安神定志,方选生脉散加减。颜正华教授认为,西洋参益气养阴清热,五味子敛阴宁心安神,麦冬养阴清心除烦,常配以生黄芪补气升阳,炒枣仁、远志养心安神,生龙骨、生牡蛎镇定安神,丹参活血调经安神,诸药合用,使心神养而神志定,临床上每收良效。心阴不足较甚者酌加南沙参、北沙参等补阴之品;若兼痰浊阻滞心络者,酌加郁金、石菖蒲化痰通络之品;兼瘀血阻络者,酌加红花、降香活血通络之品。

2. 活血化痰,通络定惊

颜正华教授认为,心脉是营养心脏之气血津液运行输布的通路,气滞血行滞涩,或寒凝血脉,或血热互结,或湿滞络脉,或痰阻心络均可影响络中气血的运行,产生心络瘀血阻滞,所以治疗宜温阳活血,化痰通络。颜正华教授常用的活血药有红花、降香、丹参、川芎;常用的化痰通络药有郁金、全瓜蒌、石菖蒲等。伴气滞者,酌情配伍陈皮、枳壳、香附、川芎;兼寒凝之症者则加薤白温阳通络。同时颜正华教授指出,此治法在治疗心悸病证中只属治标之法,故治疗时应顾全"本虚",配伍补养心神之品,如生黄芪、麦冬、五味子。

(二) 用药法则

在治疗原则的基础上,颜正华教授亦遵循分证原则诊疗心悸一病,具体诊疗原则与用药法则如下。

1. 心虚胆怯证

心虚胆怯证以心悸,惊恐,坐卧不安,不寐多梦且易惊醒,恶闻声响,纳呆,苔薄白,脉细略数或细弦为主症。治以重镇定惊,养心安神。常用方剂为安神定志丸加减。常用药物:朱砂、龙骨、牡蛎、琥珀、酸枣仁、远志、茯苓、首乌藤、人参、山药、天冬、生地、熟地、五味子等。

2. 心血亏虚证

心血亏虚证以心悸气短,头晕目眩,失眠健忘,面色无华,倦怠乏力,纳呆,舌淡红,脉细弱为主症。治以益气补血,养心安神。常用方剂为归脾汤加减。常用药物:黄芪、人参、白术、炙甘草、熟地黄、当归、龙眼肉、首乌藤、茯苓、远志、酸枣仁等。

3. 胸阳不振证

胸阳不振证以心悸不安,胸闷气短,面色苍白,形寒肢冷,舌淡苔白,脉虚弱或沉细弱为主症。治以温补心阳,安神定志。代表方剂为桂枝甘草龙骨牡蛎汤合参附汤加减。常用药物:桂枝、附片、人参、黄芪、麦冬、枸杞子、炙甘草、龙骨、牡蛎、首乌藤。

4. 水气凌心证

水气凌心证以心悸眩晕,胸闷痞满,渴不欲饮,小便短少,或下肢浮肿,形寒肢冷,伴恶心,欲吐,流涎,舌淡胖,苔白滑,脉象弦滑或沉细而滑为主症。治以振奋心阳,化气行水,宁心安神。代表方剂为苓桂术甘汤加减。常用药物:泽泻、猪苓、车前子、茯苓、桂枝、炙甘草、人参、白术、黄芪、远志、酸枣仁等。

5. 阴虚火旺证

阴虚火旺证以心悸失眠,五心烦热,口干,盗汗,耳鸣腰酸,头晕目眩,急躁易怒,舌红少津,苔少或无,脉细数为主症。治以滋阴清火,养心安神。常用方剂为天王补心丹合朱砂安神丸加减。常用药物:生地、玄参、麦冬、天冬、当归、丹参、人参、炙甘草、朱砂、茯苓、远志、酸枣仁、首乌藤等。

6. 瘀血阻心证

瘀血阻心证以心悸不安,胸闷不舒,心痛时作,痛如针刺,唇甲青紫,舌质紫暗或有瘀斑,脉涩或结代为主症。治以活血化瘀通络。代表方剂为桃仁红花煎合桂枝甘草龙骨牡蛎汤。

常用药物:桃仁、红花、丹参、赤芍、川芎、延胡索、生地、当归、桂枝、甘草、龙骨、牡蛎、首乌藤等。

二、医案举隅

案1 李某,男,63 岁。初诊:2000 年 8 月 21 日。

主诉:心悸阵发 10 年。

现病史:10 年前体检查出"房性期前收缩",后偶感心悸,因不影响生活而未加以重视,近因外感而致心悸频发,现外感已愈,但心悸仍作,为求进一步治疗,而来就诊。现心悸怔忡,疲乏无力,汗出,烦躁,眠差,气短,眩晕,上述症状劳累后加重,咽干、口渴不欲饮,纳可,二便调,舌暗,苔黄腻,舌下青紫,脉结代。既往有糖尿病、浅表性萎缩性胃炎病史。

辨证:气阴两虚。

治法:益气养阴,安神定志。

处方:西洋参(另煎)6g,生黄芪 30g,麦冬 10g,五味子 6g,炒枣仁(打碎)18g,远志 10g,生龙牡各(打碎,先煎)20g,丹参 15g,茯苓 30g,生薏苡仁 30g,首乌藤 30g,莲子心 3g。7 剂,水煎服,日 1 剂。

二诊:2000 年 8 月 28 日。患者服上方 7 剂后,症状减轻。现眩晕、烦躁、心悸等症状时作,劳累后加重,纳差,便干,日 1 行,眠差,舌质淡暗,苔白腻,舌下青紫,脉结代不匀。上方改炒枣仁 30g,生龙牡 30g,加香附 10g,郁金 12g,合欢皮 15g。

处方:西洋参(另煎)6g,生黄芪 30g,麦冬 10g,五味子 6g,炒枣仁(打碎)30g,远志 10g,生龙牡各(打碎,先煎)30g,丹参 15g,茯苓 30g,生薏苡仁 30g,首乌藤 30g,莲子心 3g,香附 10g,郁金 12g,合欢皮 15g。10 剂,水煎服,日 1 剂。

三诊:2000 年 9 月 7 日。患者服上方 10 剂后,症状明显改善,原有症状皆大减,劳累后加重,纳可,眠可,二便调,舌质暗淡,苔白腻,舌下青紫,脉结代不匀。上方继服 10 剂。心悸感消失,随访 3 个月未复发。

按语 本案患者心气、心阴俱虚,遂致上述诸症。心位于胸中,心气不足,胸中宗气运转无力,故气短。心为神舍,心气不足易致神浮不敛,心神动摇,而眠差;气虚卫外不固则汗出;劳累耗气,心气亦虚,故劳累后加重。心阴虚故出现口干、咽干等津液不足的现象。故颜教授在治疗此病案时以益气养阴、安神定志为治疗的基本原则,以生脉散加味为基本方加减。

方中西洋参补益气阴为君药;生黄芪补气,麦冬、五味子养阴,三药合用以加强西洋参补益气阴的作用,为臣药;炒枣仁、远志、生龙骨、生牡蛎、丹参、首乌藤均有养心安神的作用,而茯苓、生薏苡仁补益心脾,均为佐使药。诸药合用,证症结合,以求药到病除之效。患者在连服 7 剂后,症状明显改善,但仍有劳累后诸症加重的临床表现,故在守方的基础上随症加减,患者继服 20 剂后临床症状基本消失,收到了很好的临床治疗效果。

案2 赵某,女,74 岁。初诊:2000 年 11 月 30 日。

主诉:心悸、怔忡半年余。

现病史:半年前因情志不舒出现心悸,西药治疗后症状不见缓解,为求进一步治疗而前来就诊。现心悸怔忡,失眠,纳差,口干,自汗,盗汗,动则汗出甚,大便日 1 行,脉弦滑,舌暗红少苔,舌下青紫。既往有冠心病、心律失常病史。

辨证:气阴两虚,心神失养。

治法:益气养阴,安神定志。

处方:生黄芪 30g,柏子仁 15g,南北沙参各 15g,麦冬 10g,丹参 30g,茯苓 30g,炒枣仁(打碎)30g,五味子 10g,炙远志 10g,生龙牡各(打碎,先煎)30g,合欢皮 15g,首乌藤 30g。7 剂,水煎服,日 1 剂。

二诊:2000 年 12 月 7 日。服上方后,症状减轻。现失眠,心悸,自汗,盗汗,纳差,便可,舌暗红少苔,脉弦滑数。

处方:生黄芪 30g,柏子仁 15g,南北沙参各 15g,麦冬 10g,丹参 30g,茯苓 30g,炒枣仁(打碎)30g,五味子 10g,炙远志 10g,生龙牡各(打碎,先煎)30g,合欢皮 15g,首乌藤 30g,生谷麦芽各 15g。14 剂,水煎服,日 1 剂。

三诊:2000 年 12 月 21 日。药后症状好转。现心悸,自汗,盗汗,口干喜饮,二便调,纳可,眠安,舌红少苔,脉滑数。上方改麦冬为 15g,柏子仁为 12g,去茯苓、炙远志、生谷麦芽,加生地、玉竹、白芍。

处方:生地 18g,玉竹 15g,麦冬 15g,南北沙参各 15g,生黄芪 30g,柏子仁 12g,白芍 15g,炒枣仁(打碎)30g,五味子 10g,生龙牡各(打碎,先煎)30g,首乌藤 30g,丹参 30g。7 剂,水煎服,日 1 剂。

四诊:2000 年 12 月 28 日。药后症状基本消失。仍有自汗,盗汗,舌暗红少苔,舌下青紫,脉滑数。

处方:生地 24g,玉竹 15g,麦冬 15g,南北沙参各 15g,生黄芪 30g,柏子仁 12g,白芍 15g,炒枣仁(打碎)30g,五味子 10g,生龙牡各(打碎,先煎)30g,首乌藤 30g,丹参 30g,炒山药 15g,茯苓 30g。7 剂,水煎服,日 1 剂。

按语　本案患者年逾古稀,气血亏虚明显。心气不足,鼓动乏力则心悸、怔忡;心神失养则失眠。汗为心之液,心气虚心液不固则外泄,故自汗;心阴虚则可致盗汗。颜正华教授以益气养阴、安神定志为治疗基本思想,以生脉散合益胃汤为基本方加减。方中生黄芪补中益气;柏子仁、炒枣仁、炙远志、合欢皮、首乌藤安神定志;南沙参、北沙参、麦冬养心胃肺阴;丹参活血化瘀;茯苓健脾安神;生龙骨、生牡蛎、五味子敛汗安神。诸药合用,症证结合,以求药到病除之效。随后的诊治中,颜正华教授在守方的基础上,根据病情变化,随症加减药物,患者连服 30 余剂药后,症状基本消失。

案 3　孟某,女,61 岁。初诊:2010 年 1 月 9 日。

主诉:心悸伴胸闷 1 个月。

现病史:心悸伴胸闷 1 个月,现肠鸣,眠差,畏寒,腰痛,口干喜饮,大便不成形 2~3 次/日,纳可,小便调,舌黯,苔薄黄,脉细弱无力。

辨证:心脾两虚。

治法:调养心脾,宁心安神。

处方:党参 12g,炒白术 12g,茯苓 30g,炒薏苡仁 30g,炙甘草 5g,炒枣仁 20g,远志 10g,生龙牡各(先煎)30g,莲子心 15g,首乌藤 30g,生黄芪 12g,大枣 6 枚。14 剂,水煎服,日 1 剂。

二诊:2010 年 1 月 23 日。患者诉,服上方后睡眠改善,心悸改善,口干减轻,大便不成形 1~2 次/日,耳鸣,舌红,苔薄黄,脉细弱。颜老遵效不更方原则,仅改生黄芪为 15g,继服。

处方:党参 12g,炒白术 12g,茯苓 30g,炒薏苡仁 30g,炙甘草 5g,炒枣仁 20g,远志 10g,生龙牡各(先煎)30g,莲子心15g,首乌藤30g,生黄芪15g,大枣6枚。7剂,水煎服。

按语 本案患者心悸、眠差,系心脾两虚,心失所养而致,治当调养心脾,宁心安神。方中党参、炒白术、茯苓、炒薏苡仁、生黄芪、大枣、炙甘草益气健脾,使气血生化有源;炒枣仁、远志、生龙牡、莲子心、首乌藤养心、宁心、清心安神。两组药合用,标本兼顾,14剂后,诸症明显减轻。效不更方,遵原方继服7剂,诸症均释。

案4 陈某,女,65岁。初诊:2000年11月27日。

主诉:心悸阵发20年。

现病史:20年前因工作劳累而自觉心中急剧跳动、惊慌不安,西医诊断为"窦性心律不齐",一直服用西药控制病情。3日前因天气突变而致心悸突发,服用西药症状不见缓解,为求进一步治疗而前来就诊。现感心悸怔忡,偶发心胸疼痛,疲乏无力,颜面浮肿,口黏滞感,纳差,胃胀不舒,便黏滞不爽,日1行,尿可,眠差,脉沉弦,舌暗红苔薄白。有高血压、冠心病、阵发性心动过速病史。

辨证:瘀血阻滞,心络闭阻。

治法:活血化瘀,理气通络。

处方:丹参30g,茯苓30g,炒枣仁(打碎)18g,远志10g,柏子仁15g,郁李仁(打碎)15g,全瓜蒌30g,陈皮10g,香附10g,苏梗10g,佛手6g,降香6g。7剂,水煎服,日1剂。

二诊:2000年12月4日。患者服上方7剂后,症状减轻。现心悸怔忡,神疲乏力,颜面浮肿,纳差,胃脘堵闷,大便频,黏而不畅,小便可,舌暗红,苔微黄腻,脉沉弦。

处方:丹参30g,茯苓30g,炒枣仁(打碎)18g,远志10g,柏子仁15g,全瓜蒌30g,陈皮10g,香附10g,苏梗10g,佛手6g,槟榔10g,薤白12g,党参12g。7剂,水煎服,日1剂。

三诊:2000年12月11日。患者服上方7剂后,症状基本消失,纳可,二便调,脉弦细,舌质暗红,苔黄腻。为巩固疗效,治以益气健脾化湿,安神定志。

处方:丹参30g,茯苓30g,炒枣仁(打碎)24g,远志10g,生龙牡各(打碎,先煎)20g,陈皮10g,砂仁(后下)5g,神曲12g,生黄芪18g,党参15g,枳壳6g,佛手6g。7剂,水煎服,日1剂。

四诊:2000年12月18日。患者服上方7剂后,心悸感基本消失,纳可,二便调,舌暗,苔黄腻,脉弦细无力。

处方:丹参30g,茯苓30g,炒枣仁(打碎)24g,远志10g,生龙牡各(打碎,先煎)20g,陈皮10g,砂仁(后下)5g,神曲12g,生黄芪18g,党参15g,枳壳6g,佛手6g,炒白术15g,泽泻15g,菟丝子15g。7剂,水煎服,日1剂。

药后诸症均释,随访半年未见复发。

按语 本案患者原本患有心悸,但此次因情志不畅而使心悸发作,当属虚实夹杂证。颜教授在治疗时,抓住主症顺应病情病机的变化,依据先去实后补虚和主兼并治的原则,对其进行分步辨治。第一阶段即为前两诊,以去实为主兼以补虚。此阶段的患者表现为因痰瘀阻滞心络而发病,气血痰瘀阻滞,心络不通而悸,时发时止。故颜教授在方中以丹参、降香活血化瘀,全瓜蒌宽胸理气化痰,郁李仁润肠通便,陈皮、香附、苏梗、佛手理气通络,佐以茯苓、炒枣仁、远志、柏子仁等养心安神之品。诸药合用,即可收化痰活血、行气通络之功,又可显养心安神之效。患者经过中药14剂调理之后,实邪消失,反表现出一派虚弱之象,故颜教授在第二阶段的治疗原则变为益气养阴、安神定志,逐步加入营养心神药而固本。患者在连服了30剂中药后,病情得到了很好的控制,收到了很好的临床疗效。

案5　何某,男,57岁。初诊:2009年12月5日。

主诉:心悸反复发作5年余。

现病史:心悸反复发作5年余,近3个月来发作愈频,失眠易醒,醒后难眠,口干喜饮,口苦,大便不成形,1~2次/日,小便频,血压正常,舌红,苔薄黄干,脉弦细,尺脉弱。

辨证:阴虚内热。

治法:滋阴补液,清热安神。

处方:南北沙参各12g,麦冬12g,五味子10g,生地12g,山药12g,山萸肉10g,茯苓20g,炒枣仁20g,首乌藤30g,丹参15g,石斛15g,生龙牡各(先煎)30g。7剂,水煎服。

二诊:2009年12月12日。患者诉,服上方后,心悸、失眠改善,现易醒,口干,大便不成形,1~2次/日,舌红,苔薄黄,脉弦细。

处方:南北沙参各12g,麦冬12g,五味子10g,生地12g,山药12g,山萸肉10g,茯苓20g,炒枣仁30g,首乌藤30g,丹参20g,生龙牡各(先煎)30g,生麦谷芽各15g。7剂,水煎服。

按语　阴液不足,水不济火,虚火妄动,上扰心神,致心悸、失眠。治当以补阴为主治其本,宁心安神治其标。方中南北沙参、麦冬、生地、山药、石斛养阴清热;炒枣仁、首乌藤、丹参、生龙牡养心、清心、镇心安神;辅五味子、山萸肉、茯苓补肾健脾、宁心安神以助主药之力。二诊心悸、失眠改善,针对饭后胃堵胀,加生麦芽、生谷芽以消食和胃。共服14剂,诸症缓解。

胸　痹

　　胸痹系因心脉挛急或闭塞引起的以膻中部位及左胸膺部疼痛为主症的一类病证。轻者仅感胸闷如窒,呼吸欠畅;重者疼痛剧烈如刺、如灼、如绞,面色苍白,大汗淋漓,四肢不温。纵观历代医籍对胸痹心痛的论述,认识不一,病机错综复杂,但概括起来可归纳为"本虚标实"四字。本虚为气虚、血虚、阴虚、阳虚;标实为痰浊、血瘀、气滞、寒凝四者。《素问·缪刺论》云:"邪客于少阴之络,令人卒心痛暴胀,胸胁支满。"《素问·刺热》云:"心热病者,先不乐,数日乃热,热争则卒心痛,烦闷善呕,头痛面赤无汗。"汉代张仲景则认为,胸痹心痛的基本病机是"阳微阴弦"。至宋代,《圣济总录》首次提出胸痹心痛的基本病机为"本虚标实"。后世医家亦有从"虚"、"实"分论者。如清代喻嘉言《医门法律》指出,胸痹的治法可概括为"微者但通其上焦不足之阳;甚者必驱其下焦厥逆之气"。清代王清任在《医林改错》中提出胸痹心痛与血瘀有关,云:"胸痛在前面,用木金散可愈;后通背亦痛,用瓜蒌薤白白酒汤可愈……又忽然胸痛,前方皆不应,用此方(此指血府逐瘀汤)一副,病立止"。西医学中的冠心病、心绞痛可参考本病辨证论治。

一、学　术　思　想

　　颜正华教授临证治疗胸痹善用瓜蒌薤白系列汤方加减。瓜蒌薤白白酒汤方出自汉代张仲景的《金匮要略》。原文记载:"胸痹之病,喘息咳唾,胸背痛,短气,寸口脉沉而迟,关上小紧数,栝蒌薤白白酒汤主之。"原方组成:瓜蒌实1枚(捣),薤白半升,白酒7升。方中瓜蒌苦寒滑利,豁痰下气,宽畅胸膈;薤白辛温,通阳散结以止痹痛;白酒通阳,可助药势,使痹阻得通,胸阳得宜,诸症可解。此方是张仲景治疗胸痹心痛病证的基本方,若痰涎壅盛者加半夏,组成瓜蒌薤白半夏汤;若胸阳不振,痰浊中阻,气结胸中,出现痞满胸闷,喘息咳唾者,加枳实、厚朴、桂枝,组成枳实薤白桂枝汤。

现代研究表明,瓜蒌薤白白酒汤具有扩张冠状动脉、增加冠脉血流量、减慢心率、提高动物耐缺氧能力和抑制 P<T 凝聚等作用。治疗胸痹心痛病证时,瓜蒌和薤白的药理作用有差异,两药合用主要表现为瓜蒌的作用;但在抑制 P<T 聚集和提高动物耐缺氧能力等方面两药有一定的协同作用。

颜正华教授用之是考虑薤白温阳散结行气导滞、瓜蒌清肺化痰宽畅胸膈,两药合用有温阳化气、活血化痰通络之效。若纳呆、腹满者,则佐以陈皮、枳壳等行气和胃之品;若痛如针刺,舌暗有瘀斑,舌下青紫者,可酌情加入一些活血化瘀药,如红花、丹参、降香等;若痰浊痹阻心络而致痞满胸闷者,可配伍开窍宽胸化痰之品,如郁金、石菖蒲、半夏等;若心痛夹虚者,则在活血化痰通络的基础上,加入补益心神、振奋心阳药,如生黄芪、甘草、桂枝等。在此基础上,颜正华教授亦强调辨证分型治疗胸痹。

1. 瘀血阻滞证

瘀血阻滞证以心胸刺痛如绞,痛有定处,入夜为甚,心痛彻背,背痛彻心,或痛引肩背,伴有胸闷,日久不愈,舌质暗红,或紫暗,有瘀斑,舌下青紫,苔薄,脉弦涩为主症。治以活血化瘀,通脉止痛。代表方剂为血府逐瘀汤加减。常用药物:川芎、桃仁、红花、赤芍、柴胡、桔梗、枳壳、当归、生地、降香、郁金等。

2. 气机阻滞证

气机阻滞证以心胸满闷,隐痛阵发,痛无定处,善太息,遇情志不遂时容易诱发或加重,兼有脘腹胀闷,得嗳气或矢气则舒,苔薄或薄腻,脉细弦为主症。治以疏肝理气。常用方剂为柴胡疏肝散加减。常用药物:柴胡、枳壳、赤芍、香附、苏梗、陈皮、川芎等。

3. 痰湿阻络证

痰湿阻络证以胸闷重而痛缓,痰多气短,肢体沉重,形体肥胖,遇阴雨天易发作,伴倦怠乏力,纳呆便溏,咳吐痰涎,舌体胖大且边有齿痕,苔浊腻白滑,脉滑为主症。治以豁痰除痹。常用方剂为瓜蒌薤白半夏汤合涤痰汤加减。常用药物:瓜蒌、薤白、半夏、胆南星、竹茹、人参、茯苓、甘草、石菖蒲、陈皮、枳实等。

4. 寒阻心脉证

寒阻心脉证以卒然心痛如绞,心痛彻背,多因骤感风寒而发病或加重,伴形寒,甚则手足不温,冷汗自出,胸闷气短,心悸,面色苍白,苔薄白,脉沉紧为主症。治以辛温散寒,宜通胸阳。常用方剂为枳实薤白桂枝汤合当归四逆汤加减。常用药物:桂枝、薤白、瓜蒌、当归、芍药、甘草、枳实、厚朴、大枣等。

5. 气阴双亏证

气阴双亏证以心胸隐痛,时作时休,心悸气短,动则痛甚,伴倦怠乏力,声息低微,易汗出,舌质淡红,舌体胖边有齿痕,苔薄白,脉虚细缓或结代为主症。治以益气养阴。常用方剂为生脉散合人参养荣汤加减。常用药物:人参、黄芪、炙甘草、麦冬、玉竹、当归、丹参、五味子等。

6. 心肾阳虚证

心肾阳虚证以心悸而痛,胸闷气短,自汗,动则痛甚,神倦怯寒,四肢欠温或肿胀,舌质淡胖,边有齿痕,苔白或腻,脉沉细迟为主症。治以温阳补肾,振奋心阳。常用方剂为参附汤合右归饮加减。常用药物:人参、附子、桂枝、熟地、山萸肉、淫羊藿、补骨脂、炙甘草等。

二、医 案 举 隅

案 1　葛某,男,58 岁。初诊:2009 年 12 月 6 日。

主诉:胸闷痛憋气 1 年。

现病史:胸闷痛憋气 1 年,半个月前因心悸、头晕入院治疗,治疗后出院,刻下胸闷痛,乏力,汗出,颈项不适,口苦,纳、眠可,二便调,舌暗红,苔薄腻,脉弦滑。心电图、血脂均正常。

辨证:脾气不足,痰瘀阻络。

治法:补脾益气,活血化痰。

处方:生黄芪 15g,全瓜蒌 15g,薤白 10g,党参 12g,五味子 5g,丹参 30g,红花 10g,降香 5g,茯苓 30g,生葛根 30g。7 剂,水煎服。

二诊:2009 年 12 月 21 日。患者诉,胸憋闷减轻,刻下症见心慌乏力,口干咽干,不欲饮,舌暗红,苔薄少津,脉弦滑。

处方:生黄芪 25g,全瓜蒌 15g,薤白 10g,党参 12g,五味子 5g,丹参 30g,红花 10g,降香 5g,茯苓 30g,生葛根 30g,南北沙参各 12g,麦冬 10g,三七粉(冲)2g。7 剂,水煎服。

服 7 剂,诸症尽释。

按语　本案患者乏力汗出,系气虚不固,气虚推动无力,易致痰凝血瘀,为本虚标实之证。治当补脾益气固其本,活血化痰治其标。方中生黄芪、党参、茯苓补气健脾,并固表止汗;全瓜蒌、薤白化痰散结,行气宽胸,为治胸闷憋气之要药;红花、丹参、降香行气活血化痰,心脑血管疾病常用;五味子收敛止汗,以增强黄芪固表止汗之力;生葛根解肌,直接扩张血管,降低外周阻力,缓解颈项不适。诸药合用,标本兼顾,证症结合,收效良好。二诊胸憋闷减轻、口干咽干、苔薄少津,为津伤之象,前方加南北沙参、麦冬滋阴润燥,另加三七活血止痛,改善血瘀。继服 7 剂,诸症尽释。

案 2　张某,女,67 岁。初诊:2000 年 7 月 10 日。

主诉:胸闷、心悸 7 年余。

现病史:7 年前不明原因出现心悸、胸闷等症,未予重视,后逐渐加重,1997 年某日夜间突发心前区压榨性疼痛,痛及肩背,西医急诊诊断为"冠心病心绞痛",治疗后好转出院,后一直服用西药控制病情。近因天气闷热而致病情加重,为求进一步治疗而前来就诊。现心悸,胸闷痛,眩晕,头痛,眠差,纳可,偶多食胃胀,大便黏滞不爽,日 1 行。今早自测 BP:90/60mmHg。舌红暗,苔薄白,舌下青紫,脉弦细。既往有脑血管供血不足、胆结石、慢性胃炎、胃溃疡等病史。

辨证:气滞血瘀,心脉痹阻。

治法:行气活血,疏通心络。

处方:全瓜蒌20g,薤白头12g,丹参30g,川芎10g,红花10g,陈皮10g,砂仁(后下)6g,炒枳壳6g,生黄芪15g,当归10g,神曲12g,佛手6g。7剂,水煎服,日1剂。

二诊:2000年7月17日。患者服上方7剂后,症状减轻。偶心悸、胸痛,纳可,二便调,舌暗,苔薄白,舌下青紫,脉弦细。

处方:全瓜蒌15g,薤白头12g,丹参30g,川芎10g,红花10g,陈皮10g,砂仁(后下)6g,炒枳壳6g,生黄芪18g,当归10g,神曲12g,佛手6g,制首乌15g。10剂,水煎服,日1剂。

三诊:2000年7月27日。患者服上方10剂后,症状大减。上述症状偶发,余无不适,纳可,眠安,二便调,舌暗红少苔,舌下青紫,脉弦细。

处方:全瓜蒌15g,薤白头12g,丹参30g,川芎10g,红花10g,陈皮10g,砂仁(后下)6g,炒枳壳6g,生黄芪18g,当归10g,神曲12g,佛手6g,制首乌15g,炒白芍15g,甘草5g。10剂,水煎服,日1剂。

药后胸痛消失,随访半年未见复发。

按语 本案患者胸痹疼痛,舌红暗,舌下青紫,有典型的瘀血征象。心脉痹阻,不通则痛,故出现胸痛;心主血脉,心脉痹阻,可见舌下青紫;心脉痹阻,清阳不升而出现眩晕、头痛。心脉痹阻,无以营养心神,故出现心悸、眠差。故颜教授在治疗此疾病时以"通心络"为治疗的基本原则,方以瓜蒌薤白白酒汤为基本方加减。

方中全瓜蒌利气宽胸,薤白头通阳散结,丹参活血养心,川芎理气活血,红花活血化瘀,陈皮、佛手理气止痛,枳壳理气宽胸,生黄芪补养心气,当归养血活血,神曲、砂仁调理脾胃而助药效吸收,诸药合用,证症结合,共奏通心脉之效,患者在连服7剂之后诸症减轻,故颜教授在守方的基础上,随症加减,以巩固疗效。

案3 王某,女,55岁。初诊:2000年1月10日。

主诉:心前区压榨性疼痛阵发20年。

现病史:患者于20年前因劳累而出现胸前区压榨性疼痛,牵及肩背,西医急诊诊断为"冠心病心绞痛",治疗后症状好转,但劳累后易出现胸闷、心悸、气短等不适,为求进一步治疗,前来就诊。现心前区隐痛,伴心悸、胸闷、喘息咳唾,无肩背放射性疼痛,胃脘胀痛,纳呆,眠可,二便调,舌暗红,苔薄白,舌下青紫,脉弦细。

辨证:痰瘀痹阻心络。

治法:行气活血,化痰通络。

处方:全瓜蒌15g,薤白12g,丹参30g,白蒺藜12g,香附10g,郁金12g,枳壳6g,吴茱萸1.5g,炒白芍15g,旋覆花(包)10g,煅瓦楞子(打碎,先煎)15g,佛手6g。7剂,水煎服,日1剂。

二诊:2000年1月17日。患者服上方7剂后,症状大减,偶尔胸闷,无心痛、心悸。现自觉胃脘部有硬块,不痛不移,但与情志有关,眠差多梦,纳可,二便调,舌暗苔黄,舌下青紫,脉弦滑。

处方:全瓜蒌15g,薤白12g,丹参30g,白蒺藜12g,香附10g,郁金12g,枳壳6g,吴茱萸1.5g,炒白芍15g,旋覆花(包)10g,煅瓦楞子(打碎,先煎)15g,青陈皮各8g,香橼皮10g。7剂,水煎服,日1剂。

药后胸痛等症消失。

按语　胸痹以胸痛为主症,本案患者患病20年,久病伤及心络,痰瘀互结,痹阻心络而致胸痹心痛时作。其治疗当以瓜蒌薤白汤宣通胸阳为要务。心位于胸中而主血脉,胸阳痹阻,则心脉不畅,故颜教授临证治疗胸痹每选用活血通脉之品,如川芎、赤芍、白芍、丹参、红花等。

本案处方中,瓜蒌化痰散结、利气宽胸;薤白通阳散结、行气导滞,两药合用散胸中凝滞之阴寒,化上焦结聚之痰浊,宣胸中阳气以宽胸,乃治胸闷之要药。佐以活血之丹参、郁金,行气之香附、枳壳、佛手,平肝疏散之白蒺藜、白芍,共奏通心络、化痰瘀之功。又因患者中焦不健,胃脘胀痛、纳食不佳,而加入吴茱萸、煅瓦楞子、佛手等温中行气、降逆消胀。本方配伍精当,俾胸阳振,痰浊化,瘀血清,阴寒消,气机畅,则胸闷喘息诸症可除。患者在连服中药7剂后症状大减,故颜教授在守方的基础上,根据病情的变化随症加减。如因患者自觉胃脘部有硬块,且与情绪有关,颜教授认为此为气机不畅之象,故去行气力薄之佛手,易以行气力著之青皮、陈皮、香橼皮等药,收效甚著。

案4　胡某,男,49岁。初诊:2008年4月21日。

主诉:心前区压榨性疼痛间断性发作10余年。

现病史:近因劳累而出现心前区压榨性疼痛,服硝酸甘油后症状不缓解,故去医院就诊,急诊诊断为"急性广泛性前壁高侧壁心肌梗死",立刻入院治疗,现病情稳定出院,但仍感心前区不适。现头晕,时胸闷、心前区不适,晨起咳嗽,伴白黏痰,晨起剑突下不适,伴腹胀,大便干,3~4日1行,心悸,眠差,乏力,但无气短,时耳鸣、眩晕,舌质暗,苔黄腻,舌下青紫。既往有高血压、冠心病、高脂血症、脂肪肝病史。

辨证:痰湿瘀滞,痹阻心络,肝阳上亢。

治法:通心络,化痰瘀,平潜阳。

处方:全瓜蒌20g,薤白12g,清半夏12g,杏仁10g,大贝母10g,紫菀12g,陈皮10g,丹参20g,赤芍15g,川芎10g,红花10g,天麻10g,石决明(打碎,先煎)30g,生牡蛎(打碎,先煎)30g,决明子(打碎)30g,生山楂12g,降香6g,佛手6g。20剂,水煎服,日1剂。

二诊:2008年5月10日。患者服药期间,胸闷、心痛发作次数较前减少,且发作的间隔时间延长。现头晕症状减轻,晨起仍有咳嗽,伴白黏痰,口干,易犯口疮,眠可,纳佳,舌红,苔薄腻,脉弦细滑。

处方:全瓜蒌20g,薤白12g,清半夏12g,杏仁10g,大贝母10g,紫菀12g,陈皮10g,丹参30g,赤芍15g,川芎10g,红花10g,石决明(打碎,先煎)30g,生牡蛎(打碎,先煎)30g,决明子(打碎)30g,生山楂12g,降香6g,琥珀3g,丹皮10g,黄芩10g。7剂,水煎服,日1剂。

按语　患者患病10余年,久病伤及心络,痰瘀互结,痹阻心络而致胸痹心痛时作。痰阻心脉,不通则痛,故而胸痛;心脉痹阻,无以营养心神,故而心悸;痰浊困脾,脾失健运,气机不畅,故纳呆、胃脘胀痛;舌暗、舌下青紫为痰瘀阻络之象。眩晕、耳鸣乃肝阳上亢所致。颜正华教授治疗本案时以通心络为治疗的基本原则,方以瓜蒌薤白白酒汤为基本方加减,选用化浊、通络、平肝之品。

方中瓜蒌利气宽胸,薤白通阳散结,行气导滞,两药合用散胸中凝滞之阴寒,化上焦结聚之痰浊,宣胸中阳气以宽胸,乃治胸痹之要药。佐以化痰之清半夏,行气之陈皮、佛手,活血通络之丹参、赤芍、川芎、红花、生山楂、降香,平肝潜阳之天麻、石决明、生牡蛎,活血安神之琥珀,共奏通心络、化痰瘀、平肝阳之功。杏仁、大贝母、紫菀可止咳化痰,兼畅胸中之气。20余剂后,症状减轻。在守方的基础上,颜正华教授随症加减,针对大便干燥,选用全瓜蒌、决明子;针对口疮,加入丹皮、黄芩以凉血降火。

案5 郑某,男,45岁。初诊:2009年12月7日。

主诉:胸闷痛、气短半个月。

现病史:胸闷痛、气短半个月,乏力,心前区时有隐痛,向后背放射,微有咳嗽,咳白痰,口干,纳眠可,二便调,舌黯,苔胖,白薄腻,脉细滑。西医诊断为"冠状动脉狭窄"。

辨证:痰瘀凝滞,心脉痹阻。

治法:化痰活血,通络止痛。

处方:全瓜蒌30g,薤白12g,法半夏10g,陈皮10g,茯苓20g,郁金12g,川芎6g,红花10g,赤芍15g,丹参30g,太子参15g,降香6g,延胡索10g。7剂,水煎服。

二诊:2009年12月14日。患者诉,诸症减轻,现气短,偶有胸闷背痛,舌黯苔薄白,脉细滑。

处方:全瓜蒌30g,薤白12g,陈皮10g,茯苓20g,郁金12g,川芎6g,红花10g,赤芍15g,丹参30g,降香6g,延胡索10g,生黄芪20g,五灵脂(包)12g。7剂,水煎服。

按语 本案属中医"胸痹"范畴,辨证为痰瘀凝滞,心脉痹阻,治以化痰活血,通络止痛。方中全瓜蒌、薤白、法半夏化痰散结,理气宽胸,为治胸痹之要药;郁金、川芎、红花、赤芍、丹参、降香、延胡索活血化瘀,行气止痛,两组药合用治其标,使痰浊化、瘀血消、脉络通、疼痛止。配茯苓、陈皮、太子参补气健脾治其本。二诊诸症减轻,仍气短,偶有胸闷背痛,舌苔不腻,故立法不变,处方稍作调整,去辛燥化痰之半夏;易太子参为黄芪,以增强补气之力;并加五灵脂以增强活血止痛之功。药证相合,诸症尽消。

案6 张某,男,31岁。初诊:2009年6月20日。

主诉:心前区憋闷3日。

现病史:3日前突感心前区憋闷,左肩胛部持续疼痛,左手指麻,疲乏,易脱发,易汗,口苦,二便调,舌下青紫,舌淡,苔薄微黄,脉弦滑。

辨证:气虚血滞,心脉痹阻。

治法:益气活血,通脉止痛。

处方:生葛根20g,丹参20g,川芎10g,红花10g,生黄芪12g,生白术12g,党参10g,柴胡20g,升麻3g,炒枳壳10g,降香6g,佛手6g,炙甘草6g。7剂,水煎服,日1剂。

二诊:2009年6月27日。患者诉,胸憋、手麻明显好转,食欲差,食后胃脘不适,口干,二便调,口疮,舌下青紫,舌偏红苔黄,脉弦滑。

处方:生葛根20g,丹参20g,川芎10g,红花10g,生黄芪12g,生白术12g,党参10g,炒枳壳10g,降香6g,佛手6g,炙甘草6g,陈皮10g,神曲12g,炒栀子10g。7剂,水煎服,日1剂。

药后随访,病情稳定。

按语 冠心病心绞痛属中医"胸痹心痛"范畴,主要病机为心脉痹阻,病理变化表现为本虚标实,虚实夹杂。根据初诊症状,本案为气虚血瘀型,治当以益气活血为主。方用生黄芪、生白术、党参、炙甘草补益心脾之气,合丹参、川芎、红花、柴胡、炒枳壳、降香、佛手宽胸理气、活血化瘀;配生葛根舒筋通络,升麻升发阳气。二诊食欲差,食后胃脘不适,口干、口疮,考虑有伤津助热之象,故去柴胡、升麻以防升发太过,耗损津液,而加陈皮10g,神曲12g调理脾胃,再配炒栀子10g以凉血泻火。现代药理研究显示,生葛根、丹参、川芎、红花均有扩张冠状动脉、改善心肌供血的作用。服药半个月,病情得到了有效的控制。

案7 蒋某,男,64岁。初诊:2000年3月16日。

主诉:阵发性心前区压榨性疼痛8年。

现病史:8年前因劳累出现心前区压榨性疼痛,牵及肩背,西医诊断为"冠心病心绞痛",治疗后症状好转,但劳累后易出现胸闷、心悸、气短等。现心前区隐痛,伴心悸怔忡,胸闷,乏力短气,眠差多梦,无肩背放射性疼痛,眩晕,口干欲饮,纳可,二便调,舌暗红,苔薄白,舌下青紫,脉弦细。既往有高血压、脑萎缩等病史,今早自测BP:130/90mmHg。

辨证:气虚血瘀,痰阻心络。

治法:益气活血,化痰通络。

处方:全瓜蒌20g,薤白头10g,丹参30g,生葛根15g,党参12g,炒白术20g,川芎10g,赤芍15g,茯苓30g,炒枣仁(打碎)18g,生黄芪18g,降香6g。7剂,水煎服,日1剂。

二诊:2000年3月23日。药后胸闷、心悸稍轻,心前区疼痛仍时有发作。现脘腹胀满,嗳气吞酸,纳少,大便正常,尿黄,眠差,午后双下肢水肿,苔白,舌下青紫,脉弦滑。

处方:全瓜蒌20g,薤白头10g,丹参30g,生葛根15g,川芎10g,赤芍15g,茯苓30g,葶苈子10g,泽兰10g,炒枣仁(打碎)18g,降香6g,陈皮10g,枳壳10g,生山楂15g,佛手6g。7剂,水煎服,日1剂。

药后胸闷、胸痛及水肿大为减轻。

按语 《病因脉治》云:"胸中隐隐作痛,其痛缓,其来渐,久久不愈。饮食渐少,此内伤胸痛也。内伤胸痛之因,七情六欲,动其心火,刑及肺金,或怫郁气逆,伤其肺道,则痰凝气结,或过饮辛热,伤其上焦,则血积于内,而闷闭胸痛也。"本案患者刻下胸痛隐隐,有内伤之嫌。患病8年,久病伤及心络,痰瘀互结,痹阻心络而致胸痹心痛时作;气血不足,血行无力,瘀阻心脉,不通则痛,故胸痛;心神失养,故心悸、眠差、多梦;痰浊困脾,脾失健运,气机不畅,故纳呆、脘腹胀满、眩晕。颜正华教授以瓜蒌薤白白酒汤为基本方加减,先救痰浊阻闭心脉之急。方中瓜蒌利气宽胸;薤白通阳散结,行气导滞;佐以活血通络之丹参、生葛根、川芎、赤芍、降香,养心神之炒枣仁,健脾益气之茯苓、党参、炒白术、生黄芪,共奏益气活血化瘀之功。一诊后,症状减轻。二诊因患者脾胃失和,故加入佛手、陈皮、枳壳、生山楂等行气消食之品以调脾胃气机。加泽兰、葶苈子利水,以促进水液运化与排泄,缓解水肿之急。

案8 王某,女,46岁。初诊:2009年1月17日。

主诉:胸闷、心悸时作半年余。

现病史:半年来时有胸闷,心悸,偶痛,气短,胃胀不适,打嗝排气则舒,纳可,眠差,大便调,偶有小便灼热,手足发热易汗,口干。末次月经:1月2日,量多。舌红,舌质干,苔黄,脉细弱,脉律不整。

辨证:气阴不足,气滞血瘀。

治法:补气养阴,行气活血。

处方:全瓜蒌12g,薤白头10g,丹皮10g,丹参20g,炒枣仁30g,远志10g,炒栀子10g,郁金12g,炒枳壳6g,生葛根20g,首乌藤30g,白茅根30g,降香6g,太子参20g,佛手6g,炙甘草5g,麦冬6g。14剂,水煎服,日1剂。

二诊:2009年2月7日。诸症改善,但大便每日4~5次,不成形,仍口干,入睡困难,夜间胸闷心悸等症严重,小便少,舌淡苔黄干,舌下青紫,脉细弱,脉律不整。

处方:丹皮 10g,丹参 20g,炒枣仁 30g,远志 10g,炒栀子 10g,郁金 12g,枳壳 6g,生葛根 20g,首乌藤 30g,白茅根 30g,降香 6g,太子参 20g,佛手 6g,炙甘草 5g,麦冬 6g,生龙牡各(先煎)30g,茯苓 30g,莲子心 3g。7 剂,水煎服,日 1 剂。

三诊:2009 年 2 月 14 日。白天诸症减轻,夜间心悸怔忡,胃中不适仍胀,大便半成形,一日 3 次,近日感冒,黄涕,腿酸无力。末次月经:1 月 26 日,量偏多。舌下青紫,舌红,苔黄厚腻,脉结代,脉律不整。

处方:荆芥穗 5g,丹参 20g,炒枣仁 30g,远志 10g,枳壳 6g,生葛根 20g,首乌藤 30g,佛手 6g,炙甘草 5g,生龙牡各(先煎)30g,茯苓 30g,莲子心 3g,陈皮 6g,桑寄生 30g,泽泻 12g。7 剂,水煎服,日 1 剂。

药后诸症明显改善,随访半年未再加重。

按语 本案属中医"心悸"、"胸痹"范畴。病理变化表现为本虚标实,虚实夹杂。其本虚为气阴两虚,标实为气滞血瘀。应标本同治,补气养阴固其本,行气活血治其标。方中太子参、炙甘草、麦冬补气养阴;降香、佛手、炒枳壳、郁金、丹皮、丹参行气活血止痛;全瓜蒌、薤白头利气开郁、通阳散结,为治胸痹之主药;生葛根能直接扩张血管,为现代临床治心脑血管病所常用;炒枣仁、首乌藤、远志宁心安神;炒栀子、白茅根清热利尿,针对小便灼热、口干兼症而设。二诊大便每日 4~5 次,不成形,故去下气润肠之全瓜蒌、薤白;仍入睡困难,故加重镇安神之生龙牡及益气养心安神之茯苓、莲子心。三诊诸症减轻,但有感冒症状,故去丹皮、炒栀子、郁金、白茅根、降香、太子参、麦冬凉血泄热补虚之品,以防外邪入里;而加荆芥穗透散;另据腰酸无力,加桑寄生补肝肾、强筋骨。诸药合用,心脏气血阴阳得以调整,气充脉复,阳气宣通,心脉舒畅,诸症自解。

案 9 何某,女,62 岁,退休干部。初诊:2000 年 8 月 14 日。

主诉:胸前区疼痛半年。

现病史:半年前因劳累而出现胸前区压榨性疼痛,牵及肩背,西医急诊诊断为"冠心病心绞痛",治疗后症状好转,但劳累后易出现胸闷、心悸、气短等不适,为求进一步治疗,前来就诊。现胸闷,气短,心悸,口干,眩晕,纳可,二便调,舌淡,苔微黄腻,舌下青紫,脉濡滑。今早自测 BP:90/60mmHg,既往无高血压病史。

辨证:气滞血瘀,心络痹阻。

治法:行气活血,疏通心络。

处方:全瓜蒌 20g,薤白头 10g,丹参 30g,生葛根 12g,香附 10g,郁金 12g,枳壳 10g,白蒺藜 12g,川芎 10g,红花 10g,赤芍 12g,降香 6g。14 剂,水煎服,日 1 剂。

二诊:2000 年 8 月 28 日。患者服上方 14 剂后,症状减轻。现偶眩晕,心悸,胸闷,乏力气短,纳可,眠安,二便调,舌淡,苔薄白腻,舌下青紫,脉濡滑。

处方:生黄芪 18g,全瓜蒌 15g,薤白头 10g,丹参 30g,生葛根 12g,香附 10g,郁金 12g,枳壳 10g,白蒺藜 12g,川芎 10g,红花 10g,赤芍 12g,降香 6g。14 剂,水煎服,日 1 剂。

患者服药后,胸痹感消失,其他症状显著好转。

按语 本案患者年逾六旬,日渐体虚,因劳累过度引发心绞痛。证属气滞血瘀,心络痹阻。心脉痹阻,不通则痛,故出现胸痛;心主血脉,心脉痹阻,可见舌下青紫;心脉痹阻,清阳不升而出现眩晕。故颜教授在治疗此疾病时以行气活血、疏通心络为治疗的基本原则,以瓜蒌薤白白酒汤为基本方加减。

方中全瓜蒌利气宽胸,薤白头通阳散结,丹参活血养心,生葛根升阳生津,香附行气止痛,郁金行气解郁,枳壳理气宽胸,白蒺藜补养肝肾,川芎理气活血,红花活血化瘀,赤芍凉血柔肝,降香活血定痛,诸药合用,证症结合,共奏行气活血、疏通心络之效,患者在连服 14 剂之后诸症减轻,颜教授在守方的基础上,随症加减,患者继服 14 剂,胸痹感消失,收到了很好的临床治疗效果。

眩 晕

眩晕系指因清窍失养,临床上以头晕、眼花为主症的一类病证。眩即眼花,晕是头晕,二者常同时并见,故统称为"眩晕"。其轻者闭目即止,重者如坐车船,旋转不定,不能站立,或伴有恶心、呕吐、汗出、面色苍白等症状,严重者可突然仆倒。中医对眩晕的认识由来已久。《黄帝内经》认为,"眩晕"与"虚"、"肝"有关。如《灵枢·大惑论》云:"邪中于项,因逢其身之虚……入于脑则脑转。脑转则引目系急,目系急则目眩以转矣。"《灵枢·海论》云:"脑为髓之海,其输上在于其盖,下在风府……髓海有余,则轻劲多力,自过其度。髓海不足,则脑转耳鸣,胫酸眩冒,目无所见,懈怠安卧。"《灵枢·卫气》谓:"上虚则眩。"《素问·至真要大论》曰:"诸风掉眩,皆属于肝。"《素问·六元正纪大论》云:"木郁发之……甚则耳鸣旋转,目不识人,善暴僵仆。"至明清时期,医家对眩晕的认识日臻完善。如明代徐春甫的《古今医统大全·眩晕门》将眩晕分为虚、实两端,提出虚有气虚、血虚、阳虚之分;实有风、寒、暑、湿之别。同时指出,"四气乘虚","七情郁而生痰动火","淫欲过度,肾家不能纳气归元","吐血或崩漏,肝家不能收摄营气"是眩晕发病的常见原因。中医眩晕证常见于西医内耳性眩晕,如梅尼埃病、迷路炎、内耳药物中毒、前庭神经元炎;中枢性眩晕,如椎-基底动脉供血不足、脑动脉粥样硬化、高血压脑病等;颅内占位性疾病,如听神经瘤、小脑肿瘤、第四脑室肿瘤等;其他,如头部外伤、低血压、贫血及阵发性心动过速等出现眩晕表现者均可参考本证论治。

一、学 术 思 想

颜正华教授认为,眩晕虽病在清窍,但与肝、肾、脾三脏的功能失调密切相关,三者中又与肝的关系最为密切。肝五行属木,木性升发,喜条达而恶抑郁,主疏泄气机,调畅情志;在经属厥阴,与少阳相表里,内居相火,一经诱发则易于升腾;肝体阴而用阳,全赖阴血涵润,而阴血易耗,故肝风易动。若肝失疏泄,则升降失度,出入无节,病及清窍,则致眩晕发作。若肝之疏泄功能失常,横克脾土,则脾健运失司;气血生化乏源,气血不足,不能上养清窍而为眩晕。同时也可产生"痰饮"等病理产物,停留于清窍而致眩晕。此外,肝肾同源,若患者年老体衰,先天之本渐衰,日久而致水不涵木,肝失所养,肝阳上亢,上扰清窍而作眩晕。

(一) 病因病机

颜正华教授认为,眩晕的病因病机可归纳为以下四个方面。

1. 精神因素

因长期精神紧张，或恼怒忧思，使肝气内郁，郁久化火，肝火上升则发为眩晕、头痛、面红目赤、烦躁善怒等症，或肝火内扰，耗损肝肾之阴，以致肝肾阴虚，肝阳偏亢，亢阳上扰头目，而发眩晕、头痛、心烦、失眠等症。

2. 饮食不节

由于过食肥甘或饮酒过度损伤脾胃，运化失常，而致痰湿内生，痰浊中阻，土壅木郁，肝失调达，清阳不升，而眩晕、头重、胸脘痞闷。如湿痰化热生风，则眩晕头重或胀痛、心烦、惊悸、失眠。

3. 内伤虚损

劳伤过度，或老年肾亏，肾阴不足，肝失所养，内风易动，症见眩晕头痛，时作时止，五心烦热。如阴损及阳，肾阳亏损，除见眩晕头痛外，更见畏寒肢冷、夜尿增多。亦有阴阳两虚者，症见肝阳上扰，同时又见肾阴、肾阳两虚之证。

4. 冲任失调

冲脉为血海，任脉主一身之阴，冲任二脉与肝肾有密切的关系，冲任失调也能引起肝肾阴亏、肝阳上亢，甚至肾阳亦衰成为阴阳两虚之证。

上述种种因素都能引起眩晕。其根本原因，无非是肝肾阴阳失调，肾阴亏损，肝阳偏亢，上扰清窍，形成下虚上实、本虚标实之证。如果肝阳暴亢，阳亢风动，血随气逆，夹痰夹火，扰动心神，横窜经络，蒙蔽清窍，而发生中风晕厥，肝风入络，可见四肢麻木、口眼歪斜。

颜正华教授认为，眩晕的病因病机虽多变，但总以虚实为纲。虚为病之本，实为病之标。然虚有气、血、阴、阳之分，实有风、火、瘀、痰之别。它们可以独见，亦可并见。临床所见往往是虚实错杂，互为因果，彼此影响，甚至相互转化。故在临床中应详加辨析，抓住病理机制的关键所在。病程久者多偏于虚，虚者以精气虚居多，精虚者，宜填精生髓，滋补肾阴；气血虚者，宜益气养血，调补肝肾。病程短者多偏于实，实证以痰火为常见，痰湿中阻者，宜燥湿化痰；肝火偏盛者，当清肝泻火；肝阳上亢，化火生风者，宜清镇潜降。本病的发生以阴虚阳亢者居多，治疗当以清火滋阴潜阳。若遇虚实夹杂，或由因虚致实，或由邪实致虚，当扶正以祛邪，或祛邪以安正，临床应权衡标本缓急轻重，酌情论治。

（二）辨证论治

临床中，颜正华教授多从以下七个方面辨证论治眩晕一病。

1. 肝火亢盛型

肝火亢盛型的主症为眩晕耳鸣，头部两侧胀痛如裂，颞部青筋暴露，面红，目赤，口干，口苦，烦躁善怒，便难或秘，尿赤，舌红苔黄，脉弦紧或弦数。常用方剂：①龙胆泻肝汤加减。常用药物：龙胆草、黄芩、栀子、泽泻、木通、车前子、柴胡、当归、生地、甘草。泻肝经实火，去当归、柴胡、泽泻、车前子，加菊花、钩藤、槐花、夏枯草平肝清火；如大便秘结，可加大黄泻火通便;头痛眩晕甚,加羚羊角、生石决明、珍珠母清肝火,平肝阳;口舌干燥,加石斛、玄参养阴泻热。②当归龙荟丸加减。常用药物:当归、黄柏、龙胆草、栀子、黄连、大黄、青黛、芦荟、麝香、木香。

2. 肝阳上亢型

肝阳上亢型的主症为眩晕耳鸣,头痛且胀,面色潮红,烦躁易怒,惊悸失眠多梦,舌红苔薄,脉弦。常用方剂:①镇肝熄风汤加减。常用药物:怀牛膝、代赭石、生龙骨、生牡蛎、生龟板、生白芍、玄参、天冬、茵陈、川楝子、生麦芽、甘草。如痰多,加竹沥、胆南星、川贝母;尺脉弱,加熟地、山茱萸;头痛剧烈、眼胀痛者,加菊花、钩藤、夏枯草,以泄肝火。②天麻钩藤饮加减。常用药物:天麻、钩藤、生石决明、栀子、黄芩、牛膝、杜仲、桑寄生、茯苓、首乌藤、益母草。肝阳上亢者酌加白芍、珍珠母,以增强平肝潜阳之力;阴虚者加生地、女贞子。

颜正华教授治疗眩晕证属肝阴不足、肝阳上亢者,自创处方——潜降汤,收效甚佳。药物组成:熟地黄15g,白芍12g,生石决明(打碎,先煎)30g,生牡蛎(打碎,先煎)30g,茯苓10~20g,丹参12~15g,益母草15g,怀牛膝12~15g,首乌藤30g,白菊花10g。方中熟地甘而微温,善滋阴养血固本,治阴血亏虚之证;白芍苦酸微寒,善养血敛阴,平肝柔肝,治肝阳上扰清窍而致的眩晕头痛,两药共为君药,滋补阴血,平抑肝阳。石决明质重咸寒,善清肝火,养肝阴,潜肝阳;生牡蛎质重而咸涩微寒,善益阴潜阳,又能镇心安神,两药共为臣药,既助主药补阴潜阳,又能镇心安神。茯苓甘平,宁心安神健脾;丹参微寒,清心除烦活血;牛膝补肝肾而引火、引血下行;益母草微寒,清热利水,活血化瘀,四药共为佐药,既助君、臣药潜肝阳、补肝肾、定神志,又引火、引血下行。白菊花微寒,能平抑肝阳,清利头目;首乌藤性平,能养心安神,祛风通络,二药共为使药,一则平抑肝阳,养心安神,二则引药入心肝二经。诸药合用,滋阴平肝,潜阳安神效宏。

临证凡遇肝肾阴虚、肝阳上亢所致的头痛眩晕、心悸失眠等症,特别是中老年患者,颜正华教授每每投用潜降汤,并随证加减。如兼食欲不振者,去熟地黄,加制何首乌;兼耳鸣者,加磁石;兼腰痛者,加杜仲、桑寄生;兼盗汗者,加五味子、浮小麦;兼大便黏滞不爽者,加决明子、黑芝麻;偏于阴虚火旺,兼心烦、口干者,去熟地黄,加生地黄、麦冬;肝火偏旺,兼急躁易怒、目赤者,加龙胆草、夏枯草;头痛较重者,加刺蒺藜、蔓荆子;眩晕较重者,加天麻、钩藤;失眠较重者,加炒枣仁、龙齿。

颜正华教授认为,病位在肝肾的眩晕治疗虽重点在平肝潜阳,但同时应注意以下六点:①肝为刚脏,内寄相火,平肝之中兼可清肝,清肝必用寒凉之品,此时谨防戕伤胃气;②肝以阴为体,以阳为用,补肝阴可平肝阳;③乙癸同源,滋补肾阴亦可平抑肝阳,但补肾阴切忌呆补、蛮补,而要滋而不腻,补而不滞;④因怀牛膝、益母草既可助君、臣药补肝肾、定神志,又可引火、引血下行,直折亢阳,此乃平肝息风定眩又一蹊径;⑤运用金石之药(如石决明、生牡蛎)平肝潜阳实属必要,但不能久用,否则易伤胃气,得不偿失;⑥此类眩晕常因急躁、劳累加重,故颜正华教授常配合辅助疗法,嘱咐患者调畅情志,而疏肝气。

3. 痰浊中阻型

痰浊中阻型的主症为眩晕头重,胸脘胀闷,神倦多寐,泛恶欲吐,食欲不振,苔白腻,脉濡滑。如湿痰化热,可见眩晕头重或胀痛、心烦、惊悸、失眠、舌苔黄腻、脉滑数。常用方剂:半夏白术天麻汤加减。常用药物:天麻、白术、半夏、橘红、茯苓、甘草、蔓荆子、生姜、大枣。本方的功能为燥湿化痰息风。方中天麻平肝息风,白术健脾,二陈燥湿化痰。如头痛者,加白蒺藜、蔓荆子。

对于眩晕湿痰化热,痰热上扰,眩晕头重、惊悸失眠、口苦尿赤者可选用温胆汤加减。常用药物:半夏、陈皮、茯苓、炙甘草、枳实、竹茹。本方的功能为燥湿化痰清热。方中二陈燥湿化痰,枳实、竹茹行气化痰清热。加黄连名黄连温胆汤,清心除烦之力更佳。

4. 肾阴不足型

肾阴不足型的主症为头痛眩晕,时作时止,耳鸣耳聋,口渴咽干,五心烦热,腰酸腿软,盗汗遗精,大便难,舌红少津,脉细数或弦细数。常用方剂:①杞菊地黄丸加减。常用药物:熟地、山药、山茱萸、丹皮、茯苓、泽泻、枸杞子、菊花。本方的功能为滋补肝肾。眩晕重者,加白蒺藜、钩藤、天麻、石决明;心悸失眠者,加珍珠母、生龙牡;大便干者,加黑芝麻;虚风内动,四肢麻木者,加桑枝、桑寄生、豨莶草、红花、鸡血藤。②左归丸加减。常用药物:熟地、山药、山茱萸、枸杞子、菟丝子、川牛膝、鹿角胶、龟板胶。本方滋补肝肾,补而不泻,滋补之力较六味地黄丸大,宜于眩晕、肝肾阴虚症状较重者。

5. 肾阳不足型

肾阳不足型的主症为头晕目眩,面白肢冷,畏寒便溏,尿频量多,脉沉迟弱,舌质淡,苔白润。常用方剂:金匮肾气丸加减。常用药物:干地黄、山药、山茱萸、泽泻、茯苓、牡丹皮、桂枝、附子等。本方的功能为补肾助阳。

6. 阴阳两虚型

阴阳两虚型的主症为更年期高血压,头痛眩晕,面红心烦,肢冷畏寒,失眠多梦,口干心烦,腰腿酸软,夜尿增多,脉弦细,舌淡或嫩红,苔白。常用方剂:二仙汤加减。常用药物:仙茅、淫羊藿、巴戟天、当归、知母、黄柏。本方补阴阳,调冲脉。

7. 脾气虚弱型

脾气虚弱型的主症为头晕目眩,遇劳则发,面色少华,肢倦乏力,心悸,少寐,神疲懒言,舌淡,苔薄白,脉细弱。治宜补益气血,健运脾胃。常用方剂:归脾汤加减。常用药物:党参、炙黄芪、炒白术、茯苓、炙甘草、龙眼肉、当归、炒枣仁、远志、陈皮、枳壳、砂仁、大枣、生姜、生麦芽、生谷芽。

若头重如蒙,胸脘痞闷,泛泛欲呕,肢体倦怠,食少多寐,苔白腻,脉濡滑,治以祛痰燥湿,升清降浊。常用方剂:半夏白术天麻汤加减。常用药物:清半夏、生白术、天麻、茯苓、陈皮、炒枳壳。若病程久,侵及经络,损伤气血,而致痰瘀互结,酌加川芎、红花等活血通络之品。

二、医案举隅

案1 王某,女,34岁。初诊:2010年2月27日。
主诉:头晕半年,加重2周。

现病史:头晕半年,近 2 周加重,现乏力伴心慌,腰酸,夜寐多梦,纳可,二便调。末次月经:1 月 23 日,周期正常,量偏少。舌红苔薄少,脉沉细。曾于 2009 年 9 月行人工流产术。

辨证:心脾两虚。

治法:补气养血,宁心安神。

处方:生黄芪 15g,茯苓神各 10g,生白术 10g,当归 6g,生白芍 10g,炒枣仁 20g,珍珠母(先煎)30g,夏枯草 15g,首乌藤 30g,桑寄生 30g,白菊花 10g,钩藤 15g。7 剂,水煎服。

二诊:2010 年 3 月 6 日。患者诉,服上方头晕、腰酸、心慌减轻。现气短乏力,寐多梦,舌脉如前。

处方:生黄芪 20g,茯苓神各 10g,生白术 10g,当归 6g,生白芍 10g,炒枣仁 20g,珍珠母(先煎)30g,夏枯草 15g,首乌藤 30g,桑寄生 30g,白菊花 10g,钩藤 15g,党参 15g,远志 6g,生龙牡各(先煎)30g,五味子 6g,龙眼肉 10g。14 剂,水煎服。

按语 本案患者头晕气短、乏力、心慌、腰酸、夜寐多梦、脉沉细,系脾胃虚弱,气血不足,心神失养所致。治当补气养血,宁心安神。方中生黄芪、茯苓、生白术补气健脾,使气血生化有源;当归、生白芍养血,共收补养气血之效;炒枣仁、首乌藤、茯神、珍珠母养心镇心安神;桑寄生、夏枯草、白菊花、钩藤补肝肾、强腰膝、平肝清热针对头晕而设。二诊头晕、腰酸、心慌减轻,仍气短乏力,寐多梦。故在前方的基础上加党参以增强补气健脾之力;加远志、生龙牡、五味子以增强宁心安神之功;加龙眼肉以增强补养气血、安神之效。诸药合用,证症相参,服药 20 余剂,诸症皆消。

案 2 张某,男,70 岁。初诊:2000 年 8 月 1 日。

主诉:眩晕阵作 40 年。

现病史:近因与家人生气而出现眩晕、心悸、胸闷等不适感,后自测 BP:150/120mmHg,遂前往西医院就诊,曾应用西药降压治疗,症状改善不明显。现眩晕,心悸,胸闷,脘腹胀痛,进食后欲吐,前额胀痛,双下肢浮肿,口干欲饮,小便不利,纳差,眠可,大便可,日一行,舌红,苔薄黄,舌下青紫,脉弦滑。既往有前列腺增生病史。

辨证:风阳上扰,肾阴亏虚。

治法:平抑肝阳,滋补肾阴。

处方:白蒺藜 12g,天麻 6g,菊花 10g,赤白芍各 10g,苏梗 10g,香附 10g,陈皮 10g,炒枳壳 10g,鱼腥草(后下)30g,土茯苓 30g,白茅根 30g,益母草 30g,丹参 30g。7 剂,水煎服,日 1 剂。

二诊:2000 年 8 月 7 日。患者服上方 7 剂后,症状减轻,刻下头晕、胸闷、心悸仍作,烧心缓解,纳食较前佳,小便利,大便稀日一二行,眠差,脘腹胀痛,偶反酸,口干欲饮,舌红苔薄黄,脉弦滑。颜教授在上方的基础上,加生牡蛎 30g,泽泻 15g。7 剂,水煎服,日 1 剂。

三诊:2000 年 8 月 14 日。患者服上方 7 剂后,症状减轻。刻下微有头晕、胸闷、心悸阵作,左下腹痛,排尿时疼痛减轻,脘腹胀痛减轻,烧心,阵咳,喉中有痰,色白量多,口干亦减缓,纳可,大便调,苔薄白,舌下青紫,脉弦滑。颜教授在上方的基础上去白蒺藜、苏梗,加杏仁 10g,生薏苡仁 30g,紫菀 12g。

处方:天麻 6g,菊花 10g,赤白芍各 10g,香附 10g,陈皮 10g,炒枳壳 10g,鱼腥草(后下)30g,土茯苓 30g,白茅根 30g,益母草 30g,丹参 30g,生牡蛎(打碎,先煎)30g,泽泻 15g,杏仁 10g,生薏苡仁 30g,紫菀 12g。7 剂,水煎服,日 1 剂。

四诊：2000年8月28日。患者服上方7剂后，诸症明显减轻。颜教授在上方的基础上去鱼腥草、白茅根，加黄连3g，吴茱萸1.5g。

处方：天麻6g，菊花10g，赤白芍各10g，香附10g，陈皮10g，炒枳壳10g，土茯苓30g，益母草30g，丹参30g，生牡蛎（打碎，先煎）30g，泽泻15g，杏仁10g，生薏苡仁30g，紫菀12g，黄连3g，吴茱萸1.5g。7剂，水煎服，日1剂。

患者服药7剂后，诸症均释。

按语 颜教授认为，本案属水不涵木，肝阳偏亢，风阳升动所表现的本虚标实证候。肝阳化风，肝风内动，上扰头目，则眩晕。肝阳亢逆无制，气血上冲，则见前额胀痛。肝主疏泄，肝性失柔，情志失疏，故急躁易怒。恼怒后可致气火内郁，暗耗阴液，而阴不能制阳，故加重诸症。本案患者因病程迁延不愈，阴损及阳，而出现肾阳虚衰无以温化水气而致双下肢浮肿及排尿困难。

颜教授在治疗本案时，以平抑肝阳、滋补肾阴为治疗的基本原则。方中白蒺藜为甘温之品，补肾固精养肝明目，为君药；天麻、菊花合用而起平抑肝阳的作用，赤芍清肝养血，白芍柔肝养血，丹参养血活血，三药合用共奏滋补肝阴之效，上述五味药加强白蒺藜滋补肝肾阴、平抑肝阳的作用，同为臣药；苏梗、香附、陈皮、炒枳壳四药合用起行气疏肝的作用以调畅气机恢复肝之疏泄功能，为佐使药。另外，颜教授考虑到患者久病阴损及阳而致双下肢水肿、小便不利等临床表现，故加入鱼腥草、土茯苓、白茅根、益母草等除湿利水消肿药。颜教授辨证准确，组方精当，故而收到了良好的临床疗效。

案3 王某，男，68岁。初诊：2000年8月17日。

主诉：眩晕反复发作10年。

现病史：患者于10年前不明原因出现眩晕欲仆的症状，西医急诊诊断为"高血压脑病"。治疗后症状减轻，10年来一直服用降压药控制血压，近因想佐以中药调理，故前来就诊。现眩晕，头痛，疲乏无力，左侧偏瘫，胸痛，汗出，口干欲饮，口苦，眠差，纳呆，排便无力，日一行，舌暗紫，苔白腻，舌下青紫，脉弦细。既往有多发性脑梗死、脑萎缩、高血压、糖尿病、冠心病等病史。

辨证：肝阳上亢，瘀血阻络。

治法：平抑肝阳，活血通窍。

处方：天麻10g，菊花10g，赤芍15g，丹参30g，桃仁10g，红花10g，地龙12g，益母草30g，决明子（打碎）30g，全瓜蒌30g，清半夏10g，黄芩10g，石决明（打碎，先煎）30g。7剂，水煎服，日1剂。

二诊：2000年8月24日。药后诸症减轻。现口干，纳呆，排便无力，日一行，舌暗紫，苔白腻，舌下青紫，脉弦细。

处方：白蒺藜12g，天花粉15g，天麻10g，菊花10g，赤芍15g，丹参30g，桃仁10g，红花10g，地龙10g，益母草30g，决明子（打碎）30g，全瓜蒌30g，焦三仙各10g，黄芩10g，石决明（打碎，先煎）30g。7剂，水煎服，日1剂。

药后诸症均释，随访半年未见复发。

按语 年老肝肾亏虚乃生理之常，本案患者年近古稀，素来性情急躁易怒，五志过极，郁而化火，灼伤肾阴，致阴虚不能敛阳，遂成肝阳上亢之证。肝阳化风，肝风内动，上扰头目则眩晕。肝阳亢逆无制，气血上冲则见头痛。肝阳偏亢，阳化风动，瘀血随风阳横窜经络而致左侧偏瘫。颜正华教授以平抑肝阳、活血通窍为基本治疗原则。方中天麻、菊花、决明子、石决明平抑肝阳;赤芍清肝活血;丹参、桃仁、红花、地龙活血通窍;清半夏、全瓜蒌化痰通络。治疗中随伴见症之变化灵活加减用药,故而取效。

案4　郝某,男,47岁。初诊:2000年7月31日。

主诉:眩晕反复发作10年,加重4日。

现病史:10年前因工作劳累而致眩晕,西医医院诊断为高血压。10年来眩晕时有发作,伴胸闷、心悸、眠差,一直服用降压药控制血压,4日前因生气而突感眩晕加重,自测BP:140/105mmHg,服用降压药效果不明显,为求进一步治疗而前来就诊。现眩晕欲仆,偶感胸闷、心悸,口干欲饮,眠差,纳可,大便干,日一行,尿黄,舌红,苔黄腻,舌下青紫,脉弦滑。既往有颈椎病病史。

辨证:肝阳上扰,痰浊瘀血阻窍。

治法:平肝潜阳,化痰祛瘀通络。

处方:天麻10g,钩藤(后下)20g,白蒺藜12g,菊花10g,赤芍15g,丹参30g,珍珠母(打碎,先煎)30g,决明子(打碎)30g,怀牛膝15g,益母草30g,泽泻15g,黄芩10g,夏枯草15g,玄参12g,滑石(包)15g。7剂,水煎服,日1剂。

嘱患者调情志,忌急躁恼怒,并辅以颈部按摩。

二诊:2000年8月14日。服中药和颈部按摩后,眩晕症状减轻。现偶感眩晕、心悸、胸闷,口干欲饮,二便调,纳可,眠安,舌红,苔薄黄,舌下青紫,脉弦滑。

处方:天麻10g,钩藤(后下)20g,白蒺藜12g,菊花10g,赤芍15g,丹参30g,珍珠母(打碎,先煎)30g,决明子(打碎)30g,怀牛膝15g,益母草30g,泽泻15g,黄芩10g,夏枯草15g,玄参12g。7剂,水煎服,日1剂。

药后眩晕感消失,随访1年未见复发。

按语　眩晕证的病因病机复杂多变。《内经》云:"诸风掉眩,皆属于肝",意即眩晕与风、与肝密切相关。刘完素认为"无火不作眩"。朱丹溪认为痰蒙清阳,亦可发生眩晕,云:"无痰不作眩"。张景岳指出精气不足,脑海失养,则颈酸眩晕,强调"无虚不作眩"。本案患者系肝阳偏亢,肝阳上攻所表现的本虚标实证候。肝阳化风,肝风内动,上扰头目,则眩晕欲仆。肝主疏泄,肝性失柔,情志失疏,故急躁易怒。恼怒,可致气火内郁,暗耗阴液,而阴不能制阳,故能加重诸症。此外,患者舌下青紫,有瘀血阻滞之象,故颜教授在治疗此疾病时,以平肝潜阳、活血通脉为治疗的基本原则,方以潜降汤为基本方加减。方中天麻、钩藤、菊花、夏枯草平抑肝阳,白蒺藜滋养肝肾,赤芍凉血活血柔肝,丹参养血活血柔肝,珍珠母、决明子、怀牛膝潜降肝阳,益母草、泽泻利水潜降,黄芩、滑石泻热,玄参滋阴,诸品合参,药证甚符,效果显著。

案5　雷某,女,59岁。初诊:2009年2月7日。

主诉:头晕时作3年余。

现病史:3年来头晕时作,口苦,易急躁,夜间口干渴严重,二便调,纳眠可,腰膝酸疼,脚凉,舌红,苔薄白,脉弦滑。

辨证:肝阳偏亢,肝风上扰。

治法:平肝息风,清热活血。

处方:天麻10g,钩藤20g,赤白芍各15g,石决明(先煎)30g,生山楂12g,夏枯草20g,地龙 10g,丹参 20g,黄芩 10g,益母草 30g,川断 15g。14 剂,水煎服,日 1 剂。

二诊:2009 年 2 月 21 日。头晕略减,乏力,健忘,纳、眠可,二便调,口干,腰膝痛减,舌下青紫,舌红,无苔,脉弦滑。

处方:天麻 10g,钩藤 20g,赤白芍各 15g,石决明(先煎)30g,生山楂 12g,夏枯草 20g,地龙 10g,丹参 20g,黄芩 10g,益母草 30g,川断 15g,生黄芪 20g。14 剂,水煎服,日 1 剂。

药后诸症明显改善。半年后随访,病情稳定。

按语 本案证属肝阳偏亢,肝风上扰。治以平肝息风为主,配合清热活血,补益肝肾,强筋健骨。方用天麻钩藤饮加减化裁。天麻、钩藤、石决明平肝息风为主药,合夏枯草、黄芩、地龙、赤芍清泄肝热,使肝经之热不至偏亢;白芍养肝血,助肝用;生山楂、丹参、益母草活血化瘀,与地龙相配,并可通络止痛;佐川断补肝肾、强筋骨。二诊头晕略减,但出现乏力、健忘,故加用生黄芪 20 g。

颜老辨证立法精当,坚持服用 28 剂,取效甚为满意。

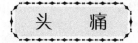

头痛是指由于外感或内伤,致使脉络拘急或失养,清窍不利所引起的以头部疼痛为主要临床特征的疾病。头痛可发生于多种急慢性疾病的过程中,有时亦是某些相关疾病加重或恶化的先兆。中医对头痛的认识由来已久。《黄帝内经》中的"脑风"、"首风"即是指头痛而言,《素问·风论》认为,头痛的病因乃外在风邪寒气犯于头部而致。《素问·五藏生成》认为,头痛的病机乃"头痛颠疾,下虚上实"。汉代张仲景的《伤寒论》在"太阳病"、"阳明病"、"少阳病"、"厥阴病"篇章中详细论述了外感头痛的辨证论治原则。隋代《诸病源候论》指出,内伤亦可引起头痛,云:"风痰相结,上冲于头"。宋代《三因方》对内伤头痛已有较充分的认识,云:"有气血食厥而疼者,有五脏气郁厥而疼者。"金元以降,中医对头痛的认识日臻完善。如《东垣十书》指出,外感与内伤均可引起头痛,并据病因和症状不同将头痛分为伤寒头痛、湿热头痛、偏头痛、真头痛、气虚头痛、血虚头痛、气血俱虚头痛、厥逆头痛等。《普济方》云:"气血俱虚,风邪伤于阳经,入于脑中,则令人头痛。"明代《古今医统大全·头痛大法分内外之因》对头痛的病因进行了概括性的阐述,云:"头痛自内而致者,气血痰饮、五脏气郁之病,东垣论气虚、血虚、痰厥头痛之类是也;自外而致者,风寒暑湿之病,仲景伤寒、东垣六经之类是也。"另外,古代文献中有头风之名,实则亦指头痛。诚如《证治准绳·头痛》云:"医书多分头痛、头风为二门,然一病也,但有新久去留之分耳。浅而近者名头痛,其痛卒然而至,易于解散速安也;深而远者为头风,其痛作止不常,愈后遇触复发也,皆当验其邪所从来而治之。"西医学中的周期性偏头痛、紧张性头痛及慢性阵发性偏头痛等均可参考本病辨证论治。

一、学 术 思 想

(一)病因病机

颜正华教授认为,头痛的病因可归纳为以下四个方面。

1. 外感邪气

外邪头痛多因起居不慎,坐卧受风,感受风寒湿热等外邪上犯于头,清阳之气受阻,气血不畅,阻遏经络而发。外邪中以风邪为主,因"风为百病之长"。同时,风邪也常夹寒、湿、热邪上袭头部。若夹寒邪,寒为阴邪伤阳,清阳受阻,寒凝血滞,经络拘急而痛;若夹热邪,风热上攻,侵扰清窍,气血逆乱而痛;若夹湿邪,湿性黏滞,湿蒙清阳,清阳不布,气血不畅而头痛。

2. 情志不舒

精神长期紧张忧郁,肝气郁结,肝失疏泄,络脉失于条达,拘急而头痛;或平素性情暴躁,恼怒太过,气郁化火,日久肝阴被耗,肝阳失敛而上亢,清阳受扰而致头痛。

3. 饮食失节

素嗜肥甘厚味,暴饮暴食,损伤脾胃,以致脾阳不振,脾不能运化升清,聚而痰湿内生,以致清阳不升,浊阴不降,清窍为痰湿所蒙蔽;或痰阻脑络,痰瘀痹阻,气血不畅,均可致脉络失养而头痛。

4. 内伤虚损

先天禀赋不足,或劳欲伤肾,阴液耗损,或年老气血衰败,或久病不愈,产后、失血之后,营血亏损,气血不能上营于脑,髓海不充亦可致头痛。此外,外伤跌仆或久病入络致络行不畅,血瘀气滞,脉络失养而致头痛。

(二) 辨证论治

颜正华教授认为,头痛可从以下诸方面辨证论治。

1. 风寒头痛

风寒头痛以起病较急,痛连项背,恶风畏寒,口不渴,苔薄白,脉浮紧为主症。治以祛风散寒。常用方剂:川芎茶调散加减。若鼻塞流涕者,加苍耳子、辛夷宣通鼻窍;若项背强痛者,加葛根解肌止痛;若呕恶苔腻者,加藿香、半夏、生姜和胃降逆;若巅顶头痛者,加藁本祛风止痛;若巅顶痛甚,兼四肢厥冷,为寒犯厥阴,治当温散厥阴寒邪,方用吴茱萸汤加半夏、藁本、川芎等。

2. 风热头痛

风热头痛以起病急,头胀痛,甚则头痛如裂,发热恶风,口渴欲饮,面红目赤,便秘,舌红苔黄,脉浮数为主症。治以疏散风热。常用方剂:芎芷石膏汤加减。若风热较甚者,去羌活、藁本,改用黄芩、栀子、薄荷以辛凉清解;若发热甚者,加金银花、连翘清热解毒;若热盛津伤,症见舌红少津,加知母、石斛、天花粉、芦根清热生津;若大便秘结,口鼻生疮者,用黄连上清丸,以苦寒降火,通腑泄热。

3. 风湿头痛

风湿头痛以头痛如裹,肢体困重,胸闷纳呆,小便不利,大便或溏,苔白腻,脉濡为主症。

治以祛风胜湿。常用方剂:羌活胜湿汤加减。若湿浊中阻,症见胸闷纳呆、便溏,酌加苍术、厚朴、陈皮等燥湿宽中;若恶心、呕吐者,酌加生姜、半夏、藿香等芳香化浊,降逆止呕;若身热汗出不畅、胸闷口渴,为暑湿所致,宜清暑化湿,用黄连香薷饮加藿香、佩兰等。

4. 肝阳头痛

肝阳头痛以头胀痛目眩,心烦易怒,面赤口苦,耳鸣胁痛,夜卧不安,舌红,苔薄黄,脉弦有力为主症。治以平肝潜阳。常用方剂:天麻钩藤饮加减。若见肝肾阴虚,舌红苔薄少津者,酌加生地、制首乌、女贞子、枸杞子、旱莲草等滋养肝肾;若头痛甚、口苦、胁痛,肝火偏旺者,加龙胆草、夏枯草清肝泻火;火热较甚者,亦可用龙胆泻肝汤以加强清降肝火之力。

5. 肾虚头痛

肾虚头痛以头痛而空,兼眩晕耳鸣,腰膝酸软,遗精,带下,失眠健忘,舌红少苔,脉沉细无力为主症。治以滋阴补肾。常用方剂:大补元煎加减。若腰膝酸软者,酌加川断、怀牛膝以壮腰膝;若遗精、带下者,酌加莲子、芡实、金樱子收敛固涩;若头痛畏寒,面白,四肢不温,舌淡,脉沉细而缓,证属肾阳不足者,用右归丸温补肾阳,填精补髓。

6. 血虚头痛

血虚头痛以头痛而晕,面色少华,心悸不宁,气短,畏风,神疲乏力,舌淡苔薄白,脉沉细而弱为主症。治以气血双补。常用方剂:八珍汤加减。若兼肝经湿热,加菊花、桑叶清肝明目。

7. 痰浊头痛

痰浊头痛以头痛昏蒙,胸脘满闷,呕恶痰涎,苔白腻或舌胖大有齿痕,脉滑为主症。治以健脾化痰,降逆止痛。常用方剂:二陈汤、半夏白术天麻汤,并可加蔓荆子、白蒺藜,祛风止痛。若痰郁化热显著者,酌加竹茹、黄芩清热燥湿。

8. 瘀血头痛

瘀血头痛以头痛如刺,入夜尤甚,固定不移,舌紫或有瘀斑、瘀点,苔薄白,脉沉细涩为主症。治以活血止痛。常用方剂:通窍活血汤加减。头痛甚者,酌加全蝎、蜈蚣等虫类药,以逐风邪,活络止痛;久病气血不足者,酌加黄芪、当归,以助活络化瘀之力。

二、医案举隅

案1 吴某,男,52岁,大兴医院职工。初诊:2009年2月28日。

主诉:头痛时作3年余。

现病史:3年来,头痛反复发作,巅顶痛甚,伴失眠,不易入睡,偶耳鸣,纳可,大便偏干,2~3日一行,小便正常,喉中有痰,难咳,咽部充血,舌红,苔黄,脉弦滑。

辨证:肝阳上亢。

治法:平肝潜阳。

处方:白菊花 10g,白蒺藜 12g,蔓荆子 12g,川芎 10g,赤白芍各 15g,珍珠母(先煎)30g,石决明(先煎)30g,炒枣仁 30g,生龙牡各(先煎)30g,首乌藤 30g,麦冬 10g,大贝 10g。7 剂,水煎服,日 1 剂。

二诊:2009 年 3 月 7 日。患者诉,服药后,头痛稍解,巅顶仍甚,烦躁,眠差,大便 2~3 日一行,自觉咽中异物,难咳出,舌红苔黄,脉弦滑。

处方:白菊花 10g,白蒺藜 12g,蔓荆子 12g,生地 12g,赤白芍各 15g,珍珠母 30g,石决明(先煎)30g,炒枣仁 30g,生龙牡各(先煎)30g,首乌藤 30g,麦冬 10g,大贝 10g,瓜蒌皮 12g。14 剂,水煎服,日 1 剂。

三诊:2009 年 3 月 21 日。患者诉,服药后,头痛明显缓解,睡眠改善,大便 2 日一行,头痛时伴血压升高,舌红苔薄黄,脉弦滑。

处方:白菊花 10g,白蒺藜 12g,蔓荆子 12g,生地 15g,龟板(先煎)30g,女贞子 15g,山药 15g,茯苓 30g,赤白芍各 15g,珍珠母 30g,石决明(先煎)30g,炒枣仁 30g,生龙牡各(先煎)30g,首乌藤 30g,大贝 10g,清半夏 10g,全蝎 5g,龙胆草 3g。14 剂,水煎服,日 1 剂。

服药后,头痛症状消失。随访半年,头痛未再发作。

按语 头为精明之腑,诸阳之会,赖五脏六腑之精气以充养。故外感、内伤致使脉络绌急或失养,清窍不利而引起头痛。本案巅顶痛甚,伴失眠,不易入睡,偶耳鸣,舌红苔黄,脉弦滑。证属肝阳头痛。治以平肝潜阳。方用珍珠母、石决明、生龙牡质重沉降,平肝潜阳;合白菊花、白蒺藜、蔓荆子平抑肝阳、清利头目、散风止痛;赤白芍清肝、平肝、养肝、柔肝、缓急止痛,以助主药之力;川芎上行头目,为治头痛之要药;肝阳上扰,易致失眠,不易入睡,而珍珠母、石决明兼能镇静安神,再配炒枣仁、首乌藤以养心安神;患者兼有痰,难咳,故加用麦冬、大贝养阴化痰散结。二诊时烦躁,咽中异物感,难咳出,大便干,说明有阴虚燥热之象,故去温燥之川芎,加清热生津、化痰润肠之生地与瓜蒌皮。三诊睡眠有所改善,但头痛仍甚,头痛时伴血压升高,颜老考虑,肝阳上亢为本虚标实证候,阴虚为本,阳亢为标,先期治标为主,后期宜标本同治。故调整处方,加入滋阴潜阳之龟板,滋补肝肾之女贞子,益气健脾之茯苓、山药,以固其本;兼加龙胆草以清泄肝经火热,加清半夏以增强化痰散结之力,加全蝎攻毒散结、通络止痛。如此 30 余剂药后,终使病情得到有效的控制。

案 2 金某,女,29 岁。初诊:2000 年 4 月 20 日。

主诉:偏头痛间断发作 1 年,加重 3 日。

现病史:1 年前,因生气发怒出现左侧偏头痛,西医治疗无效后转入某中医院治疗,服药后症状略有缓解,但频繁复发,每生气时加重。3 日前,因工作紧张焦躁而致偏头痛复发,并较前加剧,口服西药止痛亦无法缓解。现左侧偏头痛,伴失眠,口干喜饮,纳差,胃部不适,嗳气频,大便干,日一行,小便黄。末次月经:4 月 7 日,经色、量可,无痛经。舌红,苔薄白,脉弦细。

辨证:肝气郁结,肝阳上逆。

治法:疏肝理气,平抑肝阳。

处方:川芎 10g,白蒺藜 12g,防风 10g,苏梗 10g,香附 10g,陈皮 10g,炒枳壳 10g,旋覆花(包)10g,煅瓦楞子(打碎,先煎)30g,炒白芍 18g,当归 10g,全瓜蒌 30g,佛手 6g。7 剂,水煎服,日 1 剂。

二诊:2000 年 4 月 27 日。药后症状有所改善。现偏头痛明显减轻,仍失眠,口干欲饮,晨起恶心,呃逆,舌红,苔薄白,脉弦细。上方加减。

处方:白蒺藜 12g,蔓荆子 12g,苏梗 6g,香附 10g,陈皮 10g,枳壳 6g,旋覆花(包)10g,煅瓦楞子(打碎,先煎)30g,炒白芍 18g,丹参 15g,绿萼梅 6g,甘草 5g,益母草 30g。7 剂,水煎服,日 1 剂。

药后偏头痛感基本消失,大便日一行,胃痛明显缓解,晨起恶心、呃逆感消失。

按语 本案患者因发怒和工作紧张而致左侧偏头痛,且脉弦并伴胃脘气滞不舒症状,实乃肝气郁结,横犯中焦,肝阳上逆之证。颜正华教授以疏肝理气、平抑肝阳为基本治疗原则。方中以治头痛之要药——川芎为君,并配伍理气和胃之白蒺藜、苏梗、香附、陈皮、炒枳壳、佛手等,行气止痛。考虑患者有明显胃部不适症状,故酌加旋覆花、煅瓦楞子等降逆和胃之品;大便干燥,酌加当归、全瓜蒌润肠通便。二诊时,偏头痛症状明显减轻,大便干燥已解,但恶心、呃逆明显,故去川芎、防风、当归、全瓜蒌、佛手,加蔓荆子、丹参、绿萼梅、甘草、益母草。药后症状基本消失,几近痊愈。

案 3 吴某,男,42 岁。初诊:2009 年 4 月 11 日。

主诉:头痛时作 2 年余。

现病史:2 年前始感头痛,巅顶痛甚,易怒,纳眠可,二便调,易外感,舌淡苔薄黄,脉弦滑。既往高血压病史 3 年。

辨证:肝阳上扰。

治法:平肝潜阳。

处方:白蒺藜 12g,蔓荆子 12g,白菊花 10g,赤白芍各 15g,石决明(先煎)30g,怀牛膝 15g,炒杜仲 12g,黄芩 10g,夏枯草 20g,桑寄生 30g,益母草 30g,制首乌 15g,枸杞子 12g。14 剂,水煎服,日 1 剂。

二诊:2009 年 5 月 9 日。患者诉,头痛消失,后项强硬,舌胖大,有齿痕,苔薄黄,脉弦细。

处方:白蒺藜 12g,白菊花 10g,赤白芍各 15g,石决明(先煎)30g,怀牛膝 15g,炒杜仲 12g,黄芩 10g,夏枯草 20g,桑寄生 30g,益母草 30g,制首乌 15g,枸杞子 12g。14 剂,水煎服,日 1 剂。

药后诸症尽释。

按语 本案患高血压已 3 年,辨证属肝阳头痛,治以平肝阳、清肝热为主,兼配补虚之品以固其本。方中白蒺藜、白菊花、赤芍、白芍、石决明、黄芩、夏枯草共奏平肝潜阳、清泄肝热之功;再合蔓荆子清利头目、散风止痛;而怀牛膝又引火下行,能加强诸药平肝泄热之功;怀牛膝、炒杜仲、桑寄生、制首乌、枸杞子、白芍补益肝肾,补益精血以治其本。另外,颜老考虑患者患高血压 3 年,加益母草活血利尿助血压下降。二诊头痛消失,故去蔓荆子,继服 14 剂以巩固疗效。

案 4 王某,男,25 岁。初诊:2000 年 2 月 28 日。

主诉:头痛阵作 8 年,加重 7 日。

现病史:头痛如刺且有压迫感,记忆力减退,反应迟钝,嗜睡,双上肢冷,鼻塞,流涕,色白量多,无咳但有痰,口干欲饮,纳谷不香,大便干,日一行,眠差,脉弦细,舌红,苔薄黄,舌下青紫。既往有头部外伤史。

辨证:瘀血痰浊阻络。

治法:祛瘀化痰,活血通窍。

处方:川芎15g,赤芍15g,当归10g,桃仁10g,红花10g,丹参30g,清半夏10g,陈皮10g,茯苓30g,胆南星6g,地龙10g,水蛭6g。7剂,水煎服,日1剂。

二诊:2000年3月7日。药后头痛、眩晕症状明显改善,现偶眩晕,鼻塞,流涕,色白量多,无咳但有痰,亦色白量多,舌红,苔薄黄,舌下青紫,脉弦细。上方加苏木、金银花藤。

处方:川芎15g,赤芍15g,当归10g,桃仁10g,红花10g,丹参30g,清半夏10g,陈皮10g,茯苓30g,胆南星6g,地龙10g,水蛭6g,苏木10g,金银花藤30g。14剂,水煎服,日1剂。

药后头痛感几近消失。

按语　头为天象,六腑清阳之气、五脏精华之血皆会于此,故天气六淫之邪,人气五贼之变皆可与之为害。本案患者头痛如刺且有压迫感,舌下青紫,既往有头部外伤史。若以西医诊断,当属脑外伤后遗症,中医辨证为瘀血痰浊阻络。头部外伤,瘀血内阻,脑络不通,不通则痛,瘀血为有形之邪,故头痛如刺。舌下青紫为瘀血之征。颜正华教授以祛瘀化痰、活血通窍为基本原则,以桃红四物汤为基本方加减。方中川芎、赤芍、当归、桃仁、红花、丹参、地龙、水蛭活血化瘀通络。针对患者嗜睡、鼻塞、流涕、色白量多、有痰、口干欲饮、纳谷不香等症状,考虑恐为痰瘀互结之证,故在活血化瘀的基础上加入清半夏、陈皮、茯苓、胆南星等化痰利湿药。经过初诊治疗,头痛等症明显缓解。为巩固疗效,在守方的基础上加入苏木、金银花藤等活血通络药,以增强祛瘀之功。

案5　程某,男,52岁,山东聊城。初诊:2009年8月29日。

主诉:头晕、头痛3年。

现病史:头晕、头痛3年。伴失眠,饮食不佳,大便不成形,每日一次,晨起口干,舌红苔黄腻,脉缓。

辨证:风痰上扰。

治法:健脾化痰,平肝息风。

处方:天麻10g,全蝎6g,制僵蚕10g,炒枣仁30g,蔓荆子15g,生龙骨(先煎)30g,生牡蛎(先煎)30g,茯苓30g,炒薏苡仁30g,炒白术12g,陈皮10g,砂仁(后下)4g,生谷芽12g,炒谷芽12g,鸡内金12g,首乌藤30g,莲子心3g。7剂,水煎服,日1剂。

二诊:2009年9月5日。患者诉,头晕、头痛止,睡眠、饮食均改善,舌红苔薄白,脉弦滑数。

处方:天麻10g,全蝎6g,制僵蚕10g,炒枣仁30g,蔓荆子15g,生龙骨(先煎)30g,生牡蛎(先煎)30g,茯苓30g,炒薏苡仁30g,炒白术12g,陈皮10g,砂仁(后下)4g,生谷芽12g,炒谷芽12g,鸡内金12g,首乌藤30g,莲子心3g。7剂,水煎服,日1剂。

药后诸症尽释。

按语　本案头痛、头晕属风痰上扰,清窍不利而致。治当健脾化痰,平肝息风。方用半夏白术天麻汤加减治疗。方中天麻、全蝎、制僵蚕、生龙骨、生牡蛎平肝息风;茯苓、炒薏苡仁、炒白术、陈皮、砂仁健脾理气,芳化痰浊;合蔓荆子疏散风热、清利头目止痛;生谷芽、炒谷芽、鸡内金消食和胃,以助脾运;生龙骨、生牡蛎、首乌藤、莲子心镇惊、养心、清心安神。二诊症状改善,效不更方,守方继服7剂,诸症尽释。

案6　吴某,男,52岁。初诊:2008年12月1日。

主诉:头痛间断发作1年,持续头痛2日。

现病史:头痛间断发作1年,头痛时伴血压升高,烦躁,失眠,大便偏稀,每日2次,舌红苔薄黄,舌下青紫,脉弦滑。既往有胆囊炎、胆结石(3mm²)、家族性头痛史。

辨证:肝阳上亢,痰湿内阻。

治法:平肝潜阳,化痰除湿。

处方:白菊花10g,蔓荆子12g,白蒺藜12g,生地12g,赤芍15g,白芍15g,珍珠母(先煎)30g,石决明(先煎)30g,炒枣仁30g,生龙骨(先煎)30g,首乌藤30g,生牡蛎(先煎)30g,大贝母10g,款冬花10g,瓜蒌皮12g。14剂,水煎服,日1剂。

二诊:2009年3月21日。患者诉,烦躁、睡眠均改善,仍持续头痛,尤以巅顶痛甚,舌质暗,苔薄黄,脉弦滑。

处方:白菊花10g,白蒺藜12g,蔓荆子12g,生地15g,赤芍15g,白芍15g,珍珠母(先煎)30g,石决明(先煎)30g,炒枣仁30g,生龙骨(先煎)30g,生牡蛎(先煎)30g,首乌藤30g,大贝母10g,龟板(先煎)30g,茯苓30g,清半夏10g,龙胆草3g,全蝎5g,山药15g,女贞子15g。14剂,水煎服,日1剂。

药后诸症明显减轻。

按语 根据初诊症状,本案属肝阳上亢之头痛,既往有胆结石、胆囊炎病史,多为痰湿之证。治以平肝潜阳为主,兼以化痰除湿。方中白菊花、蔓荆子、白蒺藜疏散风热,平抑肝阳,颜老治肝阳、风热头痛喜用之,每收效良好。生地、白芍、赤芍、珍珠母、石决明、生龙骨、生牡蛎滋阴潜阳,清泄肝热;炒枣仁、首乌藤、生龙骨、生牡蛎养心、镇惊安神,以改善睡眠;兼合大贝母、款冬花、瓜蒌皮化痰除湿。二诊烦躁、睡眠均改善,仍持续头痛,故调整处方,去大贝母、款冬花、瓜蒌皮,用茯苓、清半夏化痰除湿,配龙胆草既清肝经湿热,又泄肝胆实火;再加山药、女贞子、龟板以强滋补肝肾、育阴潜阳之力;全蝎为治顽固性头痛之特效药。如此标本兼顾,药症相参,终收良效。

案7 卞某,女,40岁。初诊:2008年5月12日。

主诉:头痛阵作1年,加重1周。

现病史:1周前,因生气诱发头胀痛,耳鸣,伴心悸怔忡,嗜睡,乏力,干咳,无痰,面部痤疮,色暗红,有瘀斑,全身毛发稀疏,双下肢轻度水肿,末次月经:4月28日,量少,色暗红,有血块,无痛经,纳可,大便黏,日一行,眠可,舌暗,苔薄白,舌下青紫,脉弦细。3年前,曾行垂体微腺瘤切除手术。有糖尿病、高脂血症、高血压病史,现服西药控制。

辨证:肝阳上亢,痰瘀互结。

治法:平肝潜阳,活血化瘀。

处方:白蒺藜12g,蔓荆子12g,天麻10g,赤芍15g,丹皮10g,丹参15g,炒枣仁(打碎)20g,远志6g,决明子(打碎)30g,生首乌30g,炒枳壳10g,茯苓30g,川牛膝15g,益母草30g,桑寄生30g。7剂,水煎服,日1剂。

二诊:2008年5月19日。患者服上方7剂后症状有所改善,心悸怔忡、头痛、眩晕减轻,易流泪,双下肢水肿,情绪不稳定,乏力,困倦,食欲减退,大便黏,日一行,量少,眠差多梦,口干不欲饮。末次月经:4月28日,量少,色暗红,有血块,无痛经。舌质暗红苔黄腻,舌下青紫,脉弱。上方去蔓荆子、远志、生首乌,改炒枣仁30g,决明子20g,加珍珠母30g,石决明30g,全瓜蒌30g,赤小豆30g,首乌藤30g。

处方:白蒺藜12g,天麻10g,赤芍15g,丹皮10g,炒枣仁(打碎)30g,茯苓30g,珍珠母(打碎,先煎)30g,石决明(打碎,先煎)30g,丹参15g,枳壳10g,全瓜蒌30g,决明子(打碎)20g,

赤小豆 30g,川牛膝 15g,益母草 30g,桑寄生 30g,首乌藤 30g。7 剂,水煎服,日 1 剂。

三诊:2008 年 5 月 26 日。患者服上方 7 剂后,症状有所改善。现头胀时作,牵连及两眼,汗出,口干喜饮,心悸怔忡,大便日一二行,量少,成形,稍有黏滞感,下肢稍水肿,喘憋,纳可,眠安。末次月经:4 月 28 日,量少,色暗,痛经。脉数滑,舌暗苔薄白,舌下青紫。上方去丹皮、枳壳、全瓜蒌、茯苓、首乌藤,改丹参 20g,决明子 30g,加白芍 15g,夏枯草 20g,茯苓皮 30g,生首乌 20g。

处方:白蒺藜 12g,天麻 10g,赤白芍各 15g,丹参 20g,珍珠母(打碎,先煎)30g,石决明(打碎,先煎)30g,决明子(打碎)30g,夏枯草 20g,桑寄生 30g,茯苓皮 30g,赤小豆 30g,川牛膝 15g,益母草 30g,炒枣仁(打碎)30g,生首乌 20g。14 剂,水煎服,日 1 剂。

四诊:2008 年 6 月 16 日。患者服上方 14 剂后,症状有所改善。服降压、降糖药后 BP:120～150/90mmHg,晨起空腹血糖为 6.7mmol/L。现头晕,心慌,胸闷,夜间加重,夜间平卧时干咳,肛周痒疼,便可,日一行,眠可,纳可。下肢浮肿,服药期间尿量增多。末次月经:6 月 3 日,量多,色暗,无痛经。舌暗苔黄腻,舌下青紫,脉数。上方加款冬花 10g,百部 10g,枸杞子 12g,去益母草。

处方:白蒺藜 12g,天麻 10g,赤白芍各 15g,丹参 20g,珍珠母(打碎,先煎)30g,石决明(打碎,先煎)30g,决明子(打碎)30g,夏枯草 20g,茯苓皮 30g,赤小豆 30g,川牛膝 15g,桑寄生 30g,炒枣仁(打碎)30g,款冬花 10g,百部 10g,枸杞子 12g。14 剂,水煎服,日 1 剂。

五诊:2008 年 6 月 30 日。患者服上方 14 剂后症状有所改善。服降压、降糖药后 BP:140/90mmHg,晨起空腹血糖为 6.7mmol/L。现头两侧疼痛,痛无定时,无眩晕,胸闷,汗出,双下肢轻度水肿,口干易急,纳可,眠安,大便时干时稀,有黏滞感,日一行。末次月经:6 月 23 日,量少,色暗,无痛经,经前腹胀,仍带经。舌红苔薄白,舌下青紫,脉弦细。上方去天麻、珍珠母、决明子、川牛膝、炒枣仁、款冬花、百部、枸杞子,改生首乌 30g,加蔓荆子 12g,生葛根 15g,天花粉 12g,川断 15g。

处方:白蒺藜 12g,蔓荆子 12g,白菊花 10g,生葛根 15g,天花粉 12g,赤白芍各 15g,丹参 20g,夏枯草 20g,石决明(打碎,先煎)30g,桑寄生 30g,川断 15g,茯苓皮 30g,赤小豆 30g,益母草 30g。14 剂,水煎服,日 1 剂。

六诊:2008 年 7 月 7 日。患者服上方 14 剂后症状有所改善。服降压、降糖药后 BP:140/90mmHg,晨起空腹血糖为 7.0mmol/L,早餐后 2 小时血糖 8.0mmol/L。现胸闷,口干喜饮,急躁,腰酸,脱发,纳可,眠安,便黏滞感,日一二行。末次月经:6 月 23 日,量少,仍带经。舌红苔黄腻,脉弦细,舌下青紫。上方去天花粉、益母草,加黄芩、决明子、怀牛膝,改丹参为 30g。

处方:白蒺藜 12g,蔓荆子 12g,白菊花 10g,生葛根 15g,赤白芍各 15g,丹参 30g,夏枯草 20g,石决明(打碎,先煎)30g,桑寄生 30g,川断 15g,茯苓皮 30g,赤小豆 30g,黄芩 10g,决明子(打碎)30g,怀牛膝 15g。14 剂,水煎服,日 1 剂。

药后头痛感尽释,随访 1 年未见复发。

按语　本案患者曾行垂体微腺瘤切除手术,并有糖尿病、高脂血症、高血压病史,病证较为复杂。颜教授经合参脉症,认为本案证属肝阳上亢,痰瘀互结。肝肾之阴不足,阴不制阳,阳亢于上,故头目胀痛、眩晕耳鸣;肝木失涵,失其柔顺之性,故急躁易怒;肝主筋,肾主骨,腰为肾之府,肝肾阴虚,筋骨失养,则出现腰膝酸软之症;肝主疏泄,若肝的疏泄功能失调,则气机升降出入障碍,则导致水液代谢失常,主要表现为输布排泄障碍,而致水湿停留于人体,生成痰饮等病理产物,又因病情迁延难愈,痰邪与体内的瘀血互结而停留在人体内,造成痰瘀互结的临床表现,如向心性肥胖、满月脸、乏力、嗜睡、月经不规律、痤疮等症状。经综合考量,颜教授在治疗此病案时以平肝潜阳、活血化痰为基本原则。

方中白蒺藜、蔓荆子为颜正华教授治疗轻证头痛的常用药对配伍;天麻、决明子为平肝潜阳药;赤芍、丹皮、丹参、益母草为活血化瘀药;生首乌、川牛膝、桑寄生为滋补肝肾药;炒枣仁、远志、茯苓为健脾养心安神药,诸药合用,切中本案要害。患者初诊服药后,症状得到了改善,颜教授在守方的基础上,根据病情变化随加减,如针对双下肢水肿加入茯苓皮、赤小豆等渗湿利水药。并在临床症状有所好转之后,逐渐加入怀牛膝、川断、桑寄生、首乌等滋养肝肾之品,使肝肾得养,肝阳自降,此为治本之法。诸药合用,主次分明,标本兼顾,收到了较好的临床治疗效果。

案 8 钱某,女,56 岁。初诊:2000 年 12 月 14 日。

主诉:头痛时作 20 年,加重半个月。

现病史:患者于 20 年前因工作紧张而致血压突然升高,进而头痛、眩晕。西医诊断为"高血压",一直服用西药降压。半个月前因与家人生气而致血压急剧升高,西医诊断为"高血压危象",经大剂量西药降压治疗,BP:130～140/90～100mmHg。现头痛如刺,眩晕欲仆,心悸、耳鸣、失眠,行走不利,纳可,二便调。今早自测 BP:140/95mmHg。舌红、苔黄,舌下青紫,脉弦细。既往有多发性脑梗死、椎动脉狭窄、糖尿病等病史。

辨证:肝阳上亢,瘀血阻滞。

治法:平肝潜阳,滋养肝肾,活血祛瘀。

处方:天麻 10g,白菊花 10g,赤芍 15g,珍珠母(打碎,先煎)30g,生葛根 15g,龟板(打碎,先煎)20g,丹参 30g,红花 10g,益母草 30g,桑寄生 30g,怀牛膝 12g,磁石(打碎,先煎)30g,制首乌 18g。14 剂,水煎服,日 1 剂。

嘱患者调情志,忌急躁和劳累。

二诊:2000 年 12 月 28 日。中药配合西药降压,症状改善。现头晕,耳鸣,心悸,纳可,眠差,二便调。今早自测 BP:135/90mmHg。脉弦细,舌红,苔微黄腻,舌下青紫。上方加生龙牡、炒枣仁,改赤芍为 10g。

处方:天麻 10g,白菊花 10g,赤芍 10g,珍珠母(打碎,先煎)30g,生葛根 15g,龟板(打碎,先煎)20g,丹参 30g,红花 10g,益母草 30g,桑寄生 30g,怀牛膝 12g,磁石(打碎,先煎)30g,制首乌 18g,生龙牡各(打碎,先煎)30g,炒枣仁(打碎)18g。7 剂,水煎服,日 1 剂。

嘱患者调情志,忌急躁和劳累。

药后头痛感尽释。

按语 本案是水不涵木,肝阳偏亢,风阳升动所表现的本虚标实证候。肝阳化风,肝风内动,上扰清窍则眩晕欲仆;肝阳亢逆无制,气血上冲则见头痛耳鸣;肝主疏泄,肝性失柔,情志失疏,故急躁易怒;恼怒可致气火内郁,暗耗阴液,而阴不制阳,故能加重诸症;心悸失眠乃阴虚心神失养之表现;舌红、苔黄、脉弦细均为阴虚阳亢之象。本证病机以阳亢化风上扰头目为标,肝肾阴虚为本,标急本缓。故颜正华教授在治疗此疾病时,以平肝息风为主,兼以滋养肝肾,方以潜降汤为基本方加减。方中天麻、白菊花、珍珠母、生葛根、磁石平肝潜阳;赤芍、红花、丹参凉血活血平肝;龟板、桑寄生、怀牛膝、制首乌滋补肝肾平肝。诸药合用,证症结合,虚实兼顾,一诊而病减,二诊则病祛。

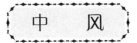

中风

中风又名卒中,是由于阴阳失调,气血逆乱上犯于脑所引起的以突然昏仆,不省人事,半身不遂,口舌歪斜,或不经昏仆,仅以半身不遂,口舌歪斜,言语不利,偏身麻木为主要表现的一种病证。中医对中风病因的认识,大体可以分为两个阶段。唐宋以前,立论多以"外因"为主,主张"内虚邪中"论,但也有"内风"说。金元以后,立论以"内因"为主,突出了风、火、痰、虚、气血的作用。中风的治则理论至清代得到了空前的发展。如叶天士综合各家之说,结合自己的临床经验,阐明了精血内耗,水不涵木,木少滋荣,故肝阳偏亢,导致"内风旋动"的致病机制。对治疗中风则提出,水不涵木,内风时起者,宜滋阴潜阳,平肝息风;阴阳俱损者,治宜温煦滋养;后遗症者,治宜益气血,清痰火,通脉络。另外,沈金鳌在《杂病源流犀烛·中风源流》中对中风的证候和预后都作了详细的论述"盖中脏者,病在里,多滞九窍……中脏者病在表,多著四肢,其症半身不遂,手足不随,痰涎壅盛,气喘如雷,然目犹能视,口犹能言,二便不秘,邪之中犹浅"。他还重视本病的复发和预防,曰:"若风病即愈,而根株未能悬拔,隔一二年或数年中再发,发则必加重,或至丧命,故平时宜预防之,第一防暴怒、郁结,调气血,养精神,又常服药以维持之,庶乎可安。"西医学中的脑出血、脑血栓形成、脑栓塞、脑血管痉挛等病可参考本病辨证施治。

一、学 术 思 想

关于中风的病因病机,历代医籍论述颇多,颜正华教授认为,中风的病机虽错综复杂,但概括起来不外乎风、火、痰、瘀、虚五种,更简之为虚实两端。但虚有气血阴阳之分,实有风火痰瘀之别。颜正华教授认为,中风之虚主要责之于气虚,中风之实主要归咎于瘀血。气虚则推动无力,血行迟缓,甚则可形成瘀血。故在治疗时,颜正华教授以益气活血通络为基本原则。补气能推动脉络中血液的运行,活血能使脉络中的瘀血化、脉络通,二者相辅相成,旧血去新血生,从而缓解中风的诸多症状。中风的辨证论治多分为以下几个方面。

1. 风痰阻络证

风痰阻络证以手足麻木,口眼歪斜,语言不利,口角流涎,舌强言謇,甚则半身不遂为主症,或兼见恶寒,发热,手足拘挛,关节酸痛,舌苔薄白,脉浮数。治以祛风化痰通络。常用方剂为真方白丸子加减。常用药物:半夏、胆南星、白附子、天麻、全蝎、当归、白芍、鸡血藤等。

2. 肝阳上攻证

肝阳上攻证以平素头晕头痛,耳鸣目眩,突发口眼歪斜,舌强语謇,或手足重滞,甚则半身不遂,舌质红苔黄,脉弦为主症。治以平肝潜阳,活血通络。常用方剂为天麻钩藤饮加减。常用药物:天麻、钩藤、珍珠母、石决明、桑叶、菊花等。

3. 阴虚风动证

阴虚风动证以平素头晕耳鸣,突然发生口眼歪斜,言语不利,手指搐动,甚或半身不遂,舌质红苔腻,脉弦细数为主症。治以滋阴潜阳,息风止痉。常用方剂为镇肝熄风汤加减。常用药物:白芍、天冬、玄参、枸杞子、龙骨、牡蛎、龟板、代赭石、牛膝、当归、天麻、钩藤等。

4. 气虚络瘀证

气虚络瘀证以肢体偏枯不遂,肢软无力,面色萎黄,舌质暗红或有瘀斑,苔薄白,脉细涩或细弱为主症。治以益气养血,化瘀通络。常用方剂为补阳还五汤加减。常用药物:黄芪、桃仁、红花、赤芍、当归尾、川芎、地龙、牛膝等。

5. 肝肾亏虚证

肝肾亏虚证以半身不遂日久,患肢僵硬,拘挛变形,舌强不语,或偏瘫,肢体肌肉萎缩,舌红脉细,或舌淡红,脉沉细为主症。治以滋补肝肾。常用方剂为左归丸合地黄饮子加减。常用药物:干地黄、首乌、枸杞子、山萸肉、麦冬、石斛、当归、鸡血藤等。

颜正华教授治疗中风善以补阳还五汤为基本方。补阳还五汤由清代王清任所创。王清任在《医林改错·半身不遂本源》中云:"夫元气藏于气管之内,分布周身,左右各得其半……若十分元气,亏二成,剩八成,每半身仍有四成,则无病。若亏五成,剩五成,每半身只剩二成半,此时虽未病半身不遂,已有气亏之症,因不疼不痒,人不自觉。若元气一亏,经络自然空虚,有空虚之隙,难免其气向一边归并。如右半身二成半,归并于左,则右半身无气;左半身二成半,归并于右,则左半身无气。无气则不能动,不能动名曰半身不遂。"原方组成:黄芪(生)四两,归尾二钱,赤芍一钱半,地龙(去土)一钱,川芎一钱,桃仁一钱,红花一钱。方中重用生黄芪,大补元气,使气旺则血行,瘀消而不伤正,为君药;配以当归尾活血和血,且有化瘀不伤血之妙,是为臣药;川芎、赤芍、桃仁、红花助归尾活血祛瘀,地龙长于行散走窜,通经活络,均为佐药,诸药合用,使气足以推动血行,瘀去络通,则筋肉得养,痿废可愈。

颜正华教授以此方为治疗中风的基本方,随症加减。遇痰瘀互结者,酌加石菖蒲、远志以化痰开窍;心悸、失眠者为心气不足,加酸枣仁、首乌藤等养心安神之品;肢麻者加桑枝、威灵仙、秦艽等祛风通络之品;神昏、头痛严重、颅内压高、大便不解者加生大黄以泻下通腑;兼有风火上扰清窍者,宜与潜降汤相伍使用。

颜正华教授治疗中风病证多用平和之品,并通补相合,兼顾脾胃。如喜用益气升阳之生黄芪等,活血之红花、桃仁、丹参、赤芍等,化痰之石菖蒲、胆南星等,安神之炒枣仁、远志等,健运脾胃之茯苓、生薏苡仁等,行气之陈皮、枳壳、香附等,通络之地龙、桑枝、威灵仙、秦艽等。另外,在辨证论治的基础上始终顾护脾胃。如常用的理气药遵循"忌刚用柔"之旨而选佛手、绿萼梅、陈皮、枳壳等理气不伤阴之品。补益脾胃药多选党参、白术、薏苡仁、山药等甘平微温、益气健脾之品,以及南北沙参、百合、麦冬、玉竹、甘草加白芍等柔润养阴不碍脾胃之品。

二、医案举隅

案1　杨某,女,63 岁。初诊:2000 年 4 月 24 日。

主诉:右半身不遂 3 年余。

现病史:3 年前因生气而致突然昏仆,醒后即出现右半身不遂、口眼歪斜、语言謇涩等临床表现,西医诊断为"脑栓塞",一直服用西药控制病情,同时配以针灸辅助治疗。近自觉活动较前更为受限。现右半身不遂,口眼歪斜,语言謇涩,偏身麻木,气短乏力,面色㿠白,眠轻心悸,纳可,二便尚调,舌暗苔薄黄腻,舌下青紫,脉弦涩。既往有高血压、冠心病、糖尿病等病史。

辨证:气虚血瘀痰阻。

治法:益气活血,化痰通络。

处方:生黄芪 30g,丹参 30g,赤芍 15g,当归 10g,川芎 10g,桃仁 10g,红花 10g,制首乌15g,石菖蒲 10g,远志 10g,茯苓 20g,胆南星 6g。14 剂,水煎服,日 1 剂。

建议配合针灸治疗和康复治疗,并嘱患者调情志,忌急躁和劳累。

二诊:2000 年 5 月 8 日。服上方后,配合西药和辅助治疗,自觉症状明显改善。现右半身不遂,口眼歪斜,语言謇涩,偶有心悸,自汗,眠可,纳可,二便尚调,眠可,舌暗苔薄黄腻,舌下青紫,脉弦涩。效不更方,继服 14 剂。药后诸症大为缓解。

按语　本案患者久病久卧伤气,致气虚不能鼓动血脉运行,精液失布,而致痰瘀互结,瘀阻脉络而成气虚血瘀痰阻之证。瘀阻脑脉,则见半身不遂,肢体瘫软,口舌歪斜,语言謇涩;血行不畅,经脉失养,故见肢体麻木;瘀血内停,气血不上荣故见面色㿠白;心脉失养故见心悸眠轻;气虚不摄,则自汗、短气乏力;舌暗,舌下青紫,脉弦涩为气虚血瘀痰阻之象。

颜教授认为本案中风实与王清任"元气渐亏之症"及主瘀立论相符。且根据"急则治其标,缓则治其本"的原则,以益气活血、化痰通络为治疗的基本原则,以补阳还五汤为基本方加减,旨在补气养血,活血通络。方中黄芪补气,桃仁、红花、川芎、当归、赤芍、丹参活血,石菖蒲、远志开窍,制首乌养精血,茯苓健脾安神,胆南星化痰,诸药合用,证症结合,标本兼顾,以求药到病除之效。并在治疗中建议患者配合针灸治疗和康复治疗,获得了很好的治疗效果。

案2　臧某,男,56 岁。初诊:2000 年 4 月 10 日。

主诉:左上肢无力 3 日。

现病史:3 日前干农活后出现左上肢无力,当时未予重视,但逐渐出现活动受限、言语不利等中风表现。现左上肢无力且活动受限,言语不利,余无不适,纳可,眠安,二便调,舌暗苔白,舌下青紫,脉沉细。既往有动脉粥样硬化症。

辨证:气虚血滞,脉络不畅。

治法:益气活血通络。

处方:川芎 10g,当归 10g,桃仁 10g,红花 10g,赤芍 12g,丹参 30g,生黄芪 30g,生葛根15g,地龙 10g,制首乌 15g,秦艽 10g,桑枝 15g。7 剂,水煎服,日 1 剂。

建议配合针灸治疗和康复治疗,并嘱患者调情志,忌急躁和劳累。

二诊:2000 年 4 月 17 日。服上方后,配合辅助治疗,症状基本消失。现无不适,纳可,眠安,二便调,舌暗,苔薄黄腻,舌下青紫,脉沉细。效不更方,继服7剂以巩固疗效。患者服药后,诸症均释。

按语 颜教授认为,劳累伤气,致气虚不能鼓动血脉运行,血行乏力,脉络不畅而成气虚血瘀之证。瘀阻脑脉,伤及经络则见左上肢无力且活动受限、言语不利等症。舌暗、舌下青紫、脉沉细为气虚血瘀之象。故颜老在治疗此案时,以益气活血通络为治疗的基本原则,方以补阳还五汤为基本方加减。方中黄芪补气,桃仁、红花、川芎、当归、赤芍、丹参、地龙活血,秦艽、桑枝祛风通络,制首乌补益精血,诸药合用,证症结合,标本兼顾,以求药到病除之效。并在治疗中建议患者配合针灸治疗和康复治疗,同时调情志而巩固疗效。患者在连服7剂后,症状基本消失,收到了很好的临床疗效。

案3 张某,女,43岁。初诊:2000年4月17日。

主诉:中风1年余。

现病史:患者于1年前不明原因出现醒后口眼歪斜、口角流涎、语言謇涩等,一直寻求中医治疗,但效果不显著。现口眼歪斜,口角流涎,语言謇涩,心悸眠差,纳可,二便调,舌淡苔薄白,舌下青紫,脉弦涩。末次月经:4月13日,经色、量正常,伴痛经。既往有冠心病、慢性肾炎等病史。

辨证:风痰瘀血阻络。

治法:祛风化痰止痉,活血化瘀通络。

处方:炙僵蚕10g,全蝎10g,制白附子10g,防风10g,生黄芪15g,丹参30g,赤芍15g,川芎10g,红花10g,当归10g,生葛根15g,降香6g。12剂,水煎服,日1剂。

建议配合针灸和康复治疗,并嘱患者调情志,忌急躁和劳累。

二诊:2000年5月8日。患者服上方20剂后,配合西药和辅助治疗,自觉症状有所缓解。现口眼歪斜,口角流涎,语言謇涩,心悸眠差,纳便调,舌淡苔薄白,舌下青紫,脉弦涩。颜教授根据效不更方的原则,嘱患者原方继服7剂以巩固疗效。患者服药后,诸症均释。

按语 颜教授认为,本案为风痰瘀阻头面经络所致。《巢氏病源》云:"风邪入于手足阳明、手太阳之经,遇寒则筋急引颊,故使口眼㖞斜,言语不正,而目不能平视。"足阳明之脉挟口环唇,足太阳之脉起于目内眦。阳明内蓄痰浊,太阳外中于风,风痰瘀阻于头面经络,则经遂不利,筋肉失养,故不用而缓。无邪之处,气血尚能运行,筋肉相对而急,缓者为急者牵引,故口眼歪斜,此即"邪气反缓,正气即急,正气引邪,㖞僻不遂"(《金匮要略》)。

本案病机乃风痰瘀阻经络,经脉不利。故颜正华教授治疗此案时以祛风化痰活血,通经络,止痉挛为基本治疗原则,方以牵正散合补阳还五汤为基本方加减。方中白附子祛风化痰止痉,全蝎通络,僵蚕化痰,防风祛风,生黄芪补气,丹参、赤芍、川芎、红花、当归养血通络,生葛根、降香据现代药理研究有缓解血管痉挛的作用,诸药合用,证症结合,标本兼顾,以求药到病除之效。

案4 李某,女,49岁。初诊:2008年11月29日。

主诉:右半身无力半年。

现病史:右半身无力半年。现头晕,乏力,动作迟缓,语言迟钝,眠差,半夜易醒2~3次,大便调,小便频,纳可,口干,舌淡,苔薄黄,脉弦细。

辨证:气虚血滞。

治法:益气活血通络。

处方:天麻10g,生黄芪20g,地龙12g,当归6g,赤芍15g,丹参20g,桃仁10g,红花6g,石菖蒲6g,远志6g,生首乌20g,生山楂12g。7剂,水煎服,日1剂。

二诊:2008年12月6日。患者诉,近1周汗多,口疮严重,大便可,小便黄,口干喜热饮,头晕,纳可,眠可,舌淡红,苔黄腻,脉弦细。

处方:上方加加丹皮10g,炒栀子10g,茯苓30g。14剂,水煎服,日1剂。

药后诸症尽释。随访半年未见复发。

按语 正气亏虚,推动血液无力,脉络瘀阻,筋脉肌肉失养,故见半身无力,动作迟缓;气虚血滞,舌本失养,故语言迟钝;气虚清阳不展,见乏力、头晕;气虚不能固涩,则小便频;气虚心失所养,则眠差易醒。证症合参,治当益气、活血、通络。选用经典方剂补阳还五汤加减治疗,用生黄芪大补脾胃之元气,使气旺而促血行;合当归养血活血;配赤芍、丹参、桃仁、红花、生山楂、地龙活血化瘀以通络;加石菖蒲、远志祛痰利窍,安神益智。二诊时,针对患者有口疮、小便黄、口干、舌苔黄腻,说明有湿热之象,故加用丹皮、栀子、茯苓以泻火、解毒、凉血、利湿。诸药合用,气旺血行,瘀去络通,热清湿利,诸症自可渐愈。

汗 证

汗证是指人体阴阳失调,营卫不和,腠理开阖不利而引起汗液外泄的病证。临床上有自汗、盗汗、冷汗、大汗之分;亦有局部的额汗、手足汗、半身汗、阴汗之别;甚至有病危的脱汗、绝汗。对于汗的生理病理历代医家多有论述。如《素问·评热病论》云:"人所以汗出者,皆生于谷,谷生于精。"言谷气化为精,精气胜乃为汗。可见,汗为津液所化生,以津液为物质基础,是津液的组成部分。又云:"汗为心液。"《素问·宣明五气》云:"心为汗。"这是说心血由津液所化,汗由津液所泄,故大汗不但可因散热过多而耗气,也会伤及津液而损于心血,故有"汗血同源"之说。《三因方·自汗证治》对自汗、盗汗作了鉴别,"无问昏醒,浸浸自出者,名曰自汗;或睡着汗出,即名盗汗,或云寝汗。若其饮食劳役,负重涉远,登顿疾走,因动汗出,非自汗也",并指出其他疾病中表现的自汗应着重针对病源进行治疗。《丹溪心法·自汗》说:"自汗属气虚、血虚、湿、阳虚、痰。"《丹溪心法·盗汗》说:"盗汗属血虚、阴虚。"《景岳全书·汗证》对汗证作了系统的整理,认为自汗属阳虚,盗汗属阴虚,但是亦认为"自汗、盗汗亦各有阴阳之证,不得谓自汗必属阳虚,盗汗必属阴虚也"。关于汗证的治疗也多见论述。朱丹溪指出"宜敛心气,益肾水,使阴阳调和,水火升降,其汗自止"。明代医家龚廷贤云:"大抵自汗宜补阳调卫,盗汗宜补阴降火,心虚而冷汗自出者,理宜补肝,益火之源以消阴翳也。阴虚火炎者,法当补肾,壮水之主,以制阳光。"叶天士《临证指南医案》论汗云:"凡汗证,未有不由心肾虚而得之者……如气虚表弱,自汗不止者,仲景有黄芪建中汤,先贤有玉屏风散;如阴虚有火,盗汗发热者,先贤有当归六黄汤、柏子仁丸;如劳伤心神,气热汗泄者,先贤用生脉四君子汤……如卫阳虚而汗出者,用玉屏风散、芪附汤、真武汤及甘麦大枣汤。"金人刘完素之《黄帝素问宣明论方》治疗出汗,方用白术黄芪散和大金花丸。王清任《医林改错》曰:"竟有用补气、固表、滋阴、降火,服之不效,而反加重者,不知血瘀亦令人自汗盗汗,用血府逐瘀汤。"颜正华教授博采众长,努力创新,辨治汗证,灵活有章。

一、学 术 思 想

颜正华教授认为,汗证的基本病机包括热邪郁蒸,津液外泄;阴阳失衡,津液受扰;营卫不和,卫气失司等方面。

(一) 辨证要点

1. 辨虚实

汗证以虚者居多。自汗多属气虚不固;盗汗多属阴虚内热。因肝火、湿热等邪气郁蒸所致者,属实证。自汗久可以伤阴,盗汗久亦可以伤阳,出现气阴两虚,或阴阳两虚之证。

2. 辨寒热

阳气盛则热,阳气衰则寒,汗证属热者,为热邪迫汗外泄或阴虚火旺,心液被扰而失常所致;但表里阳气虚衰,津液不固亦可外泄为汗,则属寒证。

颜正华教授认为,虚证当根据证候的不同治以益气养阴补血,调和营卫。实证当清肝泄热,化湿和营;虚实错杂者,宜根据虚实之主次兼顾考量。由于自汗、盗汗均以腠理不固,津液外泄为病变特点,故颜正华教授在辨证治疗时,重点强调调和阴阳及营卫。在治本的同时,善于使用固涩敛汗之品,如麻黄根、浮小麦、煅龙骨、煅牡蛎等治标,使治本与治标相结合,以收本固标治之效。且上述之品药性又均较平和,敛汗而不敛邪,止汗而不伤正,这也体现了颜正华教授的一贯用药习惯及治病原则。

(二) 辨证论治

1. 肌腠不固证

肌腠不固证以汗出恶风,劳累汗出尤甚,易感冒,体倦乏力,面色无华,脉细弱,苔薄白为主症。治以益气固表。常用方:玉屏风散加减。汗出多者,加浮小麦、煅龙骨、煅牡蛎等;气虚明显者,加党参、黄芪。

2. 营卫不和证

营卫不和证以汗出恶风,周身酸楚,微发热,头痛,舌淡红,苔薄白,脉浮缓为主症。治以调和营卫。常用方:桂枝汤加减。气虚明显者,加黄芪益气固表;汗出多者,加煅龙骨、煅牡蛎、五味子;兼失眠者,加酸枣仁、首乌藤。

3. 阴虚发热证

阴虚发热证以盗汗,口干,五心烦热,潮热颧红,腰膝酸软,干咳,痰中带血,舌红少苔,脉细数为主症。治以滋阴降火。常用方:当归六黄汤加减。汗出多者,加麻黄根、浮小麦、五味子;耳鸣者,加白蒺藜、白菊花、枸杞子等。

4. 邪热壅盛证

邪热壅盛证以蒸蒸汗出,面赤烘热,烦躁,口苦,小便色黄,舌苔薄黄,脉弦数为主症。治以清散热邪。常用方:龙胆泻肝汤加减。热势明显者,加石膏;便秘者,加全瓜蒌、决明子、生首乌等。

二、医案举隅

案1　李某,男,45岁。初诊:2008年4月26日。

主诉:盗汗2个月余。

现病史:盗汗,伴全身皮肤红肿、瘙痒,失眠,前胸、后背疼痛,偶自汗,纳可,二便调,脉弦滑,舌红,苔薄白。有颈椎病、牛皮癣病史。

辨证:阴虚火旺,气虚失摄。

治法:滋阴降火,益气敛汗。

处方:柏子仁15g,煅龙牡各(打碎,先煎)30g,五味子10g,生黄芪30g,赤白芍各15g,浮小麦30g,生地15g,丹皮10g,白鲜皮10g,地肤子15g,生甘草5g,炒枣仁(打碎)30g,首乌藤30g,苦参12g,生薏苡仁(打碎)30g。7剂,水煎服,日1剂。

二诊:2008年5月3日。药后盗汗明显减轻,其他症状亦有所缓解。继服上方7剂。

药后诸症均释,随访半年未见复发。

按语　本案患者盗汗与自汗并存,盗汗乃属阴虚内热,而自汗缘由较为复杂,有实热内扰型,有阳气虚弱者,亦有风邪作祟者。经审证,本案患者并无实热与风邪征象,据此推之,自汗由虚而起。综上,本案以"阴虚火旺"为主要病机,兼有气虚之象。故,颜教授在治疗此病例时以"滋阴降火"为基本原则,以"柏子仁丸"为基本方加减,并辅以补气之法。

方中柏子仁、炒枣仁、首乌藤养心安神;煅龙骨、煅牡蛎、五味子、生黄芪、浮小麦收敛止汗;赤芍、生地、丹皮滋阴降火,诸药合用,以求汗止。又因患者有"牛皮癣"的病史和"全身皮肤红肿瘙痒"的临床表现,故在上药的基础上加入了白鲜皮、地肤子、生甘草、苦参、生薏苡仁等解毒燥湿药。通过7剂中药的治疗,患者的盗汗已完全消失,收到了很好的临床治疗效果。

案2　赖某,男,27岁。初诊:2008年12月6日。

主诉:自汗1年余。

现病史:晨起腰酸,平日汗多,头背手心明显,劳累后有虚脱感,大便干,3~4日一行,小便黄,夜间易醒1~2次,脱发,偶有反酸胃痛,舌淡红,苔薄黄腻,脉细弱。

辨证:气阴两虚。

治法:益气养阴。

处方:生黄芪15g,党参12g,生地12g,当归10g,白芍12g,决明子30g,生首乌30g,怀牛膝12g,川断15g,桑寄生30g,陈皮10g,茯苓30g,炒枣仁30g,大枣6g,枸杞子15g,首乌藤30g。14剂,水煎服,日1剂。

二诊:2008年12月20日。自汗略有减轻,大便干,2~3日一行,小便黄,纳可,眠可,口苦,口干,舌红,苔黄干厚,脉细数。

处方:生黄芪18g,党参12g,生地12g,当归6g,白芍12g,决明子30g,生首乌30g,怀牛膝12g,川断15g,桑寄生30g,陈皮10g,茯苓30g,炒枣仁30g,大枣6g,枸杞子15g,首乌藤30g。14剂,水煎服,日1剂。

三诊:2008年1月3日。汗出减轻,大便不干,2日一次,口干,现口苦减轻,口腔溃疡,梦多,小便黄,舌暗,苔薄腻,脉弦细。

处方:生黄芪15g,党参12g,生地12g,当归6g,白芍12g,怀牛膝12g,川断15g,桑寄生30g,陈皮10g,茯苓30g,炒枣仁30g,大枣6g,首乌藤30g。14剂,水煎服,日1剂。

四诊:2009年1月17日。发口疮,仍自汗多,脱发,小便黄,大便偏稀1日一次,纳可,梦多,晨起口干苦,舌体胖大,苔黄腻,脉弦细。

处方:黄芪30g,党参12g,赤白芍各15g,丹皮10g,丹参15g,怀牛膝12g,炒白术12g,生薏苡仁30g,茯苓30g,炒枣仁30g,煅龙牡各(先煎)20g,大枣10g,首乌藤30g,制首乌15g,生甘草6g。7剂,水煎服,日1剂。

五诊:2009年1月24日。仍有口疮,出汗较前有所改善,大便正常一日一次,小便黄,梦多,纳可,晨起略有口干苦,舌胖有齿痕,苔黄腻,脉弦细。

处方:生黄芪20g,生白术12g,生薏苡仁30g,麦冬10g,炒枣仁30g,生龙牡各(先煎)30g,大枣10g,首乌藤30g,制首乌15g,生甘草5g,赤白芍各15g,丹皮10g,丹参15g,女贞子15g。14剂,水煎服,日1剂。

按语 汗证是指由于阴阳失调,腠理不固,致汗液外泄失常的病证。辨治当明阴阳虚实,一般来说,以虚者为多。自汗多属气虚不固,盗汗多属阴虚内热。本案患者为气阴两虚之自汗、盗汗。方中生黄芪、党参、茯苓、大枣补脾肺之气,黄芪兼可固表止汗;生地、当归、白芍、枸杞子滋阴养血;决明子、生首乌润肠通便,针对患者便干而设;炒枣仁、首乌藤养心安神,针对眠差而设;怀牛膝、川断、桑寄生补肝肾、强筋骨,为腰酸而设;陈皮理气醒脾,防益气补阴药滋腻滞气。纵观全方,补而不腻,兼顾他症,收到良效。二诊时,效不更方,继服14剂。随后三诊中,根据证情变化,灵活加减。在长达2个月的治疗中,颜老始终紧扣气阴不足的病机,在补气养阴的基础上对症用药。共服50余剂,终使气旺阴复,汗止眠安,诸症得解。

案3 安某,男,58岁。初诊:2008年4月19日。

主诉:盗汗15年。

现病史:盗汗,牙龈萎缩、疼痛,牙齿松动,指甲易断,乏力,动则气喘,偶自汗,纳呆,失眠,大便稀薄,每日2~3次,脉弦缓,舌质淡,苔薄白,中有裂纹。

辨证:脾肾不足,气阴两虚。

治法:健脾益肾,补气养阴敛汗。

处方:生黄芪30g,炒枣仁(打碎)30g,柏子仁15g,炒白术12g,茯苓30g,焦三仙各12g,炒枳壳10g,煅龙牡各(打碎,先煎)30g,五味子10g,麻黄根10g,怀牛膝12g,桑枝15g,桑寄生30g。7剂,水煎服,日1剂。

二诊:2008年4月26日。药后症状明显改善,盗汗止,牙龈萎缩、疼痛、牙齿松动症状好转,便成形、日一行,眠可,纳佳。现口干,尿频,舌红,苔薄白微黄,有齿痕。效不更方,继以原方7剂。

药后诸症均释,随访半年未见复发。

按语 汗证病因不外内、外两种。外因以风、热、湿邪为患较多,以致营卫不和而汗出异常;内伤多由素体虚弱或年老体衰而致气血阴阳失调引起。本案患者年近花甲,体虚之征明显。心气阴虚则失眠盗汗、乏力、气短;脾气虚,运化无力,则便溏、自汗;齿为骨之余,肾主骨,故肾虚则会出现牙龈萎缩、疼痛、牙齿松动等症状。颜正华教授以养心安神、补肾健脾敛汗为基本治则。方中生黄芪、炒白术、茯苓、焦三仙健脾益气;炒枣仁、柏子仁养心之阴血而安神;怀牛膝、桑寄生补益肝肾;煅龙骨、煅牡蛎、五味子、麻黄根滋阴敛汗。诸药合用,药到病除。

案4 张某,男,27岁,北京体育大学教师。初诊:2008年11月3日。

主诉:自汗1个月余。

现病史:自汗多,恶寒轻,有气上逆,口干,纳可,入睡困难,多梦易醒,左侧腹股沟及阴囊湿热,舌体胖大,苔厚微黄,脉细滑不匀。既往有丙型病毒性肝炎(简称丙肝)病史。

辨证:阴阳失和,肌表不固。

治法:调和阴阳,敛汗安神。

处方:桂枝10g,赤芍15g,白芍15g,生龙骨(先煎)30g,生牡蛎(先煎)30g,丹皮10g,丹参30g,炒枣仁30g,茯苓30g,远志10g,鱼腥草(后下)30g,泽泻15g,川牛膝12g,怀牛膝12g,生姜3片,首乌藤30g,大枣10g。14剂,水煎服,日1剂。

二诊:2008年12月1日。气上逆症减轻,仍汗多,头晕耳鸣,大便偏稀,每日4~5次,量少,睡眠改善,舌偏红,苔薄有齿痕,脉细滑。

处方:桂枝5g,赤芍15g,白芍15g,生龙骨(先煎)30g,生牡蛎(先煎)30g,丹皮10g,丹参30g,炒枣仁30g,远志10g,茯苓30g,鱼腥草(后下)30g,泽泻15g,川牛膝12g,怀牛膝12g,生姜3片,首乌藤30g,大枣10g,炒枳壳10g,草薢15g,炒白术12g。14剂,水煎服,日1剂。

药后症状明显改善。

按语 阴阳失调,腠理不固,而致汗液外泄,阴阳失和,阳不入阴,致入睡困难,多梦易醒。治当以调和阴阳为主,兼配以敛汗安神之品。方用桂枝汤加味治疗。桂枝、白芍合生姜、大枣共奏调和阴阳之功;生龙骨、生牡蛎既镇静安神,又收敛止汗;丹皮、丹参凉血清心安神;茯苓、炒枣仁、首乌藤、大枣、远志养血宁心安神;鱼腥草、泽泻、川牛膝、怀牛膝清热利湿通淋,且牛膝又引药下行,直达病所,针对腹股沟及阴囊湿热。二诊大便偏稀,每日4~5次,故加炒枳壳、草薢、炒白术理气健脾,利湿以实大便。药症相合,共服28剂,症情大为改善。

案5 刘某,男,41岁。初诊:2008年5月31日。

主诉:汗出恶风1年余。

现病史:现汗出恶风,恶寒,头重如裹,鼻衄,胃胀痛,食凉后加重,纳呆,口干苦,眠可,二便调,舌质暗,苔黄腻,脉濡细。

辨证:湿浊内阻,营卫失和。

治法:化湿和胃,调和营卫。

处方:藿香10g,佩兰10g,清半夏10g,猪苓10g,茯苓30g,杏仁(后下)10g,生薏苡仁(打碎)30g,滑石(包)15g,炒神曲12g,炒枳壳10g,佛手6g。10剂,水煎服,日1剂。

嘱忌油腻、辛辣、生冷食物。

二诊:2008 年 6 月 16 日。

药后胃胀痛等症状缓解,纳可,眠可,二便调。但仍汗出、恶风、恶寒、口干苦、头重如裹,舌质偏暗,苔黄腻,脉濡细。

处方:桂枝 5g,白芍 15g,藿香 10g,清半夏 10g,陈皮 10g,茯苓 30g,白蔻仁(打碎,后下)5g,炒神曲 12g,滑石(包)15g,通草 6g,佛手 6g,黄芩 6g。7 剂,水煎服,日 1 剂。

三诊:2008 年 6 月 23 日。药后症减。现偶汗出、恶风、晨起口干,纳可,眠少,二便调,舌暗,苔黄腻,脉濡细。

处方:桂枝 5g,白芍 15g,藿香 10g,清半夏 10g,陈皮 10g,茯苓 30g,白蔻仁(打碎,后下)5g,炒神曲 12g,滑石(包)15g,通草 6g,佛手 6g,黄芩 10g,生黄芪 15g,防风 3g。14 剂,水煎服,日 1 剂。

药后自汗等症状消失,随访半年未见复发。

按语　本案属营卫失和之自汗证。在治疗过程中,颜正华教授从两个方面进行治疗:其一调理脾胃;其二调和营卫。初诊伊始,患者虽有明显的汗出恶风等临床表现,但不可忽视的是患者有苔黄腻、纳呆、鼻衄等湿热之象,故须清脾胃湿热浊邪,方能进行下一步的治疗。一诊时以化湿和胃为主,方中藿香、佩兰化湿;清半夏、杏仁化痰降气;猪苓、茯苓、生薏苡仁、滑石利湿;炒神曲健脾开胃;炒枳壳、佛手行气。诸药合用,湿浊去,脾胃健。二诊时,已无胃胀痛等症状,说明脾胃功能恢复,但仍存在汗出、恶风、恶寒等,故调整治疗思路,以调和营卫为主,清化湿浊为辅。方中加入桂枝、白芍等调和营卫之品,减少了佩兰、猪苓、杏仁、生薏苡仁等清化湿浊药。通过加减,分清主次,症状基本消失。

案 6　刘某,男,41 岁,企业职工。初诊:2008 年 5 月 31 日。

主诉:汗出恶风 1 年余。

现病史:现汗出恶风、恶寒、头重如裹、鼻衄、胃胀痛,食凉后加重,纳呆,口干苦,眠安,二便调,舌质暗,苔黄腻,脉濡细。

辨证:湿浊内阻,营卫失和。

治法:化湿和胃,兼和营卫。

处方:藿香 10g,佩兰 10g,清半夏 10g,猪苓 10g,茯苓 30g,杏仁(后下)10g,生薏苡仁(打碎)30g,滑石(包)15g,炒神曲 12g,炒枳壳 10g,佛手 6g。10 剂,水煎服,日 1 剂。

嘱忌油腻辛辣生冷食物。

二诊:2008 年 6 月 16 日。患者服上方后症状改善。现汗出、恶风、恶寒、口干苦、头重如裹,纳可,眠安,二便调,舌质偏暗,苔黄腻,脉濡细。

处方:桂枝 5g,白芍 15g,藿香 10g,清半夏 10g,陈皮 10g,茯苓 30g,白蔻仁(打碎,后下)5g,炒神曲 12g,滑石(包)15g,通草 6g,佛手 6g,黄芩 6g。7 剂,水煎服,日 1 剂。

三诊:2008 年 6 月 23 日。患者服上方 7 剂后症状基本消失,受凉后复发。现汗出、恶风、恶寒、双膝盖屈伸不利、晨起口干,纳可,眠安,二便调,舌暗,苔黄腻,脉濡细。

处方:桂枝 5g,白芍 15g,藿香 10g,清半夏 10g,陈皮 10g,茯苓 30g,白蔻仁(打碎,后下)5g,炒神曲 12g,滑石(包)15g,通草 6g,佛手 6g,黄芩 10g,生黄芪 15g,防风 3g。7 剂,水煎服,日 1 剂。

四诊:2008 年 6 月 30 日。患者经过上方的治疗,症状得到了明显的改善。现偶汗出、恶风、恶寒、晨起口干,纳可,眠安,二便调,舌红,苔黄腻,脉滑。

处方:桂枝 5g,白芍 15g,藿香 10g,陈皮 10g,茯苓 30g,白蔻仁(打碎,后下)5g,炒神曲 12g,滑石(包)15g,通草 6g,佛手 6g,黄芩 10g,生黄芪 15g,防风 3g。14 剂,水煎服,日 1 剂。

患者服药后,自汗症状消失,随访半年未复发。

按语 此疾病通过临床症状和舌脉可知属中医营卫失和之自汗证。本案在治疗过程中,颜教授分为了两个阶段进行:第一阶段是调理脾胃;第二阶段是调和营卫。初诊伊始,患者虽有明显汗出恶风的临床表现,但不可忽视的是患者有苔黄腻、鼻衄等湿热之象,故先清脾胃,脾胃的湿热之浊去,才能进行下一步治疗。故在一诊时以化湿和胃为主,方中藿香、佩兰化湿药;清半夏、杏仁化痰药;猪苓、茯苓、生薏苡仁、滑石利湿药;炒神曲健脾开胃药;炒枳壳、佛手行气药,诸药合用,以求湿浊去,脾胃健。二诊时,患者已无胃胀痛等临床症状,说明患者的脾胃功能恢复,但仍存在汗出、恶风、恶寒等临床表现,故调整治疗思路,此次治疗以调和营卫为主,清化湿浊为辅。方中加入了调和营卫的药,如桂枝、白芍;也减少了清化湿浊的药,如佩兰、猪苓、杏仁、生薏苡仁等,通过加减,分清主次,在连服 14 剂后,症状基本消失,收到了很好的临床治疗效果。

淋 证

淋证是指因饮食劳倦,湿热侵袭而致的以肾虚,膀胱湿热,气化失司为主要病机,以小便频急、滴沥不尽、尿道涩痛、小腹拘急、痛引腰腹为主要临床表现的一类病证。淋之名称,始见于《内经》,《素问·六元正纪大论》称为"淋闷",并有"甚则淋"、"其病淋"等记载。《金匮要略·五脏风寒积聚病脉证并治》称"淋秘",并指出淋秘为"热在下焦"。《金匮要略·消渴小便不利淋病脉证并治》描述了淋证的症状"淋之为病,小便如粟状,小腹弦急,痛引脐中"。隋代《诸病源候论·淋病诸候》对淋证的病机作了详细的论述,并对发病机制作了高度概括"诸淋者,由肾虚而膀胱热故也"。金元时期《丹溪心法·淋》强调淋证主要由热邪所致"淋有五,皆属乎热"。明代《景岳全书·淋浊》在认同"淋之初病,则无不由乎热剧"的同时,提出"久服寒凉"、"淋久不止"有"中气下陷和命门不固之证",并提出治疗时"凡热者宜清,涩者宜利,下陷者宜升提,虚者宜补,阳气不固者温补命门"。关于淋证的临床分类,中医著作亦早有论述。汉末《中藏经》将淋证分为冷、热、气、劳、膏、砂、虚、实八种。隋代《诸病源候论·淋病诸候》把淋证分为石、劳、气、血、膏、寒、热七种,而以"诸淋"统之。唐代《千金方·淋闭》提出"五淋"之名,《外台秘要·淋并大小便难病》具体指出五淋的内容"论五淋者,石淋、气淋、膏淋、劳淋、热淋也"。现代临床仍沿用五淋之名,但有以气淋、血淋、膏淋、石淋、劳淋为五淋者,亦有以热淋、石淋、血淋、膏淋、劳淋为五淋者。西医学的泌尿系感染、泌尿系结石、泌尿系肿瘤、乳糜尿等,亦可参考本病辨证论治。

一、学术思想

颜教授认为,在淋证的诊疗中,辨清类别至关重要。如起病急,症见发热、小便热赤、尿时热痛、小便频急症状明显,每日小便可达数十次,每次尿量少者为热淋;小便排出砂石,或尿道中积有砂石,致排尿时尿流突然中断,尿道窘迫疼痛,或砂石阻塞于输尿管或肾盂中,常致腰腹绞痛难忍者为石淋;小腹胀满明显,小便艰涩疼痛,尿后余沥不尽者为气淋;尿中带血或夹有血块,并有尿路疼痛者为血淋;淋证而见小便浑浊如米泔或滑腻如脂膏者为膏淋;久淋,小便淋沥不已,时作时止,遇劳即发者为劳淋。

在区别各种不同淋证的同时,还需辨其虚实。一般而言,初起或在急性发作阶段,因膀胱湿热、砂石结聚、气滞不利所致,尿路疼痛较甚者,多为实证;淋久不愈,尿路疼痛轻微,见有肾气不足、脾气虚弱之证,遇劳即发者,多属虚证。气淋、血淋、膏淋皆有虚、实及虚实并见之证,石淋日久,伤及正气,阴血亏耗,亦可表现为正虚邪实并见之证。实则清利,虚则补益,是治疗淋证的基本原则。实证有膀胱湿热者,治宜清热利湿;有热邪灼伤血络者,治宜凉血止血;有砂石结聚者,治宜通淋排石;有气滞不利者,治宜利气疏导。虚证以脾虚为主者,治宜健脾益气;以肾虚为主者,治宜补虚益肾。所以徐灵胎评《临证指南医案·淋浊》时指出"治淋之法,有通有塞,要当分别,有瘀血积塞住溺管者,宜先通,无瘀积而虚滑者,宜峻补"。

各种淋证之间可以相互转化,也可以同时并存,所以辨证上应区别标本缓急。一般是本着正气为本,邪气为标;病因为本,证候为标;旧病为本,新病为标等标本关系进行分析判断。以劳淋转为热淋为例,从邪与正的关系来看,劳淋正虚是本,热淋邪实为标;从病因与证候的关系来看,热淋的湿热蕴结膀胱为本,而热淋的证候为标,根据"急则治标,缓则治本"的原则,当以治热淋为急务,从而确立了"清热、通淋、利尿"的治法,先用相应的方药,待湿热渐清,转以扶正为主。同样在石淋并发热淋时,则新病热淋为标,旧病石淋为本,如尿道无阻塞等紧急病情,应先治热淋,后治石淋,治愈热淋后,再治石淋。具体各类淋证的辨治法则如下。

1. 热淋

热淋以小便频急短涩、尿道灼热刺痛、尿色黄赤、少腹拘急胀痛为主症,或有发热,口苦,呕恶,或腰痛拒按,或有大便秘结,苔黄腻,脉滑数。治以清热解毒,利湿通淋。常用方药:八正散。若大便秘结,腹胀者,可重用生大黄,并加枳实以通腑泄热;若腹满便溏,则去大黄;若伴见寒热,口苦,呕恶者,可合用小柴胡汤以和解少阳;若湿热伤阴者,去大黄,加生地、牛膝、白茅根以养阴清热;若小腹胀满,加乌药、川楝子行气止痛;若头身疼痛,恶寒发热,鼻塞流涕,加柴胡、金银花、连翘等宣透热邪。

2. 石淋

石淋以尿中时夹砂石、小便艰涩为主症,或排尿时突然中断,尿道窘迫疼痛,少腹拘急,或腰腹绞痛难忍,痛引少腹,连及外阴,尿中带血,舌红,苔薄黄。若病久砂石不去,可伴见面色少华,精神萎顿,少气乏力,舌淡边有齿印,脉细而弱;或腰腹隐痛,手足心热,舌红少苔,脉细带数。治以清热利尿,通淋排石。常用方药:石韦散。

3. 气淋

气淋实证表现为小便涩痛,淋沥不宜,小腹胀满疼痛,苔薄白,脉多沉弦,治以利气疏导,常用方药:沉香散。虚证表现为尿时涩滞,小腹坠胀,尿有余沥,面白不华,舌质淡,脉虚细无力,治以补中益气。常用方药:补中益气汤。

4. 血淋

血淋实证表现为小便热涩刺痛,尿色深红,或夹有血块,疼痛满急加剧,或见心烦,舌苔黄,脉滑数。治以清热通淋,凉血止血,方用小蓟饮子。若热重出血多者,可加黄芩、白茅根,重用生地;若血多痛甚者,可另服参三七、琥珀粉,以化瘀通淋止血。虚证表现为尿色淡红,尿痛涩滞不明显,腰酸膝软,神疲乏力,舌淡红,脉细数。治以滋阴清热,补虚止血,方用知柏地黄丸,亦可加旱莲草、阿胶、小蓟、地榆等以补虚止血。

5. 膏淋

膏淋实证表现为小便浑浊如米泔水,置之沉淀如絮状,上有浮油如脂,或夹有凝块,或混有血液,尿道热涩疼痛,舌红,苔黄腻,脉濡数。治以清热利湿,分清泄浊,方用萆薢分清饮,亦可加土茯苓、荠菜以加强清热利湿,分清泄浊之力;若小腹胀,尿涩不畅者,加乌药、青皮;小便夹血者,加小蓟、蒲黄、藕节、白茅根。膏淋虚证表现为病久不已,反复发作,淋出如脂,小便涩痛反见减轻,但形体日渐消瘦,头昏无力,腰酸膝软,舌淡,苔腻,脉细弱无力。治以补虚固涩,方用膏淋汤。若脾肾两虚,中气下陷,肾失固涩者,可用补中益气汤合七味都气丸以益气升陷,滋肾固涩。

6. 劳淋

劳淋以小便不甚赤涩,但淋沥不已,时作时止,遇劳即发,腰酸膝软,神疲乏力,舌质淡,脉细弱为主症。治以健脾益肾。常用方药:无比山药丸。若脾虚气陷,症见小腹坠胀,小便点滴而出者,可与补中益气汤同用,以益气升陷;若肾阴亏虚,症见面色潮红,五心烦热,舌红少苔,脉细数者,可与知柏地黄丸同用,以滋阴降火;若肾阳虚衰,症见面色少华,畏寒怯冷,四肢欠温,舌淡,苔薄白,脉沉细者,可合右归丸以温补肾阳。

二、医案举隅

案1 吕某,男,38岁。初诊:2008年11月22日。

主诉:排尿时尿道疼痛时发3年。

现病史:3年前小腹绞痛,诊为"尿路结石",排尿时尿道疼痛。2周前,医院检查发现左肾积水,左侧输尿管结石(3cm)。现腰部无不适,小便色可,排尿涩痛,大便日1~2次,质可,纳可,眠可,舌红,苔腻偏黄,脉弦滑。

辨证:膀胱湿热,尿路结石。

治法:清热利湿,通淋排石。

处方:川牛膝15g,金钱草30g,猪苓15g,茯苓20g,泽泻12g,车前子(包)15g,生薏苡仁30g,滑石15g,鸡内金12g,益母草30g,决明子20g。7剂,水煎服,日1剂。

二诊:2008年11月29日。患者诉,服药后腰部曾发阵痛,现无不良反应,小便黄,大便正常,纳可,眠可,口干,舌红,苔薄白,脉弦滑。

处方:川牛膝15g,金钱草50g,猪苓15g,茯苓20g,泽泻12g,车前子(包)15g,生薏苡仁30g,滑石15g,鸡内金12g,益母草30g,决明子20g,生黄芪20g。7剂,水煎服,日1剂。

药后诸症平复,随访半年未见发作。

按语 淋证病在肾与膀胱,病机主要是湿热蕴结下焦,导致膀胱气化不利。本案西医诊断为"尿路结石",实属中医"淋证"中的"石淋"范畴。结合舌脉辨证为膀胱湿热,尿路结石。治当清热利湿,通淋排石。方用猪苓汤加减,方中川牛膝、金钱草、猪苓、茯苓、泽泻、车前子、生薏苡仁、滑石、益母草均有利湿通淋之功;金钱草、鸡内金为消结石之要药。二诊时,颜老考虑痛久砂石不去,易耗气,故加用生黄芪以补气利尿,共服14剂后,病情大为改善。本案诊治过程看似简单,但反映了颜老用药之精到。

案2 刘某,男,48岁。初诊:2009年3月28日。

主诉:尿频、尿急、尿不尽2个月。

现病史:尿频、灼疼、尿不尽、有分叉2个月,口干,遇凉则欲排便,但排不出,纳眠均可,舌红,苔黄腻,脉沉滑。

辨证:膀胱湿热。

治法:清热利湿通淋。

处方:炒黄柏10g,车前子15g,车前草30g,鱼腥草(后下)30g,白茅根30g,瞿麦12g,萆薢15g,滑石15g,生甘草6g,王不留行12g,蒲公英12g,赤芍15g,丹皮10g,丹参15g,泽泻15g,海金沙(包)15g。14剂,水煎服,日1剂。

二诊:2009年4月18日。尿频、尿急、尿不尽渐愈,现头闷痛,颈项痛,小便略黄,纳眠可,夜间干咳,舌红,苔黄腻,脉沉滑。

处方:白菊花10g,白蒺藜12g,生葛根20g,炒黄柏10g,车前子15g,车前草30g,鱼腥草(后下)30g,白茅根30g,赤芍15g,丹皮10g,丹参15g,当归6g,生甘草5g,全瓜蒌15g,瞿麦12g。14剂,水煎服,日1剂。

药后诸症均释。

按语 本案尿频、灼疼、尿不尽、有分叉,舌红,苔黄腻,脉沉滑,为膀胱湿热,气化不利而致的湿热淋证。治以清热利湿通淋为主。方中集炒黄柏、车前子、车前草、鱼腥草、白茅根、瞿麦、萆薢、滑石、蒲公英、王不留行、泽泻、海金沙诸清热利湿通淋之品;治疗淋证,颜老还喜加赤芍、丹皮、丹参凉血活血,促进血液循环,以助利尿;再辅以甘草和药缓急。二诊尿频、尿急、尿不尽已愈,但又出现头闷痛,颈项痛,夜间干咳。故在保留部分清热利湿通淋之品的同时,加白蒺藜、白菊花、生葛根散风平肝止痛,解除项紧。加全瓜蒌清热化痰止咳,另加当归治夜咳效佳。各药合用,使热清湿除,诸症向愈。

案3 卢某,男,45岁,机关干部。初诊:2000年1月13日。

主诉:尿道坠胀、腰酸痛反复发作2年。

现病史:1998年2月诊断为"急性肾盂肾炎",经治疗后痊愈出院,但此后易于反复发作。近因劳累后又出现尿频、尿急、尿时灼热疼痛、尿道坠胀、腰部酸痛,西医诊断为"急性肾盂肾炎",经治疗好转,但仍有尿道坠胀感,时尿频、尿急、尿时灼热疼痛,故前来以求中医治疗。现尿频,尿急,尿少色黄,尿时灼热疼痛,尿道坠胀,腰部酸痛,下肢浮肿,大便调,日一行,纳可,眠安,脉弦细,舌暗红,苔白薄腻。

辨证:湿热下注,肾虚饮蕴。

治法:清热利湿,补益逐饮。

处方:生熟地各15g,怀山药15g,山萸肉10g,丹皮10g,茯苓皮30g,赤小豆30g,泽泻

12g,白茅根 30g,益母草 30g,鱼腥草(后下)30g,土茯苓 30g,炒黄柏 6g,7 剂,水煎服,日 1 剂。

二诊:2000 年 1 月 24 日。患者服上方 7 剂后症状有所改善,但昨日又因劳累而出现左侧腹胀、抽搐,牵及腰部,尿频。现左侧腹胀、抽搐、牵及腰部,尿道坠胀,尿频,尿急,尿时有灼热感但无疼痛,心烦,心悸,易急,全身乏力,喜汗出,大便调,纳可,眠安,舌淡红,苔薄白,脉弦细。上方加丹参 15g,盐知母 10g,麦冬 6g,生黄芪 15g,去山萸肉,改炒黄柏 10g。

处方:生熟地各 15g,怀山药 15g,丹皮 10g,丹参 15g,炒知柏各 10g,白茅根 30g,茯苓皮 30g,赤小豆 30g,鱼腥草(后下)30g,益母草 30g,泽泻 12g,麦冬 6g,土茯苓 30g,生黄芪 15g。7 剂,水煎服,日 1 剂。

三诊:2000 年 2 月 17 日。服上方 14 剂后症状已消,但近又因工作忙碌而再次发作。现尿频,尿急,尿少色黄,尿时灼热疼痛,尿道坠胀,腰部酸痛,下肢浮肿,大便调,日一行,纳可,眠安,脉弦细,舌暗红,苔白薄腻。

处方:生熟地各 15g,怀山药 15g,丹皮 10g,丹参 15g,炒知柏各 10g,白茅根 30g,茯苓皮 30g,赤小豆 30g,鱼腥草(后下)30g,益母草 30g,泽泻 12g,麦冬 6g,生黄芪 15g。14 剂,水煎服,日 1 剂。

患者在继服 14 剂后,诸症基本消失。

按语　颜教授辨证本案,审证查脉,认为证属《诸病源候论》所云"肾虚而膀胱湿热"者,属"热淋"范畴。热淋的主要病机是湿热蕴结下焦,膀胱气化失司,故见小便短数、灼热刺痛,溺色黄;腰为肾之府,湿热之邪侵犯于肾,则会出现腰部酸痛;水湿内聚,三焦决渎失司,膀胱气化失常,则尿少,水湿横溢肌肤而致水肿。故,颜教授在治疗此疾病时,以清热利湿消肿为治疗的基本原则。

方中茯苓皮、赤小豆、泽泻、白茅根、益母草、鱼腥草、土茯苓、炒黄柏等均为清热利湿消肿药。但结合舌脉,患者有阴虚的表现,考虑到清热利湿消肿之品都为苦寒淡渗之品,易于耗气伤津而使已亏的津液更亏,故酌情加入生地、熟地、怀山药、山萸肉、丹皮等调补气阴之品,以防"邪去而正亏"之变。诸药合用,祛邪不伤正,扶正不留邪,以求药到病除之效。二诊时,患者病情得到了很好的控制,故颜教授在守方的基础上,随证加减,如因劳累后发作,考虑是虚不胜邪,故在原方的基础上加入生黄芪以扶正。随后,患者在继服 14 剂后,诸症基本消失,收到了良好的临床治疗效果。

案 4　蔡某,女,50 岁,国有企业员工。初诊:2000 年 4 月 10 日。

主诉:慢性肾盂肾炎 10 年。

现病史:现尿灼热刺痛,尿急,色浊味重,淋沥不尽,腰痛,食少纳呆,腹胀,下肢浮肿、夜间加重,嗜睡,头沉,便干,3 日一行。末次月经:4 月 4 日,量可色暗,无痛经,经行 5 日,周期 30 日。舌红,苔微黄腻,脉沉。

辨证:湿热下注。

治法:清热利湿。

处方:黄柏 10g,鱼腥草(后下)30g,土茯苓 30g,滑石(包)18g,木通 6g,车前子(包)15g,白茅根 30g,瞿麦 15g,蒲公英 20g,全瓜蒌 30g,冬葵子 15g,生甘草 5g。7 剂,水煎服,日 1 剂。

二诊:2000 年 4 月 27 日。患者服上方 14 剂后症状有所改善。现尿痛,淋沥不尽,腹胀,便干,3 日一行,舌红,苔黄腻,舌下青紫。

处方:香附10g,益母草30g,鱼腥草(后下)30g,土茯苓30g,滑石(包)18g,木通6g,车前子(包)15g,白茅根30g,瞿麦15g,蒲公英20g,全瓜蒌30g,生甘草5g,野菊花15g,生大黄6g,冬葵子15g。7剂,水煎服,日1剂。

患者服药后,诸症显著缓解。

按语 本案证属中医"热淋"范畴。热淋的主要病机是湿热蕴结下焦,膀胱气化失司,故见小便短数、灼热刺痛,溺色浊味重;腰为肾之府,湿热之邪侵犯肾,则会出现腰部酸痛;水湿内聚,三焦决渎失司,膀胱气化失常,则尿少,水湿横溢肌肤而致下肢水肿;热甚波及大肠,则大便秘结;湿邪困阻脾胃而致清阳不升,则嗜睡、头沉。故颜教授在治疗此疾病时,以"清热利湿"为治疗的基本原则,方中黄柏、鱼腥草、土茯苓、滑石、木通、车前子、白茅根、瞿麦、蒲公英为清热利湿药。又因患者便干,3日一行,故加入了全瓜蒌、冬葵子等润肠通便药。诸药合用,证症结合,精巧有秩。

水　肿

　　水肿是因体内水液潴留,泛滥肌肤,而表现为以头面、眼睑、四肢、腹背,甚至全身浮肿为特征的一类病证。常见于西医学中的肾性水肿、心性水肿、肝性水肿、营养不良性水肿、功能性水肿、内分泌失调引起的水肿等。中医对本病的认识起于前秦《黄帝内经》。如《灵枢·水胀》中云:"水始起也,目窠上微肿,如新卧起之状,其颈脉动,时咳,阴股间寒,足胫肿,腹乃大,其水已成矣。以手按其腹,随手而起,如裹水之状,此其候也。"《黄帝内经》已认识到水肿的发病与肝、脾、肾三脏的关系密切,如《素问·水热穴论》中有"勇而劳甚,则肾汗出,逢于风,内不得入于藏府,外不得越于皮肤,客于穴府,行于皮里,传为胕肿"和"故其本在肾,其末在肺"的记载,又如《素问·至真要大论》中有"诸湿肿满,皆属于脾"的记载。在治疗法则上,《素问·汤液醪醴论》中提出"平治与权衡,去菀陈莝……开鬼门,洁净府"的治疗原则。汉代,张仲景对水肿的认识更为精确,如在《金匮要略·水气病脉证并治》中以表里上下为纲,将水肿分为风水、皮水、正水、石水、黄汗五种类型,同时又根据五脏发病的机制及证候将水肿分为心水、肝水、肺水、脾水、肾水。在治疗上,张仲景提出发汗和利尿两大原则"诸有水者,腰以下肿,当利小便,腰以上肿,当发汗乃愈"。随后的医家在此基础上结合自己的临床经验,对水肿的认识日臻完善。

一、学术思想

　　颜教授认为,水肿一证乃全身气化功能障碍之表现,涉及脏腑较多,其中肾为病本。肾为主水之脏,具有气化功能,其气化作用贯彻在水液代谢的始终,正如《素问·水热穴论》所云"肾者,胃之关也,关闭不利,故聚水而从其类也。上下溢于皮肤,故为浮肿。浮肿者,聚水而生病也"。颜教授同时认为,水肿又与肺、脾等脏腑的功能失调相关。肺为水之上源,肺主行水,宣发肃降,通调水道。肺肾两脏的相互配合,共同维持人体水液代谢的协调平衡。但在若两脏功能失调,常引起水液代谢障碍,而出现水肿、尿少、咳喘不能平卧等症。脾主运化水液,为水液代谢的枢纽,肾主水,气化作用贯穿始终,故有"其本在肾,其制在脾"之说。

若两脏功能失调,也可出现水肿、泄泻、小便不利等水液代谢障碍的临床表现。因此,水肿的发病与肺、脾、肾三脏的关系尤为密切,其中以肾为本,以肺为标,而以脾为制水之脏,诚如《景岳全书·肿胀》云:"凡水肿等症,乃肺脾肾三脏相干之病,盖水为至阴,故其本在肾;水化于气,故其标在肺;水唯畏土,故其制在脾。今肺虚则气不化精而化水,脾虚则土不制水而反克,肾虚则水无所主而妄行。"

颜正华教授治疗水肿病从肺、脾、肾三脏出发,以补虚泻实、通调水道为基本治疗方法。①补虚泻实:针对风邪外袭,水湿浸渍而致"肺失宣降,脾失健运"之水肿,颜教授常通过"泻实"治疗;而对脾肾亏虚,气化不利而致水肿者,颜教授常以"补虚"为法,但在临床上二者常交杂存在,故颜教授在治疗水肿病证时,以"补虚泻实"为治疗的基本原则,方选医圣张仲景之"防己黄芪汤"加减。方中防己苦泄辛散,祛风除湿,利水消肿;黄芪补气健脾补肺,尤能固表行水;白术健脾燥湿利水,三药虚实兼顾,宣肺健脾补肾,而使水肿消退。②通调水道:此为治标之法,即通过"发汗、利小便"等方法治疗水肿。上半身水肿甚者,以发汗为主,颜教授常选用麻黄、桑白皮、葶苈子等质轻上浮归肺经之品;下半身水肿甚者,则以利小便为主,颜教授常选用怀牛膝、益母草、泽泻等质重下沉归肾经之品。此外,颜教授结合"水不自行,赖气以动"之理论,常于方中佐以行气药以加强消肿之功,如陈皮、枳壳、大腹皮等。若遇病程较久,久病入络而有瘀血征象者,颜教授常配伍活血化瘀药,如水红花子、当归、川芎等。具体辨证治验如下。

1. 风水相搏证

风水相搏证以眼睑浮肿,继则四肢及全身皆肿,来势迅速,多有恶寒发热、肢节酸楚、小便不利等主症。偏于风热者,伴咽喉红肿疼痛,舌质红,脉浮滑数。偏于风寒者,兼恶寒、咳喘,舌苔薄白,脉浮滑或浮紧,如水肿较甚,亦可见沉脉。治以疏风清热,宣肺行水。常用方剂:越婢加术汤加减。常用药物:麻黄、杏仁、防风、白术、茯苓、泽泻、车前子、桑白皮、黄芩。

2. 湿毒浸淫证

湿毒浸淫证以眼睑浮肿,延及全身,皮肤光亮,尿少色赤,身发疮痍,甚则溃烂,恶风发热,舌质红,苔薄黄,脉浮数或滑数为主症。治以宣肺解毒,利湿消肿。常用方剂:麻黄连翘赤小豆汤合五味消毒饮加减。常用药物:麻黄、杏仁、桑白皮、赤小豆、银花、野菊花、蒲公英、紫花地丁、紫背天葵。

3. 水湿浸渍证

水湿浸渍证以全身水肿,下肢明显,按之没指,小便短少,身体困重,胸闷,纳呆,泛恶,苔白腻,脉沉缓为主症。治以健脾化湿,通阳利水。常用方剂:五皮饮合胃苓汤加减。常用药物:桑白皮、陈皮、大腹皮、茯苓皮、生姜皮、苍术、厚朴、陈皮、草果、桂枝、白术、茯苓、猪苓、泽泻。

4. 湿热壅盛证

湿热壅盛证以遍体浮肿,皮肤绷急光亮,胸脘痞闷,烦热口渴,小便短赤,或大便干结,舌红苔黄腻,脉沉数或濡数为主症。治以分利湿热。常用方剂:疏凿饮子加减。常用药物:羌活、秦艽、防风、大腹皮、茯苓皮、生姜皮、猪苓、茯苓、泽泻、椒目、赤小豆、黄柏、商陆、槟榔、生大黄。

5. 脾阳虚衰证

脾阳虚衰证以身肿日久,腰以下为甚,按之凹陷不易恢复,脘腹胀闷,纳减便溏,面色不华,神疲乏力,四肢倦怠,小便短少,舌质淡,苔白腻或白滑,脉沉缓或沉弱为主症。治以健脾温阳利水。常用方剂:实脾饮加减。常用药物:干姜、附子、草果仁、桂枝、白术、茯苓、炙甘草、生姜、大枣、茯苓、泽泻、车前子、木瓜、木香、厚补、大腹皮。

6. 肾阳衰微证

肾阳衰微证以水肿反复消长不已,面浮身肿,腰以下甚,按之凹陷不起,尿量减少或反多,腰酸冷痛,四肢厥冷,怯寒神疲,甚者心悸胸闷,喘促难卧,腹大胀满,舌质淡胖苔白,脉沉细或沉迟无力为主症。治以温肾助阳,化气行水。常用方剂:济生肾气丸合真武汤加减。常用药物:附子、肉桂、巴戟肉、淫羊藿、白术、茯苓、泽泻、车前子、牛膝。

7. 瘀水互结证

瘀水互结证以水肿延久不退,肿势轻重不一,四肢或全身浮肿,以下肢为主,皮肤瘀斑,腰部刺痛,或伴血尿,舌紫暗,苔白,脉沉细涩为主症。治以活血祛瘀,化气行水。常用方剂:桃红四物汤合五苓散加减。常用药物:当归、赤芍、川芎、丹参、益母草、红花、莪术、桃仁、茯苓、泽泻、车前子。

二、医案举隅

案1 苑某,女,38岁。初诊:2009年3月21日。

主诉:全身肿,时轻时重7年。

现病史:全身肿,心慌气短,易汗,劳累后加重,口甜,小便少,有痰,大便调,多梦,醒后难入睡。末次月经:3月17日,量少,行经3日。舌红,少苔,脉濡细。

辨证:脾虚不运,水湿浸渍。

治法:健脾益气,利水消肿。

处方:生黄芪20g,党参15g,炒白术12g,茯苓30g,炒薏苡仁30g,赤小豆30g,泽泻18g,炒枣仁15g,远志10g,萆薢15g,大枣10g,陈皮10g,佩兰10g。14剂,水煎服,日1剂。

二诊:2009年4月18日。患者诉,全身仍肿,易汗,气短心慌,多梦,小便少,大便调。末次月经:4月11日。舌暗红,舌下青紫,苔薄黄,脉濡细。

处方:生黄芪20g,党参12g,炒白术15g,茯苓30g,生薏苡仁30g,赤小豆30g,泽泻15g,炒枣仁20g,远志6g,防己10g,陈皮10g,炙桑白皮12g,赤白芍各15g,石决明(后下)30g,郁金12g,合欢皮15g。14剂,水煎服,日1剂。

患者服药后,水肿显著缓解,继续服原方治疗,随访3个月,水肿痊愈。

按语 水液的正常运行,依赖气的推动。水肿的发生,主要是全身气化功能障碍的表现。本案初诊根据症状,为脾气虚弱,不能运化水湿,泛溢肌肤而成水肿。治以健脾益气,利水消肿。方中用生黄芪、党参、炒白术、茯苓、炒薏苡仁、大枣补气健脾以治其本,而生黄芪与白术兼能利水,标本同治;再合赤小豆、泽泻、草薢、陈皮、佩兰渗湿化湿以助消水肿;炒枣仁、远志为眠差而设。二诊考虑肿势不减,去草薢、佩兰,加防己、桑白皮以加强利水之功;舌暗红,舌下青紫,苔薄黄,提示有瘀、有热,故加赤芍、郁金凉血活血;加白芍、石决明养肝清肝平肝;另加解郁安神之合欢皮,以改善睡眠。诸药合用,标本兼顾,证症合参,水肿几消,睡眠好转,收效满意。

案2　张某,女,60岁,家住北京市朝阳区。初诊:2008年10月12日。

主诉:右膝以下水肿半年,加重1周。

现病史:今年4月份出现右下肢水肿,予葡萄糖加胰岛素治疗后消失,8月份因劳累再次出现水肿,入院治疗诊断为"肾炎"。刻下症见右下肢水肿,口干,小便量少,夜尿频多,大便正常,眠可,腰酸乏力,纳呆,舌略胖大,苔薄白,脉弦细。理化检查:尿蛋白(+++),潜血(+++),高倍镜红细胞40~50个/HP,白细胞0~1个/HP。曾于1998年查出糖尿病,目前服西药控制。

辨证:脾肾两虚,水液内停。

治法:健脾益肾,利水消肿。

处方:炒白术15g,生黄芪15g,山药15g,生薏苡仁30g,茯苓30g,泽泻10g,怀牛膝12g,桑寄生30g,车前子(包)30g,车前草10g,白茅根30g,冬瓜皮30g,玉米须(煎汤代水)60g。7剂,水煎服,日1剂。

二诊:2008年10月19日。患者诉,服药后水肿减轻,尿量稍增,腰酸改善,仍乏力,纳眠可,大便正常,舌略大,苔薄白,脉弦细。尿检:尿蛋白(+),其余正常。

处方:炒白术15g,生黄芪15g,山药15g,生薏苡仁30g,茯苓30g,泽泻10g,怀牛膝12g,桑寄生30g,车前子(包)30g,车前草10g,白茅根30g,冬瓜皮30g,玉米须60g,赤小豆30g,炒麦谷芽各15g。14剂,水煎服,日1剂。

药后水肿消退,余症亦解,随访半年,未再复发。

按语　水液的正常运行,依赖气的推动。水肿的发生,主要是全身气化功能障碍的表现,就脏腑而言,主要与肺、脾、肾有关,但与脾、肾的关系更为密切。土不制水,气不化水,是以水湿泛滥;脾虚不摄,肾气不固,精微物质从小便渗漏,见蛋白尿、潜血。本案应属脾肾两虚,水液内停。治以健脾益肾,利水消肿。方中炒白术、生黄芪、茯苓、生薏苡仁补气健脾,利水渗湿;合泽泻、车前子、车前草、白茅根、冬瓜皮、玉米须利水消肿;再配山药、桑寄生、怀牛膝补益肝肾。二诊诸症减轻,在守方的基础上添赤小豆以加强利水之功,加炒麦谷芽消食和胃,以促脾运。纵观全方,补而不滞,利而不伤,药证相合,病情日趋好转。

案3　王某,女,46岁,机关公务员。初诊:2000年4月20日。

主诉:水肿3个月。

现病史:全身浮肿,下肢尤甚,下午及晚上加重,腰酸痛,足跟痛,尿量减少,脱发,心悸,胸闷气促,面青唇紫,纳少,眠差,大便不爽,2~3日一行,脉沉细滑结代,舌暗,苔薄白,有齿痕,舌下青紫。末次月经:4月12日,此次月经提前10日,量少色暗,有痛经。

辨证:脾肾阳虚,水湿停运。

治法:健脾温肾,利水渗湿。

处方:党参15g,生黄芪18g,生白术12g,防己10g,茯苓30g,炒枣仁15g,远志10g,当归

15g,生薏苡仁15g,泽泻12g,冬葵子15g,丹参15g。7剂,水煎服,日1剂。

二诊:2000年4月27日。患者服上方7剂后,症状明显改善。现全身水肿,但较前次减轻,纳可,眠安,二便调,舌暗,苔薄白,边有齿痕,舌下青紫,脉沉细滑结代。

处方:党参15g,生黄芪18g,生白术12g,防己10g,茯苓30g,炒枣仁15g,远志10g,当归15g,生薏苡仁30g,泽泻12g,冬葵子15g,丹参15g。7剂,水煎服,日1剂。

患者服药后,水肿症状消失,随访半年未复发。

按语 本案属脾肾阳虚,水湿泛滥之水肿。颜教授认为,中阳不振,健运失司,气不化水,以致下焦水邪泛滥,故全身浮肿,下肢尤甚。水气上凌心肺,故见心悸胸闷气促。腰为肾之府,肾虚而水气内盛,故腰酸痛。肾与膀胱相表里,肾阳不足,膀胱气化不行,故尿量减少。舌暗、舌下青紫显示体内水血互结,瘀血凝滞。故颜教授治疗此案以"健脾温肾,利水渗湿"为基本治法,以"防己黄芪汤"为基本方加减。

方中党参、生黄芪、白术均为常用的补气药,且黄芪、白术兼有利水之功,三药合用共奏补气行水消肿之功;茯苓、防己、泽泻、冬葵子为利水消肿药;炒枣仁、远志为养心安神药;当归、丹参为养血活血药,诸药合用,证症结合,以求药到病除之效。二诊时,患者水肿症状已得到了改善,故在守方的基础上加大了生薏苡仁的量,以求健脾渗湿而速消水肿,收到了良好的治疗效果。

案4 吴某,女,51岁,机关干部。初诊:2000年2月14日。

主诉:全身水肿20日。

现病史:20日前无明显诱因出现晨起颜面及眼睑浮肿,后出现全身水肿,西医诊断为"急性肾小球肾炎"。西药治疗效果不理想,故前来中医治疗。现全身水肿,双下肢尤甚,尿量减少,色黄,口干不欲饮,干咳无痰,动则喘,腰酸,便干,日一行,纳呆,眠差。2月10日尿常规示:尿蛋白(+++)。舌红苔微黄,舌下青紫,脉弦滑。有糖尿病病史。

辨证:气虚水泛。

治法:补气利水。

处方:生黄芪30g,防己10g,桑白皮15g,茯苓皮30g,大腹皮12g,陈皮10g,冬瓜皮30g,葶苈子10g,赤小豆30g,麦冬10g,丹参30g,益母草30g。7剂,水煎服,日1剂。

二诊:2000年2月21日。患者服上方7剂后症状缓解。现双下肢水肿,纳可,眠差,二便调,脉弦滑,舌红苔薄白腻。颜教授在上方的基础上去冬瓜皮,加泽兰12g,泽泻12g。

处方:生黄芪30g,防己10g,桑白皮15g,茯苓皮30g,大腹皮12g,陈皮10g,葶苈子10g,赤小豆30g,麦冬10g,丹参30g,益母草30g,泽兰12g,泽泻12g。7剂,水煎服,日1剂。

三诊:2000年2月28日。患者服上方7剂后双下肢水肿基本消失。现痰量多色白,便黏滞感,日四五行,四末不温,畏寒,纳可,眠差,舌淡苔薄白,舌下青紫,脉弦数。颜教授在上方的基础上去防己、桑白皮、葶苈子、麦冬,加生白术12g,生薏苡仁30g,怀牛膝10g,制首乌15g。

处方:生黄芪30g,生白术12g,赤小豆30g,茯苓皮30g,大腹皮12g,陈皮10g,丹参30g,益母草30g,泽兰12g,泽泻12g,生薏苡仁30g,怀牛膝10g,制首乌15g。7剂,水煎服,日1剂。

患者服药后诸症均释。

按语 本案证属气虚水泛之水肿。气虚无以输布体内津液,而致水邪内停,泛溢肌肤,则全身水肿。脾气虚,健运失司,气不化水,以致下焦水邪泛滥,故下肢尤甚。腰为肾之府,肾气虚而水气内盛,故腰酸痛。肾与膀胱相表里,肾阳不足,膀胱气化不行,故尿量减少。肺肾气虚,肾不纳气,气不归元,则动则喘。故颜教授在治疗此病例时以"补气利水"为其基本思想,以"防己黄芪汤加五皮饮"为基本方加减。

方中生黄芪为补气药;防己、桑白皮、茯苓皮、大腹皮、陈皮、冬瓜皮、葶苈子、赤小豆、益母草为行气利水消肿药;麦冬为养阴药,以防利水太过而伤及津液;丹参为养血活血药,诸药合用,证症结合,以求药到病除之效。二诊时,患者病情得到了很好的控制,为巩固疗效,在守方的基础上加入了泽兰、泽泻等利水消肿药。经过近14剂的治疗,水肿全消,收到了很好的临床疗效。

喉 痹

喉痹是指因外邪侵袭,壅遏肺系,邪滞于咽,或脏腑虚损,咽喉失养,或虚火上灼所致的以咽部红肿疼痛,异物感或咽痒不适等为主要临床表现的咽部疾病。喉痹之病名最早见于先秦帛书《五十二病方》中。《黄帝内经》认为喉痹的病因病机主要为阴阳气血郁结,瘀滞痹阻。如《素问·阴阳别论》云:"一阴一阳结,谓之喉痹。"历代文献根据喉痹发病的缓急、病因病机及咽部色泽之区别,记载有"风热喉痹"、"风寒喉痹"、"阴虚喉痹"、"阳虚喉痹"、"帘珠喉痹"、"紫色喉痹"、"淡红喉痹"、"白色喉痹"等不同的病名。隋代《诸病源候论·卷三十》云:"喉痹者,喉里肿塞痹痛,水浆不得入也……风毒客于喉间,气结蕴积而生热,致喉肿塞而痹痛。"宋代《圣惠方·卷三十五》云:"若风邪热气,搏于脾肺,则经络痞塞不通利,邪热攻冲,响觉壅滞,故今咽喉疼痛也。"明代《景岳全书·卷二十八》云:"阴虚喉痹但察其过于酒色,或素禀阴气不足多倦少力者是,皆肾阴亏损,水不制火而然。"本病一年四季皆可发生,各年龄均可发生,急性发作者多为实证。若病久不愈,反复发作者多为正气耗伤之虚证。西医的急、慢性咽炎及某些全身性疾病在咽部的表现可参考本病进行辨证施治。

一、学 术 思 想

颜教授认为,喉痹的发生常因气候变化,起居不慎,风邪侵袭;或外邪不解,壅盛传里,肺胃郁热;或温热病后,或久病劳伤,脏腑虚损所致。临床治疗应以疏风清热,泻火解毒,利咽消肿,补益脾肾,祛痰化瘀为主要治法。

1. 外邪侵袭型

外邪侵袭型多以咽部干燥灼热疼痛、吞咽不利并有异物感,伴发热、恶寒、头痛、身痛、咳嗽有痰为主症。舌质淡,舌苔薄白或微黄,脉浮数或浮紧。对风热外袭者,治以疏风清热,消肿利咽,颜教授常用疏风清热汤加减。方中以荆芥、防风疏风解表;金银花、连翘、黄芩、赤芍清热解毒;玄参、浙贝母、天花粉、桑白皮清肺化痰;牛蒡子、桔梗、甘草解毒散结,清利咽喉。对风寒外袭者,治以疏风散寒,宣肺利咽,可选用九味羌活汤加味。方集羌活、防风、川芎、白芷、苍术、细辛于一方,诸味芳香温燥,最善外散肌表风寒湿邪,再配黄芩清泄气分之热,生地凉泄血分之热以利咽喉。

2. 邪毒传里型

邪毒传里型以咽部疼痛较剧,吞咽困难,咽喉梗阻感,兼有高热、头痛、口渴喜饮、口气臭秽、大便燥结、小便短赤为主症。舌质红,舌苔黄,脉洪数或数而有力。治以清泻肺胃,消肿利咽。颜教授常用方药为清咽利隔汤加减。方中荆芥、防风、薄荷疏风散邪;金银花、连翘、栀子、黄芩、黄连泻火解毒;桔梗、甘草、牛蒡子、玄参利咽消肿;生大黄、玄明粉泻热通便。若咳嗽痰黄,可加射干、山豆根、夏枯草、鱼腥草;高热者,可加水牛角、大青叶。

3. 脏腑阴虚型

脏腑阴虚型以咽干少饮,灼热感,隐隐作痛不适,午后较重,或咽部不利,干咳痰少而稠,或痰中带血为主症。兼有手足心热,午后唇红颧赤,腰膝酸软,耳鸣眼花。舌干红少津,脉细数。治以滋养阴液,降火利咽。对偏肺阴虚者,宜养阴清肺,颜教授常用方药为养阴清肺汤加减。若喉底颗粒增多者,可加桔梗、香附、郁金、合欢花等以活血行气,解郁散结。对偏肾阴虚者,宜滋阴降火,颜教授常选用六味地黄丸加减。若咽部干燥焮热、虚烦盗汗、骨蒸劳损、虚火亢盛者,可用知柏地黄汤加减。

4. 脾胃虚弱型

脾胃虚弱型以咽部干灼不适,微痛,痰黏不利,异物感,脘腹胀闷,纳呆便溏,少气懒言,气短乏力,四肢倦怠为主症。舌体胖大,舌边有齿痕,舌苔薄白,脉弱无力。治以益气健脾,升清利咽。颜教授常用方药为补中益气汤加减。若咽部充血严重者,可加丹参、川芎、郁金以活血行气;痰黏者可加浙贝母、香附、枳壳以理气化痰,散结利咽;咽干较甚少津者,可加玄参、麦冬、沙参、百合等以利咽生津;易恶心、呃逆者,可加法夏、厚朴、佛手等以和胃降逆;若纳差,腹胀便溏,苔腻者,可加砂仁、藿香、茯苓、薏苡仁等以健脾利湿。

5. 痰凝血瘀型

痰凝血瘀型以咽部异物感,痰黏着感,焮热感,咽微痛,咽干不欲饮为主症;兼有恶心呕吐,胸闷不适等症。舌质暗红,或有瘀斑、瘀点,苔白或微黄,脉弦滑。治以祛痰化瘀,利咽散结。颜正华教授常用方药为贝母瓜蒌散加味,方中贝母、瓜蒌清热化痰润肺;橘红理气化痰;桔梗宣利肺气,清利咽喉;茯苓健脾利湿。若咽部不适,咳嗽痰黏者,可加杏仁、紫菀、款冬花、半夏等;若咽部刺痛,异物感,胸胁胀闷者,可加香附、枳壳、绿萼梅等。

二、医案举隅

案1 厉某,女,58岁,家住北京市门头沟区。初诊:2009年8月15日。

主诉:咽干、音哑1个月。

现病史:咽干、音哑1个月,晨起有黄痰,兼胃胀打呃20日,大便不成形,每日2~3次,睡眠时好时差,右足肿胀疼痛半个月余,舌黯红,苔黄腻,脉弦滑。

辨证:气郁痰阻,血热蕴结。

治法:疏肝理气,宣肺利咽。

处方:蝉衣 6g,制僵蚕 10g,桔梗 6g,牛蒡子 10g,枳壳 10g,陈皮 10g,香附 10g,赤芍 15g,当归尾 5g,茯苓 30g,生薏苡仁 30g,萆薢 15g,银花藤 30g,首乌藤 30g。14 剂,水煎服,日 1 剂。

二诊:2009 年 8 月 29 日。患者诉,音哑明显好转,现咽干咽红,胃胀痛,右侧腰腿疼,怕凉,睡眠改善,大便不成形,每日 1~2 次,舌黯红,苔黄腻,脉弦滑。

处方:连翘 10g,桑枝 15g,蝉衣 6g,桑寄生 30g,制僵蚕 10g,桔梗 6g,枳壳 10g,陈皮 10g,香附 10g,赤芍 15g,当归尾 5g,茯苓 30g,生薏苡仁 30g,萆薢 15g,银花藤 30g,首乌藤 30g。14 剂,水煎服,日 1 剂。

药后咽干、音哑均释,余症亦明显好转。

按语　本案素体脾虚肝郁。脾虚不运,痰湿内蕴,肝郁气机不畅,痰气交阻于咽喉,久则郁而化热,故见咽干音哑;痰湿阻滞于胃,胃失和降,则胃胀呃逆;痰湿下注于腿足,筋脉不舒,则肿胀疼痛。故治以疏肝理气,宣肺利咽。方中枳壳、陈皮、香附疏肝理气,使气顺痰消;茯苓、生薏苡仁、萆薢健脾利湿,使湿浊从小便而走;蝉衣、制僵蚕、桔梗、牛蒡子疏散清利,宣肺利咽;赤芍、当归尾凉血活血;银花藤舒筋活络,为右足肿痛而设;首乌藤养心安神,以改善睡眠。二诊患者咽干咽红,热象明显,去牛蒡子,改用清热解毒力强的连翘,同时考虑右侧腰腿疼,怕凉,故加桑寄生与桑枝以补肝肾、强筋骨、通经络。诸药相伍,气机宣畅,气血调和,痰化湿去,咽干、音哑自复,余症亦解。

案 2　王某,男,54 岁,家住北京市密云区。初诊:2009 年 7 月 18 日。

主诉:咽干疼痛,有痰 2 个月。

现病史:2 个月来,咽干疼痛,有痰,量少,畏寒,恶风,自汗,口苦,大便正常,小便黄,纳眠可,腰部酸痛,舌红,苔薄黄,脉弦细。

辨证:风热上扰,痰瘀交阻。

治法:疏风清热,化痰散结。

处方:白菊花 10g,白蒺藜 10g,黄芩 10g,清半夏 10g,陈皮 10g,茯苓 20g,决明子 30g,枳壳 10g,赤白芍各 15g,怀牛膝 15g,益母草 30g,桑寄生 30g。10 剂,水煎服,日 1 剂。

二诊:2009 年 8 月 1 日。患者诉,仍畏寒,恶风,怕热,痰已很少,咽干,口不苦,手足心热,易汗,受凉后胃部不适,心烦,大便不成形,每日一次,腰酸,舌红,苔薄黄,脉弦滑。

处方:白菊花 10g,白蒺藜 10g,黄芩 10g,陈皮 10g,茯苓 20g,决明子 20g,枳壳 10g,赤白芍各 15g,怀牛膝 15g,益母草 30g,桑寄生 30g,石决明 30g,制首乌 15g,泽泻 12g。14 剂,水煎服,日 1 剂。

药后症状明显改善。

按语　本案证属风热上扰,痰瘀交阻。治以疏风清热,化痰散结。方中白菊花、白蒺藜疏散风热;黄芩清上焦热毒;清半夏、陈皮、茯苓、枳壳理气健脾、燥湿化痰;决明子清泻肝火;赤芍、益母草活血化瘀;白芍养血柔肝,缓急止痛;怀牛膝引上部火热下行,合桑寄生又能补肝肾、强筋骨。二诊痰已很少,故去清半夏;大便不成形,故将决明子减至 20g;并加泽泻利水湿,以实大便;此外,加石决明清肝平肝,加制首乌补益精血。证症合参,灵活配伍,终收佳效。

案 3 郝某,男,41 岁,家住山东省济南市。初诊:2009 年 3 月 14 日。

主诉:咽干痒痛 1 年。

现病史:咽干痒痛 1 年,伴口疮,痰黏难咳,纳可,眠可,大便调,小便时黄,舌淡,苔白水滑,脉弦滑。

辨证:温邪未尽,热毒壅结。

治法:辛凉透表,清热解毒。

处方:薄荷 6g,荆芥梗 6g,桔梗 6g,生甘草 6g,金银花 15g,连翘 10g,牛蒡子 10g,制僵蚕 10g,玄参 12g,天花粉 12g,丹皮 10g,赤芍 15g,大贝 10g,紫黄花地丁各 15g,青果 10g。7 剂,水煎服,日 1 剂。

二诊:2009 年 6 月 27 日。患者诉,咽干痒痛好转,上腭觉有硬物,口疮,咽仍干红,时有胸口针刺痛,痰黏难咳,二便调,舌红,苔白水滑,舌下青紫,脉弦滑。

处方:薄荷 6g,荆芥梗 6g,桔梗 6g,生甘草 6g,金银花 15g,连翘 10g,牛蒡子 10g,制僵蚕 10g,丹参 15g,天花粉 12g,丹皮 10g,赤芍 15g,大贝 10g,野菊花 12g,黄芩 6g,青果 10g。14 剂,水煎服,日 1 剂。

药后诸症均释,随访半年未再复发。

按语 本案温热之邪犯肺,上熏口咽,热酌津伤,炼液为痰,故见咽干痒痛,口疮,痰黏难咳。本案病程虽长,辨证仍为温热未尽,热毒壅结。治当辛凉透表,清热解毒。用银翘散加减治疗。薄荷、牛蒡子、银花、连翘、辛凉透邪清热,芳香辟秽,解毒利咽;荆芥梗发散透表;桔梗宣肺利咽;生甘草清热解毒;制僵蚕、大贝化痰散结;玄参、天花粉养阴生津,解毒散结;丹皮、赤芍、紫黄花地丁凉血活血,清热解毒;青果清热生津,解毒利咽。二诊患者时有胸口针刺痛,舌红有瘀滞,故易玄参为丹参,加强凉血活血之力;改紫黄花地丁为野菊花,并加黄芩清上焦热。诸药合用,使温邪去,热毒清,痰瘀化,诸症自消。

第七章 学术思想集要

颜正华教授学术思想博大精深,涉及临床辨证、中药合理应用、养生保健等诸多领域,本部分内容以颜正华教授亲笔撰写的学术论文和颜正华教授的学术继承人、弟子、学生在颜教授指导下撰写的论文为依据整理,内容囊括临床合理用药、诊断辨证思路、中药研究探讨等诸多方面。

肾气丸的配伍分析与临床应用

肾气丸来源于汉代张仲景著的《金匮要略》,故又名金匮肾气丸。因由 8 味药物组成,所以又称八味丸。原方为干地黄 8 两,山茱萸 4 两,山药 4 两,泽泻 3 两,茯苓 3 两,牡丹皮 3 两,桂枝 1 两,炮附子 1 两。研末,蜜丸如梧子大,每服 6~9g,日服 1~2 次,温开水或淡盐水送服。也可用水煎服,用量按原方比例酌减。

一、处 方 分 析

1. 配伍分析

本方即六味地黄丸加附子、桂枝而成。六味地黄丸为滋补肾阴的基础方,附子功能补肾阳、逐寒湿,桂枝具有助阳散寒、温通血脉的功效。可见本方是在滋补肾阴的基础上加小量附子、桂枝以助肾阳,使助阳不伤阴,意在"微微生火",即生肾气,所以称为肾气丸。正如《景岳全书》说:"善补阴者,必于阴中求阳,则阳得阴助而生化无穷。"方中有泽泻、茯苓等利水药,与附子、桂枝配伍,增强了化气行水的作用;牡丹皮凉血散瘀,配桂枝温通行瘀,两药合用,散瘀活血,通畅肾之血行,促进肾功能恢复,有利于肾的气化。诸药合用,补而不腻,温而不燥,使阴阳协调,肾气充足,故为补肾助阳、化气行水的有效方剂。

2. 适应证

本方适用于肾阳不足,水气不化之证。如肾阳不足,不能温养下焦而致的腰痛脚弱,下半身常有冷感,少腹拘急,阳痿遗精;肾阳虚不能化气行水,而致的小便不利,尿闭,残尿感,以及水肿、痰饮等水病;肾气虚弱不能固摄,膀胱失去约束能力而致的尿多,尿频,夜尿多,小儿遗尿,老人小便失禁;肾阳不足,不能蒸腾津液上升,而为口渴、多尿之消渴;肾阳虚,水湿下注而为脚气浮肿或脚气上入,少腹不仁等症。"腰为肾之府"、"阳虚生外寒"、"肾藏精"、"肾主水",故辨证要点是:腰酸腿软,下半身常有冷感,小便不利或小便反多,脉虚弱,舌淡而胖嫩。

3. 加减

本方的加减:常以熟地易干地黄,以肉桂易桂枝,以增强温补肾阳的作用。《济生方》以之加鹿茸、五味子名十补丸,治肾阳虚衰、体弱面黑、耳鸣耳聋、足冷足肿、腰痛腿软、小便不利等症。《济生方》以之加牛膝、车前子,名济生肾气丸,能增强利水消肿作用。

二、临床应用

肾气丸的临床应用范围很广,但必须属于肾虚阳衰、肾气不足者。现举病案数则:

1. 慢性肾炎

肾气丸既能温阳行水,又能促进肾功能的恢复,用于治疗慢性肾炎的临床报道较多,可以消退浮肿和尿蛋白。

案 刘某,男性,43 岁。

现病史:头面四肢浮肿,阳痿滑精,精冷,腰膝酸冷,两足痿软,五更泄泻。舌胖嫩,脉沉迟。病已 50 余天,经化验:尿蛋白、管型、细胞、脓细胞均为强阳性。西医诊断为慢性肾炎。

辨证:为阳虚水肿。

处方:金匮肾气丸加味。

熟地 10g,山药 10g,山萸肉 10g,丹皮 6g,泽泻 10g,茯苓 15g,制附子 15g,肉桂 6g,车前子 10g,牛膝 10g,炮姜 3g。水煎服,每日 1 剂。

连服 16 剂,水肿消退,继用香砂六君子汤调理脾胃获愈。

2. 尿崩症

糖尿病、尿崩症有口渴、多饮、多尿等症状,中医称为消渴。《金匮要略》说:"男子消渴,小便反多,以饮一斗,小便一斗,肾气丸主之。"据临床验证,糖尿病无论男女,只要辨证属阳虚不能蒸腾津液上升者均可用肾气丸,但属肾阴虚者不宜服。

案 郑某,男性,26 岁。

现病史:口渴、多饮、多尿 5 年,饮水和尿量多时达 7000~17 000ml/d,西医诊为尿崩症。经治尿量控制在 5000~10 000ml/d,尿比重 1.005~1.006,伴疲乏无力,气短便溏,手足厥冷。

辨证:肾阳不足,命门火衰,肾关不固,膀胱失约。

治法:温补肾阳,固理肾气。

处方:肾气丸加减。

熟地 30g,山药 30g,炮附子 9g,肉桂 9g,干姜 9g,补骨脂 25g,党参 9g,乌药 9g,益智仁 15g,桑螵蛸 25g,制何首乌 25g。水煎服,每日 1 剂。

连服 1 个多月,尿量减至 3500~2800ml/d。

3. 口腔溃疡、咽喉痛、牙痛

口腔溃疡、咽喉痛、牙痛等常由火热或阴虚引起,但也有肾阳亏虚、虚火上炎之证,不易治愈,治法常须清温合用,"引火归元",使浮火下降,方能有效。用肾气丸加减是有效方剂。

案 王某,女,37 岁。

现病史:口舌咽喉经常溃烂作痛,每发约半个月左右自愈。随即两眼发赤,昼夜刺痛,入夜尤甚,经过 3 日亦自愈,而口疮又复发。按此规律交替发作,已有 8 年,患者痛苦无法形容。检查患者口腔溃疡上下左右分布较密,但不红肿,亦无臭气,以指扪之不热,自述下肢常冷,冬季如冰,脉象沉细而缓。

辨证:肾虚阳衰,浮火上炎。

处方:肾气丸改汤加减。

熟地 15g,山药 24g,山萸肉 10g,泽泻 10g,茯苓 10g,车前子 10g,牛膝 10g,肉桂 1.5g,熟附片 10g,细辛 1.5g,玄参 15g。水煎服,10 剂。

病愈。

(本文摘自颜正华教授发表于《南京中医药学报》的文章)

谈老年人怎样吃补药

人到老年,体质渐衰,需要吃些补药,以抗衰老,延年益寿,更好地发挥余热,安度晚年。但是补药很多,服用适当,能增强体质;服用不当,则有害而无益。因此,怎样吃补药,也是值得重视的问题。

吃补药当根据人的体质,选择相应的补药,这样才能收到良好的效果。人的体质有气虚、阳虚、血虚、阴虚、气血两虚、阴阳俱虚的不同,而补药有补气药、补阳药、补血药、补阴药等的区别。

1. 据证选择

气虚是指人体功能活动能力不足,包括脏腑功能的降低。最常见的有肺气虚、脾气虚、心气虚等。其主要表现为:肺气虚则少气懒言,行动作喘,易出虚汗,容易感冒;脾气虚则四肢倦怠,食欲不振,大便溏泄,脘腹虚胀,甚至浮肿,脱肛;心气虚则心悸气短,下肢浮肿,神倦,脉弱等。这就需要服用补气药,如人参、党参、太子参、西洋参、黄芪、山药、大枣等。

阳虚与肾阳不足有密切的关系。由于"肾为先天之本",肾阳对人体脏腑起着温煦生化的作用。肾阳虚则一身阳气皆虚,故表现为全身功能衰退。最常见的是:畏寒肢冷,腰膝酸软冷痛,阳痿,早泄,白带清稀,夜尿增多,脉沉而弱,舌淡苔白等。这就需要服用补阳药,如鹿茸、紫河车、淫羊藿、肉苁蓉、锁阳、菟丝子、沙苑子、韭菜子等。

血虚是指人体的血液亏损,其主要表现是:面色萎黄,嘴唇及指甲苍白,头晕眼花、心慌心悸,失眠,健忘等。这就需要服用补血药,如当归、熟地黄、制何首乌、白芍、阿胶、龙眼肉等。

阴虚是指人体精血津液的损耗。最常见的有肺阴虚、胃阴虚、心阴虚、肾阴虚等。其主要表现为:肺阴虚多见干咳少痰,咯血,虚热,口干舌燥;胃阴虚多见咽干口渴,或不知饥饿,或胃中嘈杂,呕哕,或大便燥结;心阴虚多见心中烦热,惊悸不安,失眠,多梦;肝阴虚多见两目干涩昏花,眩晕,耳鸣;肾阴虚多见腰膝酸软,手足心热,或潮热盗汗,遗精等。这就需要服用补阴药,如南沙参、北沙参、天冬、麦冬、石斛、玉竹、女贞子、枸杞子、墨旱莲、银耳等。

但是人体在生命活动的过程中,气、血、阴、阳是相互依存的,所以在虚损的情况下,也常互相影响。气虚和阳虚表示机体活动能力的衰退,阳虚多兼气虚,气虚也常导致阳虚;阴虚和血虚表示机体精血津液的损耗,阴虚多兼血虚,血虚也常导致阴虚。

因此,补气药与补阳药、补血药与补阴药往往需要同时服用。至于气血两亏,阴阳俱虚,吃补药就需要气血双补或阴阳兼顾了。

2. 使用注意

a. 有病时当以治病为主,不得滥用补药。例如,体质本虚又兼感冒,或伤食积滞,这就需要停服补药,先治感冒或消化食积了。

b. 服补气药往往产生胸闷腹胀、食欲不振等"气滞"现象,可以适当配伍陈皮、砂仁等理气药。

c. 服补阳药易伤阴助火,所以阴虚内热者不宜服用。

d. 服补血药易妨碍消化,所以痰湿较重、脘腹胀满、食少便溏者不宜服用。

e. 服补阴药易伤阳助湿,所以阳虚畏寒,或痰湿内阻,腹胀便溏者均不宜服用。

f. 服补药宜在饭前 1~2 小时服,以免影响其消化吸收。

(本文摘自颜正华教授发表于《长寿》的文章)

谈中药教学

中药学是学习中医必修的基础课程之一。能否学好中药学,关系到学习中医的基本功打得扎实不扎实,对学习方剂学和临床各科,以及日后的辨证用药都有直接影响。因此,需要重视这门课程的教学工作。多年来,中药教学还存在一些有争论的问题,如药性理论到底包括哪些基本内容,对临床实践有无指导意义? 应该学习多少味药才能满足一般需要? 在教学方法方面应注意哪些环节,才能保证教学质量等。现就这方面的问题,提出一些自己的看法,与同志们共同讨论。

一、药性理论的基本内容和重要意义

所谓药性,即是药物与疗效有关的性质和性能的统称。它包括药物治疗效能的物质基础和药物治疗过程中所体现的作用。药性理论即是研究药物的性质、性能及其运用规律的理论。

药性理论的范围很广,以《本经》为例,在序例中所论述的有关药性理论即包括药物的分类、产地、采集、加工、四气、五味、有毒无毒、制剂、剂量、用法、服法、组方原则、配伍宜忌等内容,以后历代本草又不断补充,凡涉及与药物疗效有关的理论问题,均可列入药性理论的范畴之中。但就其主要内容而言,一般认为包括药物的产地、采集、贮藏、加工炮制、制剂、四气、五味、有毒无毒、升降浮沉、归经、配伍、禁忌、剂量、服法等，其中四气、五味、有毒无毒、升降浮沉、归经、配伍、禁忌等，更是药性理论的核心内容。

药性理论是指导临床用药的理论。在《黄帝内经》中有不少关于气味的论述，如《素问·藏气法时论》说："辛散、酸收、甘缓、苦坚、咸软"，即指出药味不同，作用有别；又说："寒者热之，热者寒之"，这是治疗原则，也是用药的指导思想。《本经·序例》中记载"药有酸苦甘辛咸五味，又有寒热温凉四气及有毒无毒"，"药有阴阳配合"等，也都是说明气味相合以成药性。药性有阴阳之不同，可以调整人体阴阳之偏盛，以寒治热，以热治寒，以阳胜阴，以阴胜阳，以阳补阳，以阴补阴，这是临证选药组方的基本规律。正如成无己所说"一物之内，气味兼有；一药之中，理性具矣，主对治疗，由是而出"（见《伤寒明理论》），可见四气、五味的重要了。有毒无毒也是值得重视的药性。凡有毒的药物能伤人体的正气，故《素问·五常政大论》说："大毒治病，十去其六；常毒治病，十去其七；小毒治病，十去其八；无毒治病，十去其九；谷肉果菜，食养尽之，无使过之，伤其正也。"掌握药物的有毒无毒或大毒小毒，以便根据病情，选择使用。

随着药性理论的发展，金元以来，在药性理论中，又增加了升降浮沉及归经的内容。张洁古在《珍珠囊》中，根据药物的气味阴阳，首先提倡升降浮沉的理论，以后又经李东垣、王好古等的阐发，从而成为药性理论的重要内容之一。升降浮沉是指药物作用的趋向；升浮药有利于病情的下陷，不利于病情的升浮；沉降药有利于病情的升浮，不利于病情的下陷，这就为药物作用的定向提出了理论根据。归经理论也是张洁古《珍珠囊》首先记载的，是指某药主要对某些脏腑经络的病变起治疗作用，这是药物作用的定位，为辨证用药不可缺少的理论。所以升降浮沉、归经成为了四气、五味等理论的补充。

药物的运用由单味到复方，是为了适应病情的需要。古代医家在长期的医疗实践中，积累了不少有关药物配伍、禁忌的经验和理论。《本经·序例》即有"有单行者，有相须者，有相使者，有相畏者，有相恶者，有相反者，有相杀者，凡此七情，合和视之，当用相须相使者良，勿用相恶相反者，若有毒宜制，可用相畏相杀者。不尔，勿合用也"的记载。《本草经集注》在序例中承袭了《本经》有关相使及畏恶反忌的药物，并加以补充而成"七情表"，以便查阅。后世在这一基础上不断补充，内容更为丰富。这些药物配伍理论，不仅指导着临床实践，而且是进一步研究的重要课题。

单味药的禁忌，也是必须注意的，如缪希雍说："故凡有益于阴者，必不利于阳；有益于阳者，必不利于阴。能治燥者，必不利于湿；能治湿者，必不利于燥。能破散者，不可以治虚；能收敛者，不可以治实。升不可以止升；降不可以止降。寒有时不"（《神农本草经疏·续序例》）可见，药物配伍与禁忌理论，同样是药性理论的重要内容。

医与药是一个理论体系。中医是辨证论治的，在治疗过程中，首先按中医理论进行辨证、立法，然后处方、遣药，这就是一般所说的理法方药，它是一个有机联系的整体。为了能达到在中医理法的原则下准确处方、遣药，就必须掌握药性理论。如果离开了中医理论，便不能辨证、立法，更谈不上论治；离开了药性理论，便不能在中医辨证、立法的基础上处方、遣药，同样治不好病。可见，药性理论在祖国医学领域中的重要性。因此，学习中医就必须学好药性理论。

至于中药的产地、采集、炮制、制剂等，也都有丰富的理论内容，这些理论都是为临床服务的，与药性理论有密切的关系，所以成为药性理论的组成部分。我们为了保证药物的疗效,应该继承、整理这些理论,并使之提高到现代科学水平上来,也必须对药性理论有一定的了解。

药性理论是几千年来我国劳动人民在医疗实践中所总结出来的用药规律。在药性理论中凝结着丰富的临床用药经验,是一份宝贵文化遗产。我们要准确地了解这些用药规律和经验,以及中医临床疗效的记载,非掌握药性理论不可。因此,要继承发扬祖国医药遗产,认真研究药性理论,也是重要的一环。

综上所述,不难看出药性理论对中医临床、中药研究、药材生产等都是不可缺少的理论知识。

二、400 余味常用中药是中药教学的基本内容

中医药学历史悠久,有着丰富的经验和理论知识,是一个伟大的宝库。我国第一部药学专著《本经》收载药物即有 365 味。以后历代修订本草,不断补充,至《本草纲目》载药已达 1892 味之多。再加明清以来,全国各地新增的中草药,数字就更为可观了。

但是中药教学应该选用多少味药为宜,这是一个值得讨论的问题。药味过多,难于记忆,无此必要;药味过少,又不能达到打好中药基本功的要求。根据多年来的教学实践和临床实际需要,当以常用中药为准。查《伤寒论》113 方,所用药物 80 余味,但不能包括内科杂病、妇科、儿科、外科及温病等用药需要,显然是很不够的。清代徐大椿著《神农本草经百种录》,以 100 味药供初学之用,也不能满足临床的实际需要。现据一般医生临床用药数字的统计,均在 200 余味以上,况且地区有不同,病种有差异,200 余味也不能代表常用中药的数字。明代龚廷贤编《药性歌括四百味》,流传极广。清代汪昂从《本草纲目》中选择常用中药 474 味编成《本草备要》,由于切合实用,所以受到了国内外医药界的重视。《药典》1963 年版,收载常用中药 446 味,为一般中药店所具备之品。中医学院试用教材《中药学讲义》1963 年版,选用常用中药 420 味。可见 400 余味常用中药作为中医学院的中药教学内容,是符合实际需要的;掌握 400 余味常用中药的药性,是学习中医必须打好的基本功。

三、中药教学方法方面应注意的几个问题

中药学虽然是一门基础课,但它与脏象、经络、卫气营血、津液、病因、病机、诊断、治则等基础理论,以及临床各科都有密切的关系,内容庞杂,牵涉面广。如果教学内容过少,则感枯燥无味;教学内容过多,又感到烦琐难学。如何才能保证教学质量,我认为在教学方法方面应注意以下几个问题。

1. 分清主次,突出重点

中药学内容较多,如果不能分清主次,突出重点,必然导致烦琐难学。在中药学总论中,当以气味、归经、有毒无毒、升降浮沉、配伍、禁忌等主要药性理论为教学重点。各论以主要药为重点,次要药只作一般介绍,或留作自学,以培养学生独立思考的能力。单味药以药性部分为重点,特别要重视药物的功能与主治。例如,麻黄,通过学习,一定要熟悉麻黄是辛温解表药,它能发汗解表,可治太阳经风寒表实证;又善宣肺平喘,适用于肺气不宣的喘咳;因

能发汗,又能利尿,故也可用于浮肿。关于药物的配伍,只能适当介绍,目的是加强学习的深度和广度,避免枯燥无味和脱离实际,但不能过多,也不能要求作为记忆的内容,否则势必形成繁琐难学的局面,效果适得其反。至于药物的来源、本草摘要、现代研究等内容,均可作为自学参考的资料。

2. 根据中医药的理论阐明药性

前述医与药是一个理论体系,中医辨证论治的四个步骤——理、法、方、药是一个有机联系的整体,只有按中医药理论来阐明药性,才能使学生掌握药性的本质,达到能在中医药理论的指导下运用中药的目的。如以生石膏为例,本品辛甘大寒,归肺、胃经,大寒能清热降火,味辛能散,故能清解肺、胃大热,甘、大寒又能生津止渴,为阳明经高热烦渴等症之主药;又治肺部热盛引起的喘咳,以及胃火上升引起的头痛、牙痛、口疮。由于是矿物药,用量宜大些;入汤剂应注意先煎。大寒之品,素有胃寒食少者慎用。这样从中医药的理论上阐明生石膏的功能与主治,就能使学生真正了解生石膏的药性,为辨证用药打好基础。

3. 把作用相近的药物进行归纳对比

目前,《中药学讲义》是以药物的功能分类的,有利于归纳对比,分析异同。如以清热药为例,生石膏与知母皆有清热、降肺胃火、生津止渴的作用。然生石膏辛甘大寒,知母苦寒质润。生石膏清热降火之力大于知母,且知母只能清降,不如生石膏之能清解;知母又能入肾滋阴,生津润燥之力较生石膏为良。因此,用治阳明经高热烦渴等症,二药同用,可增强疗效。生石膏降火之力较大,故又多用于肺部热盛的喘咳及胃火上升的头痛、牙痛、口疮;知母清热降火之力虽不及生石膏,但能滋阴润燥,故又可用于津伤消渴、肺热燥咳、阴虚劳热、肠燥便秘及阴虚小便不利之证。生石膏与知母都不适用于胃寒食少者,且知母能滑肠,便溏者忌服。这样将生石膏与知母的作用进行比较,既指出了药物的共性,又说明了药物的个性,对了解和掌握药性的特点来说,是非常必要的。

4. 充分利用教具,进行直观教学

学习中药包括药材的来源和生药等内容,对医学生来说,这些知识不是学习的重点,只需一般了解。俗话说"百闻不如一见",在教学的过程中,利用挂图、生药标本、蜡叶标本、幻灯片等教具进行直观教学,可收到事半功倍的效果。此外,还可定期组织学生去标本室看标本,放幻灯片,去苗圃或药厂、药房参观学习,以及适当安排上山采药等,通过这些活动,既可使学生了解药材方面的有关知识,又有助于复习药性方面的理论知识,所以对教学是十分有利的。

5. 其他

如要求学生预习,可以提高课堂的教学效果;出复习题,可以帮助学生复习思考;注意每一章节进行小结,可以帮助学生巩固所学知识;适当提问和课堂测验,对学生可以起督促的作用,并可了解其学习情况。重视这些教学环节,对提高教学质量,都是行之有效的方法。以上意见,如有不当之处,希同道指正。

(本文摘自颜正华教授发表于《北京中医学院学报》的文章)

谈谈药性理论

一、什么叫药性和药性理论

凡与药物疗效有关的性质和性能,统称为药性。性质是指药物发挥疗效的物质基础,如《本经·序例》说:"药性有宜丸者,宜散者,宜水煮者,宜酒渍者,宜膏煎者,亦有一物兼宜者,亦有不可入汤酒者,并随药性,不得违越。"这里所说的药性,是指药物的性质而言;性能是指药物在治疗过程中所体现的作用,如《本草经集注》说:"上品药性,亦皆能遣疾,但其势力和厚,不为仓卒之效……中品药性,疗病之辞渐深,轻身之说稍薄……下品药性,专主攻击,毒烈之气,倾损中和,不可常服。"这里所说的药性,是指药物的性能而言。药性理论即是研究药物的性质、性能及其运用规律的理论。

二、药性理论有何重要意义

中医、中药是一个理论体系,中药的运用,是在中医理论的指导下进行的。中医学的特点是辨证论治,辨证论治的四个步骤——理、法、方、药是一个有机联系的整体。中药的运用离不开中医理论,如果不掌握中医理论,便不能很好地运用中药防治疾病。

中医学认为,疾病的发生总的来说,是由于人体阴阳失去相对平衡而出现了"偏胜"。正如《黄帝内经》上所说的"阴胜则阳病,阳胜则阴病",而药物治病,就是利用药物的"偏性",来调整人体阴阳的"偏胜",使之恢复正常,即健康无病。如果不掌握药性理论,也就不能很好地运用药物的"偏性"来防治疾病。

总之,中医、中药有着不可分割的联系。药性理论是中医学理论的重要组成部分,是学习中医必须掌握的基本知识。

三、药性理论是怎样产生的

药性理论是源于实践的经验,是基于古代哲学思想——阴阳、五行学说,使之理论化,同时又与中医理论结合起来,成为一个理论体系的。分述如下。

1. 实践经验

实践,包括生活实践和医疗实践。在原始社会,人类在寻找食物的过程中发现,吃了山葱(藜芦)能令人呕吐,吃了乌头能令人麻木,吃了大黄能令人泻下等,这就在生活实践中积累了不少经验。为了避免中毒,就必须主动辨认这些"毒物"。另一方面,当人体有了疾病的时候,又主动寻找这些"毒物"来进行治疗,这就逐步产生了原始的医疗实践经验。所以,我国古代有"神农尝百草以疗民疾"的传说。

2. 古代哲学思想——阴阳、五行学说

古人观察大自然的现象发现,任何事物都有阴阳对立而又统一的两个方面;宇宙间又存在着木、火、土、金、水五种物质和属性,相互资生,互相制约,共同促进事物的运动、变化。大约在西周时期,即形成了古代朴素的唯物主义哲学思想——阴阳、五行学说。通过长期的观察、实践,人们逐步认识到人与自然界存在着非常密切的关系,自然界的运动变化,直接或间接地影响人体。于是便把自然界运动、变化的规律用来探讨、分析、归纳人体的一切生理现象和病理变化。这一学说贯穿于我国医学的生理、病理、诊断、治疗等各个方面,形成了独特的理论体系。

下面简述阴阳、五行学说在医学上的具体应用。

1. 阴阳学说

阴阳是指事物的两种属性,是既对立而又统一的两个方面。二者之间又是相互依存、相互制约、相互消长、相互转化的。阴阳在医学上,用来说明人体的组织结构、生理功能、病理机制、诊断纲领、治疗原则、用药规律等。例如,正常人阴阳平衡协调,《素问·生气通天论》说:"阴平阳秘,精神乃治。"如果阴阳出现了偏盛、偏衰,即发生疾病,如《素问·阴阳应象大论》说:"阴胜则阳病,阳胜则阴病,阳胜则热,阴胜则寒。"在诊断上,当先分清阴盛还是阳盛,阳虚还是阴虚。在治则上,寒证是阴盛,便当"寒者热之",用温散药;热证是阳盛,便当"热者寒之",用清热药;寒证属于阳虚,便当"阴病治阳",用补阳药;热证属于阴虚,便当"阳病治阴",用补阴药等。可见,治病用药离不开阴阳。

2. 五行学说

五行即自然界中木、火、土、金、水五种物质,以这五者来代表多种事物的属性,并利用其相互资生、相互制约的关系,把事物内部及与外界密切联系起来,构成一个整体。例如,五行属性,肝属木,脾属土,肝与脾有制约关系(木克土),所以肝病最易犯脾。如果肝郁气滞,影响脾胃,症见两胁不舒、脘腹胀满、食欲不振、恶心呕吐、大便失调,便当用疏肝解郁、理气健脾的药物来治疗。又如肾属水,心属火,肾与心也有制约关系(水克火)。如果肾阴不足,水不制火,心火上炎,症见心烦失眠,便当用滋肾阴、降心火的药物来治疗。可见,治病用药与五行学说也有密切的关系。总之,阴阳、五行学说,是把阴阳与五行二者结合起来,既能解释自然界变化的现象与规律,又能说明人体的生理功能、病理变化及指导辨证用药等。阴阳、五行是相互印证、相互联系而不可分割的,共同成为中医药理论的主导思想。

3. 中医学的理论体系

中医学有独特的理论体系,其内容除前述阴阳、五行外,主要还有脏象(脏腑)、经络、病因、病理、诊断、治则等。

（1）脏象、经络

脏象是研究人体各脏器的生理、病理及其相互关系的学说,是中医理论的核心。经络有网络全身、沟通内外、联系表里、流通气血等作用。脏象、经络为药物作用的定位奠定了基础,是药性理论中"归经"的依据。

（2）病因、病理

病因是导致疾病的原因,病理是疾病发生变化的机制。以病因来说:一是外因,有风、寒、暑、湿、燥、火——六淫之邪,故中药有祛风药、散寒药、祛暑药、化湿药、润燥药、清火药等;二是内因,有喜、怒、忧、思、悲、恐、惊——七情之伤,这是情志的变化,故中药有安神定志药、行气解郁药等;三是其他,有饮食失调、劳逸不节、内伤、外伤、寄生虫等,故中药有消食药、健脾药、补益药、化瘀药、驱虫药等。至于病理,当然与用药有密切的关系。如"诸风掉眩,皆属于肝",若是外风引起,当用疏泄外风药;内风引起,当用平息内风药。

（3）诊断

经过望、闻、问、切——四诊,将病情用阴阳、表里、寒热、虚实——八纲,加以分析、归纳,故中药有助阳药、滋阴药、解表药、温里药、祛寒药、清热药、补虚药、泻实药。

（4）治则

治则是指治疗法则。汗、吐、下、和、清、温、消、补为八法,而药物有发汗药、催吐药、泻下药、和解药、清热药、温里药、消导药、补益药。

上述说明中医、中药是一个理论体系,中药的运用是在中医理论的指导下进行的,药性理论的来源当然不能离开中医理论。

四、药性理论的内容包括哪些

药性理论的范围很广,以《本经》为例,在序例中所论述的药性理论即包括药物的分类、产地、采集、加工、四气五味、有毒无毒、制剂、剂量、用法、服法、组方原则、配伍禁忌等,之后历代医家又不断补充,凡涉及与药物疗效有关的理论问题,均可列入药性理论的范畴之中。但以其主要内容而言,一般认为包括药物的产地、采集、贮藏、加工炮制、制剂、四气五味、有毒无毒、升降浮沉、归经、配伍、禁忌、剂量、服法等。而其中四气、五味、升降浮沉、归经、配伍、禁忌等,更是药性理论的核心内容。

五、四气、五味各应怎样理解和掌握

我国第一部药学专著《本经》在序例中指出"药有酸、苦、甘、辛、咸五味,又有寒、热、温、凉四气"。每味药均注明气味,从此把四气、五味作为药性理论的重要内容。这是我们要理解和掌握药性所必须首先考虑的问题。分述如下。

1. 四气

四气即寒、热、温、凉四种不同的药性(狭义的药性)。寇宗奭在《本草衍义》中指出"凡称气者,即是香臭之气,其寒、热、温、凉则是药之性……序例中气字恐后世误书,当改性字,于义方允。"故应称"四性",不应称"四气"。四性之外,还有平性,但习惯称"四性"。这是前人在长期的医疗实践中,从药物作用于人体所发生的反应而概括出来的理论。

四性即寓有阴阳的含义。寒凉为阴,温热为阳。此外,平性虽然性质和平,但也有偏凉、偏温的不同,故四性只有阴阳两个方面。温热药属阳,具有温里、散寒、补阳等作用,可治脘腹冷痛或阳虚畏寒之证;寒凉药属阴,具有清热、降火、补阴等作用,可治高热烦渴或阴虚内热之证。以阳胜阴，以阴胜阳，以阳补阳，以阴补阴，这是治病用药不可违反的规律。故《素问·至真要大论》说："寒者热之，热者寒之。"《本经·序例》说："疗寒以热药，疗热以寒药。"其成为中医治病用药的基本原则。

但是病情往往是错综复杂的，在临床上如遇到寒热错杂之证，也可以寒药与热药同用。如外寒里热证，怕冷、烦热、喘咳，可用麻杏石甘汤，其中麻黄、杏仁性温散外寒，理肺气，平喘咳，生石膏性寒清里热。又如寒热互结于里而成的痞证，可用半夏泻心汤，其中半夏、干姜温散祛寒，黄芩、黄连寒以清热，都是寒药与热药同用，以达到治愈疾病的目的。至于药物的寒热多少，就要根据辨证了。此外，还有真热假寒证，仍当用寒药；真寒假热证，仍当用热药，这就要辨证准确，避免用药错误。

2. 五味

五味是酸、苦、甘、辛、咸五种不同的药味。五味在医学上的运用，在《黄帝内经》中已有不少的论述。五味与四性同样是药性理论的重要内容。

第一，要理解和掌握五味的作用。前人通过长期实践，认识到药味不同，作用有别，故将五味的作用进行了归纳。如《素问·至真要大论》说："辛散、酸收、甘缓、苦坚（苦能坚阴，即泻火强阴之意）、咸软。"后世医家在这一基础上又进行了补充，如《本草备要·药性总义》说："凡酸者能涩、能收，苦者能泻、能燥、能坚，甘者能补、能和、能缓，辛者能散、能润、能横行，咸者能下、能软坚，淡者能利窍、能渗泄，此五味之用也。"这里又提到了淡味的作用，故实际是六味。王好古说："淡附于甘。"往往甘淡并称，故不称"六味"，仍称"五味"。以具体药物而言，如辛味药生姜发散，川芎行血，木香行气，紫菀润肺；酸味药五味子收敛止汗，五倍子涩肠止泻；苦味药大黄泻下，苍术燥湿，知母、黄柏坚阴；甘味药人参补气，熟地补血，甘草缓和药性，缓解毒性；咸味药芒硝通便，牡蛎散结；淡味药茯苓、薏苡仁渗湿利尿等。

第二，要理解和掌握五味的阴阳、五行属性。在《黄帝内经》中，已将五味的阴阳属性进行了分类，如《素问·至真要大论》说："辛甘发散为阳，酸苦涌泄为阴，咸味涌泄为阴，淡味渗泄为阳。"后世对五味的阴阳属性，都是以此为根据的。五味的五行属性，在《尚书·洪范》虽有记载，但在医学上的运用，仍以《黄帝内经》为最早。如《素问·宣明五气》云："酸入肝（木）、辛入肺（金）、苦入心（火）、咸入肾（水）、甘入脾（土）。"这就把五味与五脏、五行相连属，为药物作用的定位提出了理论依据。

第三，要理解和掌握一药之中有性有味，性味结合，共同说明药物的作用。性味不同，作用就有差别。例如，温性药，乌梅酸温收敛，厚朴苦温燥湿，黄芪甘温益气，蛤蚧咸温补肾，生姜辛温发表；辛味药，麻黄辛温发汗，附子辛热助阳，薄荷辛凉解表，石膏辛寒散热等。

但是还必须注意药物的性味相同，而作用往往不完全一样。如黄芩、黄连、黄柏均为苦寒药，都有清热燥湿解毒等作用，而黄芩善清上焦湿热，黄连善清中焦湿热，黄柏善清下焦湿热。这就提示我们既要理解药物性味的共性，同时还要理解药物的个性，这样才能全面掌握药物的性能。还有一药有数味者，即说明药物作用的扩大，如当归辛甘温，辛温可以活血行气散寒，甘温还可补血。

六、升降浮沉的含义和运用

升降浮沉是药物作用的定向,为金元时期名医张洁古首倡,他在所著的《珍珠囊》药物项下均有注明。作为性味理论的补充,受到了后世医家的重视,从此成为药性理论的内容。现从升降浮沉的概念、临床应用、依据、转化等方面,说明其含义和运用。

1. 概念

升,上升的意思;浮,发散的意思。升与浮的共同点是向上向外,所以属阳,有升阳、发表、散寒、催吐等作用。降,下降的意思;沉,泻利的意思。降与沉的共同点是向下向内,所以属阴,有潜阳、降逆、清热、泻下、利尿等作用。

2. 临床应用

从病位、病势两方面考虑。病位在上在表,如头痛、恶寒、发热,当用升浮药,如荆芥、防风、麻黄、桂枝等,散风寒解表;病位在下在里,如大便不通、小便不利,可用沉降药大黄通大便,泽泻利小便。病势上逆,如肝阳上升,头痛、眩晕,当用沉降药,如石决明、牡蛎等平肝潜阳;病势下陷,如久泻脱肛、子宫下垂,当用升浮药,如黄芪、升麻等升阳举陷。这也是治病用药必须掌握的规律。

3. 依据

药物升降浮沉的依据有以下三方面。

第一,药物的性味。凡性温热、味辛甘为阳性药,主升浮;性寒凉,味酸苦咸为阴性药,主沉降。正如李时珍所说"酸咸无升,辛甘无降,寒无浮,热无沉"。

第二,药物气味的厚薄。李杲说:"气味薄者,轻清成象,本乎天者亲上也;气味厚者,重浊成形,本乎地者亲下也。"故凡气味薄者主升浮,如薄荷、连翘;气味厚者主沉降,如熟地、大黄。

第三,药物质地的轻重。凡花叶及质轻的药物主升浮,如桑叶、菊花、马勃等;种子果实及质重的药物主沉降,如苏子、枳实、代赭石、石决明等。

上述升降浮沉的依据指的是一般规律,不是绝对的,当根据上述条件,并结合临床实际疗效,进行全面分析,才能得出正确的结论。

4. 转化

药物升降浮沉的作用是可以转化的。

第一,药物炮制后作用改变,如酒炒则升,姜汁炒则散,醋炒则收敛,盐水炒则下行。

第二,药物配伍后,作用受到抑制。如少量升浮药在大量的沉降药中则降;少量沉降药在大量升浮药中则升。故药物升降浮沉的作用,不能看作一成不变,在临床用药时也需注意。

七、怎样理解归经

归经是怎样产生的？其理论依据是什么？临床如何掌握应用？

1. 归经的产生

归经是把药物的作用与脏腑经络联系起来，以说明某药主要对某些脏腑经络的病变起治疗作用，即药物作用的定位。归经理论源于《黄帝内经》，如五色、五味归五脏，即是归经的萌芽。

归经理论大约在北宋时期已初步形成，如《苏沈良方·论脏腑》中即有某物入肝、某物入肾的记载。至金元时期归经理论逐步充实。明清时期归经理论又有所发展，使归经理论进一步完善。

2. 归经的理论根据

归经的理论根据有以下三方面。

第一，脏象学说。药物归经就是把药物的作用与脏腑的病变联系起来，以说明某药对某脏腑的病变有治疗作用；依据药物作用的范围，有归某一脏腑者，有归几个脏腑者，或兼入某脏腑者。

第二，经络学说。人体共有十二经络（奇经八脉除外）。经络各有其特定的循行路线和内在的脏腑，它所反映的病理现象，除经络本身的病变外，也包括与经络连属的脏腑症状。故目前教材中的归经采用脏腑的名称，如肺经、肝经、肾经、脾经、胃经等。

第三，药物疗效。如苏子、白前能治疗喘咳便归入肺经；茯神、柏子仁能治疗心悸、失眠便归入心经；钩藤、羚羊角能治疗眩晕、抽搐便归入肝经；白术、党参能治疗食少、便溏便归入脾经等。故归经是药物作用的定位，是从疗效观察中总结出来的用药规律。

3. 归经的临床应用

第一，可根据各经所表现的症状，选择相应的药物治疗，有执简驭繁的好处。

第二，脏腑是互相联系的，在发病时往往互相影响，故治法有健脾益肺、滋肾养肝等，也需要运用归经理论选择药物。

第三，归经与四性、五味、升降浮沉等理论结合起来，才能达到准确用药的目的。例如，同一归肺经药，黄芩苦寒清肺热，丁姜辛热散肺寒，百合甘凉补肺虚，葶苈子辛苦寒泻肺实。

总之，归经理论是根据中医学生理、病理的特点，按药物的实际疗效进行分类，便于选择应用。但归经理论还必须与性味、升降浮沉等理论结合起来，全面分析，灵活掌握，才能得心应手，运用自如。

八、中药的应用

中药的应用由单味到复方，在药物配伍方面，积累了七情理论，怎样解释？"十八反"与"十九畏"应怎样认识和掌握？

为了适应病情的需要,中药的应用由单味到复方,长期以来,积累了不少经验,并把它上升为理论。《本经》在序例中即加以总结"有单行者,有相须者,有相使者,有相畏者,有相恶者,有相反者,有相杀者,凡此七情,合和视之。当用相须、相使者良,勿用相恶、相反者;若有毒宜制,可用相畏、相杀者。不尔,勿合用也"。这就是今人常说的七情理论,而七情的解释如下。

1. 单行

李时珍说:"独行者,单方不用辅也。"单行即指单独应用即能发挥疗效,如独参汤。

2. 相须

李时珍说:"相须者,同类不可离也。"相须即两种以上功用相同的药物,同用后能互相促进疗效,如知母与黄柏同用,能增强滋阴降火的功效。

3. 相使

李时珍说:"相使者,我之佐使也。"相使即一药为主,一药为辅,如黄芪使茯苓,两药同用,茯苓能增强黄芪补气利尿的作用。

相须、相使是能增强疗效的药物配伍方法。

4. 相畏

李时珍说:"相畏者,受彼之制也。"相畏即一种药物的毒性、烈性受到另一种药物的抑制,如半夏畏生姜,生姜能抑制半夏的毒性、烈性。

5. 相杀

李时珍说:"相杀者,制彼之毒也。"相杀即一种药物能消除另一种药物的中毒反应,如绿豆杀巴豆毒,巴豆中毒时,用绿豆汤可以解除。

相畏、相杀是应用毒性、烈性药物时的配伍方法。

6. 相恶

李时珍说:"相恶者,夺我之能也。"相恶即一种药物能破坏另一种药物的疗效,如人参恶莱菔子,莱菔子能破坏人参的补气作用。

7. 相反

李时珍说:"相反者,两不相合也。"相反即两种药物同用,能产生有害的副作用,如甘遂反甘草。

相恶、相反属于药物的配伍禁忌。

据《蜀本草》统计"本经365种药物中,单行者71种,相须者12种,相使者90种,相畏者78种,相恶者60种,相反者18种,相杀者36种"。北齐徐之才著《药对》,是专门讨论药物配伍的书籍,本书虽佚,但《本草纲目》有转引,可供研究参考。

自宋、金、元以后,流行"十八反"与"十九畏",作为药物的配伍禁忌。

"十八反"与"十九畏"究竟能否同用?历代医家意见不一。

第一种认为不宜同用。理由是《本经·序例》即指出"不用相恶、相反者";《药典》1963

年版和1977年版均有记载"不宜同用";临床报道应用反药引起中毒反应,能增强毒性。

第二种认为可以同用。理由是古今医方反药同用的很多;临床报道反药同用未发现中毒反应,经动物实验,用反药未见到明显的毒性变化。

第三种认为反药同用能增强疗效。理由是张仲景甘遂半夏汤,方中甘遂与甘草相反,用治痰饮有良效。清代尤怡解释说:"欲其一战而留饮尽去。"赵良仁解释说:"甘草缓甘遂之性,使不急速,徘徊逐其久留。"临床有不少反药同用增强疗效的报道。

所以在这方面还需要广大医药人员进一步全面、系统、深入的研究,才能得出正确的结论。在没有全面、系统、深入的研究之前,使用反药仍当小心谨慎为是。

九、怎样掌握证候用药禁忌、妊娠用药禁忌和饮食禁忌

1. 证候用药禁忌

证候用药禁忌也就是单味药的禁忌。正如缪希雍所说:"故凡有益于阳者,必不利于阴,有益于阴者,必不利于阳。能治湿者必不利于燥,能治燥者必不利于湿。能破散者不可以治虚,能收敛者不可以治实。升不能止升,降不能止降……诸如此类,莫可胜数,苟昧斯旨,吉凶贸焉。"再以具体药物为例,如麻黄辛温,既能发汗,表散风寒,又能宣肺平喘,但必须是外感风寒,表实无汗或肺气不宣的喘咳方可应用;若表虚多汗,或肺虚喘咳即当忌用。因此,证候用药禁忌受到历代医家的重视。

2. 妊娠用药禁忌

妊娠用药要注意养护胎元。一般根据药物副作用的大小不同,分禁用、慎用两类。禁用药大都毒性较强,或药性猛烈,如巴豆、牵牛、芫花、大戟、水蛭、虻虫、麝香、三棱、莪术等。慎用的药包括:①祛瘀活血药,如桃仁、红花;②行气破滞药,如大黄、枳实;③辛热药,如附子、干姜、肉桂;④滑利药,如冬葵子、滑石等。禁用的药不可使用;慎用的药可以根据病情斟酌使用,所以《黄帝内经》有"有故无殒,亦无殒也"的记载。

3. 饮食禁忌

饮食禁忌即通常所说的忌口。如寒性病忌食生冷瓜果;热性病忌食辛辣、油腻;消化不良者忌食黏腻及难消化食物;痈疽疮疖、皮肤瘙痒者忌食鱼、虾、牛、羊肉等腥膻及有刺激的食物等。此外,《本草纲目》有"服药食忌"的记载,可供参考和研究。

(本文摘自颜正华教授发表于《天津中医学院学报》的文章)

再谈药性理论

一、药性的含义

古代以"毒"来代表药物,如古代传说的"神农尝百草,一日而遇七十毒"(见《淮南子·

修务训》)指的是古代劳动人民在寻找食物的过程中发现了一些毒物,通过不断的实践,又认识到这些毒物对人体的疾病有治疗作用,因而把毒物当作药物。

《周礼》记载"医师掌医之政令,聚毒药以供医事",也是说明以毒物作为药物。在文献中最早的药性记载,也是关于毒的记载,如《尚书·说命》有"若药无弗瞑眩,厥疾勿瘳",是说用药物的毒烈之性治疗疾病,不到使人眩晕的程度,就不能治疗好患者的病。

《本经》最早记载"药性"一词。在《本经·序例》中说:"药性有宜丸者,宜散者,宜水煮者,宜酒渍者,宜膏煎者,亦有一物兼宜者,亦有不可入汤酒者,并随药性不得违越",似乎仅指出适宜制剂种类的药性。以后,南北朝陶弘景对"药性"一词的概念又作了补充。如他在《神农本草经集注》中说:"上品药性亦皆能遣疾,但其势用和厚,不为仓促之效;中品药性治病之辞渐深,轻身之说稍薄;下品药性专主攻击,毒烈之气倾损中和,不可常服","今药性一物兼主十余病者,取其偏长为本"。可知,所说药性系指与治疗有关的性质、性能。

大约成书于隋末唐初的《药性论》讨论的范围涉及君、臣、佐、使、七情、性味、有毒无毒、功能、主治、修治、制剂等与治疗有关的各个方面,所说的范围很广。

宋代以前,将寒、热、温、凉称为四气。至北宋末年,寇宗奭提出寒热温凉不应称为四气,而应称为四性。这是最狭义的药性。近代文献对于药性含义的讨论更多,众说纷纭。胡光慈、许金星认为,药性相当于现代医学所论药物之有效成分及药理作用;《兽医中医学》认为,药性就是研究药物的药理作用;《四气五味探讨》一文认为"药性,即是从理论上说明药物的功能、主治"。朱颜认为,药性是依据药物作用于人体所引起的反应而获得的概念,也就是各种药物产生治疗效果的概括;尚志钧在《学习中药药性的体会》一文中认为"药性包括药物本身的物理性状和药物在机体上所引起反应这两方面的性质"。

综上所述可知,药性就是药物与治疗有关的各种性质与性能。其中,有的是药物治疗效能的物质基础,可为人的各种感官所感受、认识的性质;有的是药物在治疗过程中所体现的各种作用。部分文献中所称的"药物的性能",基本上包括在药性的范畴之中。

二、药性理论的范围

最狭义的范围就是前述寒、热、温、凉四性,也是最主要的药性。

宋以前的本草著作多以性味、有毒无毒为主要药性。宋以后的本草著作更加上归经,部分还加上了升降浮沉等。

金人成无己,已经认识到气味是药性的基础,他说:"一物之内,气味兼有;一药之中,理性具矣,主对治疗由是而出。"此说多为后世本草所引用。

元人李东垣,一方面同意成无己的说法,认为"凡药之所用,皆以气味为主"。另一方面又认为"天地阴阳生杀之道,在升降浮沉之间"。故他的"药类法象"以升降浮沉为纲,概括气味、阴阳、功能,以升降浮沉为主要药性。

明代中期,《本草纲目·序例》关于药性理论讨论的范围颇广,包括形、色、气、味、性、升降浮沉、阴阳、五行、七方、十剂、七情配合、宜忌、采收、炮制、制剂、剂量、服法等。

明末,贾所学《药品化义》创辨药八法,称为药母。即以下八类:①体。燥、润、轻、重、滑、腻、干;②色。青、黄、赤、白、黑、紫、花;③气。膻、臊、香、腥、臭、雄、和;④味。酸、苦、甘、辛、咸、淡、涩;⑤形。阴、阳、水、火、土、金、木;⑥性。寒、热、温、凉、清、浊、平;⑦能。升、降、浮、沉、定、走、破;⑧力。宣、通、补、泻、渗、敛、散。

贾氏认为"当验其本,观其色,嗅其气,嚼其味……推辨此四者宜先。而后推其形,察其性,原其能,定其力,则为厚薄、清浊、缓急、躁静、平和、酷锐之性及走经,主治之义无余蕴矣"。其实,上述只能说明药物疗效的所以然,而不能真正推测出药物的疗效,药物的疗效是从医疗实践中总结出来的。正如徐大椿所说"虽圣人必通过试验"。这是符合客观实际的。

清人沈金鳌将十剂作为最主要的药性,并以此为纲著成《要药分剂》一书;姚澜将归经作为最主要的药性,并以此为纲著成《本草分经》一书。

综合上述讨论,药性的范围可分为狭义(主要)和广义两种。狭义药性包括四气、五味、升降浮沉、归经、有毒无毒、配伍、禁忌、采集、加工炮制、制剂等临床应用所依据的主要性质和性能,也是药性理论的核心,其中以气味最为重要。广义药性则凡属与治疗作用有关的性质和性能都包括在内。药性理论则是以前述(主要)药性为主要内容的理论体系。

三、药性理论的基础

(一) 药性理论与我国古代的哲学思想

1. 阴阳

阴阳来源于《周易》。如《周易》云:"一阴一阳之谓道"、"阴阳不测之谓神"等,即说明用阴阳来概括所有事物的规律、性质、变化、发展的本质。之后,《内经》也有记载,云:"阴阳者,天地之道也,万物之纲纪,变化之父母,生杀之本始,神明之府也。"这就把阴阳学说运用到了医学方面。

阴阳作为两个互相矛盾、互相对立,又在事物本身和事物发展过程中的属性来认识,其有朴素的唯物主义性质。

医学理论体系中的阴阳学说,就其自己的特点来说,与古代哲学中的阴阳学说不全相同,如老子曾云:"万物负阴而抱阳",此说与《素问》"背为阳,腹为阴"的说法就不同;又如张介宾引道家语云:"分阴未尽则不仙,分阳未尽则不死"与《素问》"阴平阳秘,精神乃治;阴阳离决,精气乃绝"的意思也不相同。阴阳学说也是说理的工具,常有较大的灵活性,不同学派应用阴阳学说,往往导致不同的结论,真正是非的判断,还必须经过实践验证。

2. 五行

五行出自《尚书·洪范》。原文曰:"水曰润下,火曰炎上,木曰曲直,金曰从革,土爰稼穑,润下作咸,炎上作苦,曲直作酸,从革作辛,稼穑作甘。"据说这是其子与周武王的谈话记录。五行学说在开始的时候也属于朴素的唯物论思想的范畴。

五行学说在药性理论中是属性的概念,不是元素的概念。即属性归类的方法,这一点必须明确。五行概括宇宙间一切事物的属性,利用其相生相克的原理,把人体脏腑、经络、疾病等,与药性联系起来,故有一定的应用价值。

但必须明确,五行学说的相克关系,并不是可以随意引申的规律,所以只适用于解释一般情况,并不适用于普通的药性关系,还不能看作是普遍规律。在古人的著作中,只能说明既成事实,对于实践有无指导意义须进一步验证。在药性理论中,有以五行作为元素来解释的,认为五行中有五行,理论穿凿附会,与临床无益。

3. 象数学说

象数学说,来源于《周易》。象,是形象;数,是数字,是以形象和数字来说明宇宙间万物的一切联系、一切规律。就其实质来说,这一理论是形式的、表面的,因而是唯心的、错误的。象数进入药性理论是在北宋时期。此后的一些本草常以象数作为药物的说理工具,如《神农本草经百种录》牛膝条云:"此乃以其形而知其性也,凡物之根本皆横生,而牛膝独直下,其长细而韧,酷似人之筋,所以能疏筋通脉,下血降气,为诸下达药之先导也。"又在肉苁蓉条云:"苁蓉象人之阴而滋润黏腻,故能治前阴诸疾而补精气,如地黄色质象血则补血也。"这种以形象论药性,从表面论实质,牵强附会,未能揭示问题的实质。

至于以数字为说理依据,出自《周易》五行成数。其云:"天一生水,地六成之;地二生火,天七成之;天三生木,地八成之;地四生金,天九成之;天五生土,地十成之。"以数字神秘化,是唯心论。如《本经》选药 365 种,《素问·至真要大论》的大方、小方、奇方、复方都是在数字上打圈圈,不能说明药性的实质问题。

4. 生成秉受说

生成秉受说导源于天人合一说。汉代之前,《素问·汤液醪醴论》已有生成秉受说的意思。在汉代一些学者的著作中,已出现近于生成秉受的内容。如王充在《论衡》中说:"土地有燥湿,故毒物有多少;生出有处地,故毒有烈不烈。"至唐代,生成秉受说已开始纳入药性之中。如《新修本草·序例》云:"动植形生,因方舛性;春秋节变,感气殊功。"又如《本草拾遗》小麦条云:"秋种夏熟,受四时气足,自然兼有寒温,面热麸冷,宜其然也"。这些比较朴素的内容虽然较少,但对后来讨论药性的采收、产地等都有一定的影响。

从北宋开始,生成秉受说就被大量引入药性理论。生成秉受说的原始含义是指药物的一切性质、性能,都由其产生、成长过程中的客观条件与客观因素所决定。而客观条件与客观因素,既不是本身随意自生的,也不是外界有意识、有目的强加给的。也应该说是一种具有朴素唯物论性质的理论。但由于历史条件的限制,人们还不可能完全地认识到一切影响药物性质、性能的客观条件、客观因素,这就很容易被唯心论所利用,流于玄虚,成为不切实际、不能自圆其说的理论了。

北宋末年(公元 1116 年),寇宗奭在《本草衍义》中谈道:"兔有白毛者,全得金气也","樱桃在三月末四月初成熟,得正阳之气,先诸果熟,性故热"。这是最早引用生成秉受说的著作之一。以后,明代的《本草经疏》,清代的《本草崇原》、《本草经解》、《神农本草经百种录》、《本草经读》等,都运用这一学说解释药性,但由于缺乏事实基础,故未能解决药性理论的实质性问题。

5. 天人合一说

天人合一说源于《易传》。《易传》以八卦为纽带,联系各种自然事物。如《说卦·第八章》称:"乾为马,坤为牛,震为龙,巽为鸡,坎为豕,离为雉,艮为狗,兑为羊。"《说卦·第九章》称:"乾为首,坤为腹,震为足,巽为股,坎为耳,离为目,艮为手,兑为口。"但《易传》中从未解释这些联系的道理,宋代理学家朱熹也说它"其间多不可晓者"。故而更使人感到虚无缥缈。

金元之后,天人合一说也逐渐被运用到药性理论之中。如《雷公炮制药性解》云:"羊肉之甘,宜其归脾,于卦为兑,实属西方之金,故亦入肺经","牛肉色黄,味甘属土,于卦为坤,故专入脾家"。《本草述钩元》云:"为水畜,十二辰亥,乃六阴之极也,而应之,在卦属坎,则兹物之充乎水,用以疗疾也明矣。"这些都是以《易传》天人合一说为理论依据的。但就其实质来说,仍然多属于形象的表面联系,在药性理论中加以引述,主要在于解释疗效,作为一个说理依据,也着实牵强附会。对于这部分理论,不能予以肯定。

6. 运气学说

运气学说来源于天人合一说。该学说在宋以后的医学发展中产生了重要的影响。运气学说的性质,还有待于进一步研究,但从它渗透了象数学说的理论,以及固定循环的概念来看,还不能予以肯定。

由于运气学说不尽适合中医辨证论治的特点,故运气学说在药性理论中,始终未能成为主流。刘温舒在《素问入式运气论奥·下卷》中说:"五运六气之补泻,五味各异者,大法正如此,诸为方者不必尽用之,但一佐二佐病止则矣,谓如以酸泻之,一方中尽用本草味酸者为泻药?盖主病者得一二味可也,余皆然。"而且还指出"或者以为岁云太角,木旺土衰,当使泻肝经而益脾胃,人人如此,何病之有?此非通论也。何哉?岂有人人脏腑皆同者。假如肝元素虚,脾胃素盛,遇此太角之运,肝木稍实,脾气得平,方获安和。若便泻肝补脾,此所谓实实虚虚,损不足益有余。如此而死者。医杀之耳"!方书中《圣惠方》、《圣济总录》、《三因方》、《注解伤寒论》、《普济方》等著作,均有较多的篇幅讨论。似觉机械,不尽合宜,没有更多的发展。

王好古运用运气学说的理论作指导,对药物采收有所论述。他认为"五运主岁,不足则薄,有余则精,非专精则散气,散气则物不纯,是以质同而异等,形质虽同,力用则异也"(《汤液本草》)。但这一理论在客观实践上有困难,六十年一周期,时间太长,遵守不便,未能成为真正的指导理论。古有"医易同源"之说,孙思邈、刘完素、张介宾对此都很重视。从前述内容来看,《易传》对药性理论的影响是多种多样的,其性质也极不一致。有唯心的,也有唯物的,必须慎重对待。

前面介绍有些是唯心主义的内容,目的是为了知道它的来源,以便研究批判。如果我们用相当多的时间去钻研这些古代唯心主义哲学思想,是不够恰当的。

(二) 药性理论与我国古代宗教

我国古代宗教对药性理论最有影响的当推道教。

道教对药性理论的主要影响是服食、养生。宋代以后,部分炼丹术的理论,在一定程度上对药性理论也有影响。服食、养生是统治阶级妄想长生不死、成仙。由于方士的编造,在药性理论中出现了不少唯心落后的内容,这些在《本经》、《别录》、《证类本草》中都可以看到。

至于炼丹术,在符合医学实践的前提下,才被保留了下来。

道教反映在药性理论中唯心的、落后的思想,必须给予批判。

（三）药性理论与医学基础理论

阴阳、五行学说，实际上都是医学基础理论。除此之外，与药性理论有关的主要医学基础理论有脏象、经络、病因病机等学说。

1. 藏象学说

脏象就是脏腑见于外的现象，包括形象、功能等。

脏象学说的基本思想是：各脏器各有不同的生理功能和病理变化；内脏功能与自然界的外在环境有一定的联系；机体内脏与外部器官有一定联系；脏器之间有一定联系；机体内外是一个有机整体。

脏象学说是以阴阳、五行、人与自然环境的统一等学说为基础的，并汇合医学临床实践的知识而形成的理论。它是中医药的一个很重要的理论基础。无论辨证、立法都以此为依据。药性理论的定位、定性也离不开这一理论基础。

2. 经络学说

经络是联系人体内外的孔道。直行为经，旁行为络，正经十二，奇经有八。每一经络有固定的分布区域，按照固定的途径与内部脏器相联系。每一经各有其特有的功能，表现出特有的证候。经络学说既是诊断治疗疾病的依据，也是药物归经理论的基础。

3. 病因病机学说

病因即疾病发生的原因。《金匮要略》指出，疾病发生的途径有三。宋代陈无择提出"三因"学说。现在一般将病因分为六淫、七情、疫疠（强烈传染性的致病邪气）、饮食、劳逸、外伤、虫兽伤、痰饮、瘀血等。

病机即疾病发生、发展变化的机制。《素问·至真要大论》有"病机十九条"，具体是"诸风掉眩，皆属于肝。诸寒收引，皆属于肾。诸气膹郁，皆属于肺。诸湿肿满，皆属于脾。诸热瞀瘈，皆属于火。诸痛痒疮，皆属于心。诸厥固泄，皆属于下。诸痿喘呕，皆属于上。诸禁鼓栗，如丧神守，皆属于火。诸痉项强，皆属于湿。诸逆冲上，皆属于火。诸胀腹大，皆属于热。诸躁狂越，皆属于火。诸暴强直，皆属于风。诸病有声，鼓之如鼓，皆属于热。诸病胕肿，疼酸惊骇，皆属于火。诸转反戾，水液混浊，皆属于热。诸病水液，澄澈清冷，皆属于寒。诸呕吐酸，暴注下迫，皆属于热"。

这是古人经过长期的医疗实践总结出来的病理变化规律，后人在此基础上多有补充和发展。

病机学说使证候分析有所依据，对于辨证立法，以及根据主证辨认药性、归经等都是很重要的理论根据。辨证有八纲、六经、三焦、卫气营血等辨证论治学说，对药性理论的影响较大，就不一一列举了。

从上述可以看出，医药是一个理论体系，研究药性理论必须对这些基础理论有一个系统的了解。

4. 临床实践是药性理论的真正基础

我们不可否认古代哲学对药性理论的影响，但是我们绝不可由此而产生误解，以为古代哲学产生了药性理论。从整个发展过程来看,是先有临床实践,后有药性理论的。古代哲学思想只有在一定程度上符合临床实践时,才被吸收到药性理论中来。又经过反复的实践验证后,才真正成为药性理论的组成部分,是临床用药实践经验的积累促进了药性理论的发展。

神仙服食很早就渗入到药性理论中了,在《本经》中就记载了不少轻身、神仙之说,以后虽然延续了很长的时间,但终究因不符合客观实际,只好销声匿迹。在药性理论中,五色、五味入五脏。从《内经》至各家本草著作都有论述,但于临床实践不尽相符,故逐渐成为不被重视的理论了。

再以具体药物而言,如梨,在《别录》中只记载其“多食令人寒中,金疮、乳妇尤不可食”,《本草经集注》称它“不入药用,食之多损人也”。唐代以后,其在热嗽、汤火伤、中风伤寒、心烦、气滞热狂等方面的疗效陆续被发现。对照之下,发生了多么大的变化啊!李时珍解释说:“古人论病多主风寒,用药皆桂、附,故不知梨有治风热、润肺、凉心、消痰、降火之功也。”这就道出了实践产生理论、检验理论的道理。

又如忍冬,《别录》只云其主“寒热身肿”。《本草经集注》说:“煮汁酿酒饮,补虚疗风。”因此说它甘温。到了唐代,《本草拾遗》知道它主“热毒血痢、水痢”,才论证它的药性是小寒,而不是温。自宋代陈自明的《外科精要》之后,人们广用忍冬的花、叶、藤为消肿散毒的要药。清代以来,更用其花治疗温病,就再也不会有人说它性温了。这更说明了实践检验理论、发展理论。

这种实践的观点,古人也有所认识,如徐大椿指出:“后世一药所治之病愈多而亦效者,盖古人未尽知之,后人屡试而后知,所以历代本草所注药性较之《本经》所注功用,增益数倍,盖以此也”,又云:“凡药性有专长,此在可解不可解之间,虽圣人亦必试验而后知之”,都强调了临床实践对于理论认识的重要性。对于医学理论,我们亦不能本末倒置,溯本穷源仍然是先有药治的实践,才产生了药治的理论。只有在此时,医学基本理论才成为药性理论的基础。但仍要不断受到实践的检验,在实践中得到提高,得到发展。

以上可以说明,实践是理论的真正基础,而即临床药治的实践才是药性理论的真正基础。只有在与客观实际相符合的条件下,理论才能真正对实践具有指导作用。因此,我们在研究药性理论的时候,必须努力探讨这些理论所说明的临床实践的实质,而不应该仅仅停留在表面的说理方法上,任何时候药性理论的发展也必须以临床实践为基础,这是十分重要的问题。

四、药性理论的重要性

中医治病是辨证论治的,理、法、方、药四个步骤是一个有机的整体,如果离开了药性专谈药物主治,必然不辨寒热虚实,难免蹈虚虚实实之禁。历代医药学家都非常重视药性理论的研究。如陶弘景说:“药之所主,各止说病之一名,假令中风,乃有数十种,伤寒证候亦有二十余种,更复就中求其类例,大体归其始终,以本性为根宗,然后配合诸证,以合药尔。”又云:“病生之变,不可一概言之,所以医方千卷,尤为理尽。”这些都强调了药性理论的重要。之后,成无己说:“制方之体,欲成七方用者,必本于气味生成焉。”这句话即为后世医家反复引述。赵晴初所谓“不识药性,安能处方”(《珍本医书集成》),就十分强调药性理论在临床治疗的重要性。正因为这样,清人龙绘堂才肯定地说:"学医第一看药性,有了药性心自定"(《学医真诠》)。

更重要的是,药性理论与病机理论结合成为中医治法的基础。缪仲醇指出"岂知寒有时而不可以治热,热有时而不可以治寒,何者?阴虚内热,当用甘寒滋肾家之阴,是益水以制火也。设有芩、连、栀子苦寒之剂以攻热,则徒败胃气,苦寒损胃而伤血,血愈不足而热愈炽,胃气伤则后天之元气愈无所养,而并转增剧也。阳虚中外俱寒,当以人参、黄芪以益表里之阳气,而少佐桂、附以回阳,则其寒自解,是益火以祛寒也。设专用辛热如吴茱萸、干姜、麻黄、胡芦巴、荜芨、胡椒之属以散寒,则辛热走散,真气愈虚,其寒愈甚,王安道所谓辛热愈投,而沉寒愈滋也"。离开病机固然不能谈治法,离开药性理论也不能谈治法。研究中医药治疗规律必须熟悉诸药性理论,从这一角度出发,医药也是密切不可分的。

可以这样说,中医治病从立法、处方、用药,都以药性理论为重要的理论根据,中医的同病异治、异病同治也是以药性理论为重要基础的。由此可知,药性理论是临床用药的主要指导理论。

从药性理论的发展过程我们可以了解到,药性理论就是前人临床用药经验的总结,也是古人的用药规律。药性理论中,凝结着无数次临床实践经验。我们要准确地了解中医用药规律,以及有关中医疗效的记载和药物性能的实质,就必须从认真研究药性理论入手。这是继承我国医学遗产的重要方面。

中药还有其他许多方面的理论,如药材、炮制、制剂等都有丰富多彩的理论内容,这些也是中药理论的组成部分。由于这些理论最终总是为临床服务的,故这些理论只是在保证临床疗效的前提下,才能真正有实用价值。同时,这些理论也只有在不断的临床实践的基础上,才能得以发展、提高。因此可以认为,药性理论以临床实践为枢纽,与其他相关理论发生密切的联系。要想正确地理解这些中药理论,就一定要对药性理论有所了解。当然,倘若研究药性理论,不了解药材、炮制、制剂等方面的理论知识,也是难以全面和深入了解的。

总之,无论临床治疗、中药生产、中医药研究都离不开药性理论,药性理论是中医药学基础理论不可缺少的重要组成部分。

五、研究药性理论的基本态度和方法

中医药学是我国宝贵的文化遗产,几千年来对保障我国人民的健康起着极为重要的作用。药性理论是中医药学的重要组成部分,一直指导着中医的临床实践,我们有责任把它继承下来,并发扬光大。

应该客观地承认,在中医药学遗产中有精华,也有糟粕,这是历史的必然结果。为此,我们必须去伪存真,去粗取精,批判地继承,从而更好地为社会主义建设服务。

(本文摘自颜正华教授发表于《北京中医学院学报》的文章)

简述中药十八反

十八反为中药反药的最早记载。在中药药性理论中，反药属于配伍禁忌。《本经·序列》即指出"勿用相恶、相反者"。《药典》1963 年版规定："注明畏、恶、反者，系指一般情况不宜使用。"《药典》1977 年版，对原来的相反、相畏，仍称"不宜同用"。可见，这是中医临证用药必须重视的理论问题。但自汉代以来，历代医家对反药能否同用的争议较大，现代实验研究尚无定论，临床报道也不一致，以致使人无所适从。因此，需要对十八反的来源、现状和有争议的问题进行探讨；特别还需要各有关学科共同进行全面、系统、深入的研究，得出正确的结论，以便临证用药有所遵循，为人类保健事业做出有益的贡献。

一、十八反的来源

我国现存的第一部药学专著——《本经》首先提到反药。在序列中说："有单行者，有相须者，有相使者，有相畏者，有相恶者，有相反者，有相杀者。凡此七情，合和视之。当用相须相使者良，勿用相恶相反者。若有毒宜制，可用相畏相杀者；不尔，勿合用也。"唐末《蜀本草》（公元 938 年）说："本经 365 种中……相反者 18 种"，这是作者看到《本经》原书的内容而统计出来的数字，十八反的名称是从这里开始的。但由于《本经》原书已散佚，重辑本的正文中，均无反药的记载。

敦煌出土的《本草经集注》序录残卷有一节畏、恶、相反的内容，在这一节之前，陶弘景说："今案方处治，恐不必卒能寻究本草，更复抄出其事在此，览略看之，易可知验。"又说："《神农本草经》相使止各一种，兼以《药对》对参之，乃有两三，于事亦无嫌。"可见，这一节是陶弘景承袭《本经》并参照《药对》而来。其中相反的药计有甘草反甘遂、大戟、芫花、海藻；人参反藜芦；细辛反藜芦；芍药反藜芦；贝母反乌头；瓜蒌反乌头；丹参反藜芦；玄参反藜芦；沙参反藜芦；苦参反藜芦；海藻反甘草；甘遂反甘草；大戟反甘草；芫花反甘草；乌头反瓜蒌、贝母、白蔹、白及；半夏反乌头。总计为十九种。

孙思邈《千金方》（公元 7 世纪）所载的反药数目与《本草经集注》序录残卷相同，唯增加了乌头反半夏。

现存文献中，集中列举相反诸药的以《圣惠方》（公元 992 年）为最早，称"乌头反半夏、瓜蒌、贝母、白蔹；甘草反大戟、芫花、甘遂、海藻；藜芦反五参、细辛、芍药"。但没有说明五参是哪五种。据掌禹锡说，"白及反乌头"是《蜀本草》补列的，然《圣惠方》并未收录。这样反药数字正好为十八种，但无乌头反白及。既然在《本草经集注》序录残卷中已有乌头反白及，似当增加为是。

反药歌诀以南宋陈衍的《宝庆本草折衷》（公元 1248 年）十九反歌为最早。原歌诀是"贝母半夏并瓜蒌，白蔹白及反乌头；细辛芍药（有白有赤——原注，下同）五参辈（人参、丹参、沙参、玄参、苦参），偏于藜芦结冤仇；大戟芫花并海藻，甘遂以上反甘草。记取歌中十九反，莫使同行真个好"。歌中十九种反药与《本草经集注》序录残卷同。

目前通行的十八反歌诀出自金元时期张从正的《儒门亲事》。歌诀为"本草名言十八反,半蒌贝敛及攻乌,藻戟遂芫俱战草,诸参辛芍叛藜芦"。诸参没有说明,如果是前述人参、丹参、沙参、玄参、苦参五参,实际与《本草经集注》序录残卷的反药是一致的,也是十九种药。

后世本草在十八反的基础上不断补充,如《本草纲目》相反药已达36种;《药典》1963年版为27种;《药典》1977年版有不宜同用的药41种,除去原来的相畏药,有28种;《草医药汇编》收载反药多至76种;《兽医常用中草药》也收载反药56种。可见,反药的数目逐渐增加了。

二、十八反的临床应用和现代研究

十八反在药性理论中虽然属于配伍禁忌,但究竟能否同用还有争议,是值得讨论和研究的问题。现将争议的主要方面归纳如下。

(一) 反药不宜同用

《本经·序列》对反药不宜同用早有记载,但没有说明为什么不能同用。对此,后世说法不一。有的认为反药同用能产生有害作用,如陶弘景说:"相反者,则彼我交雠,必不和合,今画家用雌黄、胡粉相近,便自暗妒,粉得黄则黑,黄得粉亦变,此盖相反之征也。"又如《圣惠方》则明确指出反、恶药同用"病既不瘳,遂伤患者"。有的则认为反药同用,能破坏疗效,如《本草衍义补遗》就有人参"与藜芦相反,若服一两参,入藜芦一钱,其一两参虚费矣,戒之"的记载。至今,我国《药典》对反药仍规定为"不宜同用"。总之,反药一直引起医学界的重视,长期以来作为药物配伍的禁忌。

近20多年来,也有不少文献报道,用动物实验的办法证明反药同用有相反的作用。如天津市第一中心医院药房经实验研究发现,甘草与甘遂、细辛与藜芦混合应用,对天竺鼠有毒副作用,能引起严重的反应或致死,经解剖均见胃部膨胀(气体)。吉林省中医中药研究所报告,红芽大戟、芫花、甘遂三药与甘草配伍后,确能使小白鼠的毒性反应增强,且甘草的剂量越大毒性越强;同时证明药物共浸组较分浸组的毒性显著增高。姚宪章报告,甘草与芫花同用,当甘草剂量成倍大于芫花时,家兔呈现中毒症状,甚至死亡。金恩波等报告,芫花、大戟、甘遂与甘草配伍后,不论口服还是腹腔注射,都可以看出随着甘草剂量的增加毒性也随之增强。

不但如此,临床方面也有反药同用引起中毒的报道。如凌熙之报告,临床曾治一患者,在处方中将川草乌与贝母合用而引起两手麻木、舌謇音短、知觉迟钝等中毒症状。董广海报告,临床曾遇一患者因痹痛服用川草乌与半夏合用的方药,引起头目昏眩,不能站立,旋即周身麻木、牙关紧急等中毒反应。

上述这些似乎为反药不能同用提供了文献资料、现代实验研究及临床经验的依据,但从实际情况来看,却与此矛盾。中医方书里反药同用的处方较多的事实就是有力的说明。据统计,在《伤寒论》、《金匮要略》、《千金方》、《千金翼方》、《外台秘要》、《圣济总录》六部中医古典名著里,反药同用的处方竟达565首。在中医古典名著里如此,就是在现代出版的中医方书里也收载了不少反药同用的处方。如在《全国中成药处方集》中,就有34个内服方和68个外用方将十八反中的相反药同用。可见,十八反也不是完全不能同用的,如将反药作为配伍禁忌,似乎不够全面。

(二) 反药同用,没有相反的作用

清代著名医家张志聪根据自己数十年的经验对反药同用是否有相反作用的问题,提出了自己的见解。他在《侣山堂类辨》一书中曾明确指出了反药同用没有相反的作用,说:"聿考《伤寒》、《金匮》、《千金》诸方,相畏相反者多并用……相反者,彼此相忌能各立其功。"近人张文元则认为,反药中毒是由于其中药物本身之毒性,并非相反作用的结果。他说:"所谓十八反者,原是药物中毒之作用,与此中毒有关之药物,又以乌头、半夏、藜芦、芫花、大戟、甘遂等六种为主体。六种而外,等诸傀儡,既无剧毒,何能杀人?"这就是说,反药同用没有相反作用的观点张文元是赞同的。其实,认为反药同用没有相反作用的观点,并非从清代开始,较早的古代中医文献中也有不少记述。如晋代葛洪的《肘后方》中就有用甘草解芫花毒的记载。又如据《证类本草》记载,在南朝刘宋人雷敩的《雷公炮炙论》中,就记有用甘草和茅自然汁制甘遂的炮炙方法,且至今有的地区炮炙甘遂仍沿用类似的方法。试想,如果认为反药同用有相反的作用,甘遂、芫花配伍甘草会产生剧毒,那么这些解毒、炮炙的方法就很难使人接受,也绝不会流传至今。对此,在日本的学者当中也有人赞同。如鹤冲元逸先生就认为"相畏相反之说甚无谓也,古人制方全不拘于此,如甘草、芫花未见其害也,其他可以知已"。

近20多年来,也有不少学者做的动物实验为此种观点提供了论据。如李安域等报告,甘草以一定的比例与芫花、大戟、甘遂、海藻配伍给家兔灌胃,观察2周,体温、心跳、呼吸、瞳仁等反应均未见明显的变化,也未见腹泻;陈必忠等报告,甘草与大戟、甘遂配伍给小白鼠灌胃,未见明显的变化;黄铁宽、四川省江油县农林局畜牧兽医组、四川农学院中药十八反科研组均有报告,他们分别用水牛、牛、骡、马、猪、兔等进行了十八反不同剂量、不同比例的毒性观察,都未见到明显的毒性变化。因此,有的认为,根据实验,"十八反的配伍禁忌与客观事实不完全符合"。

另据王天益调查,中兽医常用的含有十八反的验方有32个。认为兽医临床可用十八反,"方中有反药用之无妨"。临床方面,据高乐众报告,临床10余年用甘遂半夏汤(方中有甘草),对咳嗽痰喘、痛引胸胁、脉沉实有力的胸膜炎、支气管炎大都有效,从未发现中毒现象。

虽然如此,但是由于到目前为止还尚未对十八反进行全面、系统、深入的研究,所以否定十八反似乎还为时过早。

(三) 反药同用,能增强疗效

汉代张仲景《金匮要略》之甘遂半夏汤专为治痰饮而设,方中甘遂与甘草相反。对此清代医学家尤怡在其著作的《金匮心典》中作了解释。他说:"甘草与甘遂相反而同用之者,盖欲其一战而留饮尽去,因相激而相成也。"而赵良仁则在《金匮衍义》中对此作了另一种解释,他说:"……甘草缓甘遂之性,使不急速,徘徊逐其久留。"解释虽不相同,但却都认为反药同用可以增强疗效。

这种说法并非只有尤、赵二人。明代李时珍在《本草纲目》中对此也作过精妙的论述。首先,他在序列中对古方多用相恶、相反的道理作了论述,说:"古方多用相恶、相反者,盖相须、相使同用者,帝道也;相畏、相杀同用者,王道也;相恶、相反同用者,霸道也。——有经、有权,在用者识悟尔。"其次,在第十二卷甘草条内气味项下的注文里,又进一步结合具体实例对反药同用作了分析和论述。说:"甘草与藻、戟、遂、芫四物相反,而胡洽居士治痰癖以十枣汤加甘草、大黄,乃是痰在膈上。欲令通泄,以拔去病根也。东垣李杲治项下结核,消肿溃坚汤加海藻,丹溪朱震亨治劳瘵,莲心饮用芫花,二方俱有甘草,皆本胡居士之意。故陶弘景言:'古方亦有相恶、相反者,乃不为害',非妙达精微者不能知此理。"可见李时珍也认为,只要反药用之适当,就能增强疗效。

同样,近 20 多年来也有不少经动物实验的实例,证明反药同用能增强疗效。如四川农学院牧医系中药十八反研究组报告,大戟、芫花、甘遂分别与甘草配伍,使用 3~7 倍量,猪、山羊没有死亡,血、尿、粪常规化验及病理解剖、组织学检查对比对照组均无异常,但服药后山羊瘤胃蠕动波持续时间延长,促进反刍、泻下、尿少;不用甘草的用药组,虽有类似表现,却呈现明显多尿。说明配伍甘草与否,生理效应不同。北京中医学院十八反研究组发现,芫花与甘草同用,能抑制芫花的利尿作用,但能增强甘草抗溃疡的作用。也说明芫花、甘草同用,生理效应发生了变化。姚宪章也发现,当甘草剂量成倍大于芫花时,反刍家畜山羊、耕牛均见瘤胃蠕动增加;利用这一作用先后用芫花与甘草配伍,或大戟、甘遂与甘草配伍,治疗耕牛前胃弛缓,获得了满意疗效。

在临床方面,以反药同用治疗疾病获得满意疗效的报道也有不少。田嘉泰报告曾治一例急性肾炎、支气管喘息患者,服用含贝母、附子的方药而获显效。陈亦毅报告以青州白散(方中川乌与半夏同用)治破伤风,疗效比玉真散满意。据报道,中西医结合治疗 15 例破伤风,13 例治愈,所服用的中药处方中就有川乌、草乌、半夏,且后期还加用了天花粉。又如马均祺用瘿瘤丸治疗 80 例甲状腺囊肿,61.25% 治愈,其丸中就含有甘草与海藻;上海市普陀区中心医院用含有海藻、甘草的消瘿汤,治疗 25 例甲状腺囊肿,16 例治愈,仅 1 例无效;刘柏龄治疗 12 例颈淋巴结结核,也是将海藻、甘草同用,并且认为比不含海藻、甘草的方药疗效满意。

上述资料证明,在一定条件下应用反药,可能产生比单用更为理想的疗效;动物实验还发现了新用途和疗效。但在没有确定十八反的适应范围之前,对人体应用反药仍当小心谨慎为是。

三、值得注意的几个问题

第一,要全面、系统、深入地研究十八反,当明确确定十八反的范围。

前述十八反实际为十九个药,但还有一些与十八反有关联的药物是否应列入十八反之中,值得研究讨论。

首先,"诸参"(或"五参")应包括哪些药?据《本草经集注》序录残卷最早记载,应为人参、丹参、沙参、玄参、苦参。但是人参、党参古时不分,陶弘景所描述的"上党来者,形长而黄,状如防风"的人参之一种,似为今之党参。直至清代,吴仪洛才在《本草从新》中首载党参。虽然吴仪洛在该书中未提及党参反藜芦,但由于古时混用,故党参似应列入十八反之中。

其次,"诸参"是否包括太子参,也值得讨论。据《本草从新》和《本草纲目拾遗》记载,太子参应为"辽参之小者",而辽参为人参之别称。如若这样,似应包括为是。但今之太子参并非五加科人参之小者,而为石竹科植物异叶假繁缕的块根,原为江苏民间草药,临床应用只有数十年的历史。不论从古之记载,还是从植物来源看,二者相差甚远,似应不列入十八反为是。又今之沙参有南北两种,南沙参为桔梗科植物,北沙参为伞形科植物,那么十八反中所说的沙参究指何种,实当弄清。据宋《重修政和本草》和李时珍《本草纲目》对沙参形态的描述,可以说均为桔梗科的南沙参。而北沙参是清代张璐在《本草逢原》中才首载的。虽《本经逢原》也说其反藜芦,但根据《重修政和本草》及《本草纲目》的记载,以及植物来源不同的事实,十八反中的沙参当以南沙参为是。

再次,"诸参"中是否包括紫参,亦为值得讨论的问题。据《本草纲目》所载,在藜芦条项下的反药中,有紫参无玄参。而在其序列中相反诸药项下,所载相反诸药却有玄参无紫参,自相矛盾。究竟以何种说法为是,后世也有争议。其实只要与《本草纲目》紫参条查对一下,疑难似可顿解。查紫参条项下,只有畏辛夷之言,而无相反之说。故藜芦条项下,与其相反诸药中有紫参无玄参,当是《本草纲目》之误。后世《本经逢原》一书,于藜芦条下亦有反紫参之说,实为沿《本草纲目》之错,以讹传讹。因此,紫参不应作为"诸参"之一,而入十八反之列。

乌头有川乌、草乌之分,家种为川乌,野生为草乌,而附子则为川乌之附生块根,对此古代本草的记载多含混不清。直到明朝,李时珍才得以正本清源。他说:"诸家不分乌头有川草两种,皆混杂注解,今悉正之",并进一步说明川乌"即附子母"。实际情况也是这样,乌、附同出一物,只不过主根叫川乌,附生根叫附子罢了。草乌、附子虽与川乌的关系密切,但《本草纲目》及其以前的重要本草,均不将草乌、附子列入反药。直到《本经逢原》才有附子"反半夏、瓜蒌、贝母、白蔹",白及"反乌附"的记载。也就是说,从《本经逢原》起,才将附子等列入反药之中。由于这三药的关系密切,作用虽不尽相同,但均为毛茛科乌头属植物,均含有剧毒的乌头碱,故均应列入十八反之中。

贝母有川、浙之分,始见于《本经逢原》,均为百合科植物的地下鳞茎。产于四川者名川贝,较小;产于浙江象山者为浙贝,又名象贝、大贝,个大。但两者植物科属相同,作用相近。因此,十八反中的贝母应包括川贝、浙贝两种。

芍药有赤、白两种,家种经加工的为白芍,野生不加工的为赤芍,均为毛茛科植物芍药的根,而作用有所不同。赤、白分别应用由来已久,但古代本草统称芍药。明代《本草品汇精要》始将赤芍、白芍分为两条,且均注明反藜芦。所以,十八反中的芍药应有赤、白两种为是。

瓜蒌,又名栝楼。《本草纲目》记载栝楼根(即天花粉)"反乌头",而栝楼实(即全瓜蒌)下则未载反否。比《本草纲目》早几十年的《本草品汇精要》却将栝楼根、栝楼实分条并列,并且均注明"反乌头"。再者,古之用药为全栝楼,今则分为栝楼皮、栝楼仁(子)两种,皮、子均为实之一部分,所以十八反中反乌头的栝楼应包括栝楼根(天花粉)、栝楼皮、栝楼仁(子)三种药。

综上所述,十八反实际应包括:甘草、大戟、芫花、甘遂、海藻;川乌头、草乌头、附子、半夏、栝楼根、栝楼皮、栝楼仁、川贝母、浙贝母、白蔹、白及;藜芦、人参、党参、南沙参、玄参、苦参、丹参、细辛、赤芍、白芍。共计26味。

第二,在进一步深入开展药理毒理研究的同时,要注意药物的产地、品种鉴定、有效成分的分析及含量测定、加工炮制方法、剂型和给药途径,以及剂量等。这些都与药物的疗效和毒性有直接关系,都能影响实验的结果。

第三,在进行动物实验时,要特别重视观察动物机体的特殊反应,以便发现新的疗效和用途,再进一步应用于临床。例如,前述甘草配伍甘遂或大戟用于反刍家畜后,发现能使山羊、耕牛瘤胃蠕动增加,利用这一作用治疗耕牛前胃弛缓,获得了满意的疗效。这就为十八反的应用开辟了新的途径。

第四,在进行临床观察时,当根据中医辨证论治的原则选择病例,应用反药。因为病情有不同、体质有差异,只有根据寒热虚实进行辨证用药,才能真正观察到疗效和毒性。再在这一基础上确定十八反的适应范围,才有实际意义。也只有这样,才能使研究成果成为有用的东西,为人类的健康做出贡献。

总之,十八反是古老的药性理论,属于配伍禁忌。但究竟能否同用,目前尚无定论,在没有全面、系统、深入的研究之前,轻率地肯定或否定都是错误的。

研究反药当从十八反开始。这一研究工作不仅有助于对反药药性理论的澄清,而且可以从中发现新疗效、新用途。

研究十八反首先要确定十八反的范围,并应注意药物的产地、品种鉴定、成分分析、加工炮制、制剂、剂量等问题,这样才有可能得出正确的结论。

动物实验当特别重视动物机体的特殊反应,以便从中得到新的启示,进一步应用于临床。进行临床观察时,当以严肃认真、小心谨慎为是,并且应根据中医辨证施治的原则选择病例,施用反药,这样才能真正观察到疗效和毒性,取得满意的结果。

(本文摘自颜正华教授发表于《中医刊授自学之友》的文章)

人参之效用

人参,为五加科多年生草本植物人参的干燥根,药用历史已有几千年。成书于汉代(约公元200年)的我国第一部药学专著《本经》即有记载,把它列为"上品",谓其"味甘,微寒,主补五脏、安精神、定魂魄、止惊悸、除邪气、明目、开心益智,久服轻身延年"。关于人参的产地,据成书于南北朝(公元480~499年)的《名医别录》记载"生上党山谷及辽东"。目前,人参的主要产地为我国东北各省,而以吉林抚松县的产量最大,质量最好,故有"吉林人参"之称。可见,我国人参已久享盛名。

人参的性味,《本经》虽曰"甘,微寒",但人参只有补益的作用,而无清热的功效,且性偏温补,故《名医别录》将其改为"微温"。

我国医药学家根据长期的实践经验认为,人参之野生者称为野山参,以生长年久者最为名贵,补益之力较强。人参之栽培者称为园参,药力较野山参为弱,因加工方法不同,有生晒参、红参、白参、参须(须根)等规格,作用也稍有差异。以生晒参、红参质量为最好,白参较差。生晒参适用于气阴不足者,白参(加工时浸入糖分)功同生晒参,作用较弱。红参(蒸熟)性偏温,适用于气弱阳虚者。高丽参又名别直参,产于朝鲜,功同红参,温补之力较强。目前认为,人参须所含的人参皂苷(有效成分)较人参根多,质量也较好。

人参之效用有以下几方面。

1. 抢救虚脱

人参为大补元气之品。元气为人体最根本之气,元气衰微则导致体虚欲脱、脉微欲绝之证。人参能大补元气,对全身有良好的强壮作用,故可用于大出血、大汗出、大吐泻,以及一切疾病引起的虚脱。单用即效,可大剂量浓煎服(15~30g),称为独参汤。若兼见汗出肢冷等亡阳征象者,可与回阳救逆的附子同用,即《续济生方》参附汤。若兼见汗出舌干等气阴不足征象者,又常与养阴生津药麦冬、五味子同用,即《内外伤辨惑论》生脉散。

药理实验证明,人参对心力衰竭有显著的强心作用,又能抗心律失常和调整血压。近人有不少临床报道,如用独参汤抢救急性肾炎引起的重度心力衰竭的患儿,获得了显著的疗效;内服高丽参粉,治疗急性心肌梗死引起的低血压,并发心律失常,每当收缩压低于90mmHg时即灌服高丽参粉3g,约1小时后血压即上升10~20mmHg,使血压一直保持在90mmHg以上,连续使用3天,患儿平安度过休克期而恢复;天津市南开医院以人参、麦冬、五味子制成的生脉注射液,每次2~4ml,肌肉或静脉注射,对心肌梗死和心源性休克有较好的疗效。

2. 用于脾胃虚脱

胃主纳食,脾主运化。脾胃气虚,生化乏源可致倦怠乏力、食欲不振、呕吐、泄泻等症。人参善补脾胃之气,用治上述病症有良效。例如,《太平惠民和剂局方》四君子汤,即以人参为主药,配伍益气健脾的白术、茯苓、甘草,为补气健脾的基本方。凡脾胃气虚,无论有无兼症,每以此方加减,效果良好。若治脾胃气虚,阳气下陷而见久泻脱肛或其他脏器脱垂者,又常以人参配伍黄芪、白术、炙甘草、升麻、柴胡等,有补气升提之功,如《脾胃论》补中益气汤。

近人报道,用于胃、十二指肠手术后的患者,口服人参流浸膏(用20%乙醇制成,1ml等于生药1g)成人每次10~20滴,一日2~3次,可使大多数患者的条件性食物唾液反射恢复,口腔黏膜干燥消失,从而使手术创伤愈合加快。给胃酸分泌缺乏的患者口服人参流浸膏,每次10~20滴,一日2~3次,共给药20天,结果胃痛消失,食欲增加,胃酸分泌增多,酸度增高,排便正常。特别是单纯胃酸分泌障碍者,疗效尤佳。

用于脾虚证,治疗10例住院患儿,具有纳呆、多汗、面白或萎黄等症状者,按常规治疗的同时,加用红参,3岁以下用3g,煎水30ml;3岁以上用5g,煎水60ml,分2次灌服,7~14天为1个疗程,有开胃止汗、增加体重、使面色好转等效果。

3. 用于肺气不足

肺主气,司呼吸。肺气虚可导致气短喘促、自汗、乏力、脉虚等症。人参补肺气,故可用于肺气虚弱诸症。若治肺虚久咳或气短喘促者,多配伍胡桃肉、五味子、蛤蚧等药,如《济生方》人参胡桃汤(人参、胡桃肉、生姜、白蜜)治肺虚久咳或虚寒喘咳;《永类钤方》补肺汤(人参、黄芪、熟地、五味子、桑白皮、紫菀)治肺气虚之自汗、喘咳;《卫生宝鉴》人参蛤蚧散(人参、蛤蚧、茯苓、甘草、杏仁、知母、贝母、桑白皮)治久病体虚、咳嗽、气喘、痰中带血、胸中烦热等症。

4. 用于津亏口渴或消渴证(糖尿病)

津液之生成赖气之生化,人参补气而有生津之效。如用于热病气津两伤,症见身热烦渴、多汗、脉大无力者，可与生石膏、知母、粳米、甘草同用，即《伤寒论》人参白虎汤；气阴两伤，症见口渴、多汗、气短、脉弱者，可配伍麦冬、五味子以益气养阴，生津止汗，即《内外伤辨惑论》生脉散。治疗消渴证，多与生地、玄参、天花粉、山药等养阴生津药同用。

人参有降低血糖的作用。苏联有人用人参治疗糖尿病收到了较好的疗效。据报道，口服人参流浸膏，每次 0.5ml，每日 2 次，疗程视病情而定，对轻证糖尿病可显著减少尿糖，使血糖降低 40% ~ 50%，停药后效果能持续 2 周以上；中等程度的患者服人参后，虽降低血糖的作用不明显，但大多数患者全身症状有所改善，如消渴、虚弱等症状消失或减轻。

5. 用于失眠多梦、惊悸健忘

《本经》即记载人参具有安精神、止惊悸、益智的作用，单用即效。如有报道，以单味人参制成 3% 人参酊剂，每服 5ml，日 3 次，共给药 25 ~ 28 天，对不同类型的神经衰弱患者都有治疗作用，能使患者的体重增加，消除患者头痛、失眠等症。临床应用多用复方，如《济生方》归脾汤，即以人参配伍具有益气养血安神作用的黄芪、白术、甘草、当归、龙眼肉、茯神、酸枣仁、远志等，可治气血亏虚之失眠多梦、惊悸健忘等症。

药理实验表明，人参能加强大脑皮质的兴奋和抑制过程，使兴奋和抑制两种过程得到平衡，使紧张造成紊乱的神经过程得以恢复；可改善老年人的大脑功能，特别在注意力集中及长时间思考能力方面改善明显，对智力、记忆力减退及思维迟钝有精神兴奋作用。

6. 用于气血不足

血的生成有赖于气的生成和推动，人参补气而有生血的功效，虚弱之证均可应用。一般可以单独服用，组成复方更能增强疗效。如《景岳全书·新方八阵》的参归汤（人参、当归）、两仪膏（人参、熟地）均为气血双补之剂，对神倦乏力、面色萎黄、头晕心慌等气血不足、体质虚弱之证均有良效。

现代研究报道，人参能增加 RBC、Hb、WBC；能提高人的脑力劳动力和体力劳动力，有抗疲劳的作用；能提高机体对有害刺激的防御能力，加强机体的适应性，对物理的、化学的、生物的各种有害刺激有非特异性抵抗能力，使紊乱的机能恢复正常，故人称之为"适应原"样作用。如人参制剂可起双向调节作用，既能使低血压或休克状态下的血压升高，又能使高血压恢复正常；既能降低饮食性的高血糖，又能升高胰岛素引起的低血糖。

7. 用于阳痿

人参能大补元气而有益气壮阳的功效，用治肾虚阳痿，单用泡酒服即效。若与鹿茸同用，补肾壮阳之力更强，如《全国中药成药处方集》人参鹿茸丸、参茸卫生丸。

药理实验证实，人参可促进和加强雄性大鼠的交配行为，使去势大鼠出现交尾现象，去势雌鼠出现强烈的雌激素样作用；使家兔睾丸中的精子数增多，且活动力增强；使蜂王产卵能力提高。

据报道，口服 3% 人参酊剂，每次 10 ~ 15ml，日 2 次，疗程 1 个月，对麻痹性、早泄型阳痿有显著的疗效。用人参治疗 27 例阳痿患者，其中 15 例完全恢复性功能，9 例明显好转，3 例无效。又以日服人参提取物 500mg 的方法，治疗老年性继发性阳痿和性交次数减少、勃起困难、早泄、射精不足或丧失性欲者，均有一定的疗效。

日本学者用人参提取物——"蛋白质合成促进因子"治疗 24 例精子缺乏或减少症,对精子缺乏症无明显疗效,但对精子减少症能明显增加精子的数目,其中 70%患者精子的生成数增加,60%患者精子的活动能力增强,部分患者的精子数和运动情况恢复到正常生育水平。

8. 用于抗癌

人参具有抑制癌细胞生长的物质,对艾氏腹水癌的生长有抑制作用。据报道,用人参针剂或片剂治疗 52 例癌症患者,证明能防止癌症患者在化疗或放疗中引起的 WBC 减少,保障癌症患者能持续地完成化疗或放疗,增强机体细胞的免疫功能。又用人参皂苷片,每次 3 片,每日 3 次,疗程 4 周,治疗肺癌等多种晚期肿瘤患者 10 人,患者咳嗽、咯血、胸痛等症状好转,睡眠改善,食欲增加,WBC 上升,肿瘤增长似较缓慢,淋巴细胞的转化能力增强,生存时间延长。

9. 用于延缓衰老

《本经》记载"久服(人参)轻身延年"。人参的补益强壮作用是公认的。近代研究发现,人参皂苷能促进大鼠肝内胆固醇及血中脂蛋白的生物合成,但当动物高胆固醇血症时,人参及其皂苷均能使其降低。人参能抑制家兔高胆固醇血症的发生,且能预防动脉粥样硬化的形成。

临床用于老年病及高脂血症。国外报道,人参制剂可降低老年人的血脂,特别是三酰甘油,这就延缓了动脉硬化症的发生。80%受试者自觉智力和体力明显增强;54%睡眠不良得到了改善;40%精神抑郁症减轻了;75%由于过劳引起的头痛减轻了。另外,可改善高龄老人的皮肤老化,如对老年斑、色素沉着、脱发等均有治疗作用。给 65 名高脂血症患者服用高丽参粉 2.7g/d,服 24 个月,可观察到 3 个月以后高密度脂蛋白胆固醇明显上升,血中总胆固醇、动脉硬化指数、三酰甘油、游离脂肪酸、过氧化脂质均显著降低。

10. 其他

人参还有保护肝脏、增强肝脏解毒功能、扩张冠状动脉、增加心肌营养、减轻辐射对造血系统的损害,以及抗利尿等作用,临床用于肝炎、胰腺炎、高血压、冠心病心绞痛等,均有一定的疗效。

人参的效用与用量有密切的关系,用于抢救虚脱,当用大量,即 15～30g,煎汁,分数次灌服。一般用量煎汤服 5～10g,研末吞服 0.5～1g,一日 1～2 次。

人参毒性虽小,但也有不良反应。有人曾报道 133 例长期服用人参制剂效应的观察,其中 14 例(10%)产生滥用人参综合征,主要症状为高血压伴随神经过敏、失眠、皮疹和晨泻。14 例均为口服人参根,每日平均用量为 3g。

又据报道,人口服 3%人参酊 100ml,仅感轻度不安和兴奋,如服 200ml 或大量人参粉可中毒,出现玫瑰疹、瘙痒、头痛、眩晕、体温升高及出血,出血为人参急性中毒的特征。

也有服人参引起死亡的报道,如一例成人服 40g 红参煎剂引起死亡;3 例出生婴儿服 0.3～0.9g 人参煎剂,出现烦躁不安、哭闹,甚至惊搐,经抢救,2 例治愈,1 例死亡。可见,人参服用量一般不宜过大。如服人参过量出现胸闷腹胀、不思饮食、肢体困倦、心烦失眠等症者,用大量莱菔子(30~60g)煎汤服可解。

(本文摘自颜正华教授发表于《复旦临床中药》的文章)

谈谈中药的合理使用

中药是我国人民防治疾病的主要武器,为中医所用,中医中药有着不可分割的联系。中医治病的特色为辨证论治,即是按中医的理论,通过四诊诊察病情,用八纲辨证进行归纳,确立治法,然后选方遣药。这就形成了中医治病的理、法、方、药,它是一个有机联系的整体。没有中医的理法,便不能很好地选方遣药;没有中药怎能治病?所以为了做好对疾病的防治工作,中医中药人员必须紧密结合起来才能完成,二者不可缺一。当前,中药方面存在的问题较多,其中比较突出的是:中药供应紧张,配方常有缺药现象;品种混乱,采收不及时,加工炮制粗糙,饮片质量下降;制剂不符合要求等。此外,还有浪费药材的问题。这些问题都与合理用药、保证安全有效有关系。要解决上述问题,需要依靠多方面的努力。现仅就如何合理使用中药,谈谈自己的看法。

一、按中医的理法运用中药,处方要精炼,剂量要合宜,煎药要得法

成书于春秋战国时代的《内经》奠定了中医的理论基础。汉代张仲景在这一基础上,结合临床实践,创"六经辨证",为中医辨证论治树立了典范。以后历代医家不断补充,使辨证论治更为完善,形成了中医的特色。临床用药要保证疗效,这就要求医生在业务上精益求精,熟练地掌握中医的理、法、方、药,做到辨证准确,用药对症。

长期以来,汤剂是中医最常用的剂型,其优点为疗效快,便于根据病情加减变化方药。目前,临床汤剂开大方的为多,当然根据病情,开大方也是可以的,但不一定全用大方。古人早就有大、小、缓、急、奇、偶、复"七方"的论述,临床应当从实际出发,以保证疗效为前提,精练处方,避免药味过多,形成浪费。

在汤剂的药量方面,有不断增加的趋势,如安神药酸枣仁,以往常用量为10g左右,而目前临床处方有用之24~30g者;活血化瘀药川芎、红花等,以往常用量为5~10g,现有用至15g者;发散风寒药细辛,以往常用量为1.5~3g,现有用至10g以上者;如此等等。剂量过大,一是浪费药材,二是有毒药物易致中毒,故药量一般不宜过大。目前日本对中药的用量普遍比我们小,也同样能治病,这是很值得我们借鉴的。

此外,还有一方多剂的问题,也需要我们注意。中医治病是辨证论治的,一旦病情发生变化,处方也要进行相应的调整或变更,以适应病情的需要。如果一方多剂,病情发生了变化,剩余的药物就不宜服用,在这方面所浪费的药材也是可观的,故一般不宜一方多剂。

另一方面,药房配药剂量必须准确。为了省事,有用手抓代替秤称者。用量不准、不符合处方要求,当然会影响疗效;而且有毒药物也易引起中毒。如有一例,处方用蟾酥1分,配方不用分厘戥而用一般的戥秤称,误差很大,结果给药过多,造成中毒死亡事故。这对从事药房工作的同志是一个教训,应该加强责任心,严肃认真地对待这一工作。至于汤剂的煎煮

方法,古人在这方面是十分重视的,医方之祖《伤寒论》于每方之下,均注明煎煮方法,所以疗效显著。正如李时珍所说"凡服汤药,虽品物专精,修治如法,而煎药者鲁莽造次,水火不良,火候失度,则药亦无功"。汤剂的加水量,煎煮的时间、火候,药物的先煎、后下、包、另煎、冲服、烊化、兑入等,都当根据《中药调剂规程》严格执行。然而在这方面往往不为大家重视,甚至草率行事,以致降低疗效,浪费药材。因此,必须引起我们的注意。

二、保证药材质量

要做到合理使用中药,保证药材质量也是一个重要方面。怎样才能保证药材的质量?笔者认为要抓好以下几个环节。

1. 扩大药源,增加生产

目前药材缺乏,尚不能满足供应,那么如何合理使用呢? 我国野生药材资源十分丰富,是世界上植物药最多的国家,需要我们开发利用。我们既要深入开展药材资源的调查,以利扩大药源;同时又要加强保护管理,严禁"一锅端"的采集方法,以防药源受到破坏,使之成为取之不尽、用之不竭的野生药材基地。除此之外,还要因地制宜地开展野生变家种、家养工作。在这方面,新中国成立以来,已经取得了不少成就。据有关方面统计,新建立的生产基地就有五六百个,产量、质量都比较稳定,向国家提供了大量的药材商品。今后还应在这一基础上有计划、有步骤地发展和扩大药用植物栽培和动物饲养场地,建立稳固的药材商品基地,与野生药材基地结合起来,以满足中药材的国内供应和出口。

2. 重视道地药材和采集加工

中药大都是植物药,其生长环境如土壤、气候等与药材质量的关系很大,所以中医历来十分注重道地药材。我国第一部药学专著《本经》中就记载了药物的产地,并在序例中强调"土地所出",即指出道地药材的重要意义。从实际情况来看,如吉林人参、山西党参、四川黄连、河南地黄、江苏苍术、云南三七、广东陈皮、浙江白芍等,这些道地药材均品质优良。故目前重视道地药材,对保证药材质量仍有重要的意义。

中药能否及时采集加工,直接关系到药材质量的优劣,因此历代医家也都十分重视。在《本经·序例》中即有"阴干、暴干,采药时用生熟"的记载。孙思邈在《千金翼方》中更指出"夫药采取,不知时节,不以阴干、暴干,虽有药名,终无药实,故不依时采取,与朽木不殊,虚费人工,卒无裨益"。可见及时采集加工的重要性。一般来说,根和根茎的采集,应在深秋或早春;叶的采集,宜在植物生长旺盛时;花的采集,宜在花将开或盛开时;全草的采集,宜在开花时;种子、果实的采集,宜在成熟时等。当然也有例外的,茵陈的采集为"三月茵陈四月蒿,五月六月当柴烧"。至于加工,首先应清除杂质,芳香性的药材宜晾干,多汁的药材宜晒干或烘干等。还有一些药材有特殊的加工方法,如火燎升麻、棒打苍术等。这些都是必须掌握的规律。如果采集不及时,加工不适当,就会影响药材的质量。此外,药材还要注意贮存,以防虫蛀、霉烂、变质等。

3. 收购药材要进行品种鉴定,区别正伪优劣

由于中药的来源广泛,故存在着品种混乱的现象。例如,败酱草,北方习用菊科植物苣

荬菜的带根全草;南方习用十字花科植物荠莔的带根全草;孩儿参,据《本草纲目拾遗》记载"即辽参之小者,非别种也",而目前的孩儿参即太子参,为石竹科植物;石菖蒲为天南星科植物石菖蒲的根茎,《本草纲目》石菖蒲条下有"一寸九节者良"的记载,山西地区又以毛茛科植物阿尔泰银莲花的根茎作为九节菖蒲。诸如此类,同名异物,张冠李戴的情况不少。这一问题,只能通过科研逐步解决。

但是因药材缺乏,目前出现不少伪劣品种。如以聚花过路黄冒充四川大金钱草,以丝石竹冒充桔梗,以山里红冒充乌梅,以欧当归冒充当归,以蜀葵花根冒充黄芪,以骨胶冒充阿胶,以羊角藤根冒充巴戟天……这些伪劣药材如果应用会严重影响合理用药、安全用药,因而必须取缔。因此,收购部门当进行品种鉴定,区别真伪优劣,严防以假乱真,影响疗效,危害人民。

4. 依法加工炮制

中药在入药前要经过加工炮制,有的可以增强疗效,有的可以适当改变药物的性能,有的可以消除和减低药物的毒副作用,有的是为了便于制剂服用和贮藏等。可见,中药的加工炮制直接关系到中药的质量和疗效,与临床合理用药大有关系。

自古以来,中药的加工炮制受到了医药界的重视,并积累了丰富的经验。《内经》中半夏汤用制半夏,即由于半夏有毒,当经过加工炮制,方能入药。《本经·序例》中也论述了制药问题。医方之祖《伤寒论》在处方中都明确规定了药物加工炮制的方法。刘宋时雷敩著的《雷公炮炙论》,总结了古代药物的加工炮制经验,为我国第一部制药专著。后世在这一基础上不断发展提高,方法多样,内容丰富,从而成为中药学的重要内容。

新中国成立以来,卫生部药政局为了加强对中药加工炮制质量的管理,制订出各地区《中药饮片炮制规范》。1963 年、1977 年版《药典》一部,在各中药项下规定了炮制工艺和饮片质量要求,这对统一全国炮制工艺和饮片质量的标准化起到了重大的作用。

目前,中药加工炮制仍存在不少问题。有的该炮不炮、该炙不炙、生用整用不分;有的加工炮制不符合标准;有的生产部门清洁卫生差,饮片沾泥带土,灰沙杂质很重;有的饮片因保管失当,出现发霉、虫蛀等。这些均严重降低了药品的质量和疗效,影响了中药的合理使用。今后,有关部门当按《药典》的要求和《饮片加工炮制规范》进行检查,一定要依法炮制。凡不符合标准的必须纠正,以提高饮片的质量。这样中药的合理使用才有保障。

三、推广应用和加强管理中成药

中成药是我国医学发展过程中的产物。由于疗效可靠,服用方便,所以为中医药人员所乐用。目前生产的中成药计有三四百种,结合剂型改革和生产的新产品有 500 多个,不仅行销全国,而且大批出口,在国外有较高的声誉。因中成药的用量较汤剂小,故推广应用中成药对节约药材大有帮助。

然而,在中成药方面也存在一些问题:第一,有一部分中成药是由历代著名方剂配制而成,为临床医药人员所熟知,但不少中成药是经验方,或由古方化裁而来,或为新研制的品种,其药物组成、功效、适应证等,一般医药人员不是很熟悉和了解。第二,有不少中成药的名称相同或相近,而处方不一,如有《太平惠民和剂局方》的牛黄清心丸、万氏牛黄清心丸、久芝牛黄清心丸、沈阳中药一厂自制的牛黄清心丸等,处方各不相同,当然功能和适应证也就有了区别,给临床应用带来不便,也易引起差错。第三,由于有些中药紧缺,在中成药中便出现了改变处方、加减用量及代用药物等情况,从而影响了疗效。第四,有的新产品名称不当,如"贝母精"即由麻黄、杏仁、甘草等药物所组成。第五,因生产设备和卫生条件差,有些中成药受细菌污染严重,达不到卫生标准。这些问题,如何解决? 笔者认为,中成药的处方应该整理,当以传统名方或经验方为主,除犀角、虎骨等稀有药材外,一般不得随意加减或代用;处方内容、功效、适应证等当按中医传统理论术语介绍,以便中医药人员掌握;通过实践和临床验证筛选疗效好的处方,淘汰疗效差的品种;名称不当的中成药当纠正;改善卫生条件,注意灭菌,防止污染等。为此,需要加强中成药的生产管理工作,保证中成药的质量,为推广应用中成药铺平道路。

四、加强中药教育,培养中药人才

为了真正做到合理使用中药,达到继承祖国医药学遗产、保持发扬中医药传统、保证人民用药安全、有效和避免浪费药材的目的,除做好上述工作外,还必须重视提高中医药人员的业务水平,培养后继人才。在中医药人员中,尤其是中药人员后继乏术的现象比较严重。据有关方面统计,现有中药人员中,正规院校毕业的为数很少,老药工有的退休,有的顶替,也已不多了。中青年占90%,其中大都没有经过正规的学习和训练,不熟悉业务知识,只能"照方抓药",这就难免出差错,如误以马前子当车前子、马钱子粉当海金沙、天仙子当地肤子、曼陀罗叶当苏叶出售等,不仅导致药疗事故,而且更谈不上鉴别真伪优劣、保证药材质量了。为此需要充实和筹建中医药院校,扩大招生数量,培养高级人才;增设中药学校,普及中等教育;轮训中药在职人员。除国家办学外,应鼓励社会办学,提倡办业余学校和函授等,以力求迅速提高现有人员的业务水平,培养新生力量,解决人才缺乏的问题。同时还应逐步开展中医与中药联合学术活动,进行交流,使医药工作者能互相学习,互相渗透,共同研究讨论医药中的问题,加强医药结合,更好地合理使用中药,为我国医药事业、为"四化"建设做出贡献。

(本文摘自颜正华教授发表于《药学通报》的文章)

影响药材质量的因素及对策探讨

药材质量的优劣直接关系到临床疗效的好坏。提高药材质量可以为中医药临床、中药现代研究及中医药走向世界奠定良好的基础,而药材质量的提高,涉及药材的产地、栽培、采集、贮藏、炮制等多个环节,我们只有环环重视,才可能提高药材质量。

一、研究产地是保证药材质量的前提

我国历代医药学家十分重视药材产地,在大量总结药性变迁与地域环境关系的基础上,形成了道地药材之说。道地药材品质之优与其生存的土壤成分、温度、湿度、光照等密切相关。有人研究了东北人参生长的土壤中含有 23 种元素,人参将从中吸收必需的 K、P、Ca 等营养元素。假使营养元素缺乏,则人参的产量降低,质量下降。若土壤缺 Zn,人参主根长比正常根减少 33.76%,根粗减少 13.16%,优质率下降 14%。再如西洋参,Lee 等研究认为,获得西洋参最大干物质产量的最适土壤温度为 15~18℃,越过 10~23℃范围时,茎的生长直线下降,根的干物质产量显著降低,质量下降。可见,合适的生态环境是培育优质药材的基础之一。只要能控制生态环境,不论是道地药材产区还是非道地药材产区,都有可能生产出优质药材,但有关道地药材的产地研究还是方兴未艾的。

产地研究需要进行土壤成分、土壤酶活性、土壤微生物、光量、光质、水分及温度对药材质量影响的研究,以全面了解和把握各种环境信息,以便在非道地药材产区创造适合道地药材生长的环境,扩大优质药材的产区。

二、科学栽培是确保药材质量的基础

目前,我国药材市场的主流产品是栽培药材,因此加强药用植物的栽培研究,是确保药材质量的重要一环。一些药农片面追求产量,忽视科学种植,产量上去了,质量却下降了。1992 年,我们自河北安国药材市场购入 8kg 生晒参,药贩送货上门后,我们一看药材外观鼓鼓满满,极少纵横皱纹,折断一瞧,几乎是粉性,捎一抖动,漂漂洒洒,落下一层淀粉粒,品尝味道,如同嚼蜡,苦味不具(人参皂苷含量极低)。于是我们要求退货,药贩始讲原情,这是药农为提高产量、加速人参生长而施用化肥助长的缘故,此后又送来正品人参。

给药用植物施肥催长对药材质量有影响,失当的病虫害防治措施对药材质量也有影响。目前,对药用植物病虫害的防治研究,如板蓝根霜霉病、白术根腐病、当归马口病、山茱萸蛀果蛾的防治研究等都取得了较大的进展,但对病虫害的防治却仍基本靠化学药剂。由于过量施用农药致使一些中药材农药的残留量超过了允许的标准,使临床长期、大量用药的安全性得不到保证,使原本"无毒"的"天然"药材变成了"有毒"的"非天然"药物,药材质量从何而谈。

药用植物栽培的每一步若淡化了科学性,都会降低药材质量。因此要深入研究栽培,就要从药用植物的良种、繁育与药材质量的关系,种植土壤与药材质量的关系,种植密度与药材质量的关系,灌溉、施肥与药材质量的关系,遮荫(大棚栽)与药材质量的关系,喷施农药及添加微量元素与药材质量的关系等方面进行研究,以便制定科学的栽培技术参数,保证药材质量。其中对施用化肥、喷施农药、大棚栽培与药材质量的关系更应重视,因为这些新兴技术对药材质量的影响尤著。同时对药农也要进行法制教育、强化科学知识,莫使药农置人类身心健康于不顾而盲目讲求高产、高效益,从而降低药材质量。国家药政管理部门也应重视药用植物栽培,不仅要把住药材验收的检测关,也要做好药材栽培的监督工作,促使药材栽培纳入法制化轨道。

三、适时采集是把握药材质量的要点

药用植物不论生长环境如何优良、栽培技术如何科学,若采收失时,也难以保证药材质量,甚至成为"一把草",所以适时采集是把握药材质量的要点。研究表明,不同采集年份对药材质量是有影响的。植物生长年限的长短与药物中所含化学成分的量有密切关系,如东北产的甘草,其甘草酸为其主要有效成分,生长1年者含量为5.49%,2年者为6.76%,3年者为9.84%,4年者为10.52%,因此可以认为,为保证药材质量,宜采集3~4年生者。

不同采集季节对药材的化学成分也有影响,自古迄今,中药采集就重视因"季"而别,如根类药宜于早春或深秋采收,茎、叶类药宜于夏季采收。这些采收原则能否找出科学依据,有人做了探讨。如利湿退黄的垂盆草,传统认为适宜采收期为夏、秋季,现代临床观察到,同一地方的垂盆草,秋天采者对迁延性肝炎有治疗作用,而春天采者则无疗效。经研究表明,垂盆草的主要有效成分为垂盆草苷,在5~10月含有此种成分,其量为0.1%~0.2%。这一研究结果,既找出了该药治疗肝炎的物质基础,也证实了传统采集的科学性。

此外,不同采集月份、日期、时辰对药材质量都有影响。如大黄在6~7月份采集蒽醌类成分的含量高,黄连7月份采集小檗碱的含量高,西红花当天开花当天摘者质优,薄荷上午9点至下午2点时采者挥发油的含量高,金银花上午9点时采集最宜,绿原酸含量高。可见,中药采收,关乎质量。

孙思邈《千金翼方·采药时节》云:"夫药采取,不知时节,不以阴干暴干,虽有药名,终无药实,故不依时采取,与朽木不殊。"孙氏之言,指出了采集的重要性,但目前不少人采集中药材违背科学规律,侧重经济效益,造成药材质量的下降,影响临床疗效和用药安全。因此,有科学依据地选择准确的时间采集中药,以确保药材质量是近年中药采集研究的主要方向。但对单味药进行这类研究的为数甚少,400多种常用药中被研究者不到1/3,且深度不够,所以还有大量艰巨的研究工作待做。

四、正确贮藏是防止药材质量下降的关键

目前,大多数中药仓库贮藏条件差,养护技术落后,贮藏中药材及其成分损失惊人。据不完全统计,每年因霉烂、虫蛀所造成的经济损失达数千万元,严重妨碍了中药事业的发展。因此,尽快解决中药材因贮藏而造成的品质下降问题,已成为中药工作者的一项重要任务。

药材在贮藏过程中变质的因素主要有以下几点。

一是空气。空气中的氧和臭氧对药材的变质起着重要作用,特别是臭氧,作为一种强氧化剂,可加速药材中的有机物质尤其是脂肪油的变质,药材中的挥发油受到氧的作用,易引起树脂化。

二是温度。药材中的成分在15~20℃条件下比较稳定。温度过高,其中的挥发性成分走失加快,含黏液质、淀粉较多的药材可发生变化、变味现象,有些药材可霉变、腐败,无法再供药用。温度过低,会发生冻害。

三是湿度。湿度的改变不仅可使药材的成分及外形发生变化,还能招致微生物的繁殖及害虫的生长,引起霉变或虫蛀。

四是光线。药材在日光的直接照射下,发生氧化、分解、聚合等光化反应,如油脂的酸败,苷类、维生素等有效成分的分解。

五是贮藏期。大多数药材随着贮藏期的延长,质量逐渐下降,如麻黄中的挥发油贮藏12个月以内含量变化不大,贮存24、30个月者,含量分别降低27.3%和40%。

基于上述因素,对于药材的贮藏研究应把握几个方向:①如何利用控制空气中氧含量的方法进行杀虫保质或降酶保质;②如何利用控制中药本身含水量及环境湿度、温度的方法进行杀虫防霉;③如何利用蒸气加热技术、气体灭菌技术、辐射技术等直接杀灭霉菌、杂菌及害虫进行保质;④强化仓库保管人员的责任心,敦促采纳先进的贮藏技术。优质药材,毁于库房,实为可惜,所以要加强贮藏研究,务使药材质量不因贮藏不当而下降。

五、规范炮制是提高药材质量的台阶

炮制可以增强药物功效,改变药物性能,消除或降低药物的毒副作用及烈性,是提高药材质量的台阶。当前,我国大多数国营饮片厂效益较差,很少有饮片供应,而药农、药贩炮制的饮片却充斥市场。药农、药贩炮制药材,主要考虑"三省一高",即省火、省力、省辅料、高利润,很少念及如何改进工艺以提高饮片质量,更没有统一的饮片质量标准。这种现象长此下去,靠炮制去进一步提高生药材的质量简直太难了。要想使炮制真正成为提高药材质量的台阶,就必须结束当前各地各法、药贩制药的自由现象,限制其产品流通。政府应投资辅助国营饮片厂,饮片厂要与研究和临床机构挂钩,以中医药理论为指导,以现代先进科学技术为手段,加强炮制工艺的研究,统一加工炮制,尽快建立饮片质量标准,确保饮片质量,推动中药走向世界。中医药要走向世界,没有高品位的药材质量做后盾,或是走不出国门,或是走出而受贬斥。所以,深入探讨影响药材质量的因素,全方位、多环节地采取提高药材质量的措施,是提高中医药的生命力、推动中医药与国际医药市场接轨的关键一步。

(本文摘自颜正华教授发表于《中国中医药信息杂志》的文章)

提高饮片质量 保证医疗效果

中药饮片是中药由生药到制剂的中间加工制品,它的质量直接关系到医疗效果。所以搞好饮片行业有着重要的意义。怎样才能搞好饮片工作,下面提一些粗浅的看法。

一、要以中医药理论为指导

中医与中药关系密切,是一个有机联系的整体。中医药理论一直指导着中医药的实践,我们要提高饮片质量,保证医疗效果,就必须以这些理论为指导,否则便不可避免地形成医药分家,脱离实际,更谈不上促进中医药事业的发展了。

二、重视药物的产地、采集加工、贮藏保管与真伪优劣

中药大都是植物药,其生长环境如阳光、温度、土壤、水分和采集时间、加工方法是否适当,都对药物的疗效有很大的影响。我国第一部药学专著《本经》在序例中即指出"阴干暴干,采造时月生熟,土地所出,真伪新陈,并各有法"。可见古人对此十分重视。

1. 产地

根据长期的医疗实践,如认为东北的人参、四川的黄连、河南的地黄、甘肃的当归、广东的陈皮、山西的党参、江苏的苍术等,都是品质优良的道地药材,疗效是可靠的。正如宋代寇宗奭在他所著的《本草衍义》中说:"用药必须择土地所宜者,则药力具,用之有据。"目前,我们还是应该重视药材的"道地",以保证质量。当然由于引种、栽培技术的进步,提倡南药北移,北药南移,扩大药源,以满足日益增长的国内供应和出口,但总以不影响药材的疗效为前提。

2. 采集加工

中药能否及时采集加工,能直接影响药材的有效成分。因此历代医药学家也都十分重视,并积累了丰富的经验。我们要根据前人的经验,结合目前的实际情况和研究成果,必须于药材的有效成分最充足的时间采收。至于加工,首先清除杂质,芳香性的药材宜晾干,多汁的药材宜晒干或烘干等,还有一些特殊的加工方法,如"火燎升麻,棒打苍术"等,这些都是必须掌握的规律。如果采集不及时,加工不适当,药材的有效成分不足,当然就不能保证饮片的质量了。

3. 药材的贮藏保管

药材的贮藏保管是否适当,也很重要,必须防止药材霉烂变质、虫蛀等,以防损耗药材,降低疗效。

4. 鉴别真伪优劣

"真伪新陈,并各有法"。由于中药来源广泛,存在着品种混乱的现象。据有人统计,仅北京地区就发现伪劣品种 28 种之多,若将这些伪劣药材制成饮片,当然会严重影响用药的安全有效,必须取缔。为此,收购药材当重视鉴定工作,区别真伪优劣。鉴定方法,除重视传统的经验鉴别外,在必要时还当采用性状、显微、理化等现代科学手段鉴别,严防以伪乱真。

此外,还有药材的"新陈"问题,也值得注意,有些药材不能久陈,久陈即失效,如党参、苦楝皮等;有些药材陈久者良,如陈皮、半夏、枳实、麻黄、狼毒、棕榈、艾叶、槐花、大黄、木贼、荆芥、芫花……古人的这些经验,还需要我们用现代科学技术进行研究和临床验证,加以证实。

三、继承传统炮制技艺,不断改革创新

炮制原名炮炙,又名修治,也称修事。它是根据中医药理论,对药材的挑拣整形,除去杂质,加热处理,加入辅料和精制等。中药包括动物、植物、矿物等,这些原药材,有的有毒副作用,有的不便制剂服用,有的需要除去杂质,有的需要改变其原有的性质等。这就必须加工炮制,制成饮片,才能符合制剂的要求,以便更好地发挥疗效。中药炮制的起源很早,成书于春秋战国时代的《黄帝内经》中,即有"治半夏"、"燔制左发角"的记载,是指半夏有毒当制

用,头发当制成血余炭用。自秦汉以来,中药炮制有了较大的发展,在 20 世纪 70 年代马王堆出土的《五十二病方》中,所记述的炮制方法有炮、炙、燔、煅、熬、酒渍、切细等;号称医方之祖的张仲景方(《金匮要略》、《伤寒论》),关于炮制的记载有蒸、炒、炙、煅、炮、炼、煮沸、火熬、烧、叹咀、斩折、研锉、捣膏、酒浸、酒煎、苦酒煎、水浸、酒洗、刮皮、去核、去翅足、去毛等。成书于刘宋时代的《雷公炮炙论》,是雷敩总结公元 5 世纪以前的炮制经验,成为我国第一部炮制学专著,后世在这一基础上不断补充发展。特别值得提出的是,宋代朝廷颁行的《太平惠民和剂局方》收药物炮制列为法定的制药工艺,以保证药品的质量,明代陈嘉谟对当时炮制经验和理论作了简要的归纳,如他在《本草蒙筌》中说:"凡药制造,贵在适中。不及则功效难求,太过则气味反失。火制四,有煅、有炮、有炙、有炒之不同;水制三,或渍、或泡、或洗之弗等;水火共制造者,若蒸、若煮而有二者焉。酒制升提,姜制发散。入盐走肾脏,乃使软坚;用醋注肝经,且资住痛。童便制,除劣性降下;米泔制,除燥性和中。乳制滋润回枯,助生阴血;蜜制甘缓难化,增益元阳。陈壁土制,窃真气骤补中焦;麦麸皮制,抑酷性勿伤上膈。乌豆汤、甘草汤渍曝,并解毒致令和平。羊酥油、猪脂油涂烧,咸渗骨容易脆断。有剟去瓢免胀、有抽去心除烦。"李时珍在《本草纲目》中列"修治"一项,不仅收集了古代和当时的炮制方法,而且还提出了自己的看法,为中药炮制的继承与发展做出了贡献。明清以来,有名的炮制专著,还有缪希雍的《炮炙大法》、张仲岩的《修事指南》等,都有较大的实用价值。可见我国炮制学源远流长,积累了丰富的经验和理论。

新中国成立以来,党和政府十分重视中药炮制的整理、研究,各地区有关部门对散在本地的炮制经验进行了整理,相继出版了各省市的《中药炮制规范》,《药典》一部收载了炮制内容,并制订了《中药炮制通则》。此外,还出版了《中药炮制集成》、《中药炮制学》、《历代中药炮制资料辑要》、《全国中药炮制规范》等专著,为中药炮制的继承发展和规范化创造了条件。目前各中医药院校均设有炮制课程,中医药研究机构也非常重视中药炮制的研究,并取得了不少可喜的成果。中药饮片炮制加工的生产,正处于技术更新阶段,向着现代化方向发展。中药饮片事业呈现出一片灿烂的前景。

总之,我们既要重视继承传统的炮制经验和理论,又要采用现代科学技术和方法,如化学、药理、微生物等进行多学科的综合研究,探讨炮制原理,不断改进炮制工艺,以达到工业化生产的要求,更好地提高饮片质量,保证临床疗效,促进中医药事业的发展。

中药饮片行业,当重视上述有关方面的工作,本着改革的精神,团结协作,不断创新,介绍信息,交流经验,推广科研新成果,则一定能为中药饮片事业的发展,做出重大的贡献。

(本文摘自颜正华教授发表于《中药饮片》的文章)

《伤寒论》中药物加工炮制、制剂分析

《伤寒论》成书于东汉末年,为我国伟大的医学家张仲景所著。他补充发展了《内经》的理论,总结了我国汉代以前治病用药的经验,奠定了理法方药、辨证论治的理论体系,因此成为中医学经典著作之一,成为后世医家的典范。

《伤寒论》不仅辨证明晰,组方严谨,用药精练,配伍有度,而且在药物的加工炮制、制剂

方面都有明确规定,所以疗效显著。但在这方面往往不为临床医家所重视。为此,有必要对《伤寒论》中有关加工炮制、制剂的内容进行归纳分析。

一、加 工 炮 制

《伤寒论》113方,用药共89味。凡汤剂草木药均"㕮咀",即切为粗块,现改为饮片,散剂捣筛为末,丸剂捣末为丸。其中,药物注明加工炮制者如下。

1. 去皮者

如桂枝、大黄、厚朴、猪苓、巴豆、附子,去皮是为了除去非药用部分。其中桂枝古代用粗枝,可去表层之皮,现用嫩枝,可不去皮。厚朴是树皮,去皮是除去表层粗皮。

2. 去节者

如麻黄。因麻黄节能止汗(见《本草纲目》卷五)。

3. 去皮尖及双仁者

如杏仁、桃仁,除去非药用部分,双仁者有毒(见《本草纲目》卷二十九)。

4. 去心者

如麦冬、巴豆,除去非药用部分。陈嘉谟说:"抽心者除烦"(见《本草蒙筌》);尚有《温病条辨》清宫汤用麦冬清心包之热,故麦冬是否去心,可以斟酌。

5. 去核者

如乌梅,除去非药用部分。

6. 去翅足者

如虻虫,除去非药用部分。

7. 切者

如生姜、附子(破八片)、生梓白皮、大黄(柴胡加龙骨牡蛎汤,大黄切如棋子)。切是为了便于制剂。

8. 擘者

如大枣、栀子,均便于制剂。

9. 碎者

如石膏、赤石脂、禹余粮、滑石,均为矿物药,打碎便于制剂。

10. 水洗者

如半夏、吴茱萸,水洗除去部分毒烈之性。蜀漆"暖水洗去腥"。海藻"洗去咸"。

11. 酒洗者

如大黄。酒能"宣导百药",三承气汤中大黄用酒洗,能增强药力。

12. 苦酒渍者

如乌梅。苦酒即醋之别名,醋有去瘀止血、解毒杀虫的作用,乌梅苦酒渍能增强药力。

13. 出汗者

如蜀椒。出汗,即用微火炒,使水分和部分油质挥发。

14. 炙者

如甘草炙用,能增强益气补中的作用。厚朴、枳实炙用,能减缓药性。

15. 炮者

如附子。回阳救逆当生用,炮用能减缓毒烈之性,多用于助阳祛风寒湿邪。

16. 熬者

如瓜蒂、水蛭、虻虫、芫花、葶苈子、商陆根,熬用能减缓毒性烈性。牡蛎熬用减去寒性,增强收涩作用,现改为煅。杏仁熬黑便于制剂,如大陷胸丸。巴豆熬黑减少油质,便于制剂,且降低毒性,减缓烈性,如白散现去油用。

综上所述,加工炮制的目的:一是除去非药用部分,如桂枝、大黄、厚朴、猪苓、附子、巴豆去皮,麻黄去节,乌梅去核,麦冬、巴豆去心,杏仁、桃仁去皮尖及双仁者,虻虫去翅足。二是便于制剂,如生姜、生梓白皮切,附子破八片,大枣、栀子擘,石膏、赤石脂、禹余粮、滑石碎,杏仁熬黑。三是减去毒烈之性和不适用部分,如附子炮,半夏、吴茱萸水洗,海藻洗去咸,蜀漆暖水洗去腥,蜀椒出汗,巴豆熬黑。四是适当改变药物的性能,缓和或加强疗效,如大黄酒洗,乌梅苦酒洗,瓜蒂、水蛭、虻虫、葶苈子、芫花、商陆根、牡蛎熬,甘草、厚朴、枳实炙。

二、制　剂

《伤寒论》113 方,因禹余粮丸缺,实际为 112 方。其中汤剂方 98 个(包括糖浆剂一方,粥剂一方),占 88.4%;散剂方 8 个,占 7.1%;丸剂方 5 个,占 4.4%。另有蜜煎导法——蜜煎方 1 个,占 0.9%。

1. 汤剂

汤剂即是将药切碎(《伤寒论》称为咀)、混合,加溶媒煎煮去滓取汁服。李东垣说:"汤者荡也,去大病用之"(见《用药法象》)。汤剂的特点是吸收快,易发挥疗效,且便于加减,能全面灵活地照顾到患者各种病证的特殊性,故《伤寒论》中的方剂以汤剂为最多。

（1）溶媒

《伤寒论》98个汤剂中,用水煮者有90方,其余用甘澜水者1方,即茯苓桂枝甘草大枣汤,甘澜水又名劳水,即将流水用勺扬千万遍即成。李时珍说:"取其不助肾气而益脾胃也"(见《本草纲目》卷五);用潦水者1方,即麻黄连轺赤小豆汤,潦水为积存的雨水,李时珍说:"为去湿热之药"(见《本草纲目》卷五);用清浆水者1方,即枳实栀子豉汤,清浆水为"炊粟米熟,投冷水中浸五六日"即成,朱丹溪说:浆水"性凉善走,化滞物,解消烦渴"(见《本草衍义补遗》);用麻沸汤渍者2方,即大黄黄连泻心汤、附子泻心汤,麻沸汤即沸开水,因不需久煎,故用开水浸泡(附子另煎和入);用苦酒者1方,即苦酒汤,苦酒即醋的别名,醋有解毒消肿等作用;用水酒合煎者2方,即炙甘草汤、当归四逆加吴茱萸生姜汤,酒有活血通络的作用。可见《伤寒论》汤剂的溶媒主要是水,少数方用醋、酒等。

（2）煎药方法

一般用水煮去滓,《伤寒论》第1方桂枝汤即指出要用"微火"。煎药法包括如下几种。

1）先煎

《伤寒论》中用麻黄均先煎去沫。陶弘景说:"沫令人烦"(见《本草纲目》卷十五)。用葛根也先煎,柯韵伯在葛根汤的注文中说:麻黄、葛根先煎去沫,"取其清阳、发腠理之义也"(见《伤寒来苏集》卷二)。

小陷胸汤中瓜蒌实先煎去滓,再入半夏、黄连煎煮去滓服。瓜蒌先煎是由于痰热互结胸中而为小结胸证,故小陷胸汤用半夏化痰,黄连清热。瓜蒌实既除痰又清热,为方中主药故先煎;且去滓后再入半夏、黄连,可以避免瓜蒌实的残滓损耗半夏、黄连的药汁。

桂枝去芍加蜀漆牡蛎龙骨救逆汤中蜀漆先煎,是为了去腥;茵陈蒿汤中茵陈先煎(《肘后方》、《千金方》、《外台秘要》均有去滓二字),再入栀子、大黄煎煮去滓服,一是由于茵陈为方中主药;二是由于栀子、大黄不宜久煎;三是由于茵陈水煎去滓,再入栀子、大黄,可以避免茵陈的残滓损耗栀子、大黄的药汁。茯苓桂枝甘草大枣汤中茯苓先煎,是由于茯苓用量最大,且是主药。

2）后下

大承气汤用大黄后下,因大黄久煎泻下作用会受到破坏。桂枝人参汤中桂枝后下,因桂枝久煎则有效成分挥发。故吴仪洛说:"桂枝辛香,经火久煎,则气散而力不及矣,故须迟入。凡用桂枝诸方,俱当以此为例"(见《伤寒分经》)。栀子豉汤、栀子甘草豉汤、栀子生姜豉汤中的豆豉均后下,因豆豉"能升能散",久煎则有损药力。

3）烊化

芒硝、饴糖、阿胶、鸡子黄、白蜜、白粉(米粉)等入汤剂均不需入煎,如承气汤用芒硝、炙甘草汤用阿胶、小建中汤用饴糖,均待汤药煎成去滓后纳入烊化;黄连阿胶汤用鸡子黄,待汤成去滓,阿胶烊化后入鸡子黄"搅令相得";猪肤汤水煎去滓后,纳入白蜜、白粉"熬香"即可。

4）冲入

人尿、猪胆汁不需入煎,待汤成去滓,冲入即可,如白通加猪胆汁汤,汤成去滓入人尿、猪胆汁"和令相得"。

5）包煎

石膏、豆豉均须用绵裹入煎,如白虎汤、栀子豉汤,因恐沉底焦化之故。

6）麻沸汤渍

如大黄黄连泻心汤用麻沸汤渍之，须臾，绞去滓服；附子泻心汤大黄、黄连、黄芩用麻沸汤渍之，须臾绞去滓，将附子另煎之汁和入服，不煎煮而用麻沸汤渍，能增强药力，"利于急下"（见《伤寒来苏集》卷二）。

7）浓缩

大小柴胡汤、生姜泻心汤、甘草泻心汤、旋覆代赭汤，均须去滓后再煎。吴仪洛说："去滓再煎者，要使药性合而为一……盖取和之为义耳"（见《伤寒分经》）。然查上方均为：煮取六升，去滓，再煎，取三升，分3次服。可见有浓缩药汁、利于服用之意。

（3）煎煮时间

《伤寒论》方对汤剂加水量及煎煮时间均有规定。方法如下。

1）观察耗水量

如桂枝汤"以水七升，微火煮取三升，去滓"服；葛根汤"以水一斗，先煮麻黄、葛根，减二升，去白沫，内诸药，煮取三升，去滓"服；小柴胡汤"水一斗二升，煮取六升，去滓，再煎取三升"服；大承气汤"以水一斗，先煮二物（厚朴、枳实），取五升，去滓，内大黄，更煮取二升，去滓，内芒消，更上微火一两沸，分温再服"；四逆汤"以水三升，煮取一升二合，去滓"服；当归四逆汤"以水八升，煮取三升，去滓"服等。

凡《伤寒论》汤剂注明加水量及煎取量，加水量减去煎取量为耗水量，耗水量即为药物煎煮的时间。

2）煮米熟

如白虎汤、白虎加人参汤均为"水一斗，煮米熟，汤成去滓"服；桃花汤"以水七升，煮米令熟，去滓"服。煮米熟，即为药物的煎煮时间。

（4）服法

《伤寒论》对汤剂的服法也有严格的要求。

1）一般一剂分二三次服

如桂枝汤"煮取三升，去滓，适寒温，服一升。服已须臾，啜热稀粥一升余，以助药力。温覆令一时许，遍身漐漐微似有汗者益佳，不可令如水流漓，病必不除。若一服汗出病差，停后服，不必尽剂。若不汗，更服依前法。又不汗，后服小促其间。半日许，令三服尽。若病重者，一日一夜服，周时观之。服一剂尽，病证犹在者，更作服。若汗不出，乃服之二、三剂"。

从这段文字记载可以看出，服桂枝汤先服1/3，并需"啜热稀粥"、"温覆"以助药力。若一服汗出病愈即停药；若不汗，再服1/3；又不汗，再服1/3，半日内服尽。若病重者，可服二三剂。

麻黄汤"煮取二升半，去滓，温服八合。覆取微似汗"。因发汗之力较强，故"不须啜粥"、"余如桂枝法"。

四逆汤"煮取一升二合，去滓，分温再服"。

2）顿服与少量服

如服调胃承气汤，欲迅速通便，可以"温顿服之"；如欲缓通大便，可以"少少温服之"。又病情较急者需顿服，如附子姜汤因急于回阳、桂枝甘草汤因急助心阳，均"煮取一升，去滓顿服"。

3）病情较缓者可分五六次服

如猪肤汤治阴虚,下利咽痛,胸满心烦,"以水一斗,煮取五升,去滓,加白蜜一升,白粉五合,熬香,和令相得,温分六服";当归四逆加吴茱萸生姜汤治血虚受寒,四肢厥冷,内有久寒者,"以水六升,清酒六升和,煮取五升,去滓,温分五服"。

4）峻烈药有特殊要求

如大陷胸汤"以水六升,先煮大黄取二升,去滓,内芒消,煮一两沸,内甘遂末,温服一升,得快利,止后服";十枣汤"以水一升半,先煮大枣肥者十枚,取八合,去滓,内药末(芫花、甘遂、大戟),强人服一钱匕,羸人服半钱,温服之,平旦服。若下少,病不除者,明日更服,加半钱。得快下利后,糜粥自养";桃核承气汤"先食后服药,取其缓攻逐瘀且不伤胃"。

5）病去即停服

如桂枝汤"一服汗出病差,停后服,不必尽剂";栀子豉汤"得吐者,止后服";桃花汤"日三服。若一服愈,余勿服";白头翁汤"温服一升,不愈,更服一升";大承气汤"得下余勿服"等。

（5）禁忌

服桂枝汤有"禁生冷、黏滑、肉面、五辛、酒酪、臭恶等物"。因桂枝汤为《伤寒论》第1方,以示意其他方剂也需注意。又"若酒客病,不可与桂枝汤,得之则呕,以酒客不喜甘故也"。栀子汤有"病人旧微溏者,不可与服之"。白虎加人参汤"立秋后不可服。正月二月三月尚凛冷,亦不可与之,与之则呕利而腹痛。诸亡血虚家亦不可与"。大承气汤有"阴阳病,潮热,大便……不硬者,不可与之"等。

以上均属服《伤寒论》方汤剂的禁忌。至于《伤寒论》中有禁汗、禁吐、禁下诸法,因不属于讨论范围,故从略。

2. 散剂

散剂是将药物研末和匀,《伤寒论》称"捣筛为散"。李东垣说:"散者散也,去急病用之"(见《用药法象》),说明散剂的作用也较快。《伤寒论》中共有内服散剂8方,有合捣为散者,也有分捣和匀为散者,服法、剂量、禁忌等也各不相同,现分述如下。

a. 五苓散(桂枝、白术、猪苓、茯苓、泽泻),为发汗利小便之剂。"捣为散,以白饮(米汤)和服方寸匕,日三服。多饮煖水,汗出愈"。

b. 瓜蒂散(瓜蒂、赤小豆),为催吐剂,瓜蒂有毒,作用峻烈。"各别捣筛,为散已,合治之(和匀),取一钱匕,以香豉一合,用热汤七合,煮作稀糜,去滓,取汁和散,温顿服之。不吐者,少少加,得快吐乃止。诸亡血虚家,不可与瓜蒂散"。

c. 半夏散及汤(桂枝、半夏、甘草),治少阴病,咽中痛。"各别捣筛已,合治之,白饮和服方寸匕,日三服"。

d. 四逆散(柴胡、甘草、枳实、白芍),功能疏解郁热,调肝理脾,治阳气内郁不能达于四末,为发热肢厥的热厥证。"捣筛,白饮和服方寸匕,日三服"。

e. 烧裈散,"取烧作灰","水服方寸匕,日三服"。治阴阳易病,现已不用。

f. 牡蛎泽泻散(牡蛎、泽泻、蜀漆、葶苈子、商陆根、海藻、瓜蒌根),有利尿逐水清热的作用。"上七味,异捣,下筛为散,更于臼中治之。白饮和服方寸匕,日三服。小便利,止后服"。

g. 白散(桔梗、贝母、巴豆),作用强烈,且巴豆有毒,主治寒实结胸证。"上三味为散,内巴豆,更于臼中杵之,以白饮和服,强人半钱匕,羸人减之。病在膈上必吐,在膈下必利,不利进热粥一杯,利过不止,进冷粥一杯"。

h. 文蛤散,文蛤一味为散,有清热利尿的作用,"以沸汤和一方寸匕服,汤用五合"。

上述 8 方中,合捣筛为散的大都作用比较缓和,如五苓散、四逆散、牡蛎泽泻散、文蛤散;各别捣筛为散的大都有毒或作用强烈,如瓜蒂散、半夏散及汤、白散。烧灰者有烧裈散。一般以白饮、水、沸汤和服,瓜蒂散以豆豉汁服,因豆豉汁能加强瓜蒂散的催吐作用。

瓜蒂散作用强烈有毒,当注意服法,服后"不吐者,少少加,得快吐乃止",并指出"诸亡血虚家,不可与瓜蒂散"之禁忌。白散中有巴豆,亦为峻烈之剂,故服量较小,体弱者更当减量,且有进热冷粥之法。五苓散作用缓和,可以"日三服。多饮暖水,汗出愈"。牡蛎泽泻散作用稍强,虽可日三服,但小便利即当停服。

3. 丸剂

《伤寒论》中的丸方共有 5 个,是将药物捣末,或利用药物本身的油质,或加水、加蜜及米饭等制成丸剂。李东垣说:"丸者缓也,不能速去之,其用药之舒缓之意也"(见《用药法象》)。丸剂吸收缓慢,药力持久,某些猛烈药品不能急切使用,为了使其缓缓发挥药效,可做丸剂服;也可用于慢性疾病或虚弱性疾病。《伤寒论》中的丸剂如下。

a. 抵当丸(水蛭、虻虫、桃仁、大黄),功能逐瘀血,治膀胱蓄血证,因药性猛烈,故制丸剂服。将四药"捣分四丸,以水一升,煮一丸,取七合服之,晬时(一昼夜)当下,若不下者更服"。

b. 大陷胸丸(大黄、芒硝、甘遂、葶苈子、杏仁),功能泻热、逐水、破结,治水热互结之结胸证。因药性较强,病情急者用汤,缓者用丸。先将大黄、葶苈子"捣筛二味,内杏仁、芒消,合研如脂,和散,取如弹丸一枚,别捣甘遂末一钱匕,白蜜二合,水二升,煮取一升,温顿服之,一宿乃下,如不下,更服,取下为效"。

c. 麻子仁丸(大黄、厚朴、枳实、麻仁、杏仁、白芍),有润肠通便的作用,适用于津液不足的慢性便秘。"蜜和丸如梧桐子大,饮服十丸,日三服,渐加,以知为度"。

b. 乌梅丸(乌梅、蜀椒、附子、干姜、黄连、黄柏、人参、当归),功能补虚安蛔,可治胆道蛔虫病,又主久利。"上十味,异捣筛,合治之,以苦酒渍乌梅一宿,去核,蒸之五斗米下,饭熟捣成泥,和药令相得,内臼中,与蜜杵二千下,丸如梧桐子大,先食饮服十丸,日三服,稍加至二十丸。禁生冷、滑物、臭食等"。

e. 理中丸(人参、白术、干姜、炙甘草),功能温中散寒,补益脾胃,可治脾胃虚寒之脘腹冷痛吐泻。"捣筛,蜜和为丸,如鸡子黄许大。以沸汤数合,和一丸,研碎,温服之,日三四,夜二服。腹中未热,益至三四丸,然不及汤"。

上述 5 丸剂,抵当丸"捣分四丸",其余四方均加蜜为丸,蜜有赋形和补中的作用。抵当丸与大陷胸丸作用强烈,抵当丸水煮连药一起服下;大陷胸丸蜜水共煮连药服,均能泻下,得泻停服,以免伤正。麻子仁丸为缓下剂,初服 10 丸,日 3 服,渐加量,以大便通利为度。乌梅丸现多用于胆道蛔虫病,作用缓和,故可初服每次 10 丸,日 3 服,渐加至 20 丸。理中丸为常用的温中散寒、补脾胃之剂,每服 1 丸,一日可服多次,并可加量,现多改为汤剂,以增强疗效。

4. 蜜煎方

以蜜微火煎作挺,令头锐,大如指,长二寸许,以内谷道中,治肠燥津枯之便秘。又用大猪胆汁和少许法醋,以灌谷道内亦可。可见,蜜煎方和猪胆汁导法与今之灌肠法相似,我国2000 年前已有之矣。

此外,《伤寒论》中的剂型还有:

a. 粥剂。猪肤汤用猪肤加蜜及米粉,熬香缓缓服,实为粥剂。

b. 糖浆剂。小建中汤水煎,去滓,加饴糖,实为糖浆剂。

c. 酒剂。炙甘草汤、当归四逆加吴茱萸生姜汤,用水酒合煎,去滓,类似酒剂。

总之,上文对《伤寒论》中有关药物的加工炮制、制剂方面进行了归纳分析。张仲景对药物的加工炮制、制剂是十分重视的。他在《伤寒论》89 味药物中,需要加工炮制的都作了说明,例如,去皮、去心、去核、水洗、酒洗、切、擘、碎、炙、熬、出汗、去咸、去腥、去翅足等,不仅保证了《伤寒论》方剂的疗效,而且总结了汉代以前药物加工炮制的经验,为后世炮制学的发展奠定了基础。

在制剂方面,张仲景根据病情的需要,对各种剂型都作了严格的规定。《伤寒论》中的剂型,有汤剂、散剂、丸剂、蜜煎导剂、粥剂、糖浆剂及酒剂等。对各种剂型的制法、服法、禁忌、将息等问题,都要求十分严格。这些宝贵的经验至今仍指导着临床实践,所以《伤寒论》被尊为"医方之祖"。汉代以后,我国中药加工炮制、制剂技术有了很大的发展,但《伤寒论》中的有关记载仍值得我们继承发扬,并且应该用现代科学知识和方法进行整理研究,使之提高到现代科学水平上来。

（本文摘自颜正华教授发表于《浙江中医学院学报》的文章）

地黄丸方剂的分析和临床应用

地黄丸为滋补肾阴的基础方,肾阴又称"元阴",《景岳全书》说:"元阴者即无形之水,以长以立,天癸是也。"所谓"无形之水",指与泌尿系统从膀胱排出的水相对而言,是肉眼不能看到的体内产生的"天癸"。这种内分泌物质,对机体发挥着重要的作用。如肾阴不足,能使机体产生种种病证,故地黄丸之补肾阴,对临床应用有极为重要的意义。现将地黄丸的来源、组成、方义、临床应用等分述如下,以供参考。

一、方剂来源

地黄丸由6 味药物成组,故又名六味地黄丸。最早记载于《小儿药证直诀》。本书为北宋儿科名医钱乙所著,大约成书于公元1107 年。原方即金匮肾气丸去附子、桂枝,以熟地黄易干地黄而成。主治小儿肾虚发育不良,囟开不合,五迟五软,神不足等症。后世逐渐用为滋补肾阴的基础方。

二、组成、用法与方义

原方药物为熟地黄 24g，山萸肉、怀山药各 12g，泽泻、牡丹皮、茯苓各 9g，研末，炼蜜丸如梧桐子大，小儿每服 3 丸，空腹温开水下。现多制成重 10g 的蜜丸，成人每服 1 丸，一日 2~3次，温开水或淡盐汤送服，也可改为汤剂，用量按原方比例酌减。

方中熟地黄味甘，性微温，功能补肾阴、益精血，故重用之为主药。怀山药味甘，性平，能补脾阴，又益肾阴，且兼有收敛固精的作用；山萸肉味甘、酸，性温，既能补益肝肾精血，又能收敛固涩，二药为辅，合主药以滋肾阴、养肝血、益脾阴，而以滋肾阴为主，且可涩精止遗。由于肾阴亏虚，常导致虚火上炎，小便不利，使湿浊内停，故配泽泻以甘寒利尿，清泄肾经湿浊；茯苓甘、淡、平以利脾湿；丹皮辛、苦，微寒，以清泄肝火，合为佐使药。前 3 味药为"补"，后 3味药为"泻"，补泻结合，以补为主。正如《医方论》所说"有熟地之腻补肾水（阴），即有泽泻之宣泄肾浊以济之，有萸肉之温涩肝经，即有丹皮之清泄肝火以佐之，有山药之收摄脾经，即有茯苓之淡渗脾湿以和之，药止六味，而有开有合，三阴并治，洵补方之正鹄也"。

总之本方性质和平，不燥不寒，补中有泻，补而不滞，虽为三阴并补，实以补肾阴为主。后世很多滋补肾阴的方剂，都是由此方加减而成的，故为滋补肾阴的基础方。

三、临证应用与加减法

地黄丸功能滋补肾阴，故适用于肾阴亏虚引起的各种病症。如肾虚精亏出现的腰腿酸疼无力，头晕目眩，耳鸣耳聋，记忆力差，牙齿动摇；肾阴虚则生内热，出现的骨蒸潮热，手足心热或有低热；肾阴虚，虚火内扰而致的睡眠不佳，或烦躁失眠，多梦遗精；阴虚火旺，小便淋沥不畅；肾阴不足津液亏耗而见的口渴；阴虚阳亢，阴不敛阳而为的盗汗，阴虚火旺则见的舌红少苔、脉沉细数。以上见症的根本原因是肾阴不足，阴虚火旺。"肾藏精"、"腰为肾之府"、"阴虚生内热"，故辨证要点是：腰腿酸疼无力，头晕目眩，手足心热，舌红少苔，脉沉细数。

根据病情，在配伍和用量上适当加减，灵活掌握，可以增强疗效。如《医宗金鉴》知柏地黄丸，即本方加知母、黄柏，能增强滋阴降火的作用，主治阴虚火旺，骨蒸潮热，盗汗遗精；《医级》杞菊地黄丸，即本方加枸杞子、菊花，可起到滋补肝肾之阴、明目的作用，适用于肝肾阴虚，视物不清、眼睛涩痛等；《医级》麦味地黄丸（原名八仙长寿丸），即本方加麦冬、五味子，以滋阴敛肺、平喘止咳、敛汗止遗，适用于阴虚喘咳带血、潮热盗汗、多梦遗精；《医宗己任编》都气丸，即本方加五味子，能补肾纳气平喘，主治肾阴虚而气喘；《中国医学大辞典》收载本方加石菖蒲、磁石、五味子，名耳聋左慈丸，可起到滋阴聪耳明目的作用，主治肾阴不足，耳鸣、耳聋、目眩；如腰酸痛甚者，可加杜仲、牛膝以强腰膝；如小便频数而多者，可去泽泻加益智仁以缩小便；如消渴可重用地黄、山药，并可酌加天花粉、沙参、麦冬等以养阴生津止渴；如遗精头晕，可加重山萸肉的剂量，并可增加龙骨、牡蛎、五味子以固精止遗；如阴虚火旺或血热者，可加重丹皮的用量，且熟地黄可改为生地黄；如失眠多梦者，可加酸枣仁、柏子仁、首乌藤等以安神；如肾阴虚水肿，或兼湿热下注小便淋痛者，可加重泽泻、茯苓的用量等。

四、临 床 应 用

地黄丸临床应用的范围很广,凡由肾阴不足引起的病症,均可加减用之。现举病案数则,以资说明。

(一)慢性肾炎

本病常见浮肿、蛋白尿、高血压、贫血等症状。本方有补肾阴、利小便、促进肾功能恢复等作用,辨证属肾阴不足者,可用本方加减治疗。

案 赵某,男,52岁。

现病史:浮肿尿少2个月余,经某医院诊断为"肾炎"。病情逐渐加重,一昼夜尿量约300ml,全身高度浮肿。检查:尿蛋白(++++),WBC少量,颗粒管型(++)。血非蛋白氮50毫克%,二氧化碳结合力31.8容积%,血清蛋白总量3.8克%,白蛋白1.8%,球蛋白2.0克%,总胆固醇800毫克%。诊断:肾病综合征,肾功能衰竭。症见精神委靡,面色苍白,尿少色赤颇数,头昏耳鸣,心烦不寐,心慌心悸,腰膝酸困。舌嫩红少苔,脉细数无力。因西医长期用激素及利尿药,中药多半为温肾健脾之方,即实脾饮、五苓散、五皮饮等加减。

辨证:肾阴不足。

治法:滋阴补肾,利水消肿法。

处方:地黄汤加味。

熟地24g,怀山药、山萸肉各12g,泽泻、丹皮、知母、黄柏各10g,车前子15g,木通9g,水煎服,每日1剂,连服3剂。

尿量增加,浮肿开治消退,头昏、耳鸣、心烦等症减轻。

二诊:患者自述每晚只能睡2~3小时即醒,且多梦。原方增加酸枣仁、合欢皮各10g,每日1剂,连服3剂。

尿量已增至2500~3000ml,除膝关节以下有轻度浮肿外,其余身体各部基本退尽。已无头昏耳鸣、心慌心悸、腰酸腿困等症,睡眠明显好转,食欲大增。查尿蛋白(+),颗粒管型消失,血清总胆固醇220毫克%,血非蛋白氮30毫克%,二氧化碳结合力为57.13容积%,白清蛋白有明显上升。

三诊:患者此时出现多汗、疲乏等症,为气血虚弱,改服八珍汤加黄芪、白茅根各30g,连服5剂。

浮肿全退,尿检正常,血清蛋白质含量也恢复正常。

(二)糖尿病、尿崩症

此属中医消渴范畴。症见肾阴虚津液不足者,治疗当以滋补肾阴、生津止渴为主,可用六味地黄丸加减治疗,如兼肾阳虚者,也可酌加桂、附以助阳。

案1 刘某,男,36岁。

现病史:症见多饮多食多尿,消瘦困倦,气短,舌质嫩红、苔薄白,脉沉细而虚。起病已2年余,经某医院诊断为"糖尿病"。用胰岛素治疗效果不满意而就诊。

辨证:肾阴亏虚兼气虚。

治法：滋补肾阴，佐以补气。

处方：六味地黄汤去泽泻加天花粉 30g，天冬、麦冬、玄参、人参、黄芪各 15g，水煎服。

另用开水冲服山药粉，每天 1 次，每次 30g。

连服 22 剂，诸症基本消失。此后用山药粉冲羹常服，共服山药粉 10 余斤，症状完全消失。作血糖检查：空腹血糖 108 毫克%，尿糖定性(-)。

案 2 李某，男，63 岁。

现病史：口渴、多饮、多尿已 2 年，经检查诊为尿崩证。24 小时液体摄入量为 9400ml，尿量为 9700ml。临床主要症状为烦渴，多饮，多尿，气短懒言，心悸失眠，舌红无苔，脉弦数。

辨证：肾阴下虚，中气不足。

治法：滋补肾阴，益气。

处方：六味地黄汤加减。药为生地、熟地、山萸肉、怀山药、牡丹皮、茯苓、玄参、麦冬、甘草、益智仁，其中甘草用 30g。

连服 18 剂，烦渴、多饮、多尿之症大减，每日液体摄入量及尿量各减至 6500ml 左右。后用原方加减，服至出院。出院前每日液体摄入量及尿量均减至 3500～5000ml，气短乏力、心悸失眠明显好转。出院后未服药，随访复查时，每日液体摄入量及尿量仍约 3000ml，体重增加。

（三）泌尿系结石

本病中医称为"砂淋"、"石淋"，一般用利小便、去湿热、通淋排石的方法治疗，有一定的疗效，但利尿能伤阴，如出现头晕、目涩、口干、舌红、脉细数等肾阴虚的症状时，即当改用滋补肾阴兼利尿之剂，用地黄丸加味有效。

案 古某，男，25 岁。

现病史：患者突然感到左侧腰旁剧烈疼痛，沿尿路放射到阴部，左肾区压痛明显，并有针刺样痛感，尿黄涩痛，舌苔黄厚，脉弦。经 X 线检查左输尿管入膀胱处有小黄豆大结石。尿检：颜色黄，透明浊度，蛋白及管型均明性，红细胞(+)，脓细胞(++)。中医诊断为"石淋"。住院后经服金钱草、海金砂、延胡索、车前子、木通等药，18 天无效。改服知柏地黄丸（改为汤剂），连服 6 剂，小便排出结石 4 粒（黄豆大、绿豆大各 2 粒），痛症悉除。X 线检查结石阴影消失。

（四）肾上腺皮质功能亢进

本病可引起月经不调、闭经、多毛症等。中医辨证多见肾阴亏虚现象。用六味地黄汤加味滋补肾阴有效，可能对肾上腺皮质功能有抑制作用。近人研究认为六味地黄汤有孕酮样作用，并发现肾阳虚患者尿 17 羟皮质类固醇和 17 酮均低于正常，肾阴虚则高于正常，可以看出肾具有调节内分泌的功能，值得重视。

案 患者，女，37 岁。

现病史：患者于 1956 年月经不调，1958 年起出现多毛现象。1971 年多毛加重。伴有腰酸腰痛，口干目涩，周身发热，烦躁失眠，乏力等症。经某医院妇科作内分泌检查，诊断为多毛症、肾上腺皮质功能亢进、月经不调。1974 年 11 月入院检查：发育尚可，有短须，胸腹中线毛发重，腿毛较长。化验尿 17 羟皮质类固醇 15.4mg/24h，17 酮 19.6mg/24h，血尿常规正常。住院治疗 51 天无效。于 1975 年 2 月改服中药。

辨证:肝肾不足。

治法:滋养肝肾。

处方:杞菊地黄汤加味。

生地、熟地、怀山药、旱莲草、沙参各 15g,枸杞子 12g,菊花、女贞子、丹皮、茯苓、泽泻各 9g,柴胡 8g,水煎服,3 剂。

药后腰酸、口干涩、口干苦、烦躁等症减轻,睡眠差,舌红苔薄白,脉弦细稍数。以后随症加减,并配服杞菊地黄丸共 2 个月。10 月中旬月经来潮,量中等色红。仍有腰痛、目干涩、视物不清、头胀,舌红少苔,脉弦细。原方加减,共服 6 个月,月经周期、色量正常,腰酸乏力、目干等症明显减轻,胡须及汗皮大量脱落。化验:尿 17 羟皮质类固醇 6.7mg/24h,17 酮 2.4mg/24h。继服杞菊地黄丸 10 个月痊愈。后仍间断服杞菊地黄丸巩固疗效。

(五) 食管上皮细胞重度增生

据中医研究院肿瘤组等单位报道,用六味地黄丸治疗 30 例食管上皮细胞重度增生,每日晨起服六味地黄丸(10g)2 丸,经过 1 年观察,转为正常与好转的 26 例,不变的 8 例,恶化形成癌的只有 1 例。又据报道,六味地黄汤对小白鼠接种肿瘤的发展无甚影响,却能延长其存活时间,并能抑制亚硝胺的肿瘤诱发率。推论它的主要效应在于调动机体的抗癌能力,达到扶正祛邪的目的。

此外,神经衰弱、结核病、慢性肝炎、妇女更年期综合征、无排卵性功能性子宫出血、甲状腺功能亢进等,属于肝肾阴虚者,均可用地黄丸加减治疗。

(本文摘自颜正华教授发表于《新中医》的文章)

眩晕的辨证施治

一、眩晕的病因病理

祖国医学早在《内经》中就有“诸风掉眩”的记载,认为眩晕的病因主要为“风”,而且与肝有密切的关系。后世医家在《内经》理论的指导下,结合自己的医疗实践经验,对眩晕的病因作了进一步的探讨。唐宋以后,医家多从“内风”立论。如金元时期刘河间提出病因在“火”,认为“热极生风”,风是因火热而生,治宜降火。朱丹溪则认为病因属“痰”,“无痰不作眩”,所谓“湿生痰,痰生热,热生风”,当以“治痰为先”。明代张景岳指出“无虚不作眩”,在治疗上“当以补虚为主”。此外,缪仲淳认为属“内虚暗风”,病由真阴亏而内热盛,煎熬津液凝结为痰,壅塞气道,不得通利,热极生风所致。清代叶天士进一步阐明“内风成因乃身中阳气之变动,肝主风,因精血衰,水不涵木……肝阳偏亢,内风时起”,治宜滋阴息风、补阴潜阳。从以上论述可以看出,自《内经》之后,历代医家对“风”的认识各有发挥,互相补充,给眩晕病的辨证论治提供了理论基础。目前对眩晕病因病理的认识可归纳为如下几点。

1. 精神因素

因长期精神紧张,或恼怒忧思,使肝气内郁,郁久化火,肝火上升,则出现眩晕、头痛、面红目赤、烦躁善怒等症;或肝火内扰,耗损肝肾之阴,以致肝肾阴虚,肝阳偏亢,上扰头目,而为眩晕、头痛、心烦、失眠等症。

2. 饮食不节

由于过食肥甘或饮酒过度,损伤脾胃,运化失常,而致痰湿内生,痰浊中阻,土壅木郁,肝失调达,清阳不升,而为眩晕、头重、胸脘痞闷。如湿痰化热生风,则为眩晕、头重或胀痛、心烦、惊悸、失眠。

3. 内伤虚损

劳伤过度,或老年肾亏,肾阴不足,肝失所养,内风易动,症见眩晕头痛,时作时止,五心烦热。如阴损及阳,肾阳亏损,除见眩晕头痛外,更见畏寒肢冷,夜尿增多。亦有阴阳两虚者,症见肝阳上扰,同时又见肾阴、肾阳两虚之证。

4. 冲任失调

冲为血海,任脉主一身之阴,冲任二脉与肝肾有密切的关系,冲任失调也能引起肝肾阴亏,肝阳上亢,甚至肾阳亦衰成为阴阳两虚,兼有虚阳之证。

上述种种因素,都能引起眩晕。其根本原因,无非是肝肾阴阳失调,肾阴亏损,肝阳偏亢,上扰清窍,形成下虚上实、本虚标实之证。如果肝阳暴亢,阳亢风动,血随气逆,夹痰夹火,扰动心神,横窜经络,蒙蔽清窍,发生中风晕厥;肝风入络,可见四肢麻木、口眼歪斜。

二、辨 证 分 型

根据上诉病机,眩晕可以分为以下六型。

1. 肝火亢盛型

肝火亢盛型的主症为眩晕耳鸣,头部两侧胀痛如裂,颞部青筋暴露,面红,目赤,口臭,口苦,烦躁善怒,便难或秘,尿赤,舌红苔黄,脉弦劲或弦数。

2. 肝阳上亢型

肝阳上亢型的主症为眩晕耳鸣,头痛且胀,面时潮红,烦躁易怒,惊悸,失眠,多梦,舌红苔薄,脉弦。

3. 痰湿中阻型

痰湿中阻型的主症为眩晕头重,胸脘闷气,神倦多寐,泛恶欲吐,食欲不振,苔白腻,脉濡滑。如湿痰化热,可见眩晕头重或胀痛,心烦,惊悸,失眠,舌苔黄腻,脉滑数。

4. 肾阴不足型

肾阴不足型的主症为头痛眩晕,时作时止,耳鸣眼花,口渴咽干,五心烦热,腰酸腿软,遗精,便难,舌红少津,脉细数或弦细数。

5. 肾阳不足型

肾阳不足型的主症为头晕目眩,面白肢冷,畏寒便溏,尿频量多,脉沉迟弱,舌质淡,苔白润。

6. 阴阳两虚型

阴阳两虚型的主症为上热下冷,头晕足冷,失眠多梦,口干心烦,腰腿酸软,夜尿增多,脉弦细,舌淡或嫩红,苔白。

三、治法与方药

1. 清肝泻火法

清肝泻火法适用于肝火亢盛型。常用方剂如下。

（1）龙胆泻肝汤

龙胆泻肝汤主要由龙胆草、黄芪、栀子、泽泻、木通、车前子、柴胡、当归、生地、甘草组成,功能为泻肝经湿热,现常用于肝火亢盛型眩晕,可去当归、柴胡、泽泻、车前子,加菊花、钩藤、槐花、夏枯草,以平肝清火;加白芍、磁石,以平肝潜阳。如大便秘结,加大黄,以泻火通便;头痛眩晕甚,加羚羊角(冲)、生石决明、珍珠母,以清肝火,平肝阳;口舌干燥,加石斛、玄参,以养阴泻热。

（2）当归龙荟丸

当归龙荟丸由当归、黄柏、龙胆草、栀子、黄连、大黄、青黛、芦荟、麝香、木香等组成。本品为蜜丸,温开水送服,孕妇忌服。本方的功能为泻肝经实火,适用于肝火亢盛型眩晕、头痛眩晕、耳鸣、惊悸、烦躁、大便秘结、小便短赤。

2. 平肝潜阳法

平肝潜阳法适用于肝阳上亢型。常用方剂如下。

（1）镇肝熄风汤

镇肝熄风汤由怀牛膝、代赭石、生龙骨、生牡蛎、生龟板、生白芍、玄参、天冬、青蒿、川楝子、生麦芽、甘草组成,功能为镇肝息风,适用于阴虚阳亢,肝风内动所致的头目眩晕、目胀耳鸣、脑中热痛、心中烦热、面色如醉,或肢体渐觉活动不利,或口眼渐形歪斜,甚至眩晕跌仆、不省人事、移时始醒,或醒后不能复原,脉弦长有力者。方中重用牛膝,以引血下行;龙骨、牡蛎、龟板、白芍,以潜阳镇逆、柔肝息风;肝阳上升太过,故用代赭石重镇降逆;玄参、天冬,以壮水滋肝;青蒿,以泄肝火、舒肝郁;麦芽,以舒肝和中;川楝子,以泄肝火。如痰多,加竹沥、胆星、川贝母;尺脉弱,加熟地、山茱萸;若头痛剧烈、眼胀痛者,加菊花、钩藤、夏枯草、苦丁茶,以泄肝火。

（2）天麻钩藤饮

天麻钩藤饮由天麻、钩藤、生石决明、栀子、黄芩、牛膝、杜仲、桑寄生、茯苓、首乌藤、益母草组成。本方平肝息风，潜阳清火，适用于肝阳上升症见眩晕、耳鸣、头胀而痛、急躁易怒、少寐多梦等。可酌加白芍、珍珠母，以增强平肝潜阳之力；阴虚加生地、女贞子，以滋阴。用平肝潜阳法，待血压下降后，当滋养柔肝，可用杞菊地黄丸、左归饮、首乌延寿丹以巩固疗效。

3. 化痰息风法

化痰息风法适用于痰湿中阻型，或湿痰化热型。常用方剂如下。

（1）半夏白术天麻汤

半夏白术天麻汤由天麻、白术、半夏、橘红、茯苓、甘草组成。本方功能为燥湿化痰息风，适用于眩晕痰湿中阻、眩晕头重、胸脘胀闷、泛泛欲吐、食少苔腻、脉濡滑。方中，天麻息风，白术健脾，二陈燥湿化痰。头痛，加白蒺藜、蔓荆子。

（2）温胆汤

温胆汤由半夏、橘红、茯苓、炙甘草、枳实、竹茹组成。本方功能为燥湿化痰清热，适用于眩晕湿痰化热、痰热上扰、眩晕头重、惊悸失眠、口苦尿赤、舌苔黄腻、脉象滑数。方中，二陈燥湿化痰，枳实下痰，竹茹清热，加黄连名黄连温胆汤，清心除烦之力更佳。

4. 益肾补阴法

益肾补阴法适用于肾阴不足型。常用方剂如下。

（1）杞菊地黄丸

杞菊地黄丸由熟地、山药、山茱萸、牡丹皮、茯苓、泽泻、枸杞子、菊花组成。本方功能为滋补肝肾，适用于眩晕肝肾阴虚、虚火上炎型，头晕眼花、耳鸣耳聋、盗汗遗精、腰酸腿软、舌红少苔、脉弦细数。眩晕重者，加白蒺藜、钩藤、天麻、石决明；心悸失眠，加珍珠母、生龙牡；便干，加黑芝麻；虚风内动、四肢麻木，加桑枝、寄生、豨莶草、红花、鸡血藤。

（2）左归饮

左归饮由熟地、山药、山茱萸、枸杞子、菟丝子、川牛膝、鹿角胶、龟板胶组成。本方功能为滋补肝肾，适用于眩晕、耳鸣盗汗、腰腿酸软、口舌干燥等症。本方补而不泻，滋补之力较地黄丸大，宜于眩晕、肝肾阴虚症状较重者。

（3）延寿丹

延寿丹由何首乌、怀牛膝、生杜仲、菟丝子、女贞子、旱莲草、桑椹、黑芝麻、桑叶、豨莶草组成。本方功能为滋补肝肾，适用于久服，以巩固疗效。

5. 补肾助阳法

补肾助阳法适用于肾阳不足型。常用方剂为肾气丸。

肾气丸由地黄丸加肉桂、附子组成。本方功能为补肾助阳，适用于肾阳不足，眩晕耳鸣、身半以下常有冷感、夜间多尿、舌淡苔白、脉沉细尺弱。

6. 扶阳养阴法

扶阳养阴法适用于阴阳两虚型。常用方剂为二仙汤。

二仙汤由仙茅、淫羊藿、巴戟天、当归、知母、黄柏组成。本方补阴阳、调冲脉,多用于妇女更年期高血压,冲任失调,阴阳两虚,头痛眩晕,面红心烦,失眠,肢冷畏寒,腹痛尿频,舌嫩红,苔白腻,脉弦细,或弦劲。

（本文摘自颜正华教授发表于《中医函授通讯》的文章）

颜正华教授治疗反流性胃炎-食道炎经验介绍

反流性胃炎-食道炎是由于食管下端括约肌功能失调,或幽门括约肌关闭功能不全,胃液或十二指肠内容物反流入胃或食管,引起局部黏膜充血、水肿、甚至糜烂的病理过程。本病可见于青、中、老年各阶段,是消化系统常见病,以胃脘和剑突下疼痛、烧灼感、打呃、反酸、胀闷为主要症状。中医学无反流性胃炎-食道炎病名,根据其临床特征,应归属于胃痛、反酸、胸痛、呕吐等范畴。

1. 疏肝和胃法

胃脘、胸骨后烧灼样疼痛、胀闷不适,常见诱因为情志不遂,肝气郁结,气逆犯胃。肝主疏泄,以条达为顺,胃主受纳,以通降为和,脾升胃降,肝气条畅,乃相因相用。肝胃一荣俱荣,一伤俱伤,生理上互相促进,病理上则互相影响。颜教授临床将肝胃失和归纳为三种原因:一是多数患者先有精神刺激,脘腹不适随即出现。即情志不遂致肝失疏泄,肝气郁结致脾胃升降失调,出现"木不疏土"。症见脘腹胀痛、烧心、纳差、呃逆。二是肝气横逆,脾胃失和,浊气上逆,即"木横克土"。症见脘腹胀痛窜及胁肋、反酸、呕逆、嗳腐。三是饮食失节,脾胃失健,升降失枢致肝失条达,即"土壅木郁"或"土虚木贼"。症见食少纳呆,胃脘隐痛、胀闷,泛酸,呕恶。因此,反流性胃炎-食道炎的主要病机不外肝胃失和。治疗的关键是肝胃同治,各有所重。颜教授擅用理气疏肝、通降和胃,肝胃同调法。选择药物忌刚宜柔,升降相因,药性以轻灵、流通见长。方用柴胡疏肝散加减。常用柴胡、香附、川楝子、佛手、香橼疏肝解郁,条达肝木;以陈皮、木香、代赭石、旋覆花、甘松、绿萼梅、谷芽、麦芽、枳壳降胃逆、通腑气、调脾胃;重用白芍15~30g配甘草,缓肝急,柔胃阴,与理气药相辅相成,缓解肝胃上冲之逆气。此外,可据症调整左金丸之黄连、吴茱萸比例,可有效抑止反流。如肝郁化火用黄连、吴茱萸6∶1,寒邪盛则1∶6,寒热不明显3∶3。或以黄连炒吴茱萸,也可用海螵蛸、煅瓦楞子以加强制酸的效果。

案　赵某,女,37岁。初诊:2002年1月20日。

主诉:胃脘疼痛、胀气、烧心1年,加重3个月,伴反酸。

现病史:当地医院行胃镜检查,诊为反流性胃炎-食道炎。诊见:胃脘胀满牵及两胁、剑突下及胸骨后灼痛,食后尤甚,自觉时常有食物上冲至咽喉,遇情绪波动时加重,伴纳差、心烦、口干苦、疲乏、睡眠差、舌红、苔白、脉弦滑。月经周期正常,色、质无异常,二便调。

辨证:肝胃失和。

治法:疏肝和胃降逆。

处方:柴胡、香附、焦三仙、紫苏梗、陈皮各10g,炒白芍18g,炙甘草6g,枳壳12g,黄连

4g,吴茱萸 2g。7 剂,每天 1 剂,水煎服。

嘱患者忌食生冷、油腻及甘酸之品。

二诊:胃脘及胸骨后胀痛明显减轻,口苦减,纳食好转,仍有反酸烧心、口干等。守方加海螵蛸 20g、黄连 5g、吴茱萸 1.5g,以防气郁化热及加强制酸之功。

又服 10 剂,诸症大减,唯乏力、精力不支,以参苓白术散善后而安。

2. 通腑降胃法

腑气相通,以降为和,通肠腑降胃气,事半功倍。颜教授认为反流现象是胃气夹肝胆浊气上逆所致。胃乃六腑之一,胃气上逆不仅与肝郁密切相关,与腑中浊气不降亦相关。治宜舒畅肝气,通降腑气。腑气通则胃气降,胃浊降则脾气升,中焦枢转得利,肝胃协调,诸症则消。反之,则影响脾脏升清,且横窜致肝失疏泄。凡肝胃不和、脾胃不和或胆胃不和,均应在疏肝调气中辅以通腑降浊,使中焦气机顺畅,还胃受纳之功。颜教授治疗伴便秘者,常用瓜蒌、决明子、当归、郁李仁、枳实、槟榔、大黄等,不囿于攻下或润下,辨证灵活用药,驱浊外出。

案 王某,男,34 岁。初诊:1997 年 3 月 3 日。

主诉:反流性胃炎 2 年。

现病史:曾以制酸、促消化、增进括约肌张力等治疗,症状好转,但停药则加重。诊见:胃烧灼痛,食后有食物伴酸水逆上,打呃,胸胁胀闷,纳可,烧心,口不干,小便黄,大便干结,3～4 天 1 次,舌红、苔薄黄,脉滑弦。曾服香砂养胃丸、丹栀逍遥丸无效。

辨证:肝郁化热,腑气不通,胃浊上逆。

治法:清肝解郁,通腑泻浊。

处方:香附、蒺藜、枳壳、赤芍各 10g,白芍 20g,黄连 5g,吴茱萸 1.5g,炙甘草 6g,决明子、瓜蒌各 30g。7 剂,每天 1 剂,水煎服。

嘱忌生冷油腻,戒烟酒。

二诊:大便每天 1 次,呃逆、烧心及胃脘胀闷大减,仍有胃脘隐痛。上方去瓜蒌,加延胡索、佛手各 10g。继服 14 剂,以巩固疗效。

3. 活血治胃法

颜教授临证善于观察患者气血,他认为反流性胃炎-食道炎的疗效与气血运行通畅与否直接相关,只注重理气而失察脉络血行,则会延缓病情恢复。反流性胃炎患者病程日久,久病入络,气血失和,瘀血阻滞;又因肝气郁结,气滞血停,血瘀胃络,气血相因相果,使病症加重难愈。临床常见患者胃痛持久、顽固、入夜尤甚,均为气滞血瘀所致。理气勿忘活血,治胃勿忘活血。常配川芎、赤芍、白芍、丹参、延胡索、失笑散、当归、大黄、乳香、没药等,根据瘀血之轻重选用药物。

案 李某,女,60 岁。初诊:1996 年 11 月。

主诉:反流性食管炎 5 年。

现病史:因家中发生变故,近 1 个月来病情加重。胸骨后烧灼感及疼痛反复发作,食后加重,入夜尤甚,拒按,伴剑突下胀闷,牵及胸膺,嗳气,泛酸,口干,不欲食,大便不成形,每天 1 次,体瘦,面色萎黄,乏力,懒言,舌淡、苔白,脉沉弦。

辨证:肝胃气滞,瘀血阻络,脾胃失健。

治法:疏肝和胃,理气活血。

处方:香附、枳壳、陈皮、焦三仙、赤芍、丹参、醋延胡索各10g,白芍、当归各20g,太子参30g,黄连1.5g,吴茱萸5g,炙甘草6g。7剂,每天1剂,水煎服。

药后烧灼感及疼痛、胀满减轻,仍神疲乏力,时有打呃、嗳气。治以活血益气,健脾养胃为法。守方去当归、焦三仙、赤芍、白芍、炙甘草,加白术20g,砂仁(后下)5g,旋覆花(包)10g。调理半个月,诸症悉除。

(本文由颜正华教授指导,颜正华教授学术继承人、学生张冰教授高承琪等执笔撰写)

颜正华教授临床治疗咳嗽病经验

咳嗽是临床常见病症,颜正华教授按照中医四诊合参辨证论治,治疗咳嗽病,疗效显著。笔者有幸师从颜正华教授,深得教诲。现总结颜正华教授治疗咳嗽病的经验如下。

1. 风热袭肺之咳,宜清润并行

颜正华教授认为,临床所见风热咳嗽患者,大多是患病后经治疗无效而延诊中医,故多有伤津存在。临床表现既有热盛之征,又有伤津之象,如身热、咽痛、口渴、咳吐黄痰、小便短赤、大便或干、舌边尖红、苔薄黄少津、脉浮数。此时治疗,应以辛凉清解与甘寒滋润并施,往往收到良好的效果,常以银翘散为主治之。方中金银花、连翘、薄荷、荆芥等辛凉清解,可解散风热;芦根甘寒滋润,可养阴生津;枇杷叶、浙贝母、竹茹清化痰饮,有助清肃肺气;若痰黏难咳者,加瓜蒌皮化痰润肠通便。热客上焦而表证仍在者,用药谨避黄芩、黄连等入里之品,以免引邪入里,致生变局。

2. 风寒犯肺之咳,宜宣降并施

颜正华教授认为,风寒犯肺,郁闭肺气,使肺失宣发而气滞于中,肺失肃降而气逆于上,遂见啬啬恶寒、鼻塞流涕、胸闷、咳吐稀白痰、甚或喘息、苔薄白、脉浮紧等症。肺失宣降则水液停聚而为痰饮,故风寒袭肺,多见咳痰。此时治疗,非宣通肺气则邪气留恋不解,非肃降肺气则难复肺气主降的生理特性,故治疗宜宣肃并行,临床最常用方剂为加减止嗽散。方中荆芥、紫苏叶清解外邪;百部、白前、紫菀、款冬花、紫苏子、杏仁降气止咳;二陈汤化痰止咳。颜教授指出,此方能够散客邪而安肺气,治感冒后遗咳嗽者,亦应手有效。

3. 寒饮化热之咳,宜寒热兼投

颜正华教授认为,寒饮停聚胸肺,阻闭阳气,阳气不通,则郁而化热,此热即尤在泾所说"痞坚之处必有伏阳"的"伏阳"。治此寒热兼夹证,须寒热并用,温热可以化散痰饮,寒凉可以清泄郁热。临床施治应根据饮与热孰轻孰重而选方遣药。

若饮热并重,可见咳吐黄痰、胸闷肩息、面色暗滞、心烦躁扰、舌苔黄滑、脉浮大等,治用越婢汤加半夏。方中麻黄开宣肺气;石膏性寒可清泄郁热;麻黄、石膏并用,可复肺脏宣降治节之权;半夏蠲饮;姜、草、枣调和营卫。若饮重于热,可见咳吐清稀白痰、胸闷不畅、面色黧黑、喘而烦躁、苔白滑、脉浮等,宜用小青龙汤加石膏温散饮邪,清除湿热。

颜正华教授指出,肺为娇脏,易寒易热,故临证治疗肺系病证,若能把握寒热并用之法,多可收到理想疗效。人体气血互为影响,气行则血行,气滞则血瘀,寒饮内停,阻滞气机,可致血行不畅,故治疗此类喘咳,佐以活血化瘀之品,如当归、丹参等,《本经》谓"当归主咳逆上气",其理在此。古云肺病以中气健旺、能食便硬为佳,其意即在建立中气,土旺可以生金,并能杜绝生痰之源,故治肺病者,用药宜肺胃兼顾。肺胃二脏,上下毗邻,其气同降,降胃气则有助于肺气肃降,故治咳证当辅以降胃气之法。颜正华教授深谙医理,治疗中运用半夏、陈皮、茯苓和降胃气之品,其意在于此。

4. 肺阴亏虚之咳,宜气阴并益

颜正华教授认为,汗下太过,或外感温热,失治或治之不当,耗伤肺阴,阴虚则气无以生,可致其气阴两亏,临床可见咳嗽日久不已,干咳或少痰,或痰中带血丝,口燥咽干,低热,消瘦,声低乏力,舌红少苔,脉沉细无力等症。治疗若徒滋阴则损伤阳气,但益气则耗劫阴津。颜正华教授仿仲圣麦门冬汤一法,气阴并补,用北沙参、麦门冬、知母、川贝母、百部滋阴润肺;党参、山药、白术补益肺气;有痰者加瓜蒌皮、橘红、竹茹化痰以廓清肺气。并谆谆告诫,治此类咳嗽,不可初不见效,遂改弦易辙,转去转远,贻误病机,应守法守方,自可逐渐恢复。

5. 腑气不通之咳,宜通便止咳

颜正华教授认为,咳嗽之病位不离肺,但肺与大肠相表里,肺气肃降有度,则大肠传导正常;若肺气不能清肃下行,则逆而为咳喘,易使肠腑传导失司,大便秘而难行。腑气不通,又可使肺气不利,咳嗽更甚,故治疗咳嗽必须注意通腑。但咳嗽一病,即使实咳,亦有其虚,对于此种便秘,若以硝黄之辈泻下,则愈泻愈虚,使病情加重。因此,常用杏仁、全瓜蒌、冬瓜仁等润肠之品;也可用紫菀、知母加入汤药同煎服,此二味通利肺气,润通肠腑而不伤正。若患者气虚较甚,临厕怒挣,汗出短气,可适量加用白芍、黄芪益气养阴通便,疗效甚佳。

6. 痰浊壅肺之咳,宜健脾化痰

颜正华教授认为,咳嗽先有脓痰,脉见滑象,舌苔黄腻,是湿痰久积,蕴而化热的症状,治疗仅补脾气,会助热生痰;仅清湿热,会苦寒伤脾,因此必须既顾脾胃,又清湿热,化痰止咳。方中薏苡仁、甘草健脾补气;茯苓、冬瓜子能助脾利湿;半夏、橘红、竹茹行气化痰,三药相配,不燥不寒;杏仁、川贝母润肺止咳;瓦楞子一味,运用尤有新意,其功能软坚散结,化痰消瘀,调和胃气。

7. 用药轻灵,平中见奇

颜正华教授认为,风温肺病,发热咳嗽,当恪守"治上焦如羽,非轻不举"之法,重在宣肺解表,表解方可清里,或用表里双解之法,如表邪未解,而单用清肃肺气,化痰止咳,必致病情缠绵难愈,甚至发生变证。外感咳嗽,表证已解,而痰热阻肺,虽病情单纯,辨析不难,然欲数剂取效,亦属不易。颜正华教授告诫治疗痰黄稠量多,热与痰并盛之候,不能单用苦寒清泄之品,必须配伍适量温化宣降之品,只有这样才能尽快使痰热两清。倘若单用苦寒清泄之品,则易致肺热去而痰浊留伏,咳嗽难愈。投桑白皮、黄芩、浙贝母、瓜蒌皮、竹茹、白前、生甘草旨在清泄肺热,化痰止咳;投小量杏仁、化橘红、紫菀、百部、桔梗旨在增强化痰止咳之力。若痰多未减,仍用原方,去桔梗加苏子,以再增降气化痰止咳之功。

(本文由颜正华教授指导,颜正华教授学术继承人邓娟主任医师执笔撰写)

谈中医治则与治法的概念及相互关系

中医治则与治法是中医诊疗过程中一个重要的步骤,研究中医治则与治法可以阐明中医治疗及立法处方用药的理论,并可以推动中医药事业的发展,但是中医界的人们对中医治则与治法的概念有很多认识不统一之处,对治则与治法的相互关系阐述得也较肤浅,因此本文就中医治则与治法的概念及相互关系阐述一下自己的观点,以供同道商榷。

治则,是指治疗疾病的总原则,《素问·移精变气》原称"治之大则",它是从整体观念出发而对治疗方法的总体要求,故对各科临证治疗的立法及处方用药,都具有决定性的指导意义。治则首先强调治病求本,重视人体发病的内在因素,其次注重正气与邪气的关系,同时根据具体情况(时间、地点、人物的不同),做具体分析,指导人们在复杂多变的疾病中,分清缓急,区别主次,抓住主要矛盾,而采取相应的措施,调整机体阴阳,使之重新恢复平衡。治法,又称治疗法则,是治疗疾病的具体方法,是在辨证论治的基础上通过辨证求因,审因论治而制定的。"辨证论治"的"治",就是指根据辨证的结果而确定的治法,临床上根据诊断,拟定治法,依法立方,随证用药,进行治疗。由此可见,治法是辨证论治中一个重要的环节。但是治法的确立必须是建立在总治则基础之上的,否则治法就会偏离方向,因此我们说,治则规定着具体的治法,同时决定着治法的分类,而治法从属于总的治疗原则,二者是既有严格的区别,又有着本身的必然性联系。

首先,调整阴阳是中医治则与治法的总纲。阴阳是构成世界万物的两大要素,万物的千变万化均是由于阴阳的消长而发生的,故《素问·阴阳应象大论》曰:"阴阳者,天地之道也,万物之纲纪,变化之父母,生杀之本始,神明之府也。"把阴阳概念引用到医学中,用以说明人体的生理功能、病理变化,同样体现了阴阳概念的总体性。而阴阳又是中医辨证的总纲,疾病的各种病理变化均可以用阴阳失调加以概括,如表里出入,上下升降,寒热进退,邪正虚实,以及营卫不调,气血不和等,无不属于阴阳失调的具体表现。从整体出发,通过辨证施治而确立的治则与治法,就是要针对阴阳失调而确定调整阴阳之法,而使其达到"阴平阳秘"之态。《素问·阴阳应象大论》云:"谨察阴阳之所在而调之,以平为期。"这就是治疗疾病的最终目的。因此,从广义上来说,解表攻里,越上引下,升清降浊,寒热温清,虚实补泻,以及调和营卫,调理气血等治疗方法,都属于调整阴阳的范围,如《素问·阴阳应象大论》曰:"其高者,因而越之;其下者,引而竭之……其在皮者汗而发之;其慓悍者,按而收之;其实者,散而写之。审其阴阳,以别柔刚,阳病治阴,阴病治阳。定其气血,各守其乡",指出了调整阴阳这一法则的具体应用,体现了中医治则与治法的总体思想。因此我们说,调整阴阳是治疗疾病法则的总纲。

其次,治病求本之治则是指导治法具体应用的准则。凡病必须求"本",这是治疗疾病的原则。近来关于"本"的含义争议较多,但我认为"本"与"标"是相对而言的。"本"就是能够反映疾病的本质,即急待解决的主要矛盾和矛盾的主要方面,而"标"则是指疾病反映在外的次要矛盾和矛盾的次要方面。为了达到治本的目的,就要抓住主要矛盾,解决主要矛盾,临床上分别有或先取其标,或先取其本,或标本并取之别,这是大纲。至于汗、吐、下、和、温、清、消、补八法则属于目,"纲"清则"目"明,《素问·标本病传论》说:"知标本者,万举万当,不知标本,是谓妄行",指出了审清标本缓急的重要性。因此在临床上,必须通过诸多表面症状,看到疾病的本质,指出疾病的根本原因,并以此来决定制定何种治法,比如头痛可由外感、血虚、痰湿、瘀血、肝阳上亢等多种原因引起,治疗时就不能简单地采用对症止痛法,而应通过全面地综合分析,找出致病的原因,以此为准则而相应地用解表、养血、燥湿化痰、活血化瘀、平肝潜阳等方法进行治疗,才能收到满意的疗效。

再则,扶正祛邪之治则是治法之总括。大凡治病的目的,不外乎尽快把致病因素予以排除,把受影响或受破坏了的生理常态加以恢复,前者称为"祛邪",后者属于"扶正",祛邪与扶正,殊途而同归。扶正即是补法,用于虚证,祛邪即是泻法,宜于实证,若虚实兼杂,则扶正与祛邪并用,在临床上由于各种疾病的本质都是正邪斗争而表现出阴阳的消长盛衰变化,因此扶正祛邪,即为总的治疗原则。而在此原则指导下所采取的益气、滋阴、养血、助阳等方法,就是扶正的具体方法;而发汗、涌吐、攻下、清解等法就是祛邪的具体方法。前人曾将诸多治法,归纳为八类,即汗、和、下、吐、温、清、消、补。程国彭曰:"八法之中,百法备矣,病变虽多,而法归于一。"这种归纳无疑对于临床治疗具有普遍的指导意义,同时也有助于科学研究。然而目前临床实际运用的治法有的已超出八法的范围,况且八法的划分也有很多不足之处,为此后人又据此将诸多治法划分为祛邪与扶正两类,汗、吐、下、消、清法统属于祛邪,补、温法统属于扶正,和法则为祛邪与扶正相结合之法。颜老认为,八纲以阴阳为总纲,八法以祛邪、扶正为总括。阳证多用祛邪,阴证常宜扶正;实证、热证多用祛邪,虚证、寒证常宜扶正;虚实互见,寒热并存,则宜祛邪与扶正相结合。这种划分充分反映了治则与治法的内在联系及特点,体现了中医传统的理论体系,即系统性、完整性和逻辑性,同时更加有利于用现代科学方法研究,进而起到推动中医治则与治法的规范化和科学化。

另外,临床具体的治法是中医治则思想的反映与体现,其上承辨证,下统方药,是理、法、方、药至关重要的一环,治则思想只有通过治法的具体运用才能得以体现。

综上所述,调整阴阳是治则与治法的总纲,治则是指导治法运用或创新的原则和依据,临证时,必须以扶正祛邪和治病求本为准则,同时要结合患病个体和时间、地点的不同而确立不同的治法,通过治法的运用而体现治则思想,同时也验证治则的指导原则的正确与否。治则是一个固定不变的原则,治法却是一个灵活的方法,它在治则的指导下可千变万化,同时不断地延伸与发展。如清代王清任在前人的基础上,遵照治病准则而创造性地、并较灵活地运用了活血化瘀这一治法,这对后世有很大的启发。近代研究活血化瘀之法取得了很大进展,证明了活血化瘀疗效的原理是针对发病学治疗,主要是控制或纠正疾病发病过程中的某个或某些环节,同时还可能有促进机体保护机制的作用。由此可见,如果进一步探求治则与治法的原理并不断加以整理与提高,弄清治则与治法的概念及相互关系,势必对中医药理论的运用起决定性的指导作用。

(本文由颜正华教授指导,颜正华教授学生刘树民教授执笔撰写)

妊娠禁忌药研究概况

妊娠禁忌药是指具有导致胎动不安、滑胎、堕胎的副作用,因而在妊娠期应当禁用或慎用的药物。自从《本经》提出"堕胎药"之后,经过历代医家的增益补充,属妊娠禁忌的药物为数颇多。在众多的妊娠禁忌药中,可能有的是古人偶用失利,遂未加详究而定为禁忌者,也有的药物,只要运用得当,不失为安胎之佳品。近年来有关这方面的研究文章不少,现仅就个人所知,综述如下。

在文献整理方面,高晓山搜集了 38 种医药书籍中,除去重复,共有 264 种中草药属于妊娠禁忌药,其中巴豆、斑蝥、半夏、雌黄、大戟、代赭石、地胆、粉锡(胡粉)、附子、干姜、干漆、桂、槐角、荆三棱、瞿麦、藜芦、虻虫、白茅根、牡丹皮、硇砂、牛黄、牛膝、牵牛子、蛇蜕、麝香、水蛭、水银、桃仁、天南星、天雄、通草、蜈蚣、乌头、蟹爪、薏苡仁、芫花、芫青、皂荚 38 种,见于半数以上的文献,并总结前人列为妊娠禁忌药的大致包括以下八个方面:①堕胎;②造成难产或滞产;③延长孕期;④造成畸胎或畸形;⑤伤害胎儿(烂胎、死胎、消胎);⑥影响胎儿发育;⑦影响生后体质及免疫能力;⑧影响母体健康。秦伯未等对《金匮要略》、《千金方》、《产宝》、《济阴》四书中有关胎前用药做出统计,认为动胎药与安胎药之间古人的界限不很明确,定出妊娠禁忌药可分为以下三个大纲:①禁用药物,包括毒剧药、峻泻药和子宫收缩药,如水银、砒、巴豆、牵牛、乌头、益母草、川芎、瞿麦、牛膝等;②忌用药物,包括一般祛瘀通经和激惹药,如红花、地胆、水蛭、虻虫、斑蝥、大戟、商陆、肉桂、麝香;③慎用药物,包括一些辛温香窜药、消导药和利尿药,如桂子、半夏、枳实、大黄、山精、冬葵子、车前子等。陶乃贵认为,不论是从古代文献记载,还是从现代药理研究结果来看,将薏苡仁、槐花、蝉蜕、半夏、白茅根五味药列为妊娠用药禁忌是不合理的,其根据也不足,建议今后不应再列为妊娠禁用的范围。张清河经过考证,认为妊娠禁忌歌中的蝉蜕应改为蛇蜕。

对于如何使用妊娠禁忌药这一问题,大多数医家主张在妊娠期仍然应该辨证用药,对古人妊娠禁忌之说不必过分拘泥。叶长清介绍吴金池老中医治疗妊娠病,常以逐瘀以求胎安,尤其对屡孕屡堕,迭用滋补罔效的病例,每获良效。李俊辉等报道,于清热解毒方中,酌加牡丹皮、红花、丹参等活血化瘀药,且用量较大,治疗妊娠期急性白血病患者,取得了较好的近期疗效,并未引起流产,分娩时失血也不多,婴儿无畸形。哈荔田对有瘀血指征的子痫患者,常于丹参、琥珀、赤芍、寄奴、乳香、没药、苏木、茜草等活血化瘀药中选一二味配伍应用,并配以麻仁、郁李仁、黑芝麻、桑椹等滋阴润便药,效果颇佳。陈芝高、王靖寰报道用附子治疗妊娠疾患有效。戴桂满等用大黄、芒硝、紫雪丹、安宫牛黄丸等治疗妊娠期流行性乙型脑炎(简称乙脑)患者。刘延龄用滑石块、生赭石、玄明粉、紫雪丹、局方至宝丹等妊娠禁忌之品,治疗胎产期暑温病,肖俊逸则重剂大黄为主,治疗妊娠期高热,均获良效,产后母子均健。袁今奇报道,曾治一例妊娠晚期合并重症急性胰腺炎患者,虽经大剂量解痉止痛剂、抗菌及胃肠减压等救治,病势未得控制,而急投加减清胰汤(柴胡 15g、胡黄连、川连、木香、甘草各 9g,生白芍 15g,生甘草 9g,川楝子 12g,延胡索 12g,生大黄 9g,芒硝 9g,黄芩 9g,郁金 12g,香附 12g),服药 3 剂,病情有所缓解。大黄有堕胎之虞,改用他方,则病势复增,又复投原方而愈。

何绍奇、郑长松等认为半夏碍胎之说不能成立,半夏治疗妊娠恶阻屡获良效,而无副作用,何氏并主张治疗妊娠恶阻当用生半夏。

有的妊娠禁忌药,应用于孕妇,不唯无副作用产生,反而对新生儿的某些疾病有一定的预防作用。如陈惠英报道,妊娠期服用黄疸茵陈冲剂(茵陈 15g,黄芩 9g,制大黄 3g,甘草 1.5g),可以预防新生儿 Rh 及 ABO 溶血病,对原因不明的及由 G-3-PD 缺乏引起的新生儿高胆红素血症,也有一定的预防作用。

有人报道,对早妊者用破血逐瘀通经之方进行中药人工流产而有效。孙济民用当归、丹参、香附各 15g,桃仁、生卷柏各 12g,红花、赤芍、泽兰、牛膝各 19g,三棱、莪术各 9g,川芎 8g 水煎,一次服完,白酒 25~50ml 为引,药后饮下,治疗 56 例,45 例成功,11 例无效,临床观察表明,对妊娠 40 天以内,年龄 30 岁以上,分娩二胎上者为佳。王振华用自拟方对妊娠 60 天以内孕妇 11 例行中药流产,均获成功,方药组成:益母草 45g,川芎、延胡索、三棱、莪术各 10g,牛膝、桃仁、红花、赤芍各 15g,每日 1 剂,水煎,加黄酒少量,空腹顿服。以上两例提示,对于早妊者应当尽量避免使用大剂破血逐瘀之品。综合有关文章,对孕妇使用妊娠禁忌药时,应注意以下几点。

a. 妊娠禁忌药抑或堕胎药的应用,与孕妇的个体差异、体质强弱有关。高晓山、郁加凡等认为妊娠禁忌药并不都是堕胎药,即令称为堕胎的药,也不一定能中断健康人的妊娠,但是对于某些病理状态、体质虚弱及有习惯性流产的患者,这些药可能是导致堕胎的关键因素。黄奉辛观察 2 个病例口服麝香并不堕胎,而李枫等报道 1 例口服麝香导致子宫破裂,胎儿死亡。一般认为半夏对妊娠恶阻有良效,但据陶宗晋等研究半夏蛋白是一种植物凝集素,能中止小鼠早期妊娠,这种蛋白质可经胃蛋白酶降解而失活,但胰蛋白酶处理可保存部分活性,这就提示胃酸缺乏患者服用半夏有可能影响妊娠。说明不能固执"有故无殒"之说而妄用妊娠禁忌药。

b. 重视药物的合理配伍,通过组方以监制药物的毒烈之性。田家村认为,将一些安胎药如白术、黄芩、杜仲、苏梗等,与妊娠禁忌药同用,可以使妊娠禁忌药对子宫的刺激减弱或消失。

c. 郁加凡认为,药物剂量得当是保胎愈疾的必要前提,指出妊娠期用药剂量一般宜轻,或视患者反应由轻致重,逐渐增加。

d. 近年来研究发现,有的中草药有致畸作用,如刘为民报道,百合、苦参、杏仁、桃仁、郁李仁、荠菜、酒等药物都有致畸作用,这些药物对孕妇应避免使用。

近年来,药理工作者对妊娠禁忌药也进行了一些研究,发现莪术的醇浸膏及分离的萜类和倍半萜类化合物,动物实验有明显的抗早孕作用,莪术配伍红花、牛膝组成的复方,作用较单味莪术更为明显,初步认为莪术的抗早孕作用可能与其抗孕激素作用有关。又发现连续给妊娠兔或大鼠注射川芎浸液,可使胎仔坏死于子宫中,推论可能由于动物子宫痉挛所致。张培炎等的实验结果表明,藏红花制剂对兔、犬或豚鼠等动物的子宫,不论受孕或未孕,离体或在体,以及整体,均有作用,一般大剂量或中等量,完全为兴奋,剂量再增,均可出现痉挛性收缩,受孕子宫尤为显著。张寅恭等认为姜黄终止动物妊娠的机制,可能系其抗孕激素活性和收缩子宫的作用。吕怡芳等提出甘遂中止妊娠的首要机制不是加强子宫收缩而可能是对滋养性细胞的选择性损害。于天文根据对甘遂中期引产的胎盘及胎儿脏器进行光镜及电镜观察,认为甘遂可能对胎儿循环系统有损害作用。张家铨等的实验结果提示,麝香对于大鼠、家兔及豚鼠的离体子宫,均呈现明显的兴奋作用,妊娠的较非妊娠的为敏感,在整体情况下晚期妊娠的子宫对麝香的敏感性更为突出,认为对于孕妇,尤其是晚期妊娠者,麝香及其制剂应作为绝对禁忌药物。据报道,水蛭对小鼠各个时期妊娠,包括着床的早、中、晚期都有终止妊娠的作用,不同途径给药均对早期妊娠作用最好。有关这方面的文献报道还很多,此不一一列举。

妊娠禁忌药是中药药性理论所研究的一个重要问题。长期以来,对这个问题各家说法不一,为了达到既扩大妊娠期用药范围,又确保安全有效的目的,有必要综合文献整理、临床、药理三方面的力量进行系统研究,从而制定出更合理的妊娠用药禁忌范围。

(本文由颜正华教授指导,颜正华教授学生吴晓凌执笔撰写)

衰老机理与延缓衰老对策探讨

随着白发浪潮在世界范围内的兴起,老年人占总人口构成比例逐渐增大,社会地位日益受到重视。所以探讨人类衰老机制,探索有效的医疗保健措施以延缓人类衰老,是现代生物医学科学中愈来愈重视的研究课题。

一、关于衰老机制

(一) 古人认识

中医学关于衰老机制的学说甚多,大致可归纳为四种:①气血津液郁滞说。这种学说基于"流水不腐、户枢不蠹"理论,认为人体衰老是流通着的物质(气血津液)郁滞的结果。②阴亏说。这种学说认为,人之阴精如油灯之油,生命活动如油灯之焰,油有余则灯亮,油不足则灯暗,甚则灯灭;人体阴精充足则生命力旺盛,阴精不足则生命力低下,衰老早至。③阳虚说。明代张介宾《类经附翼·大宝论》曰:"凡万物之生由乎阳,万物之死亦由乎阳,非阳能生万物,阳来则生,阳去则死矣……人是小乾坤,得阳则生,失阳则死",强调人体阳气充盛,则功能旺盛,否则多病损年。④先天禀赋不足说。清代医家徐大椿认为人的寿命长短是有定数的,这定数是由先天禀赋,即父母遗传的,定数大则寿长,定数小则寿夭,其《医学源流论》谓:人"形成之时,即有定数"。他所说的定数,与现代生物学中的细胞分裂次数相似,当细胞分裂达到一定次数后,生命即告结束。这一理论揭示早衰与先天禀赋不足有关。上述学说从不同角度阐述了中医学对衰老机制的认识,包含着极丰富的实践内容,具有较高的学术价值。

(二) 笔者认识

众所周知,人届老年,诸般功能低下,根据物质基础决定功能活动的观点,老年人功能低下是因为物质基础不足,人体的物质基础主要指精血而言,所以精血不足与人体衰老密切相关。人体的精血犹如大地之河水,河水多则行速,河水少则行缓,甚则瘀塞不行。人体精血不足,运行亦往往迟缓,因此认为精血不足,兼有瘀滞是人体衰老的主要机制。

(三) 实验研究

为了证实上述理论的正确与否,笔者用颜正华教授拟定的以填精补血为主,兼以活血化瘀的延缓衰老方——填精补血化瘀方进行了若干药理实验观察。实验看到,填精补血化瘀方能显著延长蓖麻蚕和果蝇的寿命,差异非常显著;能增强蓖麻蚕和小鼠的耐疲劳能力,使其体质强壮;能显著增强老龄大鼠的学习、记忆能力,促进其脑蛋白质合成,延缓动物智力衰老;能增强果蝇的性活力,使其交配时间显著延长,提高中龄大鼠血清睾丸酮的水平,可延缓动物性功能衰老;任何生物的老化都与过氧化有关,人体亦不例外,填精补血化瘀方能清除氧自由基、抑制透明质酸解聚及过氧化脂质的生成,显示出良好的抗氧化作用;人类随着增龄,免疫机能逐渐减低,填精补血化瘀方能显著增强小鼠的细胞免疫和非特异性免疫功能;老年人大多血液黏稠度增高,填精补血化瘀方能降低血液黏度、凝聚性,并能降低血脂。上述实验结果初步证明,精血不足,兼有瘀血是机体衰老的主要机制之一。

二、如何延缓衰老

延缓衰老的措施较多,但能否正确运用则是关键。由于衰老的机制是精血不足,兼有瘀血,所以无论采取何种缓衰措施,都应以补养精血为主、活血化瘀为辅的原则。

(一) 服用药物延缓衰老

用药物延缓衰老应既服用填补精血药如六味地黄丸、杞菊地黄丸、首乌片等,同时又服用活血化瘀药如丹参片、当归片等,二者结合才可能有效地延缓衰老。

(二) 饮食调理延缓衰老

古人认为,一些高蛋白食物有补精润燥的作用。老人宜多进高蛋白食物以补养精血。酒为谷蘖之精,能和养神气,流通气血,每日饮少量酒可防止气血瘀滞,延缓衰老。笔者统计了《千金方》、《普济方》等古医籍中的 512 首延寿方,其中为药酒方的多达 201 首。日本人下方浩史的研究表明,每日饮少量酒(乙醇含量在 28g 以下)者较之不饮酒及过量饮酒者的老化度显著降低。所以饮食缓衰若能做到补养精血与流通气血食品共进,则可确保或增强饮食抗老的效果。

(三) 精神调摄延缓衰老

通过精神调理以延缓衰老是儒、道两家所共同重视的。大怒则精耗神去,故摄生首应静神以保精养神,做到"美其食,任其服,乐其俗,高下不相慕","嗜欲不能劳其目,淫邪不能惑其心,愚智贤不肖",则能使精神内守,度百岁乃去。再者,思则气结,精神调摄还应注意不可过思,应畅情悦志,使气血流通。若过度抑郁或思虑,则是引致疾病与衰老的根源,正如《吕氏春秋·达郁》所说"病之留,恶之生,精气郁也"。所以欲得延年,既要静神以保阴精,又要怡志以快气血。

(四) 运动适度延缓衰老

明代王文禄《医先》曰："劳极则精罢"，折寿损年。美国生物学家海弗利克等的研究表明，人类的细胞一生约能分裂 50 次，每次约需 2.4 年，若劳累过度，细胞代谢过快，分裂加速，则寿命缩短，这与劳极精罢折寿的论述是吻合的。基于此，老年保健应充分休息，保证充足睡眠，以聚精养神。但若一味静卧不动，气血流通不畅，亦损天年，故尚需适度运动，活动肢体，流通气血，做到以静为主，兼以运动，动静结合，祛病延年。

综上可知，人体衰老的一种主要机制是精血不足，兼有瘀滞，延年益寿当以填精补血与活血化瘀相结合为大法。

(本文由颜正华教授指导，颜正华教授学生郑虎占教授执笔撰写)

从《普济方》探讨美容方的用药规律

《普剂方》，由明代朱棣等编著，载方达 6 万余，是明以前方书的集大成者，其中卷 51~52 为"面门"，所载方药属美容方的范畴，包括面皰、面粉皱、面体疣目、黡痣、澡豆、泽面、面膏、面疮、灭瘢痕等共 10 类，计 394 首方。笔者认为，通过对该书外用美容方药的统计分析，探讨其用药规律，大致可以反映出明代以前美容方药的用药情况，并可以为研制现代美容方药提供借鉴。

一、有关方药的统计

在 394 首方中，除外内服、手膏等，并删去重复，共得外用美容方药 330 首。

运用统计方法，用药总数按每首方剂使用药物的不同品种累积计算，用药频次按每种药物出现在 330 首方中的次数，结果用药总数为 293 种，用药频次按高低排列如表 7-1。其中，使用频次最高的是白芷，为 82 次，占方剂总数的 24.8%，即平均每 4 个方中就使用 1 次；其次是白附子，为 61 次，占 18.5%，大致每 5.4 个方使用 1 次；而川芎则为每 7.17 个方使用 1 次。

使用频次 10 次以上的共 46 种，占用药总数的 15.7%；20 次以上的 27 种；占 9.2%；30 次以上的 17 种，占 5.8%。

293 种药物中，除外具有赋形剂作用的 29 种，264 种药中植物药占 75.38%，动物药占 11.36%，矿物药占 13.26%。赋形剂主要是动物脂肪及牛乳、羊乳、蜜、蜡等，使用频次最高的是猪脂膏，为 27 次。

此外，笔者还对澡豆、泽面、面膏三类外用方进行了统计，共计 92 方，结果见表 7-2。

还有在"澡豆"类方中，50 首方中皂角共被使用 17 次，平均每 2.9 个方中就被使用 1 次（占 34%）。在"灭瘢痕"类 32 首方中，鹰屎白用了 12 次，占 37.5%；而在"黡痣"类方中，石灰几乎每 2 首方中便被使用 1 次（30 首方中，用了 14 次，占 46.7%）。

通过以上统计，对于历代所创制的美容方药，显然，我们可以从中找出一些内在规律。

表 7-1　用药频次 20 及以上的药物

序号	中药名称	频次	序号	中药名称	频次
1	白芷	82	15	土瓜根	32
2	白附子	61	16	防风	30
3	川芎	46	17	密陀僧	30
4	白茯苓	44	18	鹰屎白	29
5	麝香	43	19	甘松香	28
6	白薇	43	20	葳蕤	28
7	细辛	42	21	皂角	27
8	零陵香	39	22	商陆	27
9	杏仁	38	23	冬瓜仁	26
10	藁本	37	24	白及	26
11	白僵蚕	37	25	丁香	22
12	瓜蒌	36	26	胡粉	22
13	白术	33	27	当归	20
14	桃仁	32			

表 7-2　外用方用药频次 24 及以上的药物

序号	中药名称	频次	序号	中药名称	频次
1	白芷	50	6	白茯苓	28
2	川芎	32	7	麝香	25
3	白附子	30	8	(白术)	25
4	(瓜蒌)	30	9	藁本	25
5	桃仁	30	10	白薇	24

二、用药规律探讨

从方剂用药统计的结果可以看出,使用频次较高的是白芷、白附子、川芎、麝香等,其次是零陵香、杏仁、藁本、白僵蚕等。这些性味大都辛,甘。《本草从新》曰:"辛能开腠理,致津液者,以辛能通气也。"可见,辛能行气布津以滋润,辛而香散,与其所含挥发油有关,又辛味药往往兼有体润之性,如白芷、川芎(《唐本草》谓"多脂润")、当归、桃仁等;味甘则润,润肌泽肤,甘润之品主含脂肪油。

纵观表 7-1,使用频次最高的是白芷,通过表 7-2 更能看出,几乎平均不到 2 首方就被使用 1 次,占 56%,白芷及表 7-1 中的川芎、藁本、防风、当归等为伞形科植物,该科植物主含挥发油,具芳香气味,尤其是白芷,气香浓烈,早在《本经》中就记载它能"长肌肤,润泽,可作面脂",陶弘景也说它"润泽颜色,可作膏药",说明白芷有很好的美容效果,能保养面部皮肤。位居第五的麝香更是名贵的香料,所含麝香酮为其主要香气成分。细辛、白术性亦芳香,主含挥发油,如细辛含量达 4.5%。此外,在使用的近 300 味药物中,还有很多的芳香药,在古代大多作为天然香料使用,如零陵香、甘松香、丁香、檀香、藿香、辛夷等,在美容方中,芳香药被频繁使用,不仅因其香气袭人,受人喜爱,更重要的是芳香药具有辛香走窜之性,穿透力强,既能开毛窍,走肌肉,通经络,又能引药入里,通行气血,畅和荣卫;既有"人之气血得香则行"之功,又有"芳香而辛,故能润泽"之用。因而,大量选用芳香药作为美容之剂。

使用频次仅次于白芷的白附子为毛茛科植物黄花乌头的块根。和白芷一样,同入阳明经,盖面部属阳明经所主也,治一切头面诸疾、面上百病。另外,两药还有消肿止痛生肌之功,如《楚国先贤传》云:"孔休伤颊有瘢,王莽赐玉屑白附子药,与之消瘢。"由于白附子含乌头类生物碱,能刺激局部皮肤、黏膜的感觉神经末梢,产生局麻作用,这是它能治疗"面上百病"的机制之一,止面部疼痛。但白附子有毒,关于使用剂量究竟以多少为宜,有待进一步探讨。

值得注意的药物是瓜蒌、桃仁、冬瓜仁及杏仁,多为植物种仁类,均含较多的脂肪油,味甘体润,阴厚多脂,据《证类本草》所云"瓜蒌主悦泽人面",可作手膏用,亦可疗"手面皴"(《日华子本草》),具抗皴的功能。桃仁含脂肪油45%,亦能悦人颜色,孟诜云:"每夜一颗和面,涂手面良"。看来,常用其涂面,确能驻颜,令人面若桃花,似有以色补色之意。

根据现代研究,有很多药均具有不同程度的抑菌和抗真菌作用,如白芷、川芎等,这对于保持面部皮肤的洁净、卫生,预防某些皮肤病方面,能起到一定效能。

关于美容与衰老的关系,祖国医学认为,肌肤耐老,润泽,滑悦白皙,与人体气血津液的正常运行、输布滋润、濡养密切相关。而川芎被认为是"血中之气药",善于行气活血。近年已证实它对血液循环系统有明显的作用,具改善微循环障碍的功能。当归、麝香亦均活血。显然,它们对调节气血很有帮助。现代认为,皮肤衰老与性激素有关。麝香具有雄激样作用,它能使萎缩的皮肤增厚,减轻皮肤老化,此美容作用与其所含的雄烯酮类成分有关。维生素E具抗氧化,抑制酪氨酸酶活性的作用,酪氨酸酶可以导致黑色素的合成,黑色素合成过多,会使皮肤出现黑斑、雀斑、老年斑等。容貌早衰与缺乏维生素E有关,川芎、当归均含有维生素E,具抗维生素E缺的作用。另外,维生素A缺乏时,可引起表皮的角化和十燥,白术、细辛和当归含维生素A样物质,这对防治老年性皮肤角化,维持皮肤弹性有一定的作用,过去认为白术含维生素A类物质较高,但近年报道其含量甚微。还有,表情肌是皱纹的主要成因,含维生素E类物质的川芎、当归能改善神经组织的营养状况,尤其是当归的外用效果,更值得注意。紫云膏中当归所起的作用,据称可滋润肌肉和皮肤。

此外,如茯苓、白术、细辛、葳蕤(玉竹)等药,古代文献载有"不老"、"长年"、"益寿"等抗衰老功能,有待于进一步研究它们与美容的关系。

动物脂肪除具有赋形作用外,还有凝润泽肤的效用。猪脂膏还有治疗皲裂之功。此外,蜜、蜡则是现今最常用的赋形剂。且现认为蜜是美容佳品。还有矿物药使用20次以上的仅只有胡粉与蜜佗僧两药。耐人寻味的是两药均为铅类化合物,而胡粉,即铅粉,为制膏药的基础剂,与植物油化合可制成白膏药(20次以上的药物共27种,矿物药只占7%)。

以"澡豆"命名的一类方中的澡豆,即是皂类种子,为豆科植物,其水浸剂(1:3)在试管中对某些皮肤真菌有抑制作用。然而,关于澡豆的机制、大豆的使用问题,是涉及美容研究的重要课题,值得进一步探讨。鹰屎白用于灭瘢,古已有之,陶弘景说:"只单用白亦不能灭瘢,复因合诸药僵蚕、衣鱼之属以为膏也",掌禹锡称之为"灭瘢痕通用药"。关于该药的现代使用情况,笔者未曾见,而《中药大辞典》亦不曾收,考虑到鸡屎白与其功用相近,可以取而代之。现代报道,用鸡屎白治疗角膜瘢痕效良。至于石灰及灰类药之用于靥痣,其机制与所含碱类(氢氧化钾、碳酸钾)有关。

通过以上分析,可以得出一些美容方药的用药规律。①以植物药为主;②多为芳香药及甘润之品,味辛甘,辛香甘润;③不少药具有抗衰老功能,含维生素类物质,具营养、抗皱之效;④抗(真)菌;⑤石灰及灰类药为消靥痣之专品。

(本文由颜正华教授指导,颜正华教授学生黄星执笔撰写)

疏肝法经验举隅

肝失疏泄、肝气郁结存在于许多疾病的病变过程中,影响着疾病的发生、发展、转归及预后,既是病因病理,又是病变证型。肝气的疏泄状态对于整个机体的功能活动有着十分重要的影响。颜正华教授非常重视疏肝解郁、调畅肝气,且于理论认识及临证用药皆有独到之处。

一、重视疏肝,肝调则和

颜教授认为肝主疏泄的生理特点即是通畅调达。生理上肝气调达则气机升降出入有序,水津输布排泄无阻;肝的疏泄不仅关系到气血津液代谢,而且对维持其他脏腑正常的生理功能也至关重要。如主血之心气有赖于肝的疏泄,肺气的宣降有赖于肝的调畅,肝气调则脾升胃降,清阳上升,浊阴下降,腑气下行。可见肝气调达是脏腑气血津液进行正常功能活动的重要条件之一。病理上,肝气与气血津液及其他脏腑之间更是相互联系、相互影响的。一方面肝失疏泄、气机郁滞可致气失调达、升降逆乱、血行不畅、津液代谢障碍、心血瘀阻、肺失宣降、脾气不升、胃气不降;另一方面,体内气血津液代谢障碍、心肺脾胃等脏腑气机升降失常反过来又可妨碍肝的疏泄功能。所以肝失疏泄不仅见于肝胆系疾病,还广泛存在于其他脏腑如心、肺、脾、胃、肾等病变中。因此,颜教授非常重视肝气调畅对于其他脏腑生理功能的作用,除对有明显肝气郁结的病证积极使用疏肝之剂外,对于那些证候不显但有肝郁趋向者亦及时、大胆投以疏肝之品,这样既可防治肝气郁结,又可通过调畅肝气而促进气血津液的运行输布和其他脏腑功能的恢复。

二、调畅肝气,莫忘扶正

肝失疏泄若以虚实而论则实证居多,但颜教授疏肝时常于主方中加入补气养血扶正之品。因肝失疏泄,气郁不畅可犯脾土,乃木乘土,治须健脾益气,使脾气实,不为肝乘,方能截断传变,此即所谓"见肝之病,知肝传脾,当先实脾"。另一方面,疏肝解郁之品用之不当又可耗气破气,导致或加重气虚,因此治疗肝气郁结之证可酌加党参、白术、茯苓之类。当然,肝病不仅传脾还可向其他脏腑传变,亦可导致阴血不足,因为肝藏血有赖于肝主疏泄功能的调节,肝失疏泄、气郁不畅可影响血液的藏与布,甚或郁而化火,耗伤阴血。故颜教授亦于疏肝方中加入白芍、枸杞子、制首乌等药,以滋养阴血、柔肝平肝。

三、疏肝解郁,助以活血

血虽为心所主,但心主血脉尤其是心气对心血的推动作用有赖肝气的疏泄;且肝为藏血之脏,并与冲任二脉关系密切,所以只有肝气调达、心气推动正常有力,才能血脉通畅,诚如《血证论》所云"以肝属木,木气冲和调达,不致遏郁,则血脉流畅"。病理上肝失疏泄,肝气郁结易致血液运行不畅,甚或郁滞不行,则或心脉痹阻,或痛经经闭,或癥瘕痞块。因此,颜教授常于疏肝方中助以活血之品,如当归、川芎、赤芍、丹参等,一方面可以防治肝失疏泄导致血脉运行不畅,另一方面因血能载气,二者相互为用,通过改善血行可促进肝气的疏泄。

四、调肝为主,兼顾他脏

人体是一个有机整体,体内各脏腑气机运行必然存在着相互影响、相互促进的关系。如肝之疏泄有利于肺气宣降、脾气上升、胃气下降,而肺气宣降正常、脾胃升降有序亦有助于肝气的调畅。因此,治疗肝失疏泄之证,颜教授并不仅局限于肝,还视具体情况加入一些调理其他脏腑气机的药物,如宣降肺气的苦杏仁、桔梗、苏子,调理脾胃的陈皮、枳壳、砂仁。这样既可防治肝气郁结累及其他脏腑,又可通过调理脏腑的气机而促进肝气的调达。

五、用药遣方,颇有特色

颜教授常用的疏肝解郁药物包括白蒺藜、香附、薄荷、青皮、郁金、佛手、香橼、川楝子、绿萼梅等。这些药物皆入肝经,解肝郁、理肝气,然其性能、功效、应用却同中有异。颜教授疏肝解郁一般不用柴胡,谓其性偏凉,且疏肝之力较猛,若用之不当易耗气伤气。只有肝气郁结较重、较久或肝郁有化热之象时才选用。古人又有柴胡能劫阴之说,故有阴伤之症如舌红少苔时多避而不用或少量并合以养阴之品。对于一般肝气郁结之证,颜教授喜用白蒺藜,以其辛散苦泄,理气疏肝较柴胡缓慢温和,无耗气伤阴之弊,又无升阳之害,因此适应证较柴胡广泛,凡肝气郁结热象不显或兼有寒象者多用之。青皮疏肝破气作用迅猛,肝郁气滞胸胁胀痛较甚或气滞血瘀肝脾肿大者用之,因其辛苦温,故肝郁兼寒者用之甚当,如颜教授治寒滞肝脉之寒疝,多以其配荔枝核、橘核、小茴香。然因其性峻烈、沉降下行,虽能疏肝胆破气滞,亦多不常用。香附性平,味辛能散、微苦能降、微甘能和、芳香走窜,是疏肝理气之良药,故凡肝郁气滞所引起的胸胁胀痛、月经不调、经行腹痛诸病,多用香附。一般疏肝多用制香附,若肝气郁结兼有表证则用生香附,因其既能疏肝又能透表。薄荷辛凉入肺、肝二经,能疏通肝经气滞、疏散上焦风热,故颜教授多用之治疗肝气郁结兼有头痛目赤或咽喉肿痛者。佛手、香橼性味相近,功效相似,皆为芳香辛散之品,长于舒肝和胃、行气止痛,用于肝郁气滞、肝胃不和所致的胁肋胀痛、脘腹痞闷、呕吐食少等症。两药或合用或单用,但颜教授常用佛手代香橼。绿萼梅芳香性平,力缓而无伤阴耗气之弊,颜教授多用于肝胃不和之证。

六、病 案 举 例

案 张某,男,25 岁。初诊:1995 年 12 月 29 日。

主诉:胃脘部胀闷 1 个月,加重 10 天。

现病史:患者 1 个月前因生气后感到胃脘撑胀,此后逐渐连及两胁肋部,曾经西医院诊断为"慢性浅表性胃炎",服消炎药及香砂养胃丸后收效甚微。症状逐渐加重,胃脘饱胀不适,两胁肋胀痛,泛酸,纳差,嗳气,咽痛而干,急躁易怒,大便干结,2 日 1 行,小便调,睡眠可,面红,舌红、苔薄白而干,脉细而数。

辨证:肝郁气滞,横逆犯脾。

治法:疏肝解郁,理气和中。

处方:白蒺藜、香附、郁金、赤芍、连翘各 10g,炒枳壳、苏梗、佛手、绿萼梅、炒神曲各 6g,砂仁(后下)5g,生姜 3 片。7 剂,水煎服,日 1 剂。

服上药至第 5 剂,病症大减,脘部无不适,胁肋无明显胀痛,食欲减,二便调,情绪稳定,故嘱其停药,以防理气过之而伤正。

(本文由颜正华教授指导,颜正华教授学生徐刚教授执笔撰写)

治疗慢性胃炎之经验

颜教授用药平和,但每能寓神奇于平淡之中。慢性胃炎属中医"胃痛"范畴,以胃脘近心窝部位疼痛胀满为主要症状,多伴有脘中嘈杂、嗳气、反酸、纳呆,颜教授治疗慢性胃炎不仅辨证精当,且用药独到,每奏奇效。

一、气滞多责肝郁,行气重视疏肝

一般来说,慢性胃炎病初多在气分,多属气滞,颜教授认为病位虽在中焦,但多累及肝气而致肝、胃、脾三脏俱病。一方面,若肝失疏泄,气机郁滞则中焦运化失司,或浊阴在上或清阳下陷;另一方面,脾胃升降逆乱,气失调畅亦可致肝气郁滞,而终成肝胃不和、肝木乘脾或肝火犯胃。这类患者或有忧思、恼怒等情志致病史,或无明显七情内伤,可见胃脘胀满疼痛,或痛处走窜,或连及两胁,喜太息,嗳气,脉弦;或胃脘胁肋灼热疼痛,口干口苦,反酸嘈杂,恶心呕吐,面红目赤,脉弦数。前证宜疏肝和胃,用白蒺藜、柴胡、香附、青皮、苏梗、佛手、香橼等;后者当清肝泻火,可用左金丸加味。由于肝气对于中焦气机的重要生理和病理影响,加之中焦气滞多导致肝失调达,因此,但见中焦气滞,无论有无明显肝失疏泄之表现,皆可酌加疏肝解郁之品,以疏肝气、畅中气。

二、常兼湿阻中焦,注重化浊健脾

慢性胃炎或外感湿邪,内犯中焦;或过食生冷,内伤脾胃,而致水湿不化,困阻脾胃。

又因脾胃运化水湿，脾失健运则水湿内停，困阻中焦。因此，有些患者即使没有明显的外感内伤湿邪病史，在病变过程中亦可因胃失和降，脾失健运而致湿浊不化。湿浊既成，困阻中焦，则又进一步影响脾胃升降之枢。因此，颜教授治疗慢性胃炎十分重视化湿健脾这一环节，凡患者胃脘胀满闷痛，口中黏腻；或口干不欲饮，食欲不振，大便不爽，小便混浊不清，舌苔厚腻，则必芳香化湿、健胃醒脾。由于慢性胃炎多兼湿浊不化，因此虽无典型湿浊中阻之症，但见口中黏腻、舌苔厚腻，颜教授亦予化湿辟浊，选用佩兰、藿香、薏苡仁、苍术、厚朴之类。

三、病多宿食不化，皆应消食导滞

颜教授治疗慢性胃炎常于方中加入一些消食导滞之品，究其原因有二：一是病在中焦，脾失健运，运化无力，每多兼有宿食不化而见胃脘满闷、食后饱胀、吞酸嗳气；二是即使未见明显宿食之象，但患者脾胃运化之功减退，必兼食欲不振、食后饱胀，加以消导之剂可增强消化能力，增进食欲，亦有利于提高患者的信心。颜教授消食和胃喜用炒谷芽，若食积较重或宿食不化，单用炒谷芽恐药力不济则加炒麦芽，炒二芽合用或用鸡内金、焦三仙。

四、恶心呕吐反酸，佐以降逆和酸

慢性胃炎常伴有恶心、呕吐、嗳气、反酸等症，颜教授遣药组方时多在辨证施治的基础上加入一些对症治疗的药物，如降胃气、和胃酸之品。恶心呕吐嗳气乃胃气上逆，一般于主方中加入降逆和胃之品，多选用生姜、旋覆花；若舌苔白腻则用半夏；若舌苔黄腻则用竹茹；若呕恶因于中焦虚寒则用砂仁、丁香。反酸是因胃酸分泌过多，宜和酸制酸。若症有反酸而兼见气滞血瘀之象，则用既能制酸止痛又能活血化瘀的煅瓦楞子。若反酸兼见大便泻泄，则用海螵蛸，因其既制酸止痛又涩肠止泻。

五、胃脘疼痛较剧，兼以活血化瘀

慢性胃炎病初多在气分，病久则入血分，而见气滞不行，瘀血内停，胃脘疼痛加剧，痛处固定不移、如锥如刺、按则痛甚。此类病证颜教授或按血瘀论治，或于方中益以活血化瘀之品，如延胡索、当归、丹参、赤芍之类；如瘀血较重则用失笑散或三棱、莪术。

六、病久中气虚弱，健脾益胃为本

一般而言，慢性胃炎病程较长，经年逾月，反复发作，缠绵不愈，则多损伤中气，致脾胃虚弱。病情加重之时，虽疼痛较剧，或伴见胃脘胀满、呕恶等形似实证的表现，但其根本在于脾胃虚弱，且每因饮食不调、情志不遂、冷暖失宜而发，虽因实而发但详细诊之不难发现其本在虚。因此，慢性胃炎的治疗在病情急重之时虽"急则治标"以求尽快缓解症状，但不应忽视"本虚"这一根本原因，在症状得以缓解后，或在治疗标病的同时即应着重补益中气、调理脾胃以治本。脾胃虚弱颜教授将其大致分为脾胃气虚、脾胃阳虚、脾虚湿阻三类，分别予以健脾益气、温中健脾、健脾化湿而选四君子汤、理中汤、参苓白术散加减化裁。

（本文摘自颜正华教授发表于《中国民间疗法》的文章）

小儿咳喘治验

小儿咳喘是临床常见病、多发病，其辨证论治颇为成熟，但从颜正华教授治疗这一常见病的遣方用药中可以看出其精微之处，正所谓寓神奇于平淡之中。

一、小儿脏腑娇嫩，宜寒温和参

颜正华教授认为，小儿乃稚阴纯阳之体，其生理、病理与成人皆有所不同，临床用药必须考虑这些特点。生理方面，小儿脏腑娇嫩、形气未充，五脏六腑，成而未全，全而未壮（钱乙《小儿药证直诀》），尤其肺、脾、肾三脏娇嫩不足，而肺又为娇脏，营卫气血皆未坚固，五脏六腑不耐寒热，不仅易受病邪侵犯，而且也易受药物损伤。病理方面，小儿咳喘发病快，传变速，变化多，易虚易实，易寒易热，变化多端。所以，治疗小儿咳喘的药物不可过寒过热，过寒则易伤阳气，阳气收敛则气血津液凝涩不畅，苦寒之品还可戕伐脾胃；过热易损阴津，阴液受损则易化燥化火灼津为痰。用药应寒温和参，使其相互制约。如用寒凉之黄芩、板蓝根、石膏、知母、牛蒡子清热，虑其寒凉太过，则用温热性质的半夏、杏仁、苏子、旋覆花化痰止咳，并能制约清热药之寒凉，如此则清热痰去咳嗽，又不伤正气。

二、肺气升降相依，当宣降并举

颜正华教授认为，肺气的宣发和肃降是相互对立、相互依存、相互促进的，宣发与肃降统一于同一体中，向上向外的宣发有利于向下向内的肃降，而向下向内的肃降又有利于向上向外的宣发。病理上病邪阻滞、肺失宣降，肺气不宣、气道壅塞则鼻塞；肺气不降、气逆于上则咳嗽喘息；基于肺气宣发和肃降二者之间相互影响密不可分的关系，用药时应注意同时调整宣与降两方面的功能，宣发肺气与肃降肺气的药物同用。尤其是小儿脏气清灵，更不应有所偏废，当以宣发促肃降，以肃降促宣发，使宣降相辅相成。如薄荷与旋覆花合用、桔梗与杏仁合用。薄荷质轻上浮，桔梗辛散苦泄，能开宣肺气、宣肺祛痰；旋覆花、杏仁苦降温散，质润下行，能下气降逆、止咳定喘，如此一升一降则有利于恢复肺气升降出入的功能。当然，宣降并用还应根据病情而有所侧重，如病邪在表，以表证为主，则应以宣发肺气为主而以肃降肺气为辅，以有利于祛除表邪、解除表证；如邪已入里，咳喘较重，则当以肃降肺气为主而以宣发肺气为辅，以有利于降肺气止咳喘。

三、常见表里同病，应兼顾表里

小儿咳喘临床上除可单纯表现为表证或里证外，表里同病更为常见，究其原因大致有二：一是小儿卫气不足，肌肤薄弱，抗病能力相对低下，外感病邪容易迅速内陷入里，而表证又没有完全解除，临床出现为表里俱实的证候；二是正气不足，肺肾气虚，素有咳喘，肌表不固，感受外邪，新感引发宿疾，临床上出现表实里虚的证候。颜正华教授认为，若单纯解表则里热不去，若单纯治里则表邪又不去。必须辨别表邪的寒热、里证的虚实，解表治里双管齐下、表里兼顾。表里俱实者，重在清解里热，兼以祛除表邪，如此可截断传变，防止病邪内陷深入。清里热可选用黄芩、鱼腥草、板蓝根、大青叶、知母、栀子等品，解表邪可选用荆芥、薄荷、紫苏、金银花、连翘、防风等药，诸药之中又以金银花、连翘、紫苏最为常用，金银花、连翘入上焦肺卫，质地轻扬，既能清热解表，透散上焦风热，又可清热解毒，清解在里之实热，用之则表里两清；而紫苏辛温不燥，既解表散寒，又善理肺脾之气，行气宽中，外有寒邪、内有肺脾气滞之寒热、咳嗽、痰多、胸闷用之颇宜，表实里虚者则重在发散表邪，兼以补虚扶正，补虚可用党参、白术等，若正气得助，奋起抗邪，鼓邪外出，则表解里和。

四、标本虚实易兼，须标本同治

小儿咳喘在其发生发展过程中存在着多种标本关系。颜正华教授认为，必须正确认识和处理好这些标本关系，咳嗽喘息是其主要临床表现属标，临证之时必须审因论治，抓住本质，不可纯用止咳平喘之品，如外邪束肺、宣降失司而致恶寒发热、咳嗽气喘则既要散其外邪以治本，又要止咳平喘以治标，标本同治，治本的目的在于消除致病因素，治标的目的在于减轻患者痛苦，二者都很重要，若仅治本则咳喘缓解较慢，患者不堪病苦，若仅治标只用止咳平喘之剂，则非但不能达到治愈的目的，而且还可能闭门留寇，对于素体虚弱、反复咳喘的患儿，其本在正气不足，尤其是肺、脾、肾三脏虚弱，肺虚失宣降之权，卫外不固，腠理疏松，易感外邪，脾虚失健运之权，或化源不足致肺肾两虚，或津液代谢障碍以致聚湿为痰，肾虚失摄纳之权，或气失摄纳，或肺脾失温，均可导致咳喘，故此类疾病宜标本同治，当然临床上还视其标本的轻重缓急，或以治标为主兼以扶正，重在散寒、清热、祛痰；或以扶正为主，重在健脾、益肺、补肾。

五、多见合并感染，宜抗菌消炎

颜正华教授认为，感染是小儿咳嗽喘息发生和加重的重要因素，病毒、细菌引起呼吸道感染就必然诱发和加重小儿咳嗽气喘，尤其是正气不足、卫外不固或肺脾肾虚弱、素患咳喘之患儿，呼吸道极易招致细菌、病毒感染而发生咳喘，所以应注重现代药理研究成果，在治疗小儿肺系疾患时积极应用具有抗病毒、抗菌作用的中药。凡咽部充血、咽喉肿痛、痰黄或黏稠量多、舌边尖红、舌苔薄白少津、脉数时，当考虑于方中加入具有抗菌、抗病毒作用的药物，如金银花、连翘、黄芩、板蓝根、大青叶、栀子、牛蒡子等，其中金银花、连翘、板蓝根作用最佳，最为常用，连翘、金银花对球菌、杆菌、革兰阴性菌、革兰阳性菌、支原体等有抑制和杀灭作用；板蓝根对多种细菌和病毒有抑制和杀灭作用，使用时应注意要联合用药，因为诸药合用力专且亦不易产生耐药性。

六、病情复杂严重，需多法联用

小儿咳喘病情较轻者单纯应用中药内服即可，但对于一些发病较急、病情较重的病例应积极选用一些其他的疗法予以配合，多种疗法联合应用，可以提高疗效，控制症状，缩短病程。如高热，可采用冰枕、冰水浴、乙醇外擦等物理方法降温，也可采用中药灌肠；食欲减退、饮水减少的患儿应采取支持疗法，静脉给予葡萄糖或糖盐注射液及其他电解质，以提供能量和维持水电解质的平衡；针灸推拿也是治疗小儿咳喘的手段，如高热咳喘选肺俞、风门、定喘、丰隆等穴位治疗。另外，冬季严重哮喘者可在夏季采用药物外敷治疗，对于缓解病情有一定效果。临床实践表明，治疗严重病例采用多法联用较单纯内服中药奏效快、疗效高、疗程短。

（本文由颜正华教授指导，颜正华教授学生徐刚、张冰教授执笔撰写）

临床"通腑佐法"经验研究

颜教授在临诊中注重患者腑气之通滞，并将通腑滞作为许多治疗方法的辅助措施，常常获事半功倍之效。颜教授强调，在人这个有机整体中，各脏腑在生理功能上相辅相成、协调为用，病理过程中相互关联、相互影响。大肠是机体排出代谢浊物的重要途径之一。排便情况不仅是腑气的直接反映，而且是五脏功能状态、脏腑阴阳升降的体现。诸如排便要依赖心神的主宰、肺气的肃降、脾气的升提、肝气的调达、肾气的固摄，只有脏腑功能和谐，才能保证糟粕顺利排出体外，此亦《素问·五藏别论》所云"魄门亦为五藏使"之旨。而肛门之启闭又可反馈影响脏腑之气机活动，从而影响病情之进退。因此，大便通滞是内脏生理病理反映的一个窗口。施治中勘察便秘之有无，辨审其与主症之间的相互关系，具有重要的临床意义。从大量的门诊病例中可以看到，颜教授不论在治疗内科杂病如胸痹、脘痞、咳喘、失眠、口疮口臭、肢节肿痛，还是皮、外科疖疮痈疡及过敏性疾患，都在辨证的基础上，既针对主症也参考腑气通滞、大便畅否，综合处方，并适时佐以通腑药物，配合主方发挥更好的疗效。施治中所选用的通腑药物，不限于峻下或润下之品，而是依病情所需、灵活选择。如大黄、当归、决明子、全瓜蒌、生首乌等，都是常用之物。其用往往一举而数得，于平凡之中见奇迹。以下仅选取验案3例，示其一斑。

案1 赵某，男，10岁。初诊：1992年2月17日。
主诉：患儿患头疖2年余，病情反复发作，每于春、夏加剧。
现病史：患头疖2年余，曾辗转多处求治，外涂消炎止痒膏及内服中成药，疗效不佳。应诊时患儿前发际、两侧颞部有多处散发粟粒状白头小疖，基底潮红，有继发溃破及色素沉着，患儿自觉刺痒，伴心烦、哭闹，脾气坏，夜寐不安，口干，纳可，小便稍黄，素有便秘，大便呈球状，至诊时已3日未行，舌红苔薄黄，脉浮滑。
辨证：邪热上攻肌肤。
治法：凉血疏风，清热解毒。

处方:野菊花 10g,银花 10g,山栀子 10g,赤芍 6g,连翘 6g,牡丹皮 6g,天花粉 6g,生大黄(后下)10g,生甘草 2g。5 剂,水煎服。

药后患处皮疹消退,残留皮痂、脱屑,未见新皮损出现,其余诸症均明显改善,夜寐已安,大便业已畅通,每日 1~2 行,便质软而成形。因仍见心烦、口干,继以清解余热之剂调之。药后诸症平息,随访数月未见复发。

案语 观此案患儿既往病历。用药每以解毒杀虫、祛风止痒之品,奏效甚缓。颜教授详审患儿素有便结,腑气不通,体内浊邪不能及时排出而加剧毒热上攻之势,致使病情迁延,故在疏风凉血解毒的主方中,佐以生大黄泻除体内积滞实热,不但增强了清解热毒疗痈疖之力,而且给邪以出路,果奏神效。

案 2 单某,男,63 岁。初诊:1992 年 1 月 8 日。

主诉:咳痰带血 2 个月余。

现病史:咳痰带血 2 个月余。拍胸片提示:双肺下部纹理稍粗,余未见异常。阵发性咳嗽,痰少而黏稠,痰内夹带血丝,咳时牵扯胸胁作疼,伴两胁胀闷不舒、性情急躁、口干口苦,纳可,小便如常,大便干结,数日 1 行,舌红苔黄,脉弦数。

辨证:肝木刑金,灼伤肺络。

治法:平肝清肺。

处方:桔梗 5g,远志 10g,苏子 10g,橘红 6g,旋覆花(包)10g,牡丹皮 6g,竹茹 10g,制僵蚕 10g,决明子 30g。6 剂,水煎服。

案语 药后痰中血丝已净,咳嗽大减,胸部已感畅快,大便通畅。因仍有轻咳、口干渴,继投清肺药调理而愈。谷道中浊邪不能外排而逆冲相表里之脏腑,更加重了肺之逆气及肝火上炎之势。因而,在清肺平肝止嗽的同时,佐以甘苦性寒之决明子,既能平肝清热,又有通便降浊给邪以出路之用,用之终获显效。

案 3 王某,女,37 岁。初诊:1992 年 3 月 27 日。

主诉:因情志不遂致失眠半个月余。

现病史:患者因情志不遂致失眠半个月余。现精神疲惫,时有心悸,头疼烦躁,夜寐困难。曾自服地西泮、枣仁安神液,效果不佳。纳呆,小便黄涩,大便秘结,应诊时大便已 4 日未行,舌红苔黄腻。

辨证:痰热扰神。

治法:祛湿化痰,清热安神。

处方:制半夏 10g,陈皮 6g,茯苓 20g,枳壳 6g,炒枣仁 15g,远志 10g,生龙牡各 30g,制香附 10g,全瓜蒌 30g。7 剂,水煎服。

案语 药后已可安睡,精神好转,大便通畅,食欲转佳。本案为痰热内扰而致失眠,腑气不通浊气上冲扰神加重病情。故方中佐用全瓜蒌,不仅可通腑润肠泻下浊邪,又可化痰散结助痰热排出而安神,从而加强了全方祛痰热、安心神之功,可谓"通腑佐法"用药之典范。

(本文由颜正华教授指导,颜正华教授学术继承人张冰教授、邓娟主任医师执笔撰写)

颜正华教授大事年鉴

1920 年 2 月　出生于江苏丹阳。

1935 年　拜江苏丹阳著名儒医戴雨三为师习医。

1937 年　拜江苏武进孟河学派第三代传人杨博良为师习医。

1940 年　独立悬壶应诊。

1955 年　进入南京中医进修学校(今南京中医药大学)进修。

1956 年 8 月　被任命为南京中医进修学校中药教研组组长,编写《中药学讲义》。

1957 年 9 月　奉卫生部调遣,到北京中医学院任教,后任本草教研组组长;主编本科教材《常用中药》,由北京中医学院教材科刻印。

1958 年　受北京中医学院委派,参加《中药志》的编写,并任编委。

1959 年　被任命为北京中医学院首届院务委员会委员;参加审查中医学院试用教材《中药学讲义》编写提纲;参加编写的《中药志》(1 版)第 1 册由人民卫生出版社出版;参加编写的《中药志》(1 版)第 2 册由人民卫生出版社出版;荣获 1959 年度北京市教育和文化、卫生、体育方面社会主义建设先进工作者。

1960 年　参加审定中医学院试用教材《中药学讲义》;10 月,由人民卫生出版社出版;指导中药研究班编写《新中药学》,由北京中医学院教材科刻印;编著的《药性赋白话文》由人民卫生出版社出版。

1967 年　下放至河南商丘农村锻炼。

1968 年　返回北京中医学院。

1973 年　赴柬埔寨医疗服务(为期 6 个月)。

1977 年　赴朝鲜民主主义共和国医疗服务考察(为期 1 个月)。

1978 年　晋升为教授。

1979 年　受聘为硕士研究生导师。

1980 年　赴日本东京讲学。

1984 年　当选为中国药学会北京分会第九届理事会理事;任副主编的高等医药院校教材《中药学》由上海科学技术出版社出版。主编的《临床实用中药学》,由人民卫生出版社出版;当选为中国药学会第十七届理事会理事;被聘为北京市中药学校顾问;被聘为《健康报》振兴中医刊授学院顾问、《中医刊授自学之友》编委会委员;参加修订的《中药志》(2 版)第 3 册由人民卫生出版社出版;被确定为北京中医学院第二届学位评定委员会委员。

1985 年　被聘任为国务院学位委员会第二届学科评议组(药学分组)成员。

1986 年　受聘为博士研究生导师;主编著作《实用临床中药学》出版。

1987 年　任北京中医学院中药研究所名誉所长;任卫生部新药审评委员会委员。

1989 年　当选为中国药学会北京分会中药分科学会名誉主任委员;被聘为卫生部第二届药品评审委员会委员;被聘为国家中医药管理局《中华本草》编撰工作领导小组组员暨编委会委员;参与策划编撰的《中药大全》由黑龙江科学技术出版社出版。

1990 年　获国务院特殊津贴。

1991 年　主编著作《全国高等中医药院校教学参考丛书——中药学》出版。

1994 年　获人事部、卫生部、国家中医药管理局联合颁发的"全国继承老中医药专家学术经验指导老师"荣誉证书。

1997年　被聘为中国文化研究会《中国本草全书》学术委员会委员暨工作委员会学术顾问；领衔研制的"黄栀花口服液"获卫生部新药证书。

2007年　被国家中医药管理局授予"全国老中医药专家学术经验继承工作优秀指导老师"荣誉称号和"全国优秀中医临床人才研修项目优秀指导老师"荣誉称号。

2008年　被确定为国家级非物质文化遗产项目（中医传统制剂方法）代表性传承人；被聘为国家级"中药教学团队"学术顾问及教学导师；获北京中医药大学中药学院建院五十周年突出成就奖；获北京市首都国医名师称号；获北京中医药大学学位与研究生教育三十年重要贡献奖。

2009年　编著的《颜正华中药学讲稿》由人民卫生出版社出版；被卫生部、国家人力资源与社会保障部、国家中医药管理局联合遴选为全国首届国医大师；获中华中医药学会终身成就奖；颜正华名医工作室承办的"国医大师颜正华临床七十年、教学五十年学术思想研讨会（第一届）"顺利召开；编著的《颜正华中药歌诀400首》由人民卫生出版社出版。

2010年　被聘为北京中医药大学"教育部分'质量工程'人才培养模式创新实验区中医教改试验班"特聘顾问；审定的《中国百年百名中医临床家丛书·颜正华》由中国中医药出版社出版；被聘为中国健康教育中心、卫生部新闻宣传中心专家咨询委员会专家；审定的《国医大师学术经验传承录·颜正华学术经验辑要》由人民军医出版社出版；获北京中医药学会颁发的中医药工作60年特殊贡献奖。

2011年　审定的《中国百年百名中医临床家丛书国医大师卷·颜正华》由中国中医药出版社出版；主审的《国医大师临床经验实录·国医大师颜正华》由中国中医药科技出版社出版；《中华中医昆仑·颜正华卷》由中国中医药出版社出版。

2012年　审定的高等中医药院校创新教材《临床中药学》，由中国中医药出版社出版。

2013年　颜正华教授获北京中医药大学首届岐黄奖（指导老师奖）。

2014年　颜正华名医工作室承办的"国医大师颜正华临床用药学术思想研讨会（第二届）"顺利召开。

2015年　应邀担任北京中医药大学"中药药物警戒与合理用药研究中心"学术顾问；颜正华名医工作室获北京中医药大学名医优秀传承团队称号；由北京中医药大学颜正华名医工作室及国家中医药管理局重点学科临床中药学科承办的"国医大师颜正华学术思想研讨暨临床中药学学科服务发展高峰论坛"在京举行；颜正华教授作"本草泰斗，巨匠心声"的视频报告；北京市中医管理局授予12家医疗机构首批"颜正华临床中药学科服务基地"，并向12家基地赠送颜正华教授主审的《临床中药学科服务手册》系列口袋书。

附录　主要参考文献

颜正华 . 1956. 中药学讲义(自编本科教材). 南京中医学院教材科刻印

颜正华 . 1957. 常用中药(自编本科教材). 北京中医学院教材科刻印

颜正华(编委). 1959. 中药志. 第1册. 北京：人民卫生出版社

颜正华(编委). 1959. 中药志. 第2册. 北京：人民卫生出版社

颜正华 . 1960. 药性赋白话解 . 北京：人民卫生出版社

颜正华(指导与编写). 1960. 新中药学 . 北京中医学院教材科刻印

颜正华(编委). 1961. 中药志. 第3册. 北京：人民卫生出版社

颜正华(编委). 1961. 中药志. 第4册. 北京：人民卫生出版社

颜正华 . 1962. 药性歌括四百味白话解 . 北京：人民卫生出版社

颜正华(编委). 1964. 中医学院试用教材 . 中药学讲义 . 上海：上海科学技术出版社

颜正华 . 1968. 中药学讲义(自编留学生用教材). 北京中医学院教材科刻印

颜正华 . 1971. 中药方剂学(自编本科教材). 北京中医学院革委会教育革命组铅印

颜正华(编委). 1979. 中药志. 第1册. 第2版. 北京：人民卫生出版社

颜正华 . 1979. 中药学(自编本科教材). 北京中医学院教材科铅印

颜正华，等 . 1980. 中药毒性研究的回顾与展望 . 北京中医学院学报,(2):45-47

颜正华 . 1981. 六味丸与八味丸的临床应用 . 中医临床(日本),2(3):45

颜正华 . 1981. 谈中药教学 . 北京中医学院学报,(2):11-12,28

颜正华 . 1982. 提高饮片质量,保证医疗效果 . 中药饮片,(2):4

颜正华 . 1982. 药性理论 . 北京中医学院学报,(4):45-46

颜正华(编委). 1982. 中药志. 第2册. 第2版. 北京：人民卫生出版社

颜正华 . 1983.《伤寒论》中药物加工炮制制剂的分析 . 浙江中医学院学报,(5):5-8

颜正华 . 1983. 地黄丸方剂的分析和临床应用 . 新中医,(1):48-49,43

颜正华 . 1983. 药性理论 . 北京中医学院学报,(1):37-39

颜正华 . 1983. 药性理论 . 北京中医学院学报,(2):38-39

颜正华(编委). 1984. 中药志. 第3册. 第2版. 北京：人民卫生出版社

颜正华(副主编). 1984. 高等医药院校教材 . 中药学 . 上海：上海科学技术出版社

颜正华 . 1984. 临床实用中药学 . 北京：人民卫生出版社

颜正华 . 1984. 漫谈药性理论 . 天津中医学院学报,(2):5-10

颜正华 . 1985. 老年人怎样吃补药 . 长寿,(3):21

颜正华 . 1985. 肾气丸的配伍分析和临床应用 . 南京中医学院学报(三十周年院庆特刊):52-53

颜正华 . 1985. 谈如何合理使用中药 . 药学通报,20(7):393-396

颜正华 . 1985. 中药学自学重点题要及复习题 . 中医杂志,26(11):65-66

颜正华 . 1985. 中药学自学重点题要及复习题 . 中医杂志,26(12):61-63

颜正华，等 . 1985. 简述中药十八反 . 中医刊授自学之友,(7,8):23-25

颜正华,常章富 . 1986. 验案二则 . 中医刊授自学之友,(1,2):50-52

颜正华 . 1986. 药性歌括四百味白话解(修订本). 北京：人民卫生出版社

颜正华 . 1986. 中药学自学重点题要及复习题 . 中医杂志,27(1):65-68

颜正华 . 1986. 中药学自学重点题要及复习题 . 中医杂志,27(10):71-73

颜正华.1986.中药学自学重点题要及复习题.中医杂志,27(2):71-73

颜正华.1986.中药学自学重点题要及复习题.中医杂志,27(3):73-74,76

颜正华.1986.中药学自学重点题要及复习题.中医杂志,27(4):71-72

颜正华.1986.中药学自学重点题要及复习题.中医杂志,27(5):73-74

颜正华.1986.中药学自学重点题要及复习题.中医杂志,27(6):71-72

颜正华.1986.中药学自学重点题要及复习题.中医杂志,27(7):73-74

颜正华.1986.中药学自学重点题要及复习题.中医杂志,27(8):71-72

颜正华.1986.中药学自学重点题要及复习题.中医杂志,27(9):72-73

颜正华.1987.中药自学丛书.中药学.南昌:江西科学技术出版社

颜正华.1988.眩晕的辨证施治.中医函授通讯,(4):2-3

颜正华.1988.中医学问题答库.中药学分册.北京:中医古籍出版社

颜正华(编委).1988.中药志.第4册.第2版.北京:人民卫生出版社

颜正华,常章富.1988.人参芦头药用问题讨论(续).中药通报,(2):54

颜正华,刘继廷.1989.简述药性理论.中医函授通讯,(5):30-31

颜正华,刘继廷.1989.简述药性理论(续).中医函授通讯,(6):22-23

颜正华.1990.北京市高等教育自学考试教材.中药学.贵阳:贵州人民出版社

颜正华,刘继廷.1990.简述药性理论(续).中医函授通讯,(1):20-21

颜正华,等校点.1990.本草衍义(校点本).北京:人民卫生出版社

颜正华(主编).1991.高等中医院校教学参考丛书.中药学.北京:人民卫生出版社

颜正华.1992.人参之效用(台湾).复旦临床中药

颜正华(编委).1994.中药志.第4册1第2版.北京:人民卫生出版社

颜正华.1997.影响药材质量的因素及对策探讨.中国中医药信息杂志,4(9):6-7

颜正华.2006.高中医院校教学参考丛书.中药学.第2版.北京:人民卫生出版社

颜正华.2008.颜正华中药学讲稿.北京:人民卫生出版社

颜正华.2009.颜正华中药歌诀400首.北京:人民卫生出版社

颜正华,李俊德.2010.体育锻炼与健康长寿[J].中华养生保健,(11):56-57

颜正华.2010.推陈出新,学用一致[N].中国中医药报,05,27(004)

颜正华.2011.精满血旺,老而不衰[J].老年教育(长者家园),(8):52-54

颜正华.2011.治疗慢性胃炎之经验[J].中国民间疗法,(12):1

高云艳,常章富.1994.颜正华处方用药之经验.中国中医药学报,9(6):57-58

高云艳.1994.颜正华教授治疗胃脘痛的经验.辽宁中医杂志,21(8):349-351

常章富.1992.颜正华教授治鱼蟹过敏验案.北京中医药大学学报,15(5):34

常章富.1993.颜正华治学经验.中医教育,12(6):35-37

常章富.1995.中医药学家颜正华教授.家庭中医药,(5):4

常章富.1996.颜正华用药经验举隅.中国中医药报(学术版)(上)1-8

常章富.1996.颜正华用药经验举隅.中国中医药报(学术版)(下)1-15

常章富,张冰.2012.国医大师颜正华学术经验集成.北京:中国中医药出版社

郭金龙,颜正华,周吕.1989.不换金正气散芳香化湿醒脾的实验研究[J].中国医药学报,(4):25-29

郭金龙,颜正华.1990.芳香药的药性理论探讨[J].中国中医杂志,(3):54-54

郭金龙,颜正华.1999.湿阻证病理造型的实验研究[J].中医杂志,(8):39

黄幼群,颜正华.1987.论《本草衍义》的学术价值[J].中医药学报,(5):17-21

黄晖,颜正华,徐秋萍.1995.填精补血化瘀方对小鼠脑内蛋白质、RNA合成的影响[J].中药药理与临床杂志,(1):
28-30

黄晖,颜正华,徐秋萍.1995.填精补血化瘀方对小鼠学习记忆的改善作用[J].中成药杂志,(12):28-30

黄晖,颜正华,徐秋萍.1996.填精补血化瘀方对局灶性脑缺血脑保护作用的研究[J].中国实验方剂学杂志,(2):34-37

黄晖,颜正华,徐秋萍.1996.填精补血化瘀方对老龄大鼠脑内单胺递质和M受体的影响[J].中国实验方剂学杂志,

（1）：28-32

张冰，颜正华，卢咏才.1996.健身增寿饮抗衰老作用研究[J].中药药理与临床杂志，（3）：37-39

张冰，孟庆雷，高承奇，等.2004.颜正华教授治疗反流性胃炎-食道炎经验介绍[J].新中医杂志，（12）：7-8

张冰，王中凯，邓娟，等.2005.颜正华"通腑为佐"杂证治验[J].上海中医药杂志，（6）：8-9

张冰，徐刚.2005.颜正华教授治疗小儿咳喘经验[J].北京中医药大学学报（中医临床版），（3）：34-35

张冰.2011.颜正华（国医大师卷）.北京：中国中医药出版社

张冰，吴嘉瑞.2012.颜正华治学思想探析.中医杂志，53（7）：550-552

吴嘉瑞，张冰（通讯作者）.2010.国医大师颜正华感冒治验举隅.中华中医药杂志，25（5）：700-701

吴嘉瑞，张冰（通讯作者）.2010.国医大师颜正华教授治哮喘常用方药及验案举例.新中医，42（2）：107-108

吴嘉瑞，张冰（通讯作者）.2010.国医大师颜正华胸痹诊疗经验举隅.新中医，42（3）：108-109

吴嘉瑞，张冰（通讯作者）.2010.颜正华教授治疗咳嗽经验介绍.新中医，41（9）：11-12

吴嘉瑞，张冰（通讯作者）.2010.颜正华胃脘痛治验举隅.中华中医药杂志，24（12）：1594-1596

吴嘉瑞，张冰（通讯作者）.2011.国医大师颜正华临床经验实录，北京：中国医药科技出版社

吴嘉瑞，张冰（通讯作者）.2012.国医大师颜正华教授辨治月经病经验探析.中华中医药杂志，27（9）：2329-2331

吴嘉瑞，张冰（通讯作者）.2012.国医大师颜正华教授益气活血法诊疗中风经验.中华中医药杂志，27（3）：634-636

吴嘉瑞，张冰（通讯作者）.2012.国医大师颜正华教授诊疗便秘辨证经验探析.中华中医药杂志，27（7）：1835-1837

吴嘉瑞，张冰（通讯作者）.2012.国医大师颜正华教授诊疗水肿辨证思路与典型医案探析.中华中医药杂志，27（11）：
　　2851-2853

吴嘉瑞，张冰（通讯作者）.2012.国医大师颜正华教授诊疗泄泻临床经验探析.国际中医中药杂志，34（4）：372-373

吴嘉瑞，张冰（通讯作者）.2012.国医大师颜正华教授诊疗眩晕、头痛的用药规律分析.国际中医中药杂志，34（11）：
　　1010-1012

吴嘉瑞，张冰（通讯作者）.2012.国医大师颜正华诊疗消渴的辨证思路与医案举隅.国际中医中药杂志，34（2）：181-183

吴嘉瑞，张冰（通讯作者）.2012.基于关联规则和复杂系统熵聚类的颜正华诊疗失眠用药规律研究.中国实验方剂杂志，
　　18（20）：1-5

吴嘉瑞，张冰（通讯作者）.2012.颜正华辨治痞满经验探析.中国中医药信息杂志，19（10）：86-87

吴嘉瑞，张冰（通讯作者）.2012.颜正华诊疗汗证临证经验探析.中国中医药信息杂志，19（8）：88-89

吴嘉瑞，张冰（通讯作者）.2012.颜正华诊疗喉痹经验.中医杂志，53（13）：1096-1097

吴嘉瑞，张冰（通讯作者）.2012.颜正华诊疗口疮经验总结.中国中医药信息杂志，19（7）：86-87

吴嘉瑞，张冰（通讯作者）.2012.颜正华诊疗心悸经验总结.中国中医药信息杂志，19（11）：89-90

吴嘉瑞，张冰（通讯作者）.2012.颜正华治疗感冒、咳嗽用药规律分析.北京中医药杂志，31（10）：735-736

吴嘉瑞，张冰（通讯作者），叶恩培.2012.国医大师颜正华诊疗消化系统常见病用药规律分析.国际中医中药杂志，
　　34（6）：532-535

吴嘉瑞，张冰（通讯作者），叶恩培.2012.基于数据库分析的颜正华消化系统用药总体规律研究.中国实验方剂学杂志，
　　18（2）：242-244

吴嘉瑞，张冰（通讯作者），杨冰.2012.基于关联规则和复杂系统熵聚类的颜正华教授治疗胃脘痛用药规律研究.中国实
　　验方剂学杂志，18（20）：1-5

吴嘉瑞，张冰（通讯作者），杨冰，陈丹.2012.基于关联规则和熵聚类算法的颜正华治疗眩晕用药规律研究.北京中医药
　　杂志，31（11）：815-818

吴嘉瑞，张冰（通讯作者），杨冰，陈丹.2013.基于关联规则和复杂系统熵聚类的颜正华治疗痞满用药规律研究.中国中
　　医药信息杂志，20（3）：31-33

吴嘉瑞，张冰（通讯作者），杨冰，陈丹.2013.基于关联规则和熵聚类算法的颜正华教授治疗心悸用药规律研究.中国中
　　医药信息杂志，20（4）：25-27

吴嘉瑞，张冰（通讯作者），杨冰，陈丹.2013.基于关联规则和熵聚类算法的颜正华诊疗胸痹用药规律研究.中国实验方
　　剂学杂志，19（2）：348-351

吴嘉瑞，张冰（通讯作者），杨冰，陈丹.2013.基于关联规则和熵聚类算法的颜正华治疗便秘用药规律研究.中国中医药
　　信息杂志，20（2）：27-30

吴嘉瑞,张冰(通讯作者),杨冰.2013.基于关联规则和复杂系统熵聚类的颜正华教授治疗呃逆用药规律研究.中华中医药杂志,28(11):3416-3419

吴嘉瑞,张冰(通讯作者),杨冰.2013.基于关联规则和复杂系统熵聚类研究颜正华治疗泄泻用药规律.中华中医药杂志,28(8):2274-2277

吴嘉瑞,张冰(通讯作者).2013.颜正华诊疗淋证经验介绍.中国中医药信息杂志,20(1):85-86

吴嘉瑞,张冰(通讯作者),杨冰,陈丹,张晓朦.2013.基于关联规则和复杂系统熵聚类的颜正华教授治疗腹痛用药规律研究.中华中医药杂志,28(10):2884-2887

吴嘉瑞,郭位先,张冰(通讯作者),杨冰.2013.基于关联规则和复杂系统熵聚类的颜正华教授治疗气滞证用药规律研究.中国中医基础医学杂志,(9):1081-1083

吴嘉瑞,郭位先,张冰(通讯作者),杨冰,张晓朦.2014.基于关联规则和复杂系统熵聚类的颜正华教授治疗风湿痹证用药规律研究.中华中医药杂志,29(3):696-699

吴嘉瑞,郭位先,张冰(通讯作者)张晓朦,杨冰,盛晓光.2014.基于数据挖掘的国医大师颜正华含陈皮处方用药规律研究.中国中药杂志,39(4):618-622

吴嘉瑞,郭位先,张冰(通讯作者),张晓朦.2014.国医大师颜正华教授用药剂量规律数据挖掘研究.中华中医药杂志,29(4):1046-1049.

吴嘉瑞,郭位先,张晓朦,杨冰,张冰(通讯作者).2014.基于数据挖掘的国医大师颜正华含牡蛎处方用药规律研究.中国中药杂志,39(14):2762-2766.

吴嘉瑞,郭位先,张晓朦,杨冰,张冰(通讯作者).2014.基于数据挖掘的国医大师颜正华治疗咳嗽用药规律研究.中国中药杂志,39(4):623-626

吴嘉瑞,郭位先,张晓朦,张冰(通讯作者).2014.基于数据挖掘的国医大师颜正华临床用药规律研究.中国中医药信息杂志,21(8):16-18.

吴嘉瑞,宋京美,张冰(通讯作者),张晓朦,姜迪.2014.基于数据挖掘的国家级名老中医治疗肝病用药规律研究.中国中医药信息杂志,21(6):30-33.

吴嘉瑞,唐仕欢,郭位先,张晓朦,张冰(通讯作者).2014.基于数据挖掘的名老中医经验传承研究述评.中国中药杂志,39(4):614-617

吴嘉瑞,童有健,张晓朦,张冰(通讯作者).2014.基于关联规则和复杂系统熵聚类的邓星伯治疗肺系病证用药规律研究.中国实验方剂学杂志,20(7):223-226

陈景河,印会河,颜正华,等.1990.汗法的临床应用与休会[J].中医杂志,(3):4-11

陈绍红.2003.精通岐黄,谙熟本草,医药贯通——记著名中医药学家颜正华教授.家庭中医药,(2):4

崔金玉.1997.颜正华教授谈胃病的防治.农村大世界,(4):27

崔瑛,侯士良,颜正华.2003.熟地黄对毁损下丘脑弓状核大鼠学习记忆及海马 c-fos,NGF 表达的影响[J].中国中药杂志,(4):362-366

崔瑛,颜正华,侯士良,等.2002.论熟地黄的益智作用与研究思路[J].中国中药杂志,(6):404-412

崔瑛,颜正华,侯士良,等.2003.熟地黄对动物学习记忆障碍及中枢氨基酸递质、受体的影响[J].中国中药杂志,(9):862-866

崔瑛,颜正华,侯士良,等.2004.熟地黄对毁损下丘脑弓状核大鼠学习及下丘脑-垂体-肾上腺-海马轴的影响[J].中药材,(8):589-592

范智超,邱浩.2010.孟河医派医案:杨博良医案.北京:学苑出版社

高承琪,张冰,邓娟.2005.颜正华教授胃下垂治疗验案[J].中国中医药现代远程教育,(6):9-11

郭位先,吴嘉瑞,张冰,杨冰.2014.基于关联规则和复杂系统熵聚类的颜正华教授治疗血瘀证用药规律研究.中国实验方剂学杂志,20(5):218-221

韩仲成.2004.我所认识的颜正华老师.山西中医,20(5):39-40

黄星,颜正华.1988.从《普济方》探讨美容方的用药规律[J].浙江中医药大学学报,(5):39-41

李曼荻.2000.起居有常饮食有节-颜正华先生谈养生.健康时报

李志刚.1994.描绘本草好颜色 培育杏林正春华-记北京中医药大学颜正华教授.中国中医药报

梁东生.2002.健康:尽在自己掌握-访北京中医药大学颜正华教授.长寿,(4):6-7

刘继延,颜正华.1990. 试论中药药性理论及其核心内容.中国中药杂志,15(5):54-57

刘树民,颜正华.1987. 谈中医治则与治法的概念及相互关系[J].中医药学报,(1):15-17

柳红芳.1994. 胃痛的中医治疗——介绍颜正华教授 辨证施治的概念.解放军医学情报,8(6):300-301

吴晓凌,颜正华.1987. 妊娠禁忌药研究概况[J].辽宁中医杂志,(7):40-42

徐刚,常章富.1996. 颜正华教授治疗慢性胃炎的经验[J].北京中医药大学学报,(3):24-26

徐刚,张冰.1997. 颜正华教授疏肝法经验介绍[J].新中医杂志,(12):6-8

余曼.2005. 悬壶六十载笑谈养生经—访朱明中医药学家、国家名老中医颜正华教授.家庭医药,(2):8-9

袁秀荣,颜正华,侯士良,等.2000. 怀牛膝药物血清对人胚肺二倍体细胞增殖的影响[J].中国中医药信息杂志,(6):22-23

郑虎占,高云艳.1992. 颜正华教授医案二则.江苏中医药,(9):15

郑虎占.1994. 衰老机理与延缓衰老对策探讨[J].江苏中医,(7):37-38

邹节明,孟杰,颜正华,等.2002. 中药复方有效成分淫羊藿苷的药代动力学研究[J].中草药杂志,(1):55-58